# SAS와 메타분석을 활용한

# 한번에 적용하는 의학보건통계

**히든그레이스 데이터분석팀** 지음

**지은이** 히든그레이스 데이터분석팀

"히든그레이스는 데이터 분석과 AI 예측 모델링 기술을 활용하여 사람을 연구하고 사회와 연결하는 데이터 분석 전문 사회적 기업입니다. 지난 10여 년 동안 장애와 열악한 환경이 부족함이 아니라 특별함이 될 것이라 믿으며, 장애인을 포함한 취약계층의 재능을 발견하고 교육하여 직접 고용하는 것을 목적으로 설립되었습니다."

- 2013년 1월 설립
- 2017년 11월 사회적 기업 인증
- 2019년 4월 모범납세법인 국세청장상 수상
- 20,000여 건의 학술 논문과 200개 대학 연구 보고서 용역 진행
- 300여 건의 데이터 분석과 AI 모델링 프로젝트 진행
- 200여 건의 의학보건통계 강의와 분석 진행

**카카오톡** 히든그레이스
**전화번호** 02-598-8121
**대표메일** help@hjgrace.com
**회사주소** 서울시 서초구 효령로 47길 27, 3층(서초동)

SAS와 메타분석을 활용한
## 한번에 적용하는 의학보건통계

**초판발행** 2023년 3월 9일

**지은이** 히든그레이스 데이터분석팀 / **펴낸이** 전태호
**펴낸곳** 한빛아카데미(주) / **주소** 서울시 서대문구 연희로2길 62 한빛아카데미(주) 2층
**전화** 02-336-7112 / **팩스** 02-336-7199
**등록** 2013년 1월 14일 제2017-000063호 / **ISBN** 979-11-5664-650-1  93310

**책임편집** 김은정 / **기획** 김은정 / **편집** 박정수, 김은정
**디자인** 표지 이아란 내지 박정우 표지일러스트 김슬기 / **전산편집** 이소연 / **제작** 박성우, 김정우
**영업** 김태진, 김성삼, 이정훈, 임현기, 이성훈, 김주성 / **마케팅** 길진철, 김호철, 심지연

이 책에 대한 의견이나 오탈자 및 잘못된 내용에 대한 수정 정보는 아래 이메일로 알려주십시오.
잘못된 책은 구입하신 서점에서 교환해 드립니다. 책값은 뒤표지에 표시되어 있습니다.
**홈페이지** www.hanbit.co.kr / **이메일** question@hanbit.co.kr

Published by HANBIT Academy, Inc. Printed in Korea
Copyright © 2023 (주)히든그레이스 & HANBIT Academy, Inc.
이 책의 저작권은 (주)히든그레이스와 한빛아카데미(주)에 있습니다.
저작권법에 의해 보호를 받는 저작물이므로 무단 복제 및 무단 전재를 금합니다.

지금 하지 않으면 할 수 없는 일이 있습니다.
책으로 펴내고 싶은 아이디어나 원고를 메일(writer@hanbit.co.kr)로 보내주세요.
한빛아카데미(주)는 여러분의 소중한 경험과 지식을 기다리고 있습니다.

# SAS와 메타분석을 활용한 한 번에 적용하는 의학보건통계

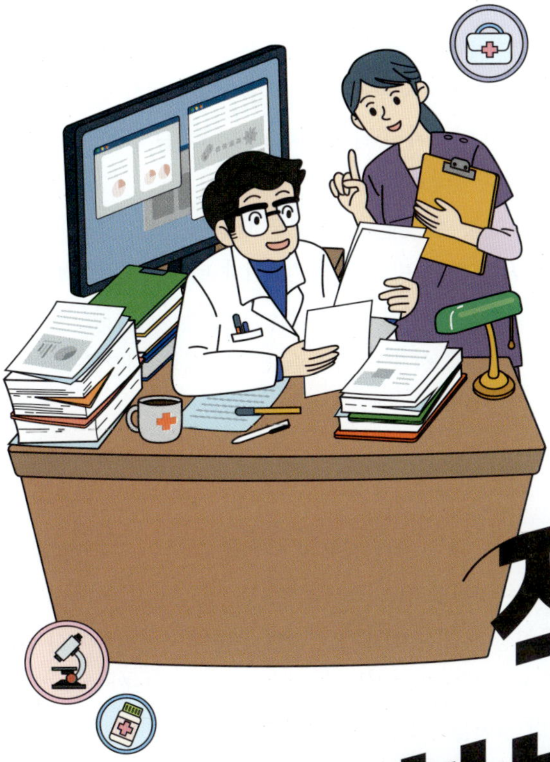

히든그레이스
데이터분석팀
지음

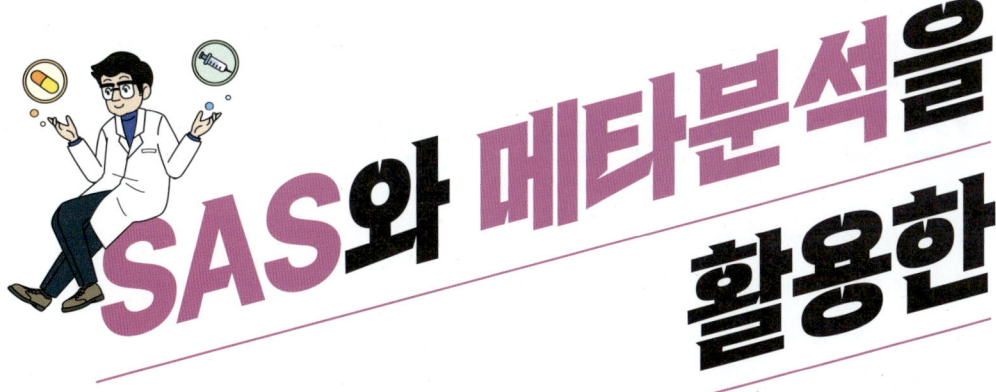

한빛아카데미
Hanbit Academy, Inc.

## 지은이 머리말

# 제한된 시간에 빠르게 연구를 진행하고 싶은 의학보건 업계 종사자들을 위한 책

### Think 1  이 책이 필요한 이유

  2018년 여름, 의료 관련 담당자에게 제안을 하나 받았습니다. 함께 전국을 다니며 의사 선생님들을 대상으로 강의를 해볼 생각이 없냐고요. 사실 의학보건통계는 사회과학통계와 결이 다르고, 의사 선생님들은 모두 각 분야의 전문가이면서 대한민국에서 공부를 가장 잘하는 집단이기 때문에 굳이 우리가 강의를 할 필요가 있는지 의문이었습니다. 하지만 실제 현장에 가서 강의해보니, 의사 선생님들은 진료 때문에 논문과 통계를 진행할 시간이 없었고, 시간을 쪼개가면서 논문을 쓰고 연구를 진행하셨기 때문에 좀 더 효율적인 방법과 자세한 설명에 대한 갈망이 있었습니다. 시중에 나와 있는 관련 책들과 강의를 보면 '의사 선생님들은 스스로 잘 알아서 하실 거야. 똑똑하시니까'라는 저희의 첫 마음과 동일한 생각으로 구성된 콘텐츠가 많습니다. 그렇다 보니 자세한 설명이나 작성 방법들이 거의 빠져 있었습니다.

  이 책을 포함한 총 3권의 시리즈 안에 의학보건통계에서 다룰 수 있는 거의 모든 내용을 담았습니다. 더 나아가 바쁜 의사 & 간호사 선생님들이 빠르게 논문을 쓸 수 있는 방법(메타분석이나 텍스트 분석, 패널 데이터와 복합 표본 등)을 현장의 컨설팅 경험을 토대로 알기 쉽게 설명하였습니다. '한번에 적용하는 의학보건통계' 시리즈가 의사 & 간호사 선생님들의 논문과 통계 진행 시간을 줄여주고, 국민들의 건강을 조금 더 지켜줄 수 있는 책이 되길 소망합니다.

### Think 2  부족한 이론을 실무 경험으로 대체한 책

  시중에 나와 있는 의학보건 관련 서적을 보면, 의사 출신이거나 관련 업계에 종사하는 분들이 쓴 책이 대부분입니다. 그렇다 보니 저자나 대상 독자 모두 한글보다는 영어로 된 의학 용어에 더 익숙한 분들이 많습니다. 그리고 각 분석 방법은 사회과학통계와 달리 실제 임상에 대한 이해가 있어야 검증할 수 있는 예시들이 많습니다. 그렇기에 독자들이 이 책을 읽고 공부하면 어쩌면 이런 부분에서 조금 부족함을 느낄 수도 있습니다. 하지만 저희는 자부합니다. 수많은 컨설팅과 강의 경험을 살려, 실제 연구 논문을 작성하거나 제한된 시간에 빠르게 연구를 진행하는 방법만큼은 '한번에 적용하는 의학보건통계' 시리즈로 제대로 된 도움을 드릴 수 있다고 생각합니다.

  특히 메타분석과 국문 초록을 활용한 텍스트 분석, 패널 데이터 핸들링과 복합표본 분석 등은 많은 의사 선생님들과 함께 하지 않으면 알 수 없었던 내용들이고, 저희도 의뢰받을 때마다 치열하게 고민하였습니다. 실제 저희가 집필한 책들이 통계 프리랜서들의 교재로 사용되고 있는 것도 이를 반증합니다.

### Think 3  히든그레이스의 소명과 책 저술의 상관관계

책을 쓰는 일은 결코 쉬운 일이 아닙니다. 특히 회사 업무와 병행하는 경우 회사의 매출을 일정 부분 포기하거나 다른 일을 못 할 정도로 시간을 투자해야 합니다. 이 책을 써 달라는 제안을 받았을 때 사실 저희는 망설였습니다. 전작인 '한번에 통과하는 논문' 시리즈처럼 많은 독자들이 사랑해주지 않을 것 같은 불안감과 사회과학통계와 달리 의학보건통계는 임상역학에 대한 깊은 이해가 필요한 영역이기 때문입니다.

하지만 이 책을 통해서 몇 명의 의사 & 간호사, 나아가 의학보건 업계 종사자 분들의 연구와 업무에 도움이 될 수 있다면 한번 도전해보자는 생각이 들었습니다. 또한 이 책을 읽은 독자 중에 우리 회사의 미션을 이해한 분들이 향후 장애인과 취약계층의 건강과 삶의 질에 관심을 가지고, 함께 일할 수 있는 네트워크를 형성할 수 있다면 충분히 시간을 투입할 만한 가치 있는 일이라고 생각했습니다.

저희는 향후 이 책을 교재로 삼아 많은 의사 & 간호사 선생님과 의학보건 관계자 분들에게 강의를 진행할 것이고, 이를 통해 네트워크를 만들 것입니다. 그리고 저희가 최종적으로 꿈꾸고 있는 목표, 즉 '장애 유형과 응답자 특성에 맞는 직무를 도출하고 교육하여 각 기관에 우수한 장애인을 포함한 취약계층 인력을 배출'해서, 이들이 경제적 자립을 이룰 수 있도록 도울 것입니다. 그 과정에서 이 책을 통해 만든 네트워크를 중심으로 이들의 어려움을 보살필 수 있는 플랫폼이 만들어진다면, 이 책을 저술한 의미가 있다고 생각합니다.

### Writer. 히든그레이스 데이터분석팀

김성은, 우종훈, 우영희, 도주연, 김과현, 양수진, 곽다희, 이승수, 조지헌, 서은진, 신동혁, 이상훈

### Thank to. 도움을 준 기관 & 사람

- 한빛출판네트워크, 한빛아카데미, jamovi project team

### Contact & Collaboration. 문의 & 협업

현상의 문제를 데이터 분석을 통해 검증하고 해결하는 것은 정말 멋진 일입니다. 기관과 교육 기관, 기업 등에서 데이터 분석을 진행하며 어려운 점이나 불편한 점이 발생하면 언제든지 히든그레이스 데이터분석팀이나 김성은 이사에게 연락해주세요. 최선을 다해 함께할 수 있도록 노력하겠습니다.

히든그레이스 데이터분석팀(help@hjgrace.com)
히든그레이스 이사 김성은(ksej3a@hjgrace.com)

## 미리보기

### 다양한 시각 자료

본문의 핵심 개념과 사례, 통계 자료 등을 보기 쉽고 이해하기 쉬운 일러스트와 사진 이미지 등으로 제시하여 독자의 이해도와 흥미도를 높입니다.

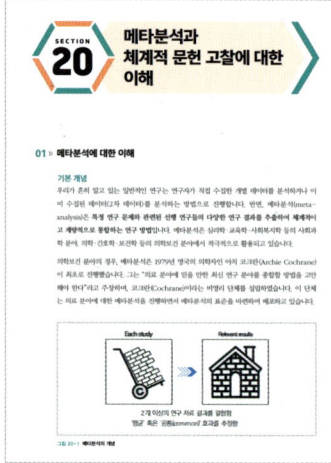
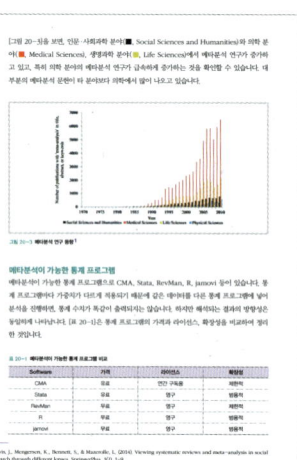

### SAS로 하는 기초 및 고급 분석/R & jamovi로 하는 메타분석

분석 방법별로 기본 개념과 연구 문제를 제시한 후, SAS와 R, jamovi를 활용하여 분석을 진행합니다. SAS로는 모수 통계 및 비모수 통계, 변수 간 상관성 검정과 같은 기초 분석과 여기서 한 단계 더 나아간 기타 비교 분석 및 고급 분석을 진행합니다. R과 jamovi로는 메타분석을 과정에 따라 차근차근 따라해 볼 수 있습니다.

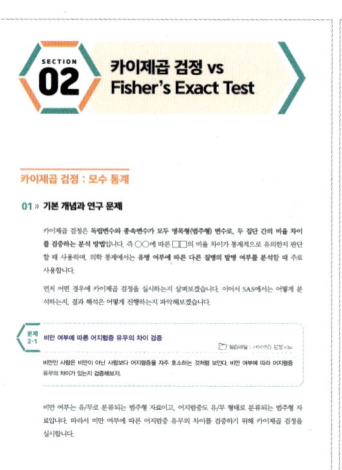
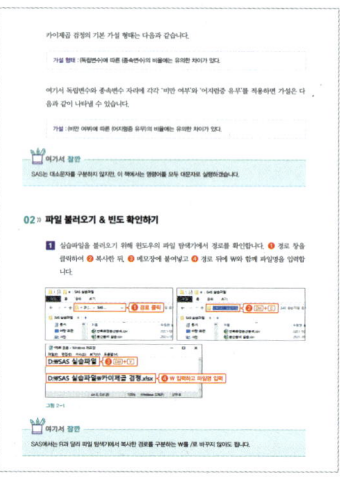
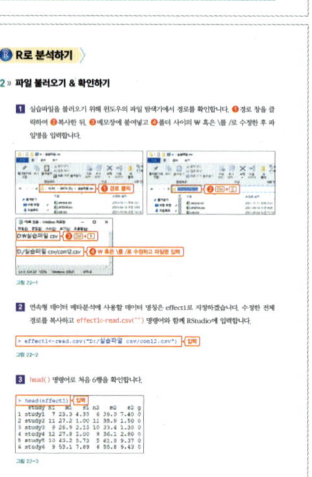

## 06» 논문 결과 작성하기

생존분석(Kaplan-Meier & Log-Rank Test) 결과표에 대한 해석은 다음 3단계로 작성합니다.

**① 분석 내용과 분석법 설명**
"치료법(독립변수)에 따른 생존율 차이를 검증하기 위해, 카플란 마이어 생존분석(Kaplan-Meier)과 로그순위법(Log-Rank Test)(분석법)을 실시하였다."

**② Kaplan-Meier의 생존율 설명**
카플란 마이어 생존분석 결과에 나타난 치료법(독립변수)에 따른 생존율을 제시한다.

**③ 독립변수의 차이 검증 결과 설명**

### 결과표에 대한 해석/ 논문 결과표 완성 예시

분석 결과표에 대한 해석을 작성하는 방법을 단계별로 제시하고, 완성된 논문 결과표의 예시를 보여줍니다.

**[생존분석(Kaplan-Meier & Log-Rank Test) 논문 결과표 완성 예시]**

<table> 치료법에 따른 65세 피부암 환자의 생존율 차이

| Independent Variable | Category | N | Median | Censoring rate (%) | Log-Rank Test | p |
|---|---|---|---|---|---|---|
| 치료법 | 기존 치료법 | 12 | 14.50 | 12.03 | 4.033* | .045 |
|  | 새 치료법 | 12 | 20.30 | 32.14 |  |  |

The data are given as the value; p<.05 value was accepted as significant level and the significant differences between the groups were shown in bold.
The p-value is the result of using Kaplan-Meier and Log-Rank Test.
* p<.05, ** p<.01, *** p<.001

65세 이상의 피부암 환자의 치료법에 따른 생존율 차이를 검증하기 위해, 생존분석 방법 중 카플란 마이어 생존분석(Kaplan-Meier)과 로그순위법(Log-Rank Test)을 실시하였다. 카플

| 통계적 특성 | 이 좁게 나타남<br>• 분산이 작은 연구는 평균효과크기에 큰 영향을 미침 | 효과크기의 신뢰구간이 넓게 나타남<br>• 평균효과크기는 모든 연구에서 균등하게 반영됨 |
|---|---|---|

### 히든그레이스 데이터분석팀 생각/ 여기서 잠깐

데이터 분석에 대한 분석팀의 생각 혹은 데이터 분석을 진행하면서 얻은 노하우를 소개합니다. 또한 해당 본문과 관련된 분석 팁이나 보충 설명, 주의할 점을 짚어줍니다.

**👤 히든그레이스 데이터분석팀 생각**

메타분석에서 연구 간 동질성에 근거하여 동질성이 높으면 고정효과모형, 동질성이 낮으면 랜덤효과모형을 선택하기도 합니다. 그러나 모형을 선택할 때는 단순히 동질성을 보고 판단하는 것이 아니라, 연구자가 연구의 특성인 연구 대상, 치료 방법, 연구 환경 등을 파악한 후 개념적 이해에 기초해서 판단해야 합니다.

**3** 결과표의 SMD는 11개 연구의 종합효과크기입니다. 고정효과모형(Fixed) 결과를 보면 효과크기가 0.83(95% CI: 0.70-0.92)으로 나타났고, 유의확률은 0.001 미만으로 유의합니다. 랜덤효과모형(Random) 결과는 효과크기가 0.94(95% CI: 0.64-0.99)이며, 유의확

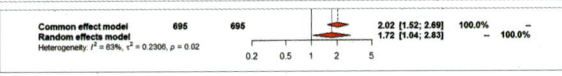

그림 22-35

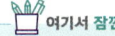 **여기서 잠깐**

그래프 하단의 빨간색 다이아몬드 모양은 전체 연구를 종합한 평균효과크기를, 파란색 사각형은 개별 연구의 평균효과크기를 나타냅니다.

**5** 그래프 결과를 그림 파일로 저장하여 논문에 사용할 수 있습니다. png("저장할 위치/파일명", width=가로길이, height=세로길이, unit="px", bg="배경색깔", res=확대정도 숫자) 명령어를 입력하면 설정한 크기대로 그래프가 그림 파일로 저장됩니다. png( ) 명

이 책의 실습 문제에서 사용되는 실습 파일은 다음 주소에서 다운로드할 수 있습니다.
http://www.hanbit.co.kr/src/4650

# CONTENTS

지은이 머리말 ... 4
미리보기 ... 6

프롤로그_ 히든그레이스 데이터분석팀과 히든스쿨의 존재 이유 ... 20

## PART 01 SAS를 활용한 의학보건통계 [기초편]

### 》 SECTION 01 SAS 프로그램에 대한 이해 ... 26
01_ 유료 통계 프로그램인 SAS를 사용하는 이유 ... 26
02_ SAS에 대한 이해와 활용 ... 27

**모수 통계 vs 비모수 통계**

### 》 SECTION 02 카이제곱 검정 vs Fisher's Exact Test ... 36

**카이제곱 검정 : 모수 통계** ... 36
01_ 기본 개념과 연구 문제 ... 36
02_ 파일 불러오기 & 빈도 확인하기 ... 37
03_ 분석 진행하기 ... 41
04_ 결과표 작성하기 ... 42
05_ 분석 결과 해석하기 ... 44
06_ 논문 결과 작성하기 ... 46

**Fisher's Exact Test : 비모수 통계** ... 48
07_ 기본 개념과 연구 문제 ... 48
08_ 파일 불러오기 & 빈도 확인하기 ... 49

| | |
|---|---:|
| 09_ 분석 진행하기 | 51 |
| 10_ 결과표 작성하기 | 52 |
| 11_ 분석 결과 해석하기 | 54 |
| 12_ 논문 결과 작성하기 | 55 |

## ≫ SECTION 03 독립표본 t-검정 vs Mann-Whitney U Test — 57

### 독립표본 t-검정 : 모수 통계 — 57

| | |
|---|---:|
| 01_ 기본 개념과 연구 문제 | 57 |
| 02_ 파일 불러오기 & 확인하기 | 59 |
| 03_ 분석 진행하기 | 61 |
| 04_ 결과표 작성하기 | 64 |
| 05_ 분석 결과 해석하기 | 66 |
| 06_ 논문 결과 작성하기 | 68 |

### Mann-Whitney U Test : 비모수 통계 — 69

| | |
|---|---:|
| 07_ 기본 개념과 연구 문제 | 69 |
| 08_ 파일 불러오기 & 확인하기 | 70 |
| 09_ 분석 진행하기 | 71 |
| 10_ 결과표 작성하기 | 73 |
| 11_ 분석 결과 해석하기 | 74 |
| 12_ 논문 결과 작성하기 | 75 |

## ≫ SECTION 04 일원배치 분산분석 vs Kruskal-Wallis Test — 77

### 일원배치 분산분석 : 모수 통계 — 77

| | |
|---|---:|
| 01_ 기본 개념과 연구 문제 | 77 |
| 02_ 파일 불러오기 & 확인하기 | 79 |
| 03_ 분석 진행하기 | 80 |
| 04_ 결과표 작성하기 | 83 |
| 05_ 분석 결과 해석하기 | 85 |
| 06_ 논문 결과 작성하기 | 88 |

# CONTENTS

### Kruskal Wallis Test : 비모수 통계 — 90
- 07_ 기본 개념과 연구 문제 — 90
- 08_ 파일 불러오기 & 확인하기 — 91
- 09_ 분석 진행하기 — 92
- 10_ 결과표 작성하기 — 96
- 11_ 분석 결과 해석하기 — 98
- 12_ 논문 결과 작성하기 — 100

## ⟫ SECTION 05 대응표본 t-검정 vs Wilcoxon Signed-Rank Test — 102

### 대응표본 t-검정 : 모수 통계 — 102
- 01_ 기본 개념과 연구 문제 — 102
- 02_ 파일 불러오기 & 확인하기 — 103
- 03_ 분석 진행하기 — 104
- 04_ 결과표 작성하기 — 105
- 05_ 분석 결과 해석하기 — 107
- 06_ 논문 결과 작성하기 — 110

### Wilcoxon Signed-Rank Test : 비모수 통계 — 111
- 07_ 기본 개념과 연구 문제 — 111
- 08_ 파일 불러오기 & 확인하기 — 112
- 09_ 분석 진행하기 — 114
- 10_ 결과표 작성하기 — 115
- 11_ 분석 결과 해석하기 — 117
- 12_ 논문 결과 작성하기 — 118

## ⟫ SECTION 06 반복측정 분산분석 vs Friedman Test — 119

### 반복측정 분산분석 : 모수 통계 — 119
- 01_ 기본 개념과 연구 문제 — 119
- 02_ 파일 불러오기 & 확인하기 — 120
- 03_ 분석 진행하기 — 121
- 04_ 결과표 작성하기 — 126

| | |
|---|---|
| 05 _ 분석 결과 해석하기 | 129 |
| 06 _ 논문 결과 작성하기 | 131 |

### Friedman Test : 비모수 통계     133

| | |
|---|---|
| 07 _ 기본 개념과 연구 문제 | 133 |
| 08 _ 파일 불러오기 & 확인하기 | 134 |
| 09 _ 분석 진행하기 | 135 |
| 10 _ 결과표 작성하기 | 138 |
| 11 _ 분석 결과 해석하기 | 140 |
| 12 _ 논문 결과 작성하기 | 142 |

## ›› SECTION 07 피어슨 상관분석 vs Spearman's correlation     144

### 피어슨 상관분석 : 모수 통계     144

| | |
|---|---|
| 01 _ 기본 개념과 연구 문제 | 144 |
| 02 _ 파일 불러오기 & 확인하기 | 146 |
| 03 _ 분석 진행하기 | 147 |
| 04 _ 결과표 작성하기 | 149 |
| 05 _ 분석 결과 해석하기 | 151 |
| 06 _ 논문 결과 작성하기 | 152 |

### Spearman's correlation : 비모수 통계     154

| | |
|---|---|
| 07 _ 기본 개념과 연구 문제 | 154 |
| 08 _ 파일 불러오기 & 확인하기 | 155 |
| 09 _ 분석 진행하기 | 156 |
| 10 _ 결과표 작성하기 | 157 |
| 11 _ 분석 결과 해석하기 | 158 |
| 12 _ 논문 결과 작성하기 | 159 |

# CONTENTS

**변수 간 상관성 검정**

## ≫ SECTION 08 단순회귀분석 — 162
- 01_ 기본 개념과 연구 문제 — 162
- 02_ 파일 불러오기 & 확인하기 — 163
- 03_ 분석 진행하기 — 165
- 04_ 결과표 작성하기 — 166
- 05_ 분석 결과 해석하기 — 168
- 06_ 논문 결과 작성하기 — 172

## ≫ SECTION 09 다중회귀분석 — 174
- 01_ 기본 개념과 연구 문제 — 174
- 02_ 파일 불러오기 & 확인하기 — 175
- 03_ 분석 진행하기 — 177
- 04_ 결과표 작성하기 — 178
- 05_ 분석 결과 해석하기 — 180
- 06_ 논문 결과 작성하기 — 184

## ≫ SECTION 10 로지스틱 회귀분석 — 186
- 01_ 기본 개념과 연구 문제 — 186
- 02_ 파일 불러오기 & 확인하기 — 187
- 03_ 분석 진행하기 — 189
- 04_ 결과표 작성하기 — 191
- 05_ 분석 결과 해석하기 — 196
- 06_ 논문 결과 작성하기 — 199

## ≫ SECTION 11 포아송 회귀분석 — 201
- 01_ 기본 개념과 연구 문제 — 201
- 02_ 파일 불러오기 & 확인하기 — 202
- 03_ 분석 진행하기 — 203

| | |
|---|---|
| 04 _ 결과표 작성하기 | 205 |
| 05 _ 분석 결과 해석하기 | 207 |
| 06 _ 논문 결과 작성하기 | 209 |

# PART 02 SAS를 활용한 의학보건통계 고급편

## 기타 비교 분석

### ›› SECTION 12 ANCOVA(공분산분석) — 213

| | |
|---|---|
| 01 _ 기본 개념과 연구 문제 | 213 |
| 02 _ 파일 불러오기 & 확인하기 | 214 |
| 03 _ 분석 진행하기 | 215 |
| 04 _ 결과표 작성하기 | 218 |
| 05 _ 분석 결과 해석하기 | 220 |
| 06 _ 논문 결과 작성하기 | 223 |

### ›› SECTION 13 McNemar's Test — 225

| | |
|---|---|
| 01 _ 기본 개념과 연구 문제 | 225 |
| 02 _ 파일 불러오기 & 확인하기 | 226 |
| 03 _ 분석 진행하기 | 227 |
| 04 _ 결과표 작성하기 | 228 |
| 05 _ 분석 결과 해석하기 | 231 |
| 06 _ 논문 결과 작성하기 | 232 |

# CONTENTS

## ≫ SECTION 14 이원배치 분산분석 — 234
- 01_ 기본 개념과 연구 문제 — 234
- 02_ 파일 불러오기 & 확인하기 — 236
- 03_ 분석 진행하기 — 237
- 04_ 결과표 작성하기 — 241
- 05_ 분석 결과 해석하기 — 244
- 06_ 논문 결과 작성하기 — 248

**고급 분석**

## ≫ SECTION 15 생존분석(Kaplan-Meier & Log-Rank Test) — 252
- 01_ 기본 개념과 연구 문제 — 252
- 02_ 파일 불러오기 & 확인하기 — 253
- 03_ 분석 진행하기 — 254
- 04_ 결과표 작성하기 — 256
- 05_ 분석 결과 해석하기 — 259
- 06_ 논문 결과 작성하기 — 262

## ≫ SECTION 16 Cox 비례위험 회귀분석 — 264
- 01_ 기본 개념과 연구 문제 — 264
- 02_ 파일 불러오기 & 확인하기 — 265
- 03_ 분석 진행하기 — 267
- 04_ 결과표 작성하기 — 273
- 05_ 분석 결과 해석하기 — 277
- 06_ 논문 결과 작성하기 — 284

## SECTION 17 진단검사 & ROC Curve … 287

- 01_ 기본 개념과 연구 문제 … 287
- 02_ 파일 불러오기 & 확인하기 … 290
- 03_ 분석 진행하기 … 291
- 04_ 결과표 작성하기 … 298
- 05_ 분석 결과 해석하기 … 302
- 06_ 논문 결과 작성하기 … 308

## SECTION 18 재현성 검사(Cohen's Kappa Coefficient) … 310

- 01_ 기본 개념과 연구 문제 … 310
- 02_ 파일 불러오기 & 확인하기 … 312
- 03_ 분석 진행하기 … 313
- 04_ 결과표 작성하기 … 314
- 05_ 분석 결과 해석하기 … 315
- 06_ 논문 결과 작성하기 … 317

## SECTION 19 동등성 & 비열등성 검정 … 318

- 01_ 기본 개념과 연구 문제 … 318
- 02_ 파일 불러오기 & 확인하기 … 321
- 03_ 분석 진행하기 … 322
- 04_ 결과표 작성하기 … 323
- 05_ 분석 결과 해석하기 … 325
- 06_ 논문 결과 작성하기 … 327

# CONTENTS

## PART 03 R & jamovi를 활용한 메타분석

**》 SECTION 20 메타분석과 체계적 문헌 고찰에 대한 이해** ... 330
    01_ 메타분석에 대한 이해 ... 330
    02_ 체계적 문헌 고찰에 대한 이해 ... 336

**》 SECTION 21 메타분석의 단계** ... 338

**》 SECTION 22 효과크기 계산과 분석** ... 345

### 연속형 데이터의 메타분석 효과크기 ... 346
01_ 기본 개념과 연구 문제 ... 346

**R로 분석하기**
02_ 파일 불러오기 & 확인하기 ... 347
03_ 분석 진행하기 ... 348
04_ 결과표 작성하기 ... 353
05_ 분석 결과 해석하기 ... 355
06_ 논문 결과 작성하기 ... 357

**jamovi로 분석하기**
07_ 분석 진행하기 ... 359
08_ 분석 결과 해석하기 ... 363

### 이분형 데이터의 메타분석 효과크기 ... 366
09_ 기본 개념과 연구 문제 ... 366

**R로 분석하기**

10 _ 파일 불러오기 & 확인하기 　　　　　　　　　　　　　367

11 _ 분석 진행하기 　　　　　　　　　　　　　　　　　　368

12 _ 결과표 작성하기 　　　　　　　　　　　　　　　　　371

13 _ 분석 결과 해석하기 　　　　　　　　　　　　　　　　373

14 _ 논문 결과 작성하기 　　　　　　　　　　　　　　　　374

**jamovi로 분석하기**

15 _ 분석 진행하기 　　　　　　　　　　　　　　　　　　376

16 _ 분석 결과 해석하기 　　　　　　　　　　　　　　　　381

**유병률 데이터의 메타분석 효과크기** 　　　　　　　　　　384

17 _ 기본 개념과 연구 문제 　　　　　　　　　　　　　　　384

**R로 분석하기**

18 _ 파일 불러오기 & 확인하기 　　　　　　　　　　　　　385

19 _ 분석 진행하기 　　　　　　　　　　　　　　　　　　386

20 _ 결과표 작성하기 　　　　　　　　　　　　　　　　　388

21 _ 분석 결과 해석하기 　　　　　　　　　　　　　　　　389

22 _ 논문 결과 작성하기 　　　　　　　　　　　　　　　　390

**jamovi로 분석하기**

23 _ 분석 진행하기 　　　　　　　　　　　　　　　　　　392

24 _ 분석 결과 해석하기 　　　　　　　　　　　　　　　　396

## ▶▶ SECTION 23 조절효과 분석　　　　　　　　　　　　399

**범주형 조절변수 : 메타 ANOVA 분석** 　　　　　　　　　400

01 _ 기본 개념과 연구 문제 　　　　　　　　　　　　　　　400

02 _ 파일 불러오기 & 확인하기 　　　　　　　　　　　　　401

03 _ 분석 진행하기 　　　　　　　　　　　　　　　　　　402

04 _ 결과표 작성하기 　　　　　　　　　　　　　　　　　410

05 _ 분석 결과 해석하기 　　　　　　　　　　　　　　　　413

06 _ 논문 결과 작성하기 　　　　　　　　　　　　　　　　417

## CONTENTS

**연속형 조절변수 : 메타회귀분석**   420

07_ 기본 개념과 연구 문제   420

**R로 분석하기**

08_ 파일 불러오기 & 확인하기   420

09_ 분석 진행하기   421

10_ 결과표 작성하기   425

11_ 분석 결과 해석하기   427

12_ 논문 결과 작성하기   430

**jamovi로 분석하기**

13_ 분석 진행하기   432

14_ 분석 결과 해석하기   436

## SECTION 24 출간오류 분석   438

01_ 기본 개념   438

02_ 연구 문제   441

**R로 분석하기**

03_ 파일 불러오기 & 확인하기   441

04_ 분석 진행하기   442

05_ 결과표 작성하기   450

06_ 분석 결과 해석하기   453

07_ 논문 결과 작성하기   458

**jamovi로 분석하기**

08_ 분석 진행하기   461

09_ 분석 결과 해석하기   465

## SECTION 25 누적 메타분석과 민감도 분석   469

01_ 기본 개념   469

### 시간적 순서에 따른 누적 메타분석 — 470
- 02_ 연구 문제 — 470
- 03_ 파일 불러오기 & 확인하기 — 471
- 04_ 분석 진행하기 — 472
- 05_ 결과표 작성하기 — 475
- 06_ 분석 결과 해석하기 — 476
- 07_ 논문 결과 작성하기 — 477

### 표본 크기에 따른 누적 메타분석 — 479
- 08_ 연구 문제 — 479
- 09_ 파일 불러오기 & 확인하기 — 480
- 10_ 분석 진행하기 — 481
- 11_ 결과표 작성하기 — 484
- 12_ 분석 결과 해석하기 — 486
- 13_ 논문 결과 작성하기 — 487

### 민감도 분석 — 489
- 14_ 연구 문제 — 489
- 15_ 파일 불러오기 & 확인하기 — 490
- 16_ 분석 진행하기 — 491
- 17_ 분석 결과 해석하기 — 496
- 18_ 논문 결과 작성하기 — 499

## ›› SECTION 26 메타분석 출력 결과 해석과 결과 보고 방법 — 502
- 01_ 효과크기 계산과 분석 : Forest plot 결과 확인과 평균효과크기 산출 — 502
- 02_ 조절효과 분석 : 메타 ANOVA 분석과 메타회귀분석 — 505
- 03_ 출간오류 분석 & 민감도 분석 : 전체 결과의 타당성 검증 — 509

참고문헌 — 512
찾아보기 — 514

프롤로그

# 히든그레이스 데이터분석팀과 히든스쿨의 존재 이유

**히든그레이스 저서 : 한번에 통과하는 논문 & 한번에 적용하는 분석 시리즈**

<연구 논문> 분야

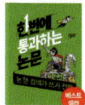
한번에 통과하는 논문
: 논문 검색과 쓰기 전략
1권 / 2017.11.05

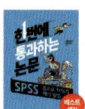
한번에 통과하는 논문
: SPSS 결과표 작성과 해석 방법
2권 / 2018.03.28

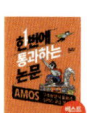
한번에 통과하는 논문
: AMOS 구조방정식 활용과 SPSS 고급 분석
3권 / 2018.12.24

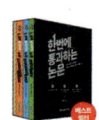
한번에 통과하는 논문 세트 + 미공개 노트
2021.01.08 / 한정 판매

<통계 / 데이터 분석> 분야

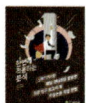
한번에 적용하는 분석
: jamovi와 패널 데이터를 활용한 기관 연구 보고서 및 학술논문 작성 방법
2021.10.08

R과 jamovi를 활용한 한번에 적용하는 의학보건통계
2022.09.30

'히든그레이스 논문통계팀'이라는 이름으로 '한번에 통과하는 논문' 시리즈를 집필하여 첫 책이 세상에 나온 지 5년이 흘렀습니다. 이 책들이 연구자들에게 많은 사랑을 받으면서 출판사로부터 큰 격려를 받았고, 다른 논문통계 서적에 대한 집필 요청도 받았습니다.

그때 사실 저희는 고민이 많았습니다. 책을 쓰려면 많은 시간과 노력이 들어가는데 집필진 모두 회사에 소속된 사람들이라 이 시간을 투입할 여력이 없었기 때문입니다. 또한 많은 연구자들이 SAS나 Stata, 질적 연구 등을 이야기하셨는데, 시중에 이미 많은 책들이 나와 있어 연구자에게 큰 도움이 되지 않는 책이 될 가능성이 높다고 판단했습니다. 그래서 논문통계와 데이터 분석 영역에서는 저희가 가진 역량에서 더 좋은 책을 쓰기는 어렵다고 생각하였습니다.

하지만 출판사의 거듭된 제안을 받으면서 우리가 다시 책을 써야 하는 이유에 대해 고민하기 시작했습니다. '한번에 통과하는 논문' 시리즈는 제한된 시간 안에 직장인 연구자가 효율적으로 논문을 쓰는 방법을 알려주는 책이었고, 《한번에 적용하는 분석》은 데이터 분석이나 연구 보고서를 작성하는 현업 담당자, 연구자들을 위해 적은 비용으로 연구를 진행할 수 있는 방법을 설명하는 책이었습니다. 또한 이 책들을 통해 많은 현업 담당자들과 네트워크를 만들고 연구 협업을 하며, 회사가 꿈꾸는 일들을 해나가면 좋겠다고 생각하였습니다.

이 책들의 저술 영역은 사회과학 쪽이었습니다. 그런데 의학보건 영역에서 강의와 컨설팅을 하다 보니 이 영역의 논문통계 서적에 대한 요구가 많다는 것을 확인할 수 있었습니다. 그래서 한빛아카데미와 함께 '한번에 적용하는 의학보건통계' 시리즈(총 3권)를 기획하기로 하였습니다.

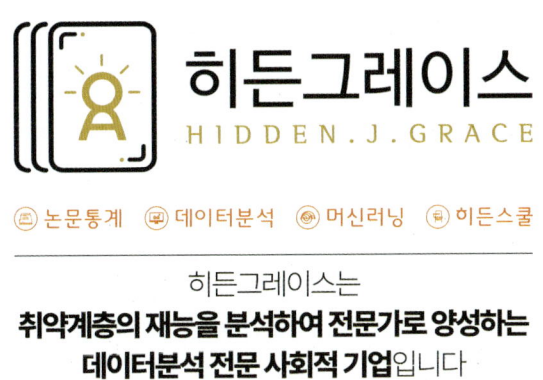

히든그레이스는 3개 팀으로 구성되어 있습니다. '한번에 통과하는 논문' 시리즈를 저술한 팀은 '논문통계팀(@analysis)'으로 석·박사생들이 어려워하는 연구 설계와 통계 분석을 함께 진행하는 전문가들로 구성되어 있고, 지도교수님과 함께 진행하는 연구 주제를 모색하면서 많은 연구자들에게 사랑을 받고 있는 팀이기도 합니다. 또한 《한번에 적용하는 분석》과 '한번에 적용하는 의학보건통계' 시리즈를 저술한 '데이터분석팀(@data)'은 예산이 많이 없거나 좀 더 효율적인 분석을 하고 싶은 기관, 병원, 기업들에 데이터 분석 강의를 진행하거나 병원과 기업에 필요한 분석을 하는 전문가들로 구성되어 있습니다. 마지막으로 '히든스쿨팀(@school)'은 논문의 이론적 배경과 데이터 분석 기술을 바탕으로 장애 유형과 취약계층의 특성에 맞는 직무가 무엇인지 연구하고, 장애인을 포함한 취약계층 양성 업무를 진행하고 있습니다.

## 연구협업과 네트워크

### 사회적 기업
+ 장애인의 특별함 연구

Human  J+ 더하기  Potential

예를 들어, 청각 장애인들은 소리를 들을 수 없는 환경에서 자랐기 때문에, 비장애인들의 입모양을 보면서 언어를 이해하거나 수화 등을 통해 표현하는 능력이 향상됩니다. 즉, '시각적인 능력이 특화'되면서 '디자이너 직무'를 선택했을 때 뛰어난 능력을 발현할 수 있습니다. 뇌병변 장애인 분들도 몸이 불편한 대신 '머리에 대한 민감도', 더 나아가 '숫자에 대한 민감도'가 지속적으로 높아져 '개발자나 데이터분석가 직무'를 맡는 경우 비장애인들에게 뒤지지 않는 업무 성과를 낼 수 있습니다. 결국 기업 입장에서는 동정심에 기반한 것이 아니라, 회사에 꼭 필요한 인재를 장애인으로 고용할 수 있는 기회를 많이 얻을 수 있습니다.

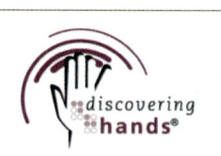

**디스커버링핸즈 / 해외**
시각장애 장점을 도출하여, 촉각의 민감으로 유방암 종양을 발견해내는 기업
업무특성상 여성으로 한정
· 시각 장애 특성 파악 및 공유
· 병원과의 커뮤케이션 및 전문 직종으로써의 어려움 공유
· 시각 장애인 선발 교육 프로그램 노하우 공유

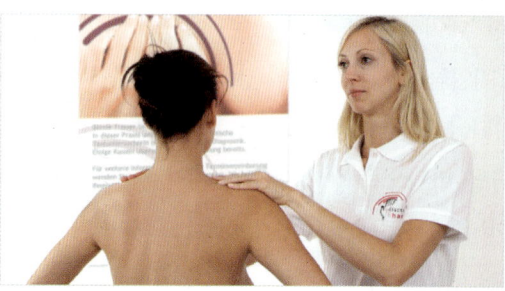
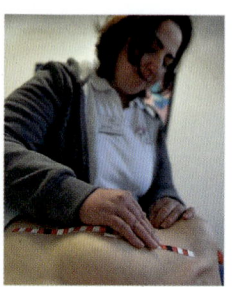

해외 기업 중에 '디스커버링핸즈'라는 기업이 있습니다. 이 회사는 여성 시각 장애인들의 '민감한 촉각'을 사용하여 여성 유방암을 진단하는 회사입니다. 디스커버링핸즈는 모든 장애인이 '전문가'가 될 수 있는 가능성을 증명하였습니다.

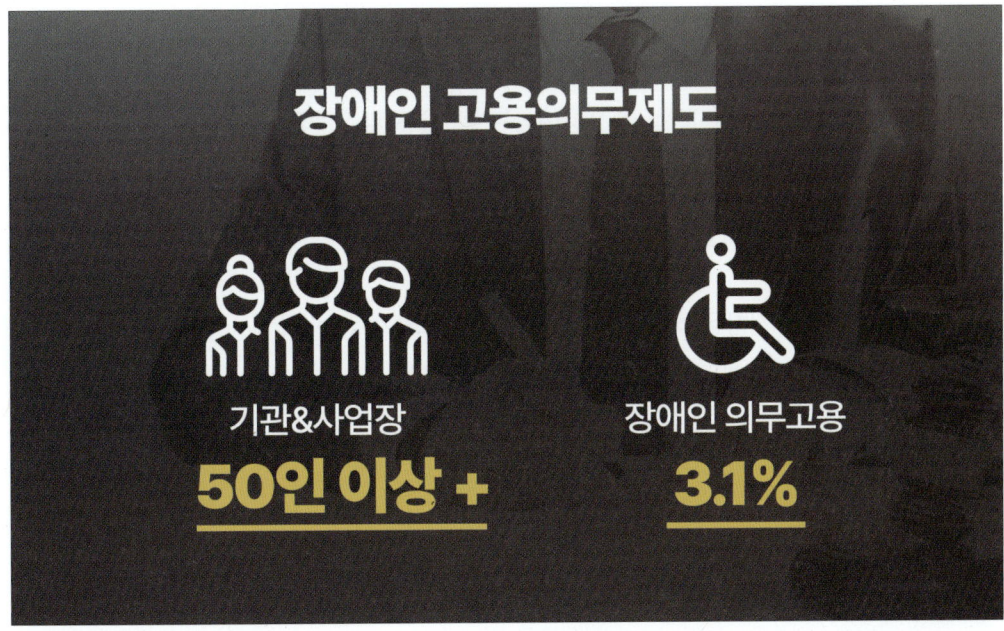

정부 제도 중에 50인 이상 사업장에서는 장애인을 약 3.1% 고용해야 하는 '장애인 고용 의무 제도'가 있습니다. 하지만 기업은 장애인을 고용하기보다 부담금(penalty) 내는 쪽을 선호합니다. 이건 시장 경제의 원리에 기반한 탓도 있지만, 기업이 채용하고 싶은 직무에 좋은 장애인 인재 풀이 없기 때문이기도 합니다.

예를 들어, 개발자 디자이너와 같은 IT 직무나 총무·콜센터·사무 보조 및 육아 휴직 등으로 인력 이동이 심한 곳은 항상 수요가 부족합니다. 따라서 장애인과 취약계층에게 이 직무들을 중심으로 그들의 장애 유형과 환경 특성에 맞게 교육한다면 기업은 이들을 자연스럽게 고용할 수 있을 겁니다. 이것이 저희가 존재하는 이유라고 생각합니다.

저희는 장애인과 취약계층이 잘할 수 있는 직무를 연구하고 교육하는 '히든스쿨'을 설립하는 것이 최종 꿈입니다. 이 책을 집필하는 궁극적인 이유도 장애인들과 여러 취약계층을 교육하고 직무에 투입했을 때 발생하는 스트레스나 몸의 변화 같은 의학적인 문제들을 의학보건 분야 독자들에게 조언을 받고 싶었기 때문입니다. 독자 여러분 모두 이 책을 통해 논문이나 통계를 진행하는 데 쓰는 시간은 줄이시고, 향후 네트워크를 통해 의학적인 도움을 서로 줄 수 있는 건강한 관계가 되면 좋겠습니다. 저희 역시 현업에서 계속 고민하고 습득했던 노하우 등을 메일과 동영상 등을 통해 지속적으로 공유하겠습니다.

그럼 지금부터 본격적으로 의학보건통계 분석에 대해 살펴보겠습니다. 1권에서는 무료 통계 프로그램인 R과 jamovi를 통해 연구 가설을 검증하고 보고서를 작성하는 방법을 알아봅니다. 2권과 3권에서는 공개된 데이터를 활용하여 연구를 진행하는 메타분석, 텍스트 분석, 복합표본 등에 대해 알아보겠습니다. 의학보건 분야에서 진행하는 연구에 대해 최대한 실제적으로 분석할 수 있도록 저술 방향을 잡고 집필했습니다.

공부하다가 궁금하신 사항은 히든그레이스 카카오톡 오픈채팅방이나 help@hjgrace.com으로 연락 주시면 친절하게 답해드리겠습니다. 감사합니다.

# PART 01

## SAS를 활용한 의학보건통계 기초편

### CONTENTS

01 SAS 프로그램에 대한 이해
02 카이제곱 검정 vs Fisher's Exact Test
03 독립표본 t-검정 vs Mann-Whitney U Test
04 일원배치 분산분석 vs Kruskal-Wallis Test
05 대응표본 t-검정 vs Wilcoxon Signed-Rank Test
06 반복측정 분산분석 vs Friedman Test
07 피어슨 상관분석 vs Spearman's correlation
08 단순회귀분석
09 다중회귀분석
10 로지스틱 회귀분석
11 포아송 회귀분석

PART 01에서는 SAS 프로그램의 사용 목적과 활용 방법을 설명한 다음 의학보건통계에서 기본적으로 많이 사용하는 분석 방법을 모수 통계와 비모수 통계 방법으로 나누어 비교해서 설명합니다. 대부분의 통계 서적에서는 비모수 통계를 강조하거나 모수 통계와 비모수 통계를 따로 설명하고 있어, 두 통계 방법의 연관성을 파악하기가 어렵습니다. 두 분석 방법 중 어떤 것을 사용하느냐는 집단 수와 대표성 여부에 따라 결정됩니다. 따라서 이 책에서는 같은 매커니즘으로 비교하여 좀 더 효과적으로 분석 방법을 이해할 수 있도록 구성하였습니다.

# SECTION 01 SAS 프로그램에 대한 이해

## 01 » 유료 통계 프로그램인 SAS를 사용하는 이유

최근 4차 산업혁명의 흐름 속에서 빅데이터를 분석하기 위한 통계의 중요성과 비중이 높아지고 있습니다. 방대한 통계 자료를 분석하기 위해서는 통계 프로그램 사용이 필수적입니다. 다양한 통계 프로그램이 있지만 그중에서도 SAS는 의학 및 임상 분야에서 많이 활용하는 통계 프로그램입니다. SAS는 광범위하고 체계가 잘 갖추어져 있어 국제적으로 널리 사용되고 있습니다.

### SAS의 영향력

SAS는 2010년에 전 세계 고급 분석 시장의 33% 이상을 차지하며 시장 점유율 1위를 차지하였고, 2018년에는 AI 기반 분석 영역에서 전 세계 시장 점유율 2위를 차지하기도 하였습니다. 이처럼 시장 점유율이 높은 이유는 SAS 개발자들이 사용자의 요구 사항을 이해하고 적용했기 때문입니다. 통계분석에 SAS를 활용하면 효율적으로 자료를 관리하여 처리할 수 있고, 빅데이터 관리 및 분석 환경에 적합하며, 다양한 분석을 시도할 수 있습니다.

### 통계분석에서 SAS를 선택하는 이유

SAS는 빈도분석, 분산분석, 선형회귀분석 등 기초적인 분석부터 베이지안 분석, 통계 시각화 등의 고급 분석까지 수행할 수 있습니다. 40년 가까운 노하우를 바탕으로 기존 데이터셋에 검증된 통계분석 방법이 적용되고 있으며, 다중 패스에 최적화된 계산을 통해 빠른 분석 속도를 자랑합니다.

### 보건 의학 분야에서의 SAS 활용

SAS는 현재까지도 건강보험공단 및 건강보험심사평가원, 대학 병원 및 대학교에서 의료 빅데이터 및 패널 데이터와 국민건강영양조사와 같은 큰 규모의 데이터를 분석 및 교육하는 데 활용되고 있습니다. 또한 임상 실험에서는 대상자 선정 기준과 탈락을 판단하는 데 SAS를 활용하고 있습니다.

## 02 » SAS에 대한 이해와 활용

SAS는 다른 통계 프로그램에 비해 가격이 비싼 편이라 작은 기업이나 개인이 프로그램을 구매하여 사용하기가 쉽지 않습니다. 그래서 SAS는 공공 기관이나 대학 병원, 대학교에서 활용합니다. 무료로 사용할 수 있는 SAS University Edition(SAS의 교육용 버전)이 있었으나, 이는 2021년 4월 30일에 서비스가 중단되었습니다. 현재는 온라인 환경에서 사용할 수 있는 SAS OnDemand for Academics 서비스가 제공되고 있습니다.

### SAS OnDemand for Academics 이용 방법

**1** https://welcome.oda.sas.com/login 페이지에서 ❶ **Don't have a SAS Profile?**을 클릭한 후 ❷ **Create Profile**을 클릭하여 계정을 생성합니다.

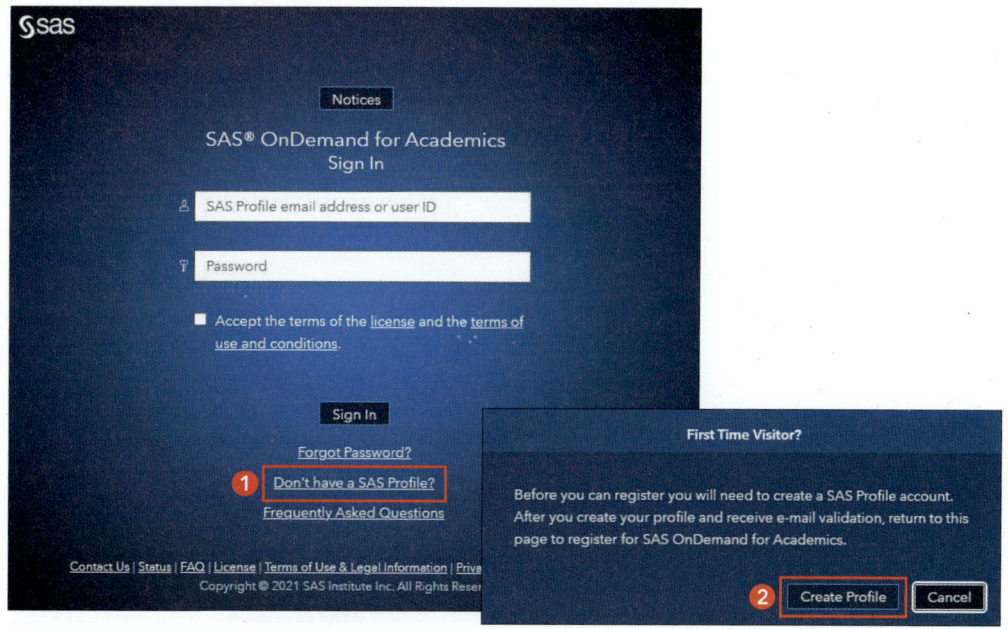

그림 1-1

**2** ❶ 계정 생성에 필요한 내용을 입력하고 ❷ 이용 약관에 동의한 다음, ❸ 프로필 만들기를 클릭합니다.

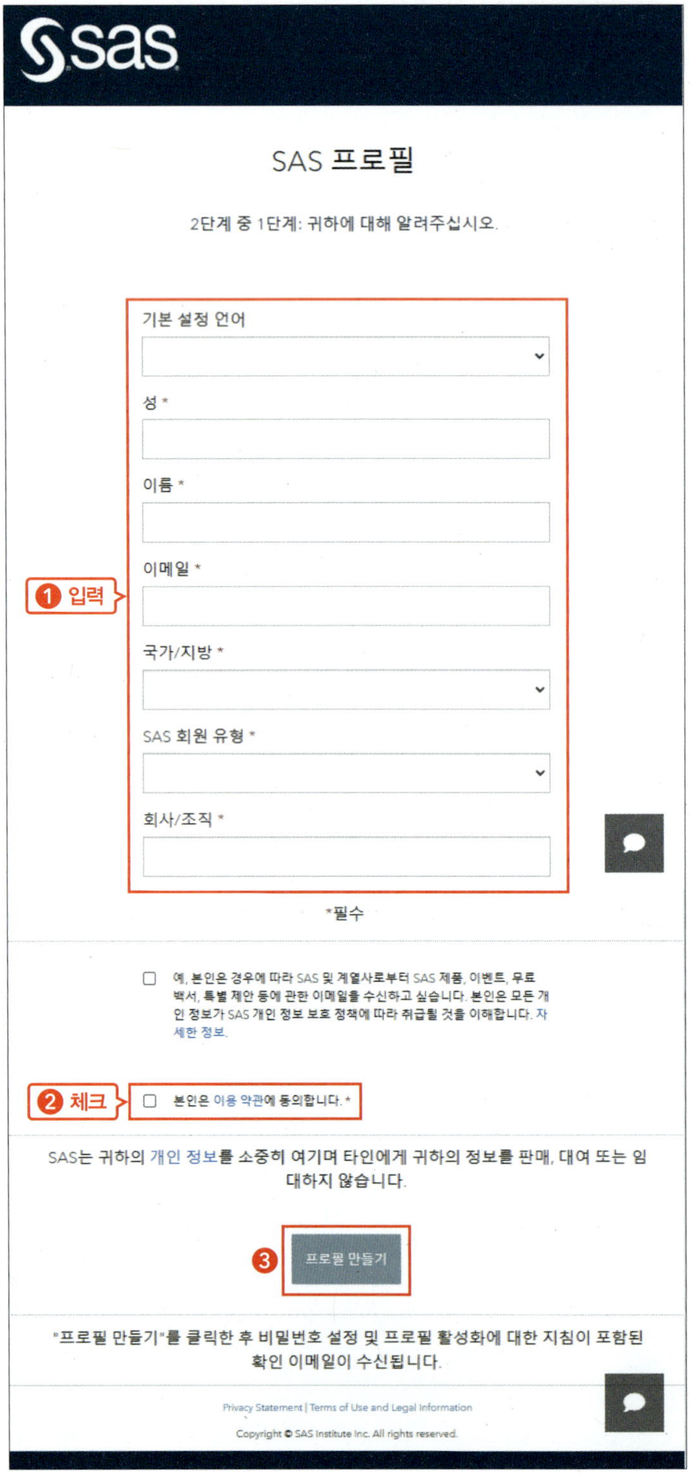

그림 1-2

**3** 앞에서 입력한 메일 계정으로 이메일이 발송되었다는 메시지가 나타날 때까지 기다립니다.

SAS 프로필

**SAS 프로필을 만들어 주셔서 감사합니다. 이제 거의 완료되었습니다!**

입력하신 이메일 주소로 확인 이메일이 전송되었습니다. 이메일 주소를 확인하고 프로필을 활성화하려면 이메일(제목: *SAS 프로필을 활성화해 주십시오*)에 포함된 링크를 클릭하십시오. 비밀번호 설정이 요청됩니다.

이메일이 받은편지함에 도달하는 데 몇분 걸릴 수 있습니다. 이메일을 받지 못하신 경우 스팸 폴더를 확인하십시오.

귀하의 메일 서버에서 SAS에서 발송한 이메일을 스팸으로 차단하지 않도록 귀하의 수신 허용 발신자 도메인 목록에 sas.com을 추가하십시오.

SAS 프로필 생성에 관련하여 문제가 있을 경우 SASProfileHelp@sas.com으로 이메일을 보내 주십시오.

Privacy Statement | Terms of Use and Legal Information

Copyright © SAS Institute Inc. All rights reserved.

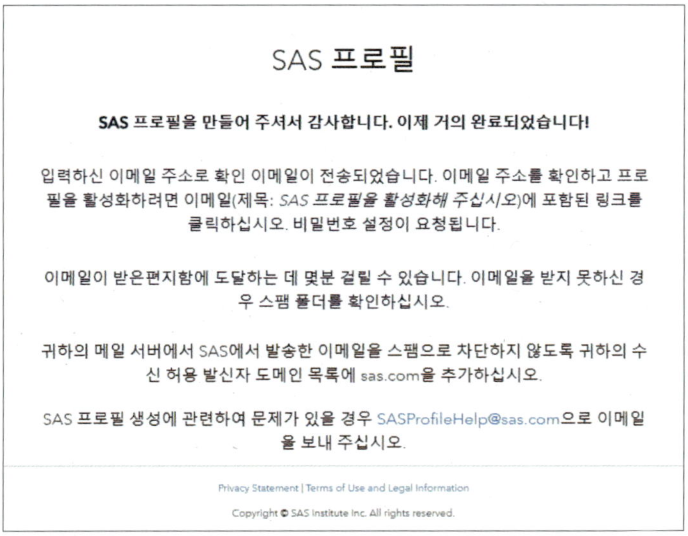

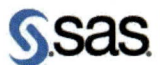

그림 1-3

**4** 메일함에서 SAS 프로필을 활성화해 주십시오라는 제목으로 수신된 메일을 찾아서 열고 SAS 프로파일 활성화를 클릭합니다.

THE POWER TO KNOW.

고객명:

SAS 프로파일을 만들어주셔서 감사합니다. 다음 링크를 클릭하여 이메일 주소를 확인하고 프로파일을 활성화하십시오.

SAS 프로파일 활성화

프로파일을 활성화한 후에는 무료 교육, SAS 커뮤니티, 기술 지원 등에 액세스할 수 있습니다. 질문이 있거나 SAS 프로파일을 요청하지 않은 경우 SASProfileHelp@sas.com으로 이메일을 보내십시오.

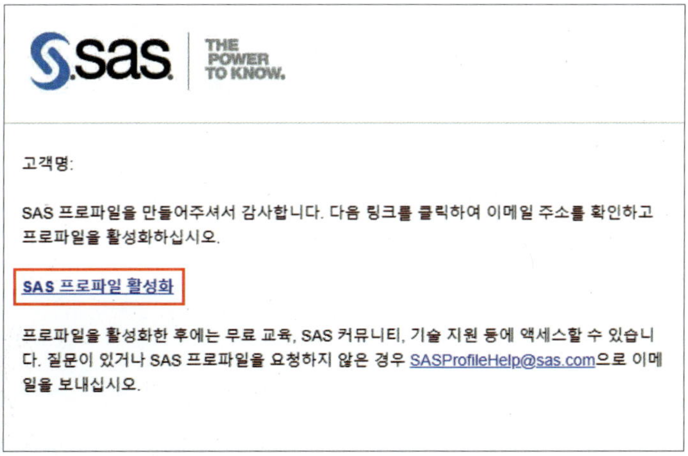

그림 1-4

5 ① 비밀번호를 설정합니다. 비밀번호는 8자 이상, 소문자, 대문자, 특수문자, 숫자가 각각 1개 이상씩 포함되어야 합니다. ② 비밀번호 확인까지 마쳤으면 ③ **비밀번호 설정**을 클릭합니다.

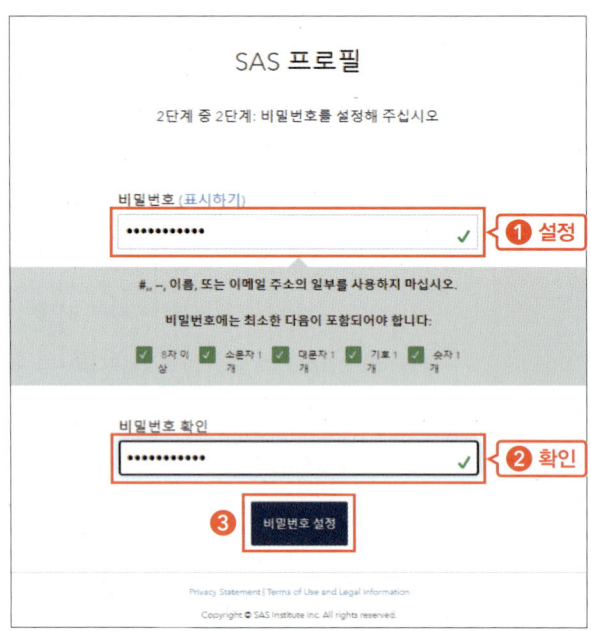

그림 1-5

6 **계속**을 클릭하여 계정 생성 절차를 종료합니다.

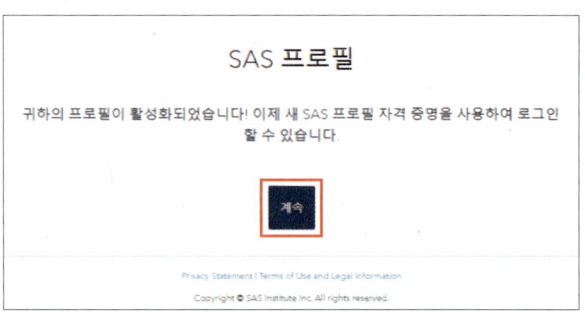

그림 1-6

7 다시 https://welcome.oda.sas.com/login 페이지로 접속하여 ① 메일 주소와 비밀번호를 입력한 다음 ② 저작권과 이용 약관에 동의하고 ③ **Sign In**을 클릭합니다.

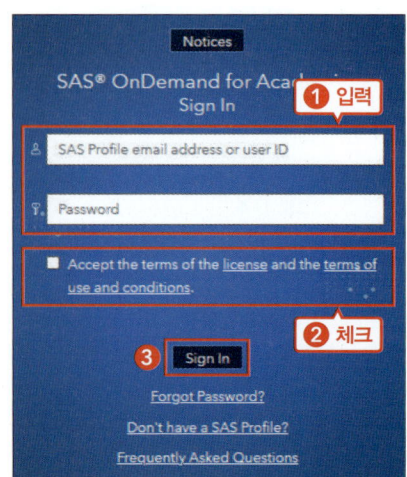

그림 1-7

8 지역을 설정합니다. ① 대한민국은 Asia Pacific에 해당합니다. **Asia Pacific**을 선택하고 ② **Submit**를 클릭합니다. ③ 확인 창에서 **Yes**를 클릭하여 확정합니다.

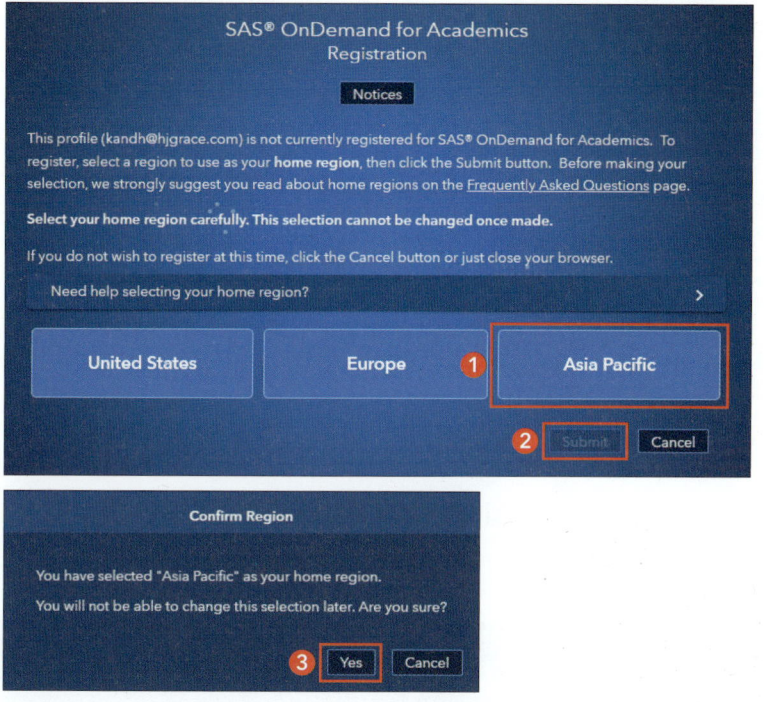

그림 1-8

9 계정 생성이 완료되기까지 5~10분 소요되며, 생성되었음을 알리는 이메일이 발송될 것이라는 안내가 나옵니다. **Exit**를 클릭하고 안내 메일을 기다립니다.

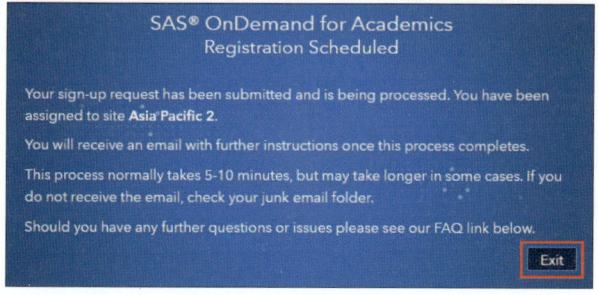

그림 1-9

**10** 이메일이 도착하면 https://welcome.oda.sas.com/login 페이지로 접속하여 로그인할 수 있습니다.

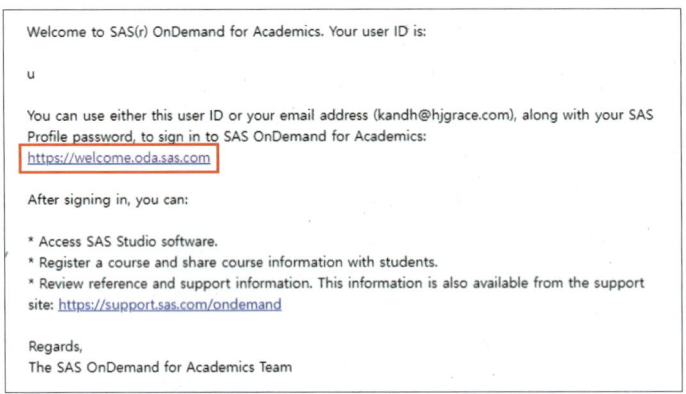

그림 1-10

**11** 5GB의 용량이 기본적으로 제공됩니다. SAS® Studio를 클릭하면 SAS의 분석 기능을 사용할 수 있습니다.

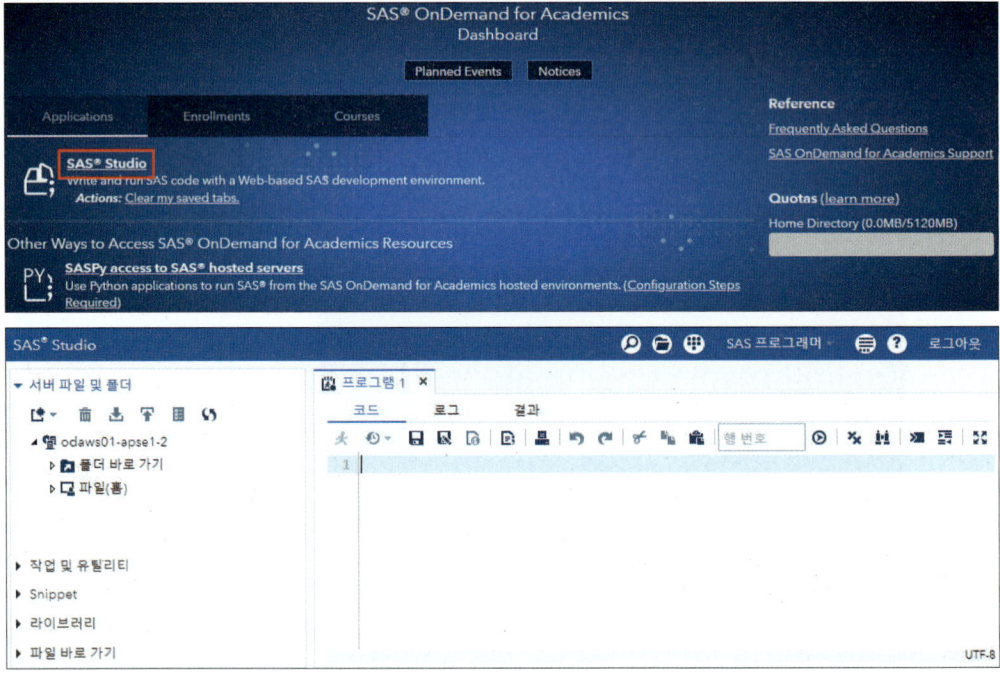

그림 1-11

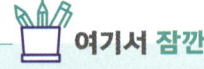 여기서 잠깐

이 책의 통계분석 실습은 유료 버전인 SAS 9.4로 진행했습니다.

## SAS 화면 구성

SAS는 [그림 1-12]와 같이 확장 편집기 창, 로그 창, 출력 창, 탐색기 창으로 구성되어 있습니다.

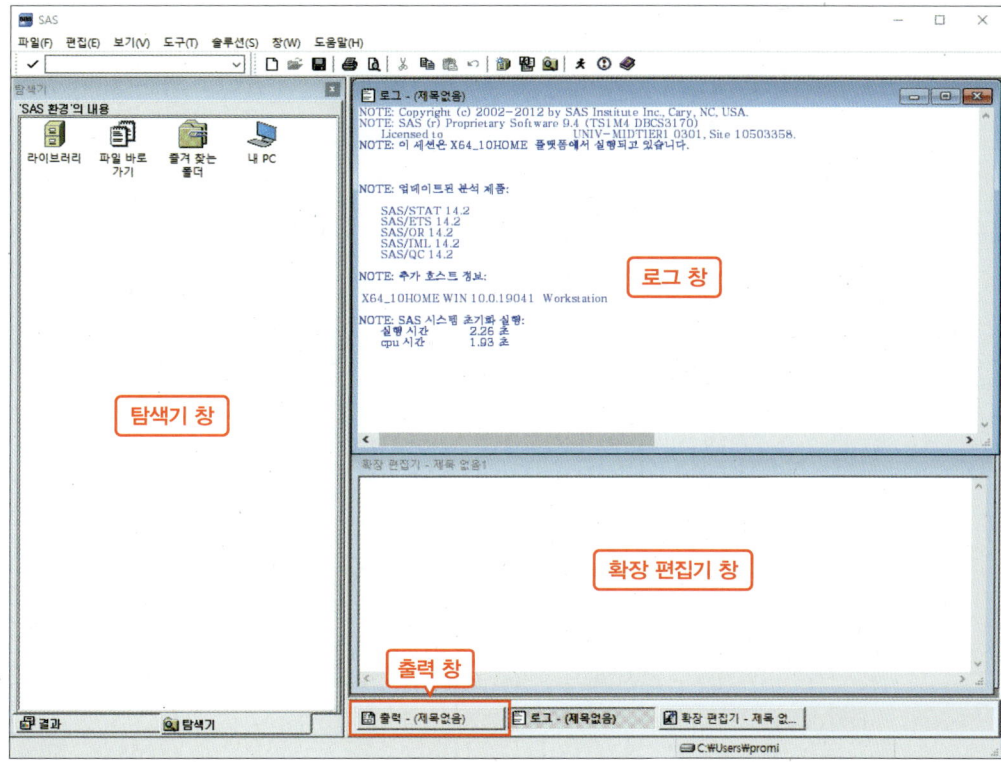

그림 1-12

- **확장 편집기 창** : 데이터를 불러오고, 명령어를 입력·저장·편집할 수 있습니다.
- **로그 창** : 확장 편집기 창에서 명령어를 실행했을 때 생기는 오류 여부, 오류 위치를 확인할 수 있습니다.
- **출력 창** : 명령어의 결과물을 화면에 출력합니다.
- **탐색기 창** : 파일을 관리하거나 생성한 데이터베이스를 확인할 수 있습니다.

## SAS 명령문 형식과 단축키

SAS 명령문의 형식은 다음과 같습니다.

- SAS 명령문의 모든 문장은 **;(세미콜론)**으로 마무리합니다. 세미콜론은 명령문을 구분하는 기준입니다. 만일 세미콜론을 생략하면 명령문이 실행되지 않으므로 꼭 입력해야 합니다.
- 한 줄에 여러 개의 명령문을 사용할 수 있습니다.
- 실행하는 모든 명령문은 **proc**으로 시작하고 **run;**으로 끝납니다.

- R과 마찬가지로 명령문의 기능을 기록하기 위해 두 가지 방법으로 주석을 사용할 수 있습니다. 주석을 여러 줄로 만들 경우에는 **/\*주석 내용\*/** 처럼 주석 내용을 /와 \*로 감싸줍니다. 주석을 한 줄로 만들 경우에는 **\*주석 내용;** 처럼 \*로 시작하여 ;으로 끝냅니다.

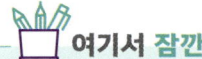 여기서 잠깐

- SAS 명령어는 R 명령어와 달리 대/소문자 구분이 없고, 혼합해서 사용해도 됩니다. R은 대문자와 소문자를 다른 문자로 인식하지만, SAS는 같은 문자로 인식하기 때문입니다.

- 데이터셋 명칭은 최대 32자까지 가능하며, 영문자 또는 _(언더바)로 시작해야 합니다. 데이터셋 명칭은 문자, 숫자, _만 사용할 수 있으며, 기타 특수문자는 사용할 수 없습니다.

- 데이터를 읽어들일 때, 결측값이 있으면 문자는 공백, 숫자는 .(마침표)로 표현됩니다.

단축키는 다음과 같습니다.

표 1-1 SAS 기본 단축키

| Key | 기본 설정 |
| --- | --- |
| F1 | 도움말 |
| F2 | 현재 열린 SAS 윈도우 창을 다시 디스플레이 |
| F3 or F8 | 해당 명령어 실행 |
| F4 | 실행 프로그램 재호출 |
| F5 | 편집기 창 열기 |
| F6 | 로그 창 열기 |
| F7 | 출력 창 열기 |
| F11 | 명령어 상자로 열기 |

모수 통계 vs 비모수 통계

# SECTION 02 카이제곱 검정 vs Fisher's Exact Test

## 카이제곱 검정 : 모수 통계

### 01 » 기본 개념과 연구 문제

카이제곱 검정은 **독립변수와 종속변수가** 모두 **명목형(범주형) 변수로, 두 집단 간의 비율 차이를 검증하는 분석 방법**입니다. 즉 ○○에 따른 □□의 비율 차이가 통계적으로 유의한지 판단할 때 사용하며, 의학 통계에서는 **유병 여부에 따른 다른 질병의 발병 여부를 분석할 때** 주로 사용합니다.

먼저 어떤 경우에 카이제곱 검정을 실시하는지 살펴보겠습니다. 이어서 SAS에서는 어떻게 분석하는지, 결과 해석은 어떻게 진행하는지 파악해보겠습니다.

> **문제 2-1** 비만 여부에 따른 어지럼증 유무의 차이 검증
> 
> 📁 실습파일 : 카이제곱 검정.xlsx
> 
> 비만인 사람은 비만이 아닌 사람보다 어지럼증을 자주 호소하는 것처럼 보인다. 비만 여부에 따라 어지럼증 유무의 차이가 있는지 검증해보자.

비만 여부는 유/무로 분류되는 범주형 자료이고, 어지럼증도 유/무 형태로 분류되는 범주형 자료입니다. 따라서 비만 여부에 따른 어지럼증 유무의 차이를 검증하기 위해 카이제곱 검정을 실시합니다.

카이제곱 검정의 기본 가설 형태는 다음과 같습니다.

> **가설 형태** : (독립변수)에 따른 (종속변수)의 비율에는 유의한 차이가 있다.

여기서 독립변수와 종속변수 자리에 각각 '비만 여부'와 '어지럼증 유무'를 적용하면 가설은 다음과 같이 나타낼 수 있습니다.

> **가설** : (비만 여부)에 따른 (어지럼증 유무)의 비율에는 유의한 차이가 있다.

### 여기서 잠깐

SAS는 대소문자를 구분하지 않지만, 이 책에서는 명령어를 모두 대문자로 실행하겠습니다.

## 02 » 파일 불러오기 & 빈도 확인하기

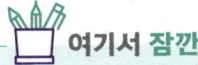 실습파일을 불러오기 위해 윈도우의 파일 탐색기에서 경로를 확인합니다. ❶ 경로 창을 클릭하여 ❷ 복사한 뒤, ❸ 메모장에 붙여넣고 ❹ 경로 뒤에 ₩와 함께 파일명을 입력합니다.

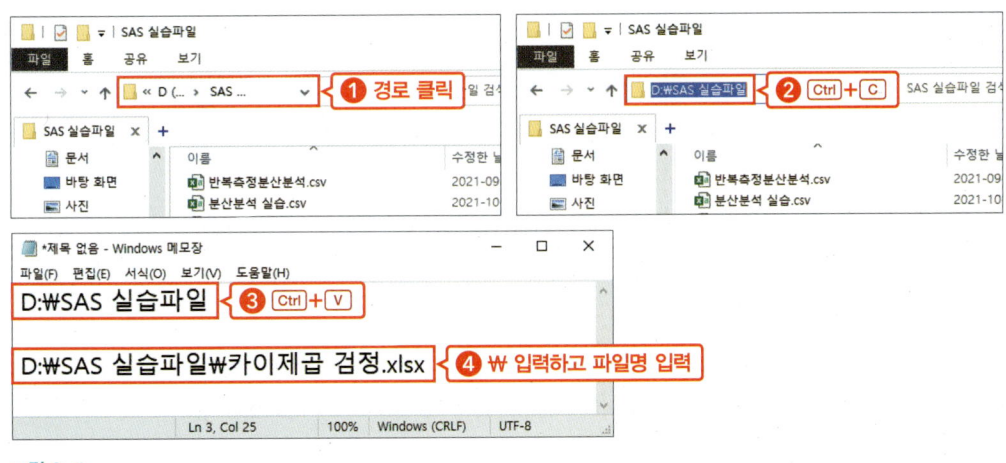

그림 2-1

### 여기서 잠깐

SAS에서는 R과 달리 파일 탐색기에서 복사한 경로를 구분하는 ₩를 /로 바꾸지 않아도 됩니다.

2 실습파일을 불러오는 명령어 구성은 **PROC IMPORT OUT=데이터명 DATAFILE="경로₩카이제곱 검정.xlsx" DBMS = XLSX REPLACE; GETNAMES = YES; RUN;**입니다. 명령어는 순서대로 데이터셋 명칭 설정, 경로 설정, 파일 형식 설정, 첫 행을 변수명으로 사용 설정, 실행을 의미합니다. 여기서는 데이터셋 명칭을 **KAI**로 설정하겠습니다. ❶ 명령어를 SAS의 확장 편집기에 입력하고 ❷ 드래그하여 선택한 다음, ❸ F3 또는 F8 키를 누르거나 SAS 상단의 아이콘 중 실행() 아이콘을 클릭하여 실행합니다.

**XLSX 파일 불러오기**

```
PROC IMPORT OUT = KAI /*데이터셋 명칭 설정*/
    DATAFILE = "D:₩SAS 실습파일₩카이제곱 검정.xlsx" /*경로 설정*/
    DBMS = XLSX REPLACE; *불러올 파일 형식을 XLSX로 지정;
    GETNAMES = YES; *첫 행에 입력된 값을 변수명으로 사용;
RUN;
```

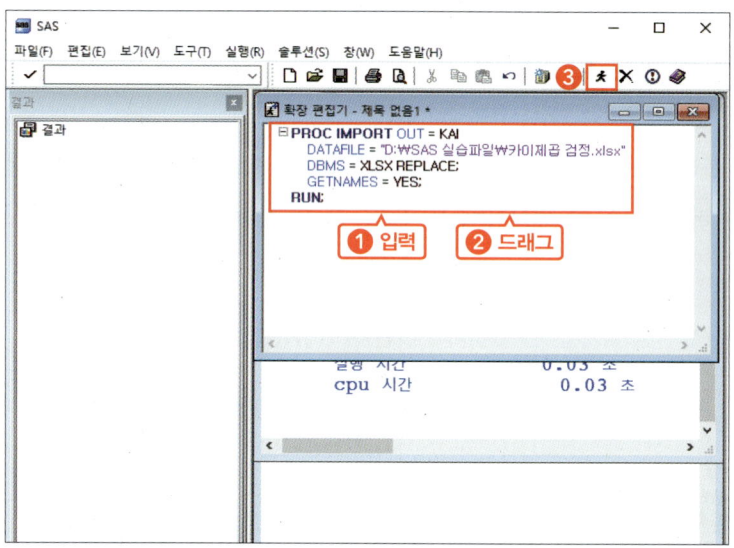

그림 2-2

### 여기서 잠깐

- 카이의 정확한 영문명은 Chi이지만, 데이터셋 명칭은 발음 편의상 Kai로 지정하였습니다.

- 둘째 줄에 입력된 경로인 "D:₩SAS 실습파일₩카이제곱 검정.xlsx"는 개인마다 다를 수 있습니다. 실습파일을 다운로드하고, 압축을 푼 폴더를 지정해주세요.

- 데이터를 설정하는 **PROC IMPORT OUT** 명령어와 원데이터를 읽어오는 **DATAFILE** 명령어의 마지막에는 ;(세미콜론)이 붙지 않습니다. **PROC IMPORT OUT, DATAFILE, DBMS** 명령어까지 하나로 처리되기 때문입니다.

**3** 데이터가 제대로 입력되었는지 확인하겠습니다. 탐색기 창에서 ❶ **라이브러리**를 더블클릭합니다. ❷ **Work**를 더블클릭하여 들어간 뒤에 ❸ 설정한 데이터명인 **Kai**를 더블클릭하면 코딩된 데이터 상태를 확인할 수 있습니다.

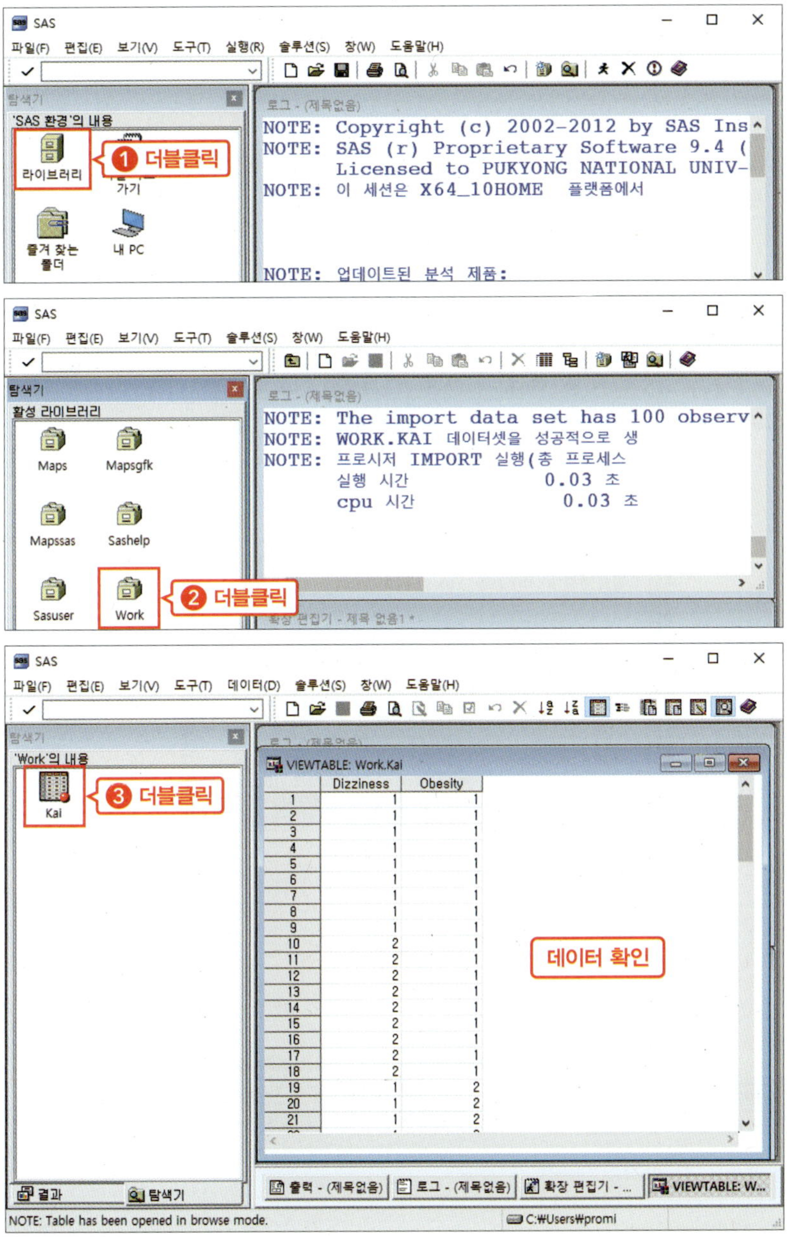

그림 2-3

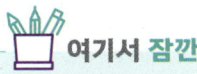여기서 잠깐

코딩된 상태를 확인할 때 "카이제곱 검정.xlsx" 파일이 열려 있다면 SAS에서 데이터를 읽어올 수 없습니다.

**4** 빈도를 확인하기 위해 PROC FREQ 명령어를 사용합니다. 명령어 구성은 PROC FREQ DATA= 데이터명; TABLES 변수1*변수2; RUN;입니다. 명령어는 순서대로 데이터 선택, 표로 출력할 변수 선택, 실행을 의미합니다. ❶ 명령어를 확장 편집기 창에 입력하고 ❷ 드래그하여 선택한 다음, ❸ 실행(🏃) 아이콘을 클릭하면 교차표가 출력됩니다.

교차표 출력하기

```
PROC FREQ DATA = KAI; /*데이터셋 지정*/
    TABLES Dizziness*Obesity; *교차표에 표기할 행 변수와 열 변수 지정;
RUN;
```

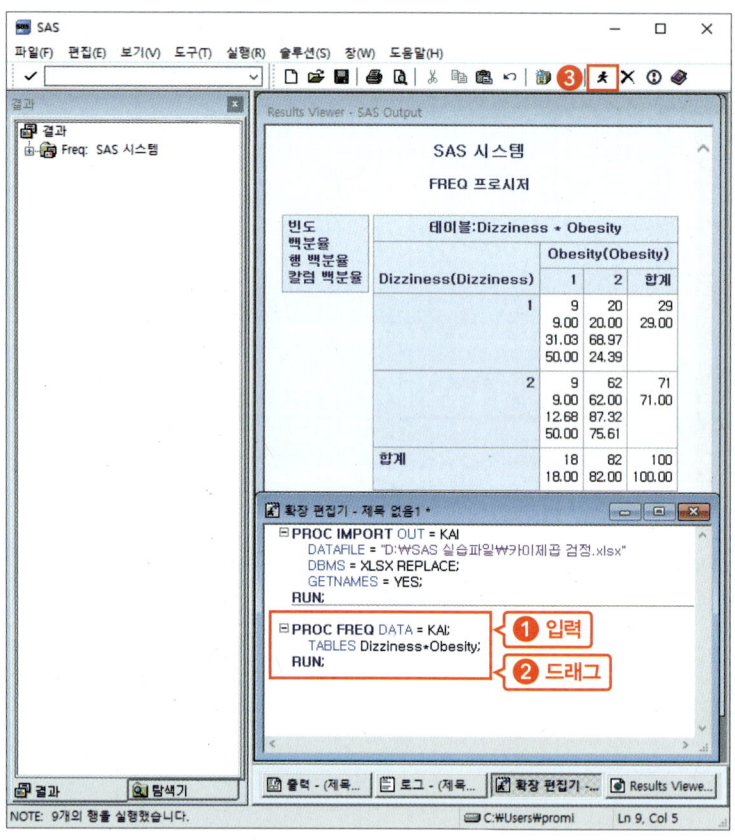

그림 2-4

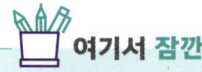 **여기서 잠깐**

- SAS에서는 변수명을 설정할 때 반드시 영어로 설정해야 합니다.
- **TABLES**에 변수를 입력할 때, 먼저 입력한 변수는 행으로 처리되고 다음에 입력한 변수는 열로 처리됩니다.

## 03 » 분석 진행하기

카이제곱 검정 결과를 확인하기 위해서 PROC FREQ 명령어에 CHISQ를 추가하여 실행합니다. 명령어 구성은 PROC FREQ DATA=데이터명; TABLES 변수1*변수2/CHISQ; RUN;입니다. ❶ 명령어를 확장 편집기 창에 입력하고 ❷ 드래그하여 선택한 다음, ❸ 실행(🏃) 아이콘을 클릭하면 교차표 아래에 카이제곱 검정 결과가 출력됩니다.

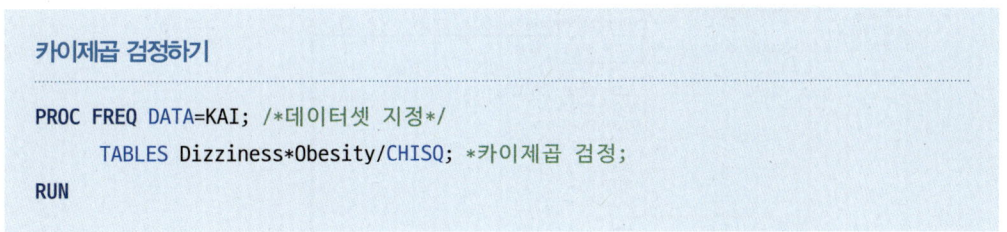

카이제곱 검정하기

```
PROC FREQ DATA=KAI; /*데이터셋 지정*/
    TABLES Dizziness*Obesity/CHISQ; *카이제곱 검정;
RUN
```

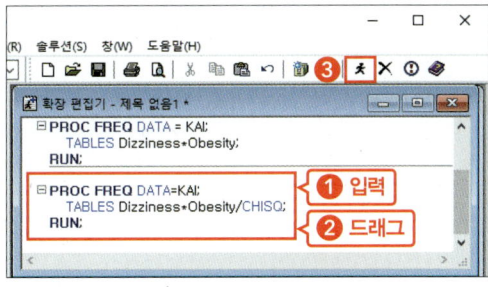

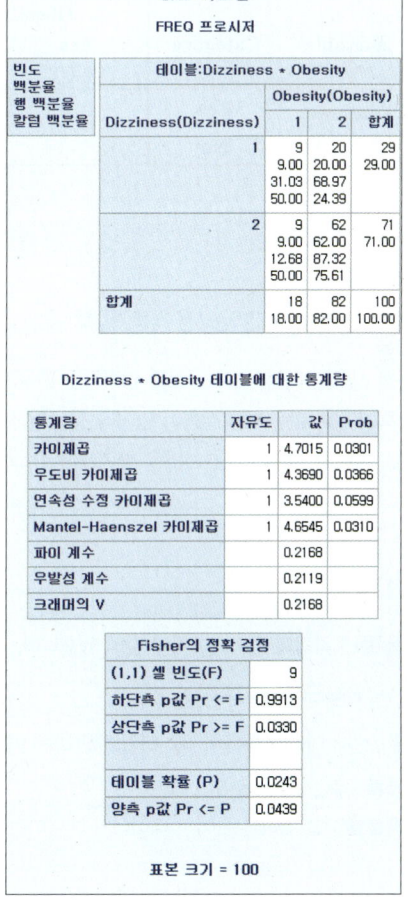

그림 2-5

## 04 » 결과표 작성하기

**1** 한글에서 다음과 같이 결과표 틀을 만듭니다. 행과 열에 해당하는 칸의 수는 [그림 2-4]의 교차표를 참조하여 설정합니다.

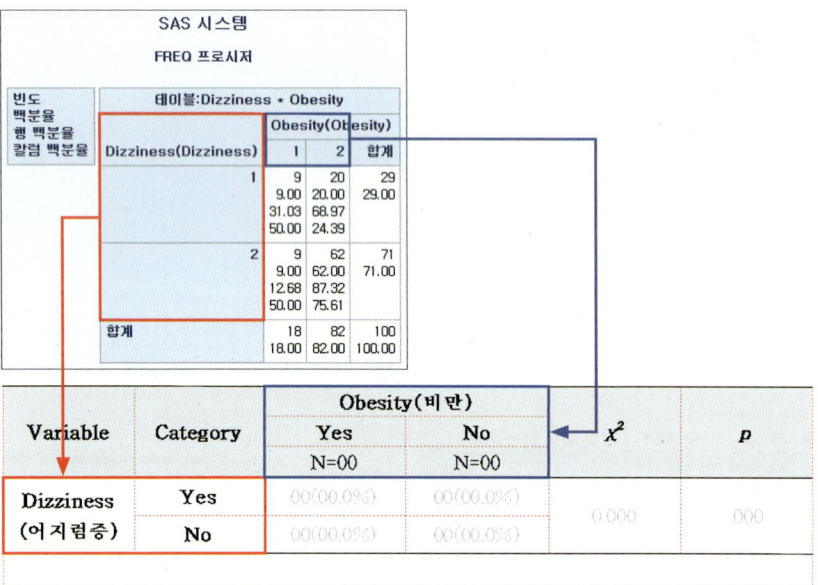

그림 2-6

  **히든그레이스 데이터분석팀 생각**

의료 통계 자료의 데이터는 1과 2로 입력되는 경우가 많습니다. 일반적으로 1은 해당 질병이 있거나 특이점에 해당한다는 의미이고, 2는 해당 질병이 없거나 정상이라는 의미로 사용됩니다. 하지만 이러한 입력 값이 절대적인 것은 아니므로, 반드시 설문지나 코드북을 확인해야 합니다.

  **여기서 잠깐**

교차표를 보면 각각의 칸마다 4개의 값이 있습니다. 각 값의 의미는 다음과 같습니다.

- **빈도** : 그 칸에 해당하는 케이스 수
- **백분율** : 전체 데이터 중에서 데이터가 해당하는 비율로 전체를 모두 더하면 100%가 됩니다.
- **행 백분율** : 행 데이터 중에서 데이터가 해당하는 비율로 가로로 모두 더하면 100%가 됩니다.
- **칼럼 백분율** : 열 데이터 중에서 데이터가 해당하는 비율로 세로로 모두 더하면 100%가 됩니다.

**2** [그림 2-4]의 교차표 합계 칸에서 비만인 사람(1)과 비만이 아닌 사람(2)에 해당하는 총 인원수를 확인하고 합계 칸 첫 줄의 수를 그대로 입력합니다.

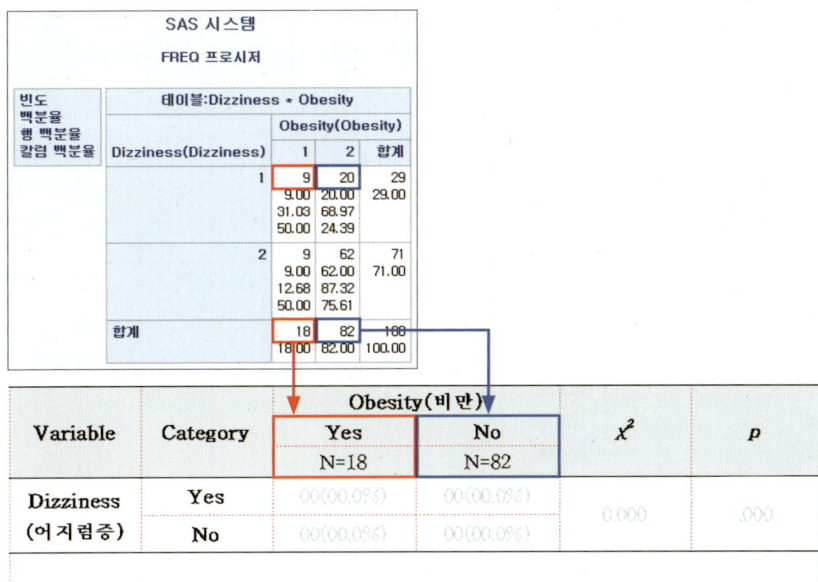

그림 2-7

**3** [그림 2-4]의 교차표를 참조하여 각 칸의 첫째 줄 값인 **빈도수**를 입력합니다. 셋째 줄과 넷째 줄 값은 각각 행 백분율과 칼럼 백분율을 나타내는데, **독립변수를 기준으로 백분율을 입력**해야 합니다. 명령어에서 독립변수인 비만 여부를 열(Column)에 입력했으므로 칼럼 백분율에 해당하는 넷째 줄 값을 %로 입력합니다. 만약 독립변수를 행(Row)에 투입했다면 세 번째 줄 값인 행 백분율에 해당하는 값을 %로 입력합니다.

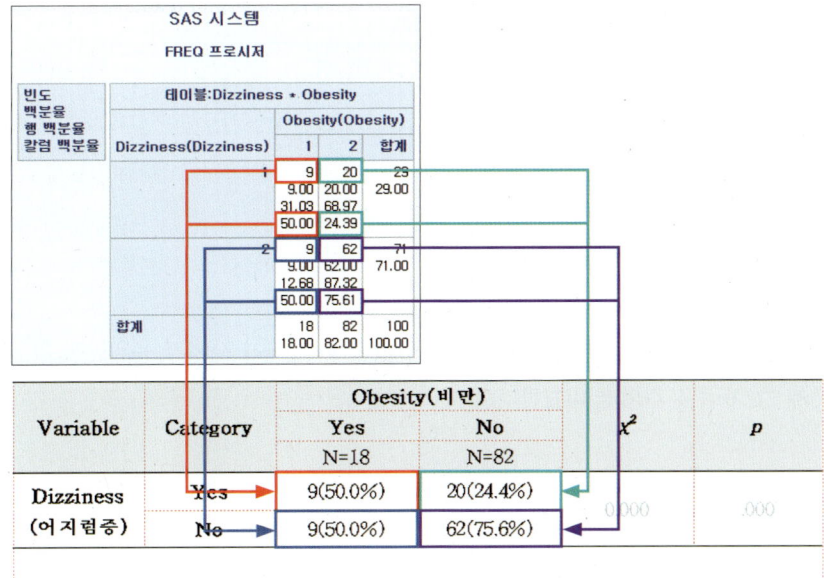

그림 2-8

**4** [그림 2-5]의 카이제곱 검정 결과표를 참조하여 **카이제곱** 값과 **Prob**값을 입력합니다. 카이제곱 값은 소수점 아래 셋째 자리까지 반올림하여 $\chi^2$에 입력합니다. Prob값은 일의 자릿수인 0을 삭제한 다음 소수점 아래 셋째 자리까지 반올림하여 $p$에 입력합니다. p값이 0.05 미만으로 유의한 경우, p값에 따라 별(*)표를 카이제곱 값의 위첨자로 붙여주고 필요한 경우 볼드체(진하게)를 적용합니다.

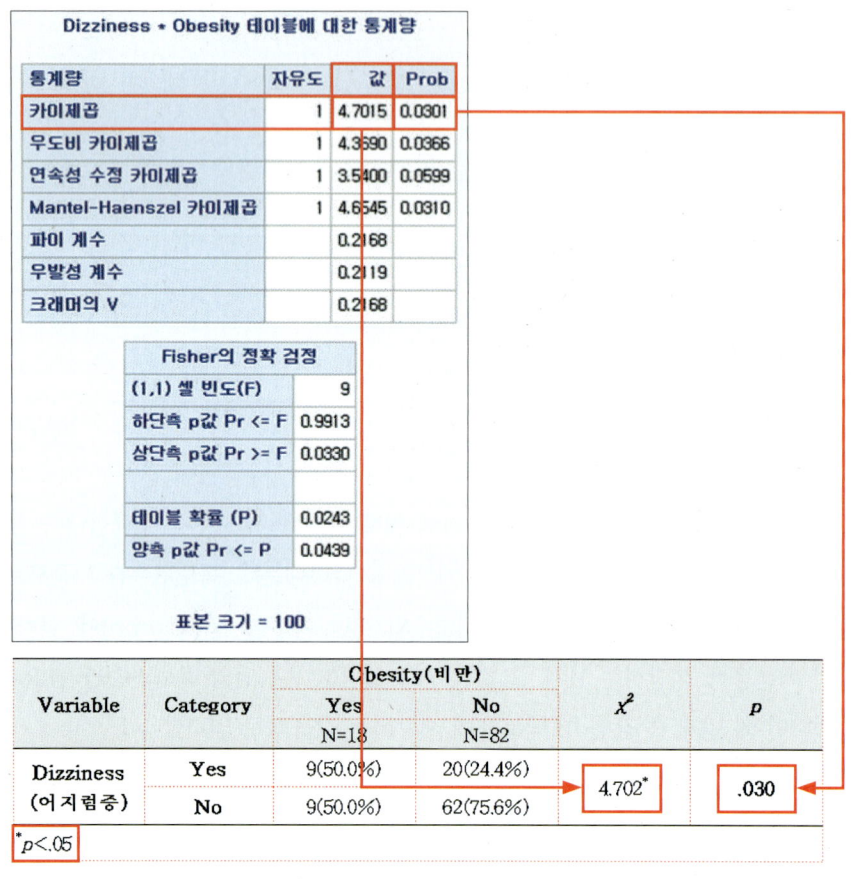

그림 2-9

## 05 » 분석 결과 해석하기

카이제곱 검정 결과 해석은 카이제곱 결과에서 p값을 확인하여 차이가 유의한지 확인하고, 교차표를 통해 그 차이를 수치로 비교합니다.

**1** 다음 그림의 카이제곱 검정 결과표에서 p값을 확인합니다.

| 통계량 | 자유도 | 값 | Prob |
|---|---|---|---|
| 카이제곱 | 1 | 4.7015 | 0.0301 |
| 우도비 카이제곱 | 1 | 4.3690 | 0.0366 |
| 연속성 수정 카이제곱 | 1 | 3.5400 | 0.0599 |
| Mantel-Haenszel 카이제곱 | 1 | 4.6545 | 0.0310 |

Dizziness * Obesity 테이블에 대한 통계량

그림 2-10

p값이 0.05 미만이므로, 비만 여부에 따른 어지럼증 유무의 비율 차이는 통계적으로 유의하다고 해석할 수 있습니다.

> **히든그레이스 데이터분석팀 생각**
>
> Pearson의 카이제곱 검정은 충분한 표본 수가 확보되었다는 전제하에 시행할 수 있습니다. 표본 수가 적을 때는 오차가 발생할 수 있으며, 이를 보정한 것이 연속성 수정 카이제곱 결과입니다. 연속성 수정 카이제곱은 독립변수와 종속변수의 항목 수가 2개씩일 때만 사용할 수 있습니다.

**2** 다음 그림의 교차표에서 빈도와 백분율을 확인합니다.

SAS 시스템
FREQ 프로시저

테이블:Dizziness * Obesity

빈도 / 백분율 / 행 백분율 / 칼럼 백분율

| Dizziness(Dizziness) | Obesity(Obesity) 1 | 2 | 합계 |
|---|---|---|---|
| 1 (표본 수) | 9 / 9.00 / 31.03 / 50.00 | 20 / 20.00 / 68.97 / 24.39 | 29 / 29.00 |
| 2 | 9 / 9.00 / 12.68 / 50.00 | 62 / 62.00 / 87.32 / 75.61 | 71 / 71.00 |
| 합계 | 18 / 18.00 | 82 / 82.00 | 100 / 100.00 |

그림 2-11

전체에서 비만인 사람은 총 18명이며, 그중 어지럼증이 있는 경우가 9명, 없는 경우가 9명으로 각각 50.0%와 50.0%로 분포하고 있습니다. 비만이 아닌 사람은 총 82명이며, 어지럼증이 있는 경우가 20명, 없는 경우가 62명으로 각각 24.4%와 75.6%로 분포하고 있습니다.

# 06 » 논문 결과 작성하기

카이제곱 검정 결과표에 대한 해석은 다음 3단계로 작성합니다.

> **❶ 분석 내용과 분석법 설명**
> "비만 여부(독립변수)에 따른 어지럼증 유무(종속변수)의 비율 차이를 검증하기 위해 카이제곱 검정(분석법)을 실시하고 교차표(분석법)를 산출하였다."

> **❷ p값이 유의한 경우($p<.05$)**
> 유의확률(p)이 0.05 미만으로 유의한 차이가 있을 때는 "비만 여부에 따른 어지럼증 유무의 비율이 유의한 차이를 보이는 것으로 나타났다($p<.05$)."로 기술한다.

> **❸ p값이 유의하지 않은 경우($p>.05$)**
> 유의확률(p)이 0.05 이상으로 유의하지 않을 때는 "비만 여부에 따른 어지럼증 유무의 비율이 유의한 차이를 보이지 않는 것으로 나타났다($p>.05$)."로 마무리한다.

> **❹ 독립변수와 종속변수의 교차표 결과 나열 후 결과 제시**
> 교차표를 산출한 결과로 비만 여부에 따른 어지럼증 유무의 빈도와 퍼센트를 보여주고, 카이제곱 검정을 참조하여 최종 결과를 제시한다.

위의 3단계에 맞춰 앞에서 실습한 출력 결과 값을 작성하면 다음과 같습니다.

❶ 비만 여부에 따른 어지럼증 유무의 비율 차이를 검증하기 위해 카이제곱 검정을 실시하고 교차표를 산출하였다.

❷ 그 결과, 비만 여부에 따른 어지럼증은 유의한 차이를 보이는 것으로 나타났다($p=.030$).

❹ 교차표를 산출한 결과, 비만인 사람 중에서 어지럼증이 있는 경우가 9명(50.0%), 없는 경우가 9명(50.0%)으로 나타났다. 비만이 아닌 사람 중에서는 어지럼증이 있는 경우가 20명(24.4%), 없는 경우가 62명(75.6%)으로 나타났다. 즉, 비만이면 어지럼증 유병률이 더 높다고 할 수 있다.

### [카이제곱 검정 논문 결과표 완성 예시]

⟨Table⟩ 비만 여부에 따른 어지럼증의 차이

| Variable | Category | Obesity(비만) | | $\chi^2$ | p |
| --- | --- | --- | --- | --- | --- |
| | | Yes N=18 | No N=82 | | |
| Dizziness (어지럼증) | Yes | 9(50.0%) | 20(24.4%) | 4.702* | .030 |
| | No | 9(50.0%) | 62(75.6%) | | |

* $p<.05$

비만 여부에 따른 어지럼증 유무의 비율 차이를 검증하기 위해 카이제곱 검정을 실시하고 교차표를 산출하였다. 그 결과, 비만 여부에 따른 어지럼증은 유의한 차이를 보이는 것으로 나타났다($p=.030$). 교차표를 산출한 결과, 비만인 사람 중에서 어지럼증이 있는 경우가 9명(50.0%), 없는 경우가 9명(50.0%)으로 나타났다. 비만이 아닌 사람 중에서는 어지럼증이 있는 경우가 20명(24.4%), 없는 경우가 62명(75.6%)으로 나타났다. 즉, 비만이면 어지럼증 유병률이 더 높다고 할 수 있다.

### 히든그레이스 데이터분석팀 생각

$\chi^2$은 그리스어로 "카이제곱"이라고 읽습니다. $\chi^2$(카이제곱), $p$(유의확률)와 같은 통계적 약어는 일반적으로 논문에서 기울임꼴로 표현합니다. 또한 카이제곱 검정 결과는 SPSS의 출력 결과처럼, 빈도(N)와 퍼센트(%)를 따로 표기하기보다는 논문 대부분에서 한 칸 안에 N(%) 형태로 표기합니다.

# Fisher's Exact Test : 비모수 통계

## 07 » 기본 개념과 연구 문제

Fisher's Exact Test는 **모수가 너무 적어 카이제곱 검정이 적절하지 않았을 때 사용하는 방법**입니다. 기대빈도가 5 미만인 셀이 전체 셀의 20%를 초과하는 경우 Fisher's Exact Test를 실시합니다.

먼저 어떤 상황에서 Fisher's Exact Test를 실시하는지 살펴보겠습니다. 이어서 SAS에서는 어떻게 분석하는지, 결과 해석은 어떻게 진행하는지 파악해보겠습니다.

> **문제 2-2** **비만 여부에 따른 어지럼증 유무의 차이 검증**
> 
> 실습파일 : Fisher's exact test.xlsx
> 
> 비만인 사람은 비만이 아닌 사람보다 어지럼증을 자주 호소하는 것처럼 보인다. 비만 여부에 따라 어지럼증 유무의 차이가 있는지 검증해보자. 단, 조사 대상자가 20명에 불과하고 그중에서 어지럼증이 있는 사람은 5명이었다.

어지럼증이 있는 사람이 5명으로, 비만인 사람과 비만이 아닌 사람 중에서 어지럼증이 있는 사람은 각각 5명 이하로 예상됩니다. 비만 여부는 유/무로 분류되는 범주형 자료이고, 어지럼증도 유/무 형태로 분류되는 범주형 자료입니다. 비만 여부에 따른 어지럼증 유무의 차이를 검증하기 위해서, 모수가 적을 때 사용하는 Fisher's Exact Test를 실시합니다.

이를 가설 형태로 작성하면 다음과 같습니다.

> **가설 형태** : (독립변수)에 따른 (종속변수)의 비율에는 유의한 차이가 있다.

여기서 독립변수와 종속변수 자리에 각각 '비만 여부'와 '어지럼증 유무'를 적용하면 가설은 다음과 같이 나타낼 수 있습니다.

> **가설** : (비만 여부)에 따른 (어지럼증 유무)의 비율에는 유의한 차이가 있다.

## 08 » 파일 불러오기 & 빈도 확인하기

**1** 실습파일을 불러오기 위해 윈도우의 파일 탐색기에서 경로를 확인합니다. ❶ 경로 창을 클릭하여 ❷ 복사한 뒤, ❸ 메모장에 붙여넣고 ❹ 경로 뒤에 ₩와 함께 파일명을 입력합니다.

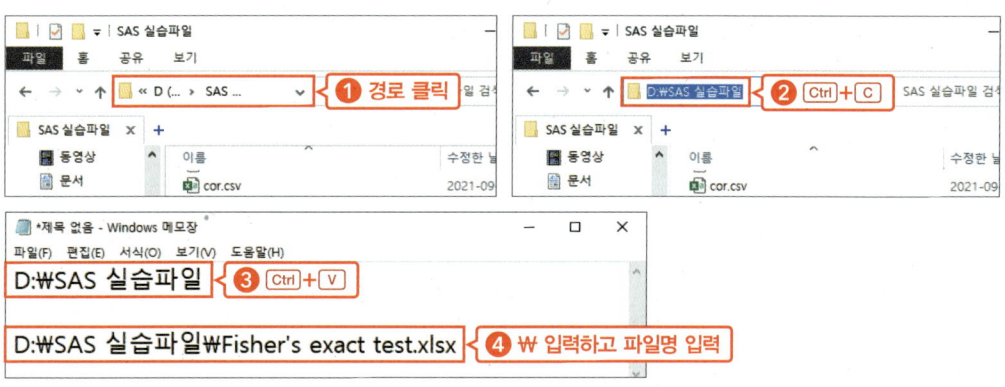

그림 2-12

**2** 실습파일을 불러오는 명령어 구성은 PROC IMPORT OUT=데이터명 DATAFILE="경로 ₩Fisher's exact test.xlsx" DBMS = XLSX REPLACE; GETNAMES = YES; RUN;입니다. 명령어는 순서대로 데이터셋 명칭 설정, 경로 설정, 파일 형식 설정, 첫 행을 변수명으로 사용 설정, 실행을 의미합니다. 여기서는 데이터셋 명칭을 FISHER로 설정하겠습니다. ❶ 명령어를 확장 편집기 창에 입력하고 ❷ 드래그하여 선택한 다음, ❸ 실행(🏃) 아이콘을 클릭하여 실행합니다.

### XLSX 파일 불러오기

```
PROC IMPORT OUT = FISHER /*데이터셋 명칭 설정*/
    DATAFILE = "D:₩SAS 실습파일₩Fisher's exact test.xlsx" /*경로 설정*/
    DBMS = XLSX REPLACE; *불러올 파일 형식을 XLSX로 지정;
    GETNAMES = YES; *첫 행에 입력된 값을 변수명으로 사용;
RUN;
```

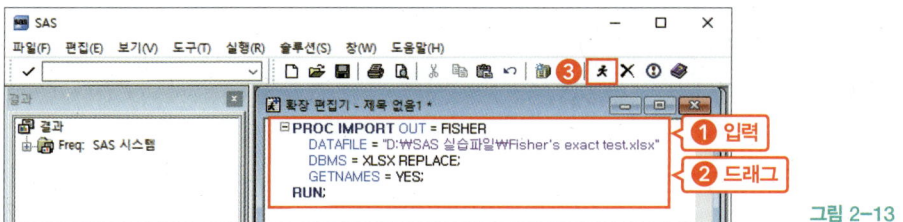

그림 2-13

**3** 빈도를 확인하기 위해 PROC FREQ 명령어를 사용합니다. 명령어 구성은 PROC FREQ DATA=데이터명; TABLES 변수1*변수2; RUN;입니다. 명령어 순서대로 데이터 선택, 표에 출력할 변수 선택, 실행을 의미합니다. ❶ 명령어를 확장 편집기 창에 입력하고 ❷ 드래그하여 선택한 다음, ❸ 실행(🏃) 아이콘을 클릭하면 교차표가 출력됩니다.

---

**교차표 출력하기**

```
PROC FREQ DATA=FISHER; /*데이터셋 지정*/
    TABLES Dizziness*Obesity; *교차표에 표기할 행 변수와 열 변수 지정;
RUN;
```

---

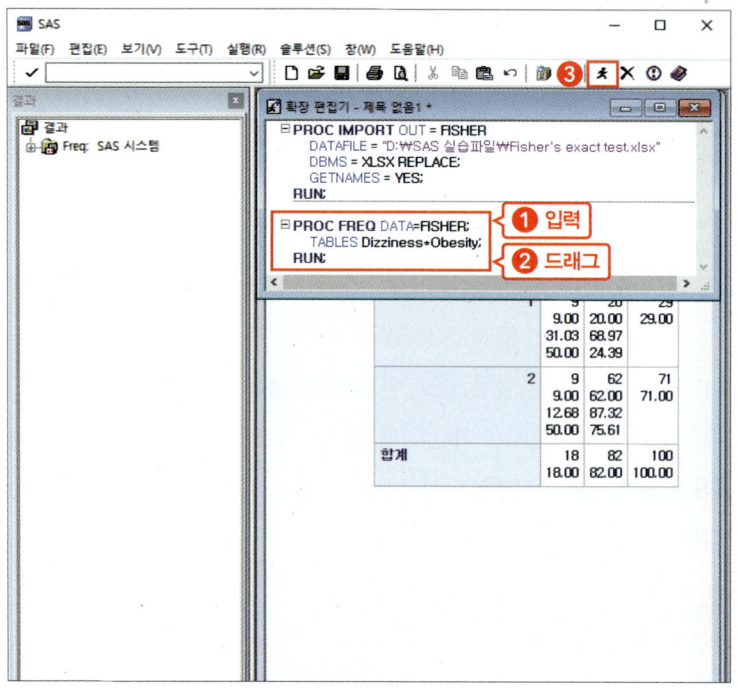

그림 2-14

## 09 » 분석 진행하기

Fisher's Exact Test 결과를 확인하기 위해 PROC FREQ 명령어에 FISHER를 추가하여 실행합니다. 명령어 구성은 PROC FREQ DATA=FISHER; TABLES 변수1*변수2/FISHER; RUN;입니다. ❶ 명령어를 확장 편집기 창에 입력하고 ❷ 드래그하여 선택한 다음, ❸ 실행(🏃) 아이콘을 클릭하면 교차표 아래에 Fisher's Exact Test 결과가 출력됩니다.

### Fisher's Exact Test 결과 확인하기

```
PROC FREQ DATA=FISHER; /*데이터셋 지정*/
    TABLES Dizziness*Obesity/FISHER; * Fisher's Exact Test;
RUN;
```

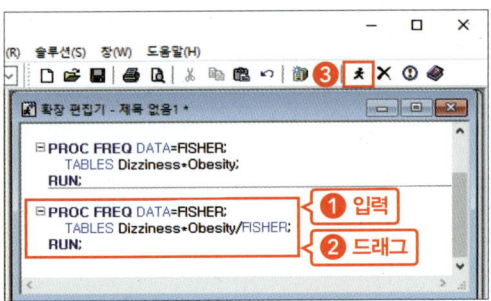
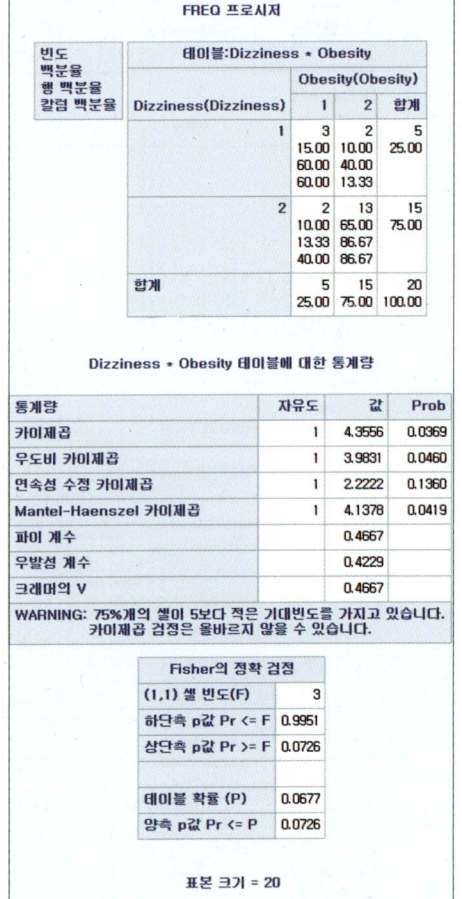

그림 2-15

### 여기서 잠깐

Fisher's Exact Test는 카이제곱 검정의 분석 방법과 동일하게 진행되지만, 충분한 모수가 확보되지 않았기 때문에 통계량 표 하단에 "WARNING: 75%개의 셀이 5보다 적은 기대빈도를 가지고 있습니다. 카이제곱 검정은 올바르지 않을 수 있습니다."라는 경고가 나타납니다.

## 10 » 결과표 작성하기

**1** 한글에서 다음과 같이 결과표 틀을 만듭니다. 행과 열에 해당하는 칸의 수는 [그림 2-14]의 교차표를 참조하여 설정합니다.

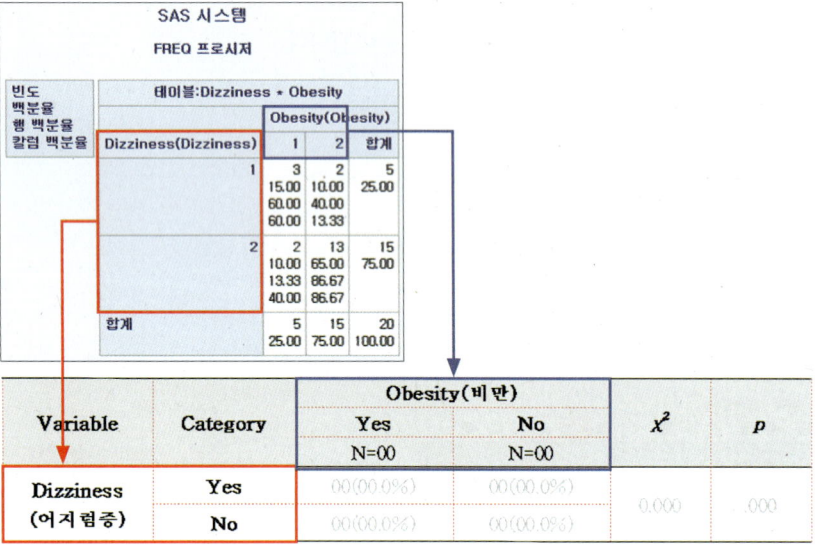

그림 2-16

**2** [그림 2-14]의 교차표 합계 칸에서 비만인 사람(1)과 비만이 아닌 사람(2)에 해당하는 총인원수를 확인하고, 합계 칸에서 첫 줄의 수를 그대로 입력합니다.

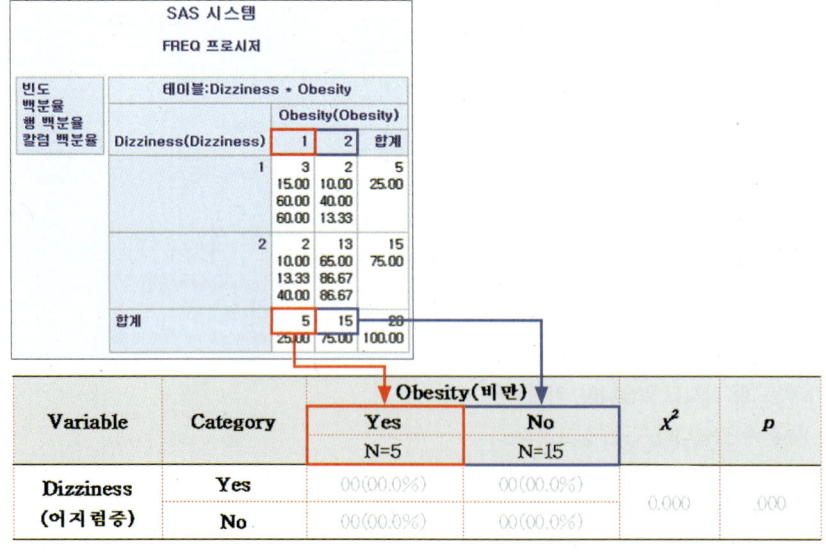

그림 2-17

**3** [그림 2-14]의 교차표를 참조하여, 각 칸의 첫째 줄 값인 **빈도수**를 입력합니다. 셋째 줄과 넷째 줄 값은 각각 행 백분율과 칼럼 백분율을 나타내는데, **독립변수를 기준으로 백분율을 입력**해야 합니다. 명령어에서 독립변수인 비만 여부를 열(Column)에 입력했으므로 칼럼 백분율에 해당하는 넷째 줄 값을 %로 입력합니다. 만약 독립변수를 행(Row)에 투입했다면 셋째 줄 값인 행 백분율에 해당하는 값을 %로 입력합니다.

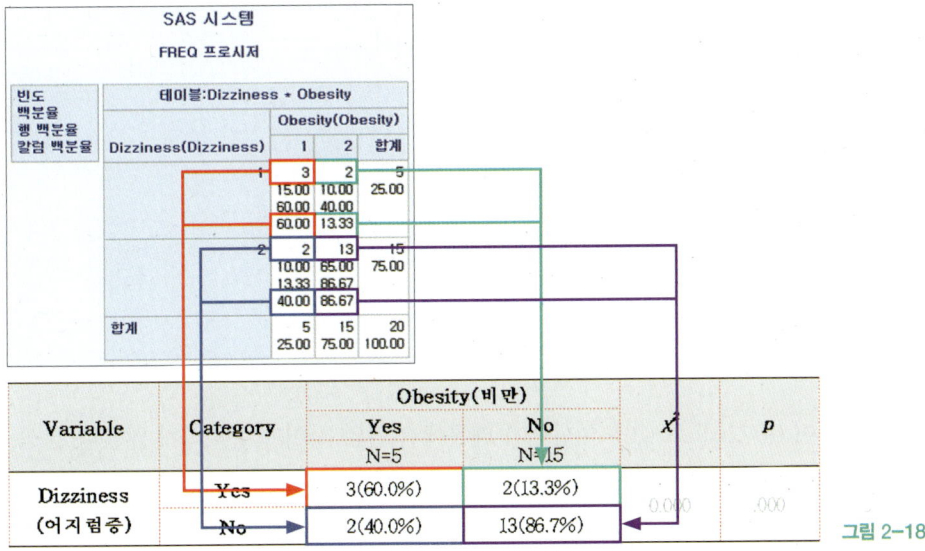

그림 2-18

**4** [그림 2-15]의 Fisher's Exact Test 결과표를 참조하여, **카이제곱** 값을 소수점 아래 셋째 자리까지 반올림하여 $\chi^2$에 입력합니다. **Fisher의 정확 검정** 표의 **양측 p값 Pr <= P값**을 일의 자릿수인 0을 삭제한 다음 소수점 아래 셋째 자리까지 반올림하여 $p$에 입력합니다.

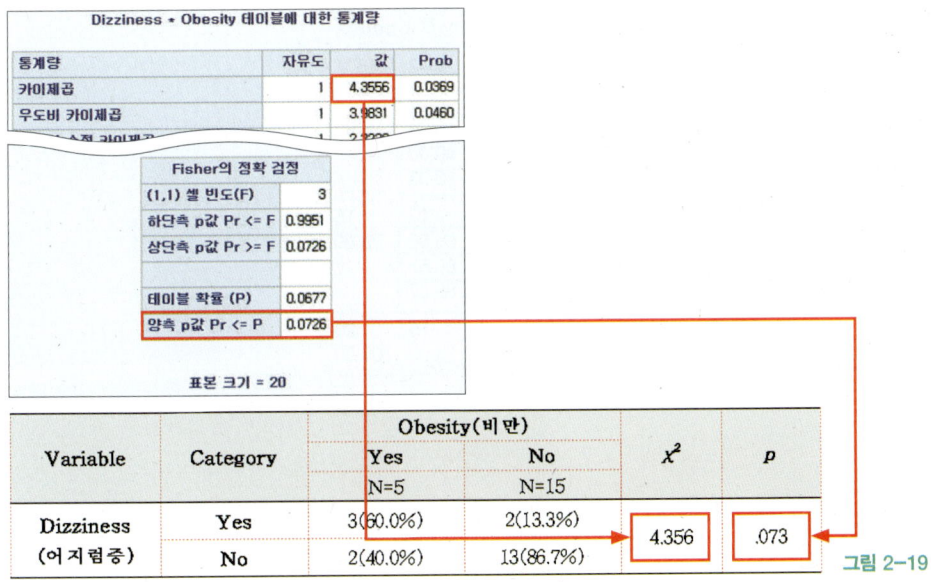

그림 2-19

## 11 » 분석 결과 해석하기

Fisher's Exact Test는 카이제곱 검정과 동일하게 진행됩니다. 앞에서 설명한 것처럼 빈도수가 적을 때에 사용하는 카이제곱 검정의 방법이기 때문입니다. 같은 과정으로 검정 결과를 확인하여 차이가 유의한지 확인하고, 교차표를 통해 그 차이를 수치로 비교합니다.

**1** Fisher의 정확 검정 표에서 p값을 확인합니다.

| Fisher의 정확 검정 | |
|---|---|
| (1,1) 셀 빈도(F) | 3 |
| 하단측 p값 Pr <= F | 0.9951 |
| 상단측 p값 Pr >= F | 0.0726 |
| 테이블 확률 (P) | 0.0677 |
| 양측 p값 Pr <= P | 0.0726 ← p값 |

그림 2-20

p값이 0.0726으로 0.05 이상이기 때문에 집단의 차이가 유의하지 않습니다. 즉, 비만 여부에 따른 어지럼증 유무의 비율 차이는 없다고 해석할 수 있습니다.

**2** 다음 그림의 교차표에서 빈도와 백분율을 확인합니다.

### SAS 시스템
### FREQ 프로시저

빈도
백분율
행 백분율
칼럼 백분율

테이블:Dizziness * Obesity

| Dizziness(Dizziness) | Obesity(Obesity) | | 합계 |
|---|---|---|---|
| | 1 | 2 | |
| 1 (표본 수) | 3<br>15.00<br>60.00<br>60.00 | 2<br>10.00<br>40.00<br>13.33 | 5<br>25.00 |
| 2 | 2<br>10.00<br>13.33<br>40.00 | 13<br>65.00<br>86.67<br>86.67 | 15<br>75.00 |
| 합계 | 5<br>25.00 | 15<br>75.00 | 20<br>100.00 |

- 전체 데이터 중에서 데이터가 해당하는 비율
- 행 데이터 중에서 데이터가 해당하는 비율
- 열 데이터 중에서 데이터가 해당하는 비율

그림 2-21

전체에서 비만인 사람은 총 5명이며, 그중 어지럼증이 있는 경우가 3명, 없는 경우가 2명으로 각각 60.0%와 40.0%로 분포하고 있습니다. 비만이 아닌 사람은 총 15명이며, 어지럼증이 있는 경우가 2명, 없는 경우가 13명으로 각각 13.3%와 86.7%로 분포하고 있습니다. 비만인 사람과 비만이 아닌 사람에 해당하는 사람의 어지럼증 비율은 각각 60.0%와 13.3%로 그 차이가 커 보이나, 앞에서 p값을 확인했을 때 0.05보다 크게 나타났으므로, 이 차이는 통계적으로 유의하지 않았습니다.

## 12 » 논문 결과 작성하기

Fisher's Exact Test 결과표에 대한 해석은 카이제곱 검정과 같은 방식으로 작성합니다.

**❶ 분석 내용과 분석법 설명**

"비만 여부(독립변수)에 따른 어지럼증 유무(종속변수)의 차이를 검증하기 위해 Fisher's Exact Test(분석법)를 실시하고 교차표(분석법)를 산출하였다."

**❷ p값이 유의한 경우($p<.05$)**

유의확률(p)이 0.05 미만으로 유의한 차이가 있을 때는 "비만 여부에 따른 어지럼증 유무의 비율이 유의한 차이를 보이는 것으로 나타났다($p<.05$)."로 기술한다.

**❸ p값이 유의하지 않은 경우($p>.05$)**

유의확률(p)이 0.05 이상으로 유의하지 않을 때는 "비만 여부에 따른 어지럼증 유무의 비율이 유의한 차이를 보이지 않는 것으로 나타났다($p>.05$)."로 마무리한다.

**❹ 독립변수와 종속변수의 교차표 결과 나열 후 결과 제시**

교차표를 산출한 결과, 비만 여부에 따른 어지럼증 유무의 빈도와 퍼센트를 보여주고, Fisher's Exact Test를 참조하여 최종 결과를 제시한다

위의 4단계에 맞춰 앞에서 실습한 출력 결과 값을 작성하면 다음과 같습니다.

① 비만 여부에 따른 어지럼증 유무의 차이를 검증하기 위해 Fisher's Exact Test를 실시하고 교차표를 산출하였다.

③ 그 결과, 비만 여부에 따른 어지럼증 유무의 비율은 유의한 차이를 보이지 않는 것으로 나타났다($p>.05$).

④ 교차표를 산출한 결과, 비만인 사람 중에서 어지럼증이 있는 경우가 3명(60.0%), 없는 경우가 2명(40.0%)으로 나타났고, 비만이 아닌 사람 중에서는 어지럼증이 있는 경우가 2명(13.3%), 없는 경우가 13명(86.7%)으로 나타났다. Fisher's Exact Test에 따라, 비만 여부는 어지럼증 유병률과 관계가 없다고 할 수 있다.

**[Fisher's Exact Test 논문 결과표 완성 예시]**

〈Table〉 비만 여부에 따른 어지럼증의 차이

| Variable | Category | Obesity(비만) | | $\chi^2$ | $p$ |
| --- | --- | --- | --- | --- | --- |
| | | Yes<br>N=5 | No<br>N=15 | | |
| Dizziness<br>(어지럼증) | Yes | 3(60.0%) | 2(13.3%) | 4.356 | .073 |
| | No | 2(40.0%) | 13(86.7%) | | |

비만 여부에 따른 어지럼증 유무의 차이를 검증하기 위해 Fisher's Exact Test를 실시하고 교차표를 산출하였다. 그 결과, 비만 여부에 따른 어지럼증 유무의 비율은 유의한 차이를 보이지 않는 것으로 나타났다($p>.05$). 교차표를 산출한 결과, 비만인 사람 중에서 어지럼증이 있는 경우가 3명(60.0%), 없는 경우가 2명(40.0%)으로 나타났고, 비만이 아닌 사람 중에서는 어지럼증이 있는 경우가 2명(13.3%), 없는 경우가 13명(86.7%)으로 나타났다. Fisher's Exact Test에 따라, 비만 여부는 어지럼증 유병률과 관계가 없다고 할 수 있다.

# SECTION 03 독립표본 t-검정 vs Mann-Whitney U Test

## 독립표본 t-검정 : 모수 통계

### 01 » 기본 개념과 연구 문제

독립표본 t-검정은 2개의 독립적인 모집단에 대한 특정 변수의 평균에 통계적으로 유의한 차이가 있는지를 검정하는 방법입니다. 독립표본 t-검정을 하려면 독립표본이어야 하고, 정규성 가정에 만족해야 합니다. 그리고 등분산이 가정될 때의 방법과 이분산이 가정될 때의 방법으로 나뉩니다.

등분산 가정을 가설 형태로 작성하면 다음과 같습니다.

> **가설 형태 :** (집단)의 (종속변수)는 등분산이다.

여기서 집단과 종속변수 자리에 각각 '집단값'과 '통증 정도'를 적용하면 가설은 다음과 같이 나타낼 수 있습니다.

> **가설 :** (실험집단과 대조집단)의 (통증 정도)는 등분산이다.

**히든그레이스 데이터분석팀 생각**

등분산이란 독립표본 t-검정에서 비교하고자 하는 두 집단 각각에 속한 응답자들의 응답 분포가 유사한 형태로 나타났다는 의미입니다. 집단 간 평균을 비교할 때, 응답 분포가 같은 형태를 보인다면 단순히 평균값을 비교하는 것만으로 의미 있는 결과가 나타날 수 있지만, 응답 분포가 다른 형태를 보인다면 평균값을 비교하는 것은 결과의 신뢰성을 떨어뜨리므로 다른 비교 방식으로 접근해야 합니다.

독립표본 t 검정의 가설은 다음과 같습니다.

**귀무가설 : 등분산이다.     대립가설 : 등분산이 아니다.**

p-value가 0.05보다 큰 경우 귀무가설을 기각시키지 못하며, 등(等)분산의 형태가 됩니다. p-value가 0.05보다 작으면 귀무가설을 기각하며, 이(異)분산 형태가 됩니다.

이분산인 경우에는 Welch's t-test를 사용합니다. SAS에서는 t-검정을 통해 등분산 결과와 이분산 결과를 한 번에 출력합니다.

먼저 어떤 경우에 독립표본 t-검정을 실시하는지 살펴보겠습니다. 이어서 SAS에서는 어떻게 분석하는지, 결과 해석은 어떻게 진행하는지 파악해보겠습니다.

 **문제 3-1** **집단에 따라 통증 정도에 차이가 있다.**

실습파일 : independent t-test.csv

허리 통증 환자 40명을 대상으로 스트레칭이 허리 통증 완화에 효과가 있는지 파악하고자 한다. 실험집단 20명과 대조집단 20명으로 구분하고 다음과 같이 집단을 설계하여, 실험집단과 대조집단의 통증 정도를 비교한다.

- **실험집단** : 스트레칭을 1개월간 규칙적으로 진행한 집단
- **대조집단** : 스트레칭을 진행하지 않은 집단

독립표본 t-검정을 가설 형태로 작성하면 다음과 같습니다.

> **가설 형태** : (독립변수)에 따라 (종속변수)에는 유의한 차이가 있다.

여기서 독립변수와 종속변수 자리에 각각 '집단을 구분하는 변수'와 '통증 정도'를 적용하면 가설은 다음과 같이 나타낼 수 있습니다.

> **가설** : (스트레칭 여부)에 따라 (통증 정도)에는 차이가 있다.

## 02 » 파일 불러오기 & 확인하기

**1** 실습파일을 불러오기 위해 윈도우의 파일 탐색기에서 경로를 확인합니다. ❶ 경로 창을 클릭하여 복사한 뒤, ❷ SAS 확장 편집기 창에 지정할 데이터셋 명칭, 복사한 경로와 불러올 파일명, 파일 형식 등을 입력합니다. ❸ 입력한 명령어를 드래그하여 선택한 뒤, ❹ `F3` 혹은 `F8` 키를 누르거나 SAS 상단에서 실행(🏃) 아이콘을 클릭하여 실행합니다. 여기서는 데이터셋 명칭을 **TTEST**로 설정하겠습니다.

```
CSV 파일 불러오기

PROC IMPORT OUT = TTEST /*데이터셋 명칭 설정*/
    DATAFILE = "D:\SAS 실습파일\independent t-test.csv" /*경로 설정*/
    DBMS = CSV REPLACE; *불러올 파일 형식을 CSV로 지정;
    GETNAMES = YES; *첫 행에 입력된 값을 변수명으로 사용;
RUN;
```

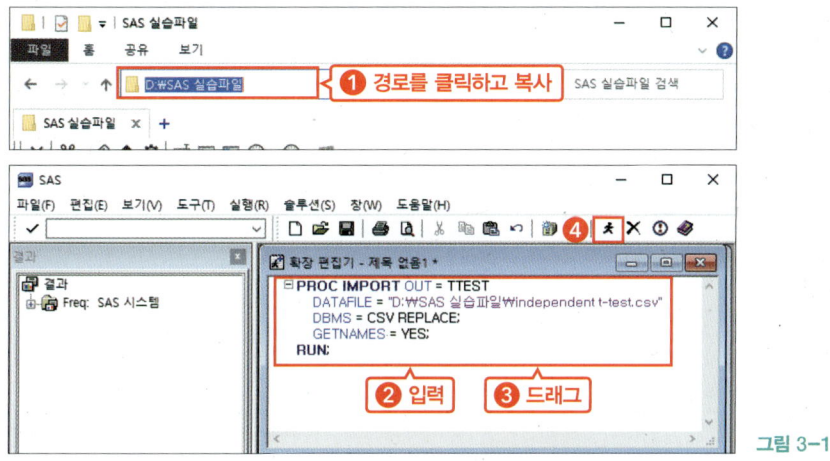

그림 3-1

로그 창에서 데이터셋이 제대로 생성되었는지 확인할 수 있습니다.

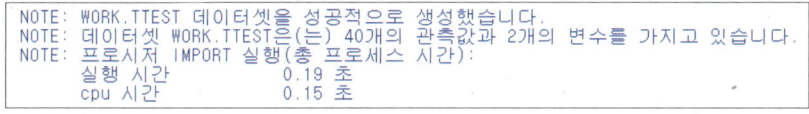

그림 3-2

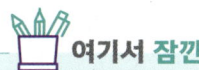 **여기서 잠깐**

데이터셋이 제대로 생성되지 않으면 붉은색 글자로 오류 메시지가 나타납니다. 파일 형식을 잘못 지정하거나 파일명을 잘못 입력한 경우, 불러오려는 파일을 엑셀 등으로 열어놓은 경우에 오류가 발생합니다.

**2** 분석할 변수를 간단하게 확인하기 위해 PROC CONTENTS DATA 명령어를 사용할 수 있습니다. ❶ 명령어를 확장 편집기 창에 입력하고 ❷ 드래그하여 선택한 다음, ❸ 실행(🏃) 아이콘을 클릭합니다.

### 변수명 확인하기

```
PROC CONTENTS DATA=TTEST;  *데이터셋 지정;
RUN;
```

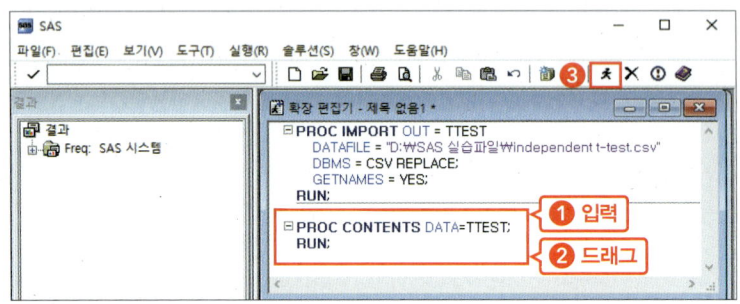

그림 3-3

**3** 출력 창에 TTEST 데이터의 변수 정보가 표시됩니다.

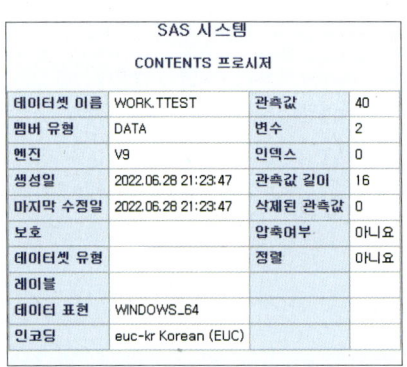

그림 3-4

## 03 » 분석 진행하기

**1** 독립표본 t-검정을 실시하기 전, 데이터의 정규성 확인을 위해 기술통계량과 백분율을 각각 확인합니다. 기술통계량을 확인하는 명령어는 **PROC MEANS MEAN STD N SKEW KURT DATA=데이터명**과 **VAR 변수** 형식으로, 이는 VAR에서 지정한 변수의 평균, 표준편차, 표본 수, 왜도, 첨도를 출력하라는 의미입니다. **BY 독립변수** 명령어를 추가하여 독립변수별 기술통계량을 출력할 수 있습니다. 백분율은 **PROC FREQ DATA** 명령어로 데이터를 지정한 다음, **TABLE 독립변수** 형식으로 집단별 응답자 수와 백분율을 확인할 수 있습니다. ❶ 명령어를 확장 편집기 창에 입력하고 ❷ 드래그하여 선택한 다음, ❸ 실행(★) 아이콘을 클릭하면 출력 창에 결과가 나타납니다.

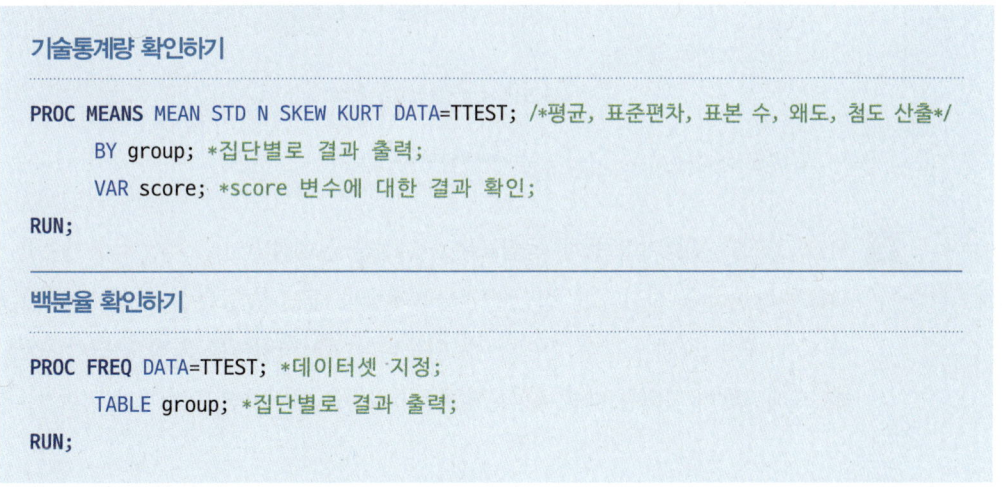

```
기술통계량 확인하기

PROC MEANS MEAN STD N SKEW KURT DATA=TTEST; /*평균, 표준편차, 표본 수, 왜도, 첨도 산출*/
     BY group; *집단별로 결과 출력;
     VAR score; *score 변수에 대한 결과 확인;
RUN;
```

```
백분율 확인하기

PROC FREQ DATA=TTEST; *데이터셋 지정;
     TABLE group; *집단별로 결과 출력;
RUN;
```

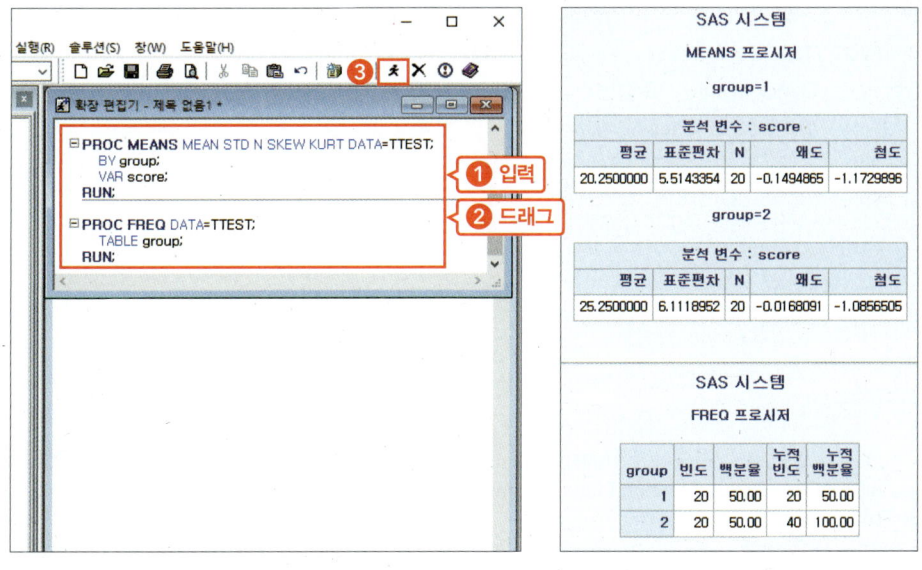

그림 3-5

분석 결과, 두 집단의 왜도는 절댓값 2 미만, 첨도는 절댓값 4 미만으로 나타나 정규성 문제는 나타나지 않았습니다. 따라서 독립표본 t-검정을 진행할 수 있습니다.

### 히든그레이스 데이터분석팀 생각

**왜도와 첨도에 의한 정규분포 기준**

왜도와 첨도에 의한 정규분포 기준은 학자마다 조금씩 다릅니다. 보통 West et al(1995)[1]과 Hong et al(2003)[2] 연구에서 제시한 왜도와 첨도 기준을 논문에서 가장 많이 활용하고 있습니다. West et al(1995)의 정규분포 기준은 |왜도|<3, |첨도|<8이고, Hong et al(2003)은 |왜도|<2, |첨도|<4입니다. Hong et al(2003)이 West et al(1995)보다는 조금 더 엄격하죠? 하지만 자신의 왜도와 첨도 값에 따라 어떤 것을 활용해도 문제없습니다.

> **정규분포 기준**
> - West, Finch, Curran(1995)에 따르면,
>   | 왜도 | < 3, | 첨도 | < 8
> - Hong, Malik, Lee(2003)에 따르면,
>   | 왜도 | < 2, | 첨도 | < 4

**2** PROC TTEST 명령어를 통해 독립표본 t-검정을 실행하면서 CLASS 독립변수를 설정하고, VAR 종속변수를 설정하면, 집단별 기술통계량과 집단 간 등분산 검정, 집단 간 차이의 유의성에 대한 t값과 p값을 확인할 수 있습니다. ❶ 명령어를 확장 편집기 창에 입력하고 ❷ 드래그하여 선택한 다음, ❸ 실행(🏃) 아이콘을 클릭하면 출력 창에 결과가 나타납니다.

> **독립표본 t-검정 실행하기**
> ```
> PROC TTEST DATA=TTEST; *독립표본 t-검정 데이터셋 지정;
>     CLASS group; *독립변수 지정;
>     VAR score; *score 변수에 대한 결과 확인;
> RUN;
> ```

---

1 West, S. G, Finch, J. F., & Curran, P. J. (1995). Structural equation models with nonnormal variables: Problems and remedies. In R. H. Hoyle(Ed), Structural equation modeling: Concepts, issues, and applications, Thounsand Oaks, CA: Sage Publications.

2 Hong S., Malik, M. L., & Lee M. K. (2003). Testing Configural, Metric, Scalar, and Latent Mean Invariance Across Genders in Sociotropy and Autonomy Using a Non-Western Sample. Educ. Psychol. Meas. 63, 636-654.

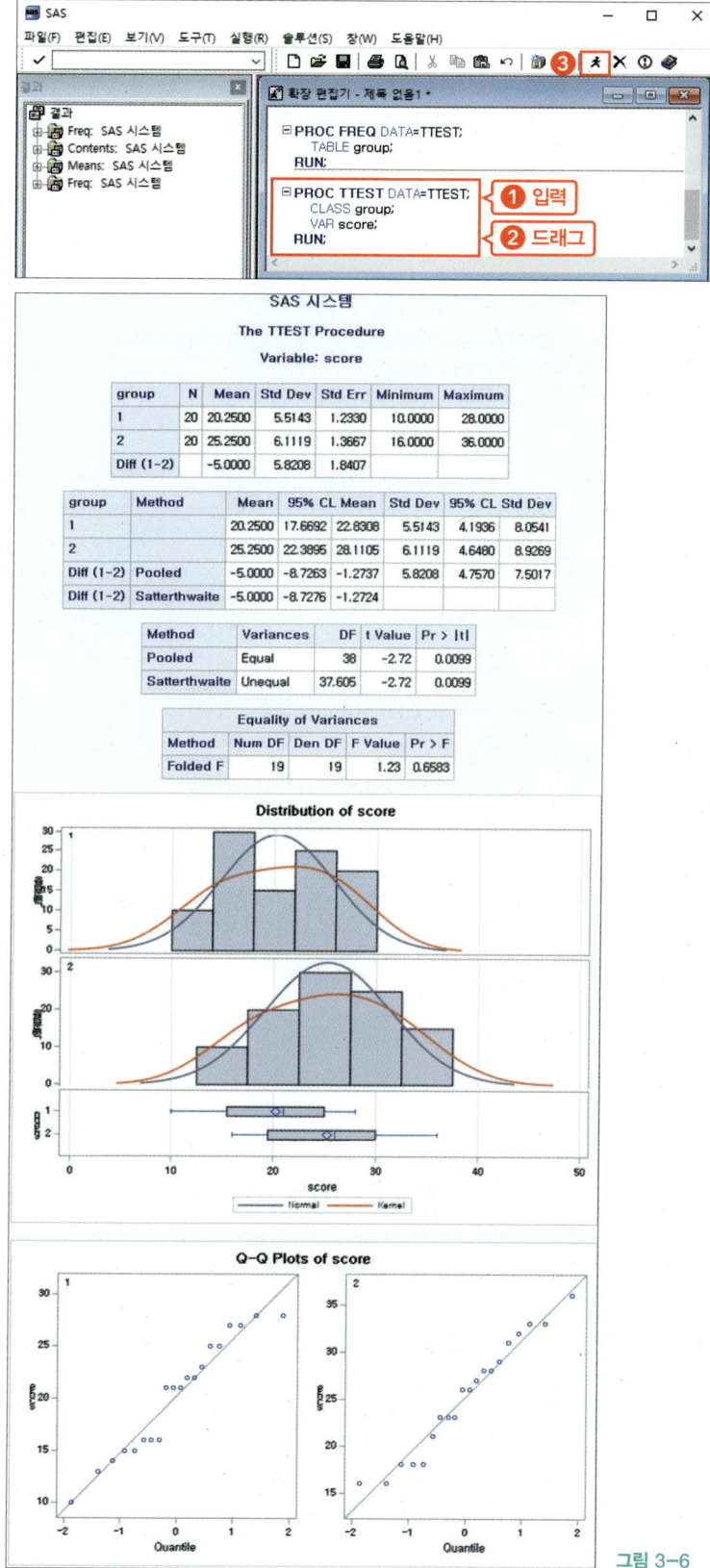

그림 3-6

SECTION 03 독립표본 t-검정 vs Mann-Whitney U Test

## 04 » 결과표 작성하기

**1** 한글에서 다음과 같이 결과표 틀을 만듭니다. Variable 아래 칸에 연구 문제에서 설정한 종속변수인 '통증 정도'를 입력합니다.

| Variable | Treatment(실험집단) N=00 | Control(대조집단) N=00 | t | p |
|---|---|---|---|---|
| 통증 정도 | 00.00±00.00 | 00.00±00.00 | 0.00 | .000 |

The data are given as the means ± standard deviation; p<.05 value was accepted as significant level and the significant differences between the groups were shown in bold.
The p-value is the result of using independent t-test.
* p<.05, ** p<.01, *** p<.001

그림 3-7

**2** [그림 3-5]의 기술통계 결과에서 집단별 인원수를 먼저 확인합니다. 실습파일에서 집단 1은 실험집단, 집단 2는 대조집단으로 설계되었습니다.

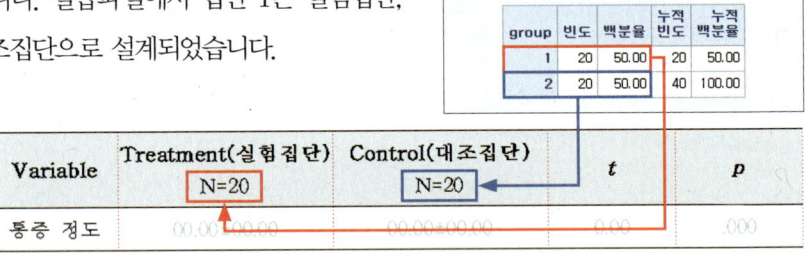

그림 3-8

**3** [그림 3-6]의 결과표를 참조하여 평균(Mean)과 표준편차(SD) 값을 소수점 아래 둘째 자리까지 통일하여 '평균±표준편차' 형태로 가져옵니다.

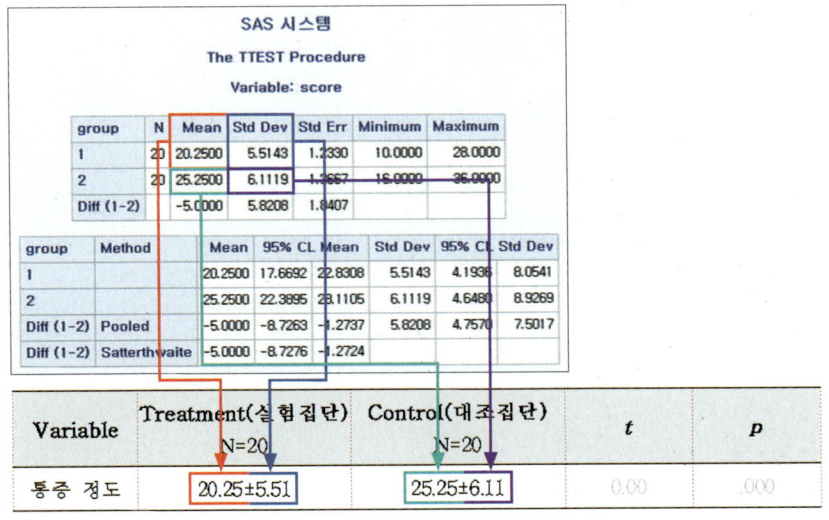

그림 3-9

### 여기서 잠깐

± 부호 입력은 ❶ 입력 ❷ 문자표▼ ❸ ※ 문자표(A) 메뉴 ❹ 사용자 문자표 ❺ ※ 기호1로 들어가 ❻ ±를 클릭하면 됩니다.

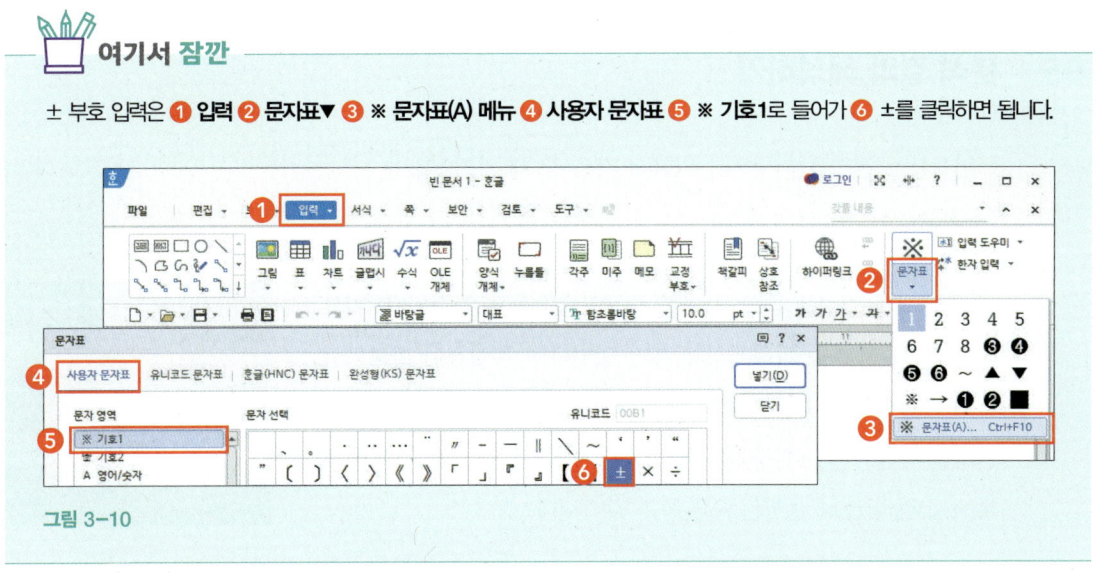

그림 3-10

**4** The TTEST Procedure 결과의 세 번째 표에서 먼저 t Value를 *t*에 입력합니다. 다음으로 Pr > |t|값을 *p*에 입력합니다. 이때 소수점 아래 셋째(혹은 넷째) 자리까지 반올림합니다. 네 번째 표에서 Pr > F값이 0.05보다 크면 등분산을 만족하는 것으로 판단하여 Pooled 결과의 값을 가져오고, Pr > F값이 0.05보다 작으면 분산에 차이가 있는 이분산으로 판단하여 Satterthwaite 결과의 값을 가져옵니다. 가져온 p값이 0.05보다 작을 때는 표 아래의 기준에 따라 별(*)표를 t값의 위첨자로 붙여주고 p값에 볼드체(진하게)를 적용합니다.

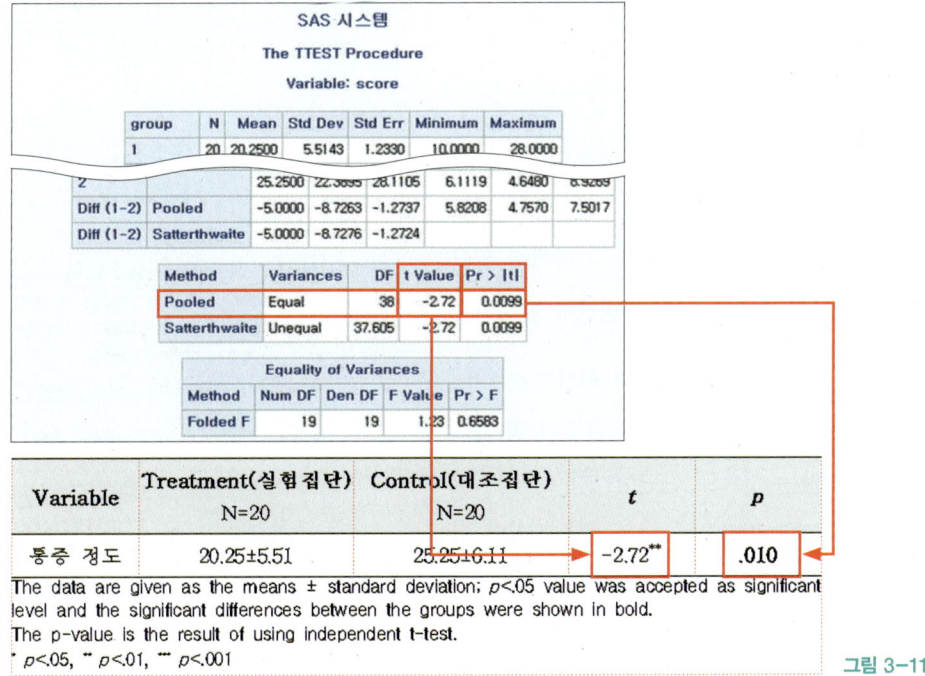

그림 3-11

SECTION 03 독립표본 t-검정 vs Mann-Whitney U Test

## 05 » 분석 결과 해석하기

독립표본 t-검정을 시행하기 위한 조건은 총 세 가지입니다.

1. **독립성**  2. **정규성**  3. **등분산**

이 중에서 독립성을 따로 확인할 수 있는 검정은 없습니다. 기본적으로, 표본 추출 과정에서 문제가 없었다면 독립성이 확보되었다고 판단합니다. 따라서 정규성과 등분산 가정 두 가지만 확인된다면 독립표본 t-검정을 시행할 수 있습니다. 정리하면, 독립표본-t 검정의 분석 순서는 오른쪽과 같습니다.

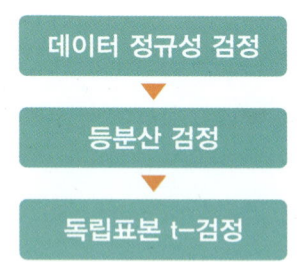

**1** 첫 순서로 데이터가 정규성을 확보하는지 확인합니다. 오른쪽 그림에서 정규성을 확인할 수 있는 왜도와 첨도를 확인합니다.

정규성을 나타내는 왜도는 절댓값 2, 첨도는 절댓값 4 미만의 값을 보여 정규성을 만족한다고 판단할 수 있습니다.

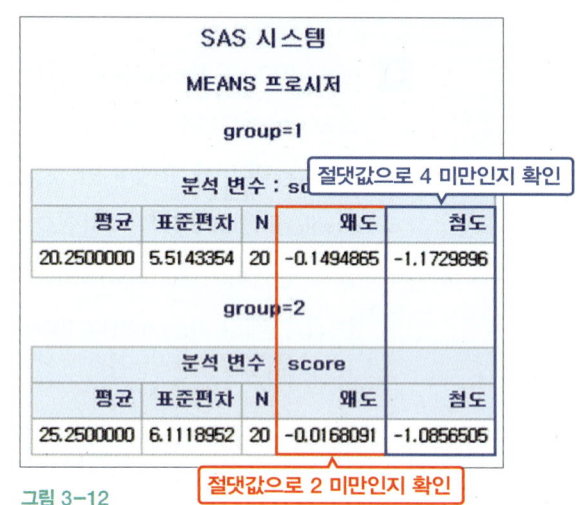

그림 3-12

**2** 데이터가 등분산인지 여부에 따라 분석 방법이 달라집니다. 따라서 본격적으로 해석하기 전, 다음 그림에서 **등분산분석 결과를 먼저 확인**해야 합니다.

분석 결과, p값이 0.05 이상으로 나타났습니다. 이 경우 집단 간 **분산의 차이가 없는 것으로 판단**합니다. 만약 p값이 0.05 미만으로 나타났다면 **집단 간 분산의 차이가 있다고 판단**합니다.

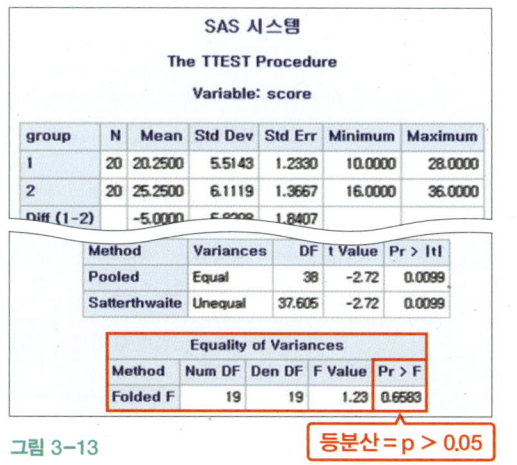

그림 3-13

**3** 다음 그림에서 기술통계량과 t값, p값을 확인할 수 있습니다. 기술통계량에서는 집단별 평균과 표준편차를 확인할 수 있습니다. t값은 집단 간 평균 차이가 얼마나 큰지를 나타내는 값이고, p값은 그 차이가 통계적으로 유의한지 나타내는 값입니다.

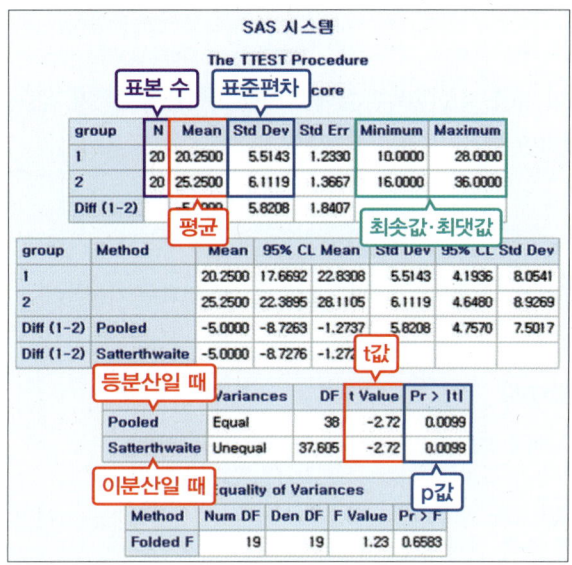

그림 3-14

위 그림을 보면, **집단 1=실험집단**에 속한 사람은 총 20명이며, 실험집단의 통증 정도에 대한 평균값은 20.25, 표준편차는 5.51로 확인됩니다. 실험집단의 통증 범위는 10에서 28까지 분포하였습니다.

**집단 2=대조집단**에 속한 사람은 총 20명이며, 대조집단의 통증 정도에 대한 평균값은 25.25, 표준편차는 6.11로 확인됩니다. 대조집단의 통증 범위는 16에서 36까지 분포하였습니다. 집단 간 차이에 대한 t값은 등분산일 때의 값인 Pooled 행의 -2.72로 나타났으며, p값은 0.0099로 0.05 미만인 값을 보였으므로 집단에 따라 통증 정도는 유의한 차이가 있다고 해석합니다. 대조집단의 평균이 실험집단의 평균보다 높습니다.

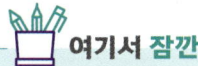 **여기서 잠깐**

[그림 3-13]의 등분산 가정에서 p값이 0.05 미만인 이분산으로 판명될 경우 t값과 p값은 Satterthwaite 행을 참조해야 합니다.

# 06 » 논문 결과 작성하기

독립표본 t-검정 결과표에 대한 해석은 다음 3단계로 작성합니다.

> **① 분석 내용과 분석법 설명**
> "스트레칭 여부(독립변수)에 따라 통증 정도(종속변수)에 유의한 차이를 보이는지 검증하고자 독립표본 t-검정(분석법)을 시행하였다."

> **② p값이 유의한 경우($p<.05$)**
> 유의한 차이를 보인 변수에 대해서 t값과 유의수준, 평균값을 비교한 결과를 기술한다.

> **③ p값이 유의하지 않은 경우($p>.05$)**
> "스트레칭 여부에 따라 유의한 차이를 보이지 않았다($p>.05$)."로 마무리한다.

위의 3단계에 맞춰 앞에서 실습한 출력 결과 값을 작성하면 다음과 같습니다.

① 스트레칭 여부에 따라 통증 정도가 유의한 차이를 보이는지 검증하고자 독립표본 t-검정을 시행하였다.

② 그 결과 통증 정도는 스트레칭 여부에 따라 유의한 차이를 보였고($t=-2.72$, $p=.010$), 스트레칭을 진행한 집단($M=20.25$)이 스트레칭을 진행하지 않은 집단($M=25.25$)보다 5.00점 정도 더 낮은 것으로 나타났다.

**[독립표본 t-검정 논문 결과표 완성 예시]**

⟨table⟩ 스트레칭 여부에 따른 통증 정도의 차이

| Variable | Treatment(실험집단) N=20 | Control(대조집단) N=20 | t | p |
|---|---|---|---|---|
| 통증 정도 | 20.25±5.51 | 25.25±6.11 | −2.72** | .010 |

The data are given as the means ± standard deviation; $p<.05$ value was accepted as significant level and the significant differences between the groups were shown in bold.
The p-value is the result of using independent t-test.
* $p<.05$, ** $p<.01$, *** $p<.001$

스트레칭 여부에 따라 통증 정도에 유의한 차이를 보이는지 검증하고자 독립표본 t-검정을 시행하였다. 그 결과 통증 정도는 스트레칭 여부에 따라 유의한 차이를 보였고($t=-2.72$, $p=.010$), 스트레칭을 진행한 집단($M=20.25$)이 스트레칭을 진행하지 않은 집단($M=25.25$)보다 5.00점 정도 더 낮은 것으로 나타났다.

# Mann-Whitney U Test : 비모수 통계

## 07 » 기본 개념과 연구 문제

Mann-Whitney U Test는 종속변수가 서열변수일 경우, 혹은 표본 수가 30개 미만이거나 정규분포를 만족하지 않을 때 두 집단 간의 차이를 구하는 분석 방법입니다. 의료통계에서는 통증 정도, 인식도 등의 변수가 연속변수 또는 서열변수에 해당합니다.

먼저 어떤 상황에서 Mann-Whitney U Test를 실시하는지 살펴보겠습니다. 이어서 SAS에서는 어떻게 분석하는지, 결과 해석은 어떻게 진행하는지 파악해보겠습니다.

> **문제 3-2** 집단에 따라 우울증 정도에 차이가 있다.
> 
> 실습파일 : Mann Whitney U test.csv
>
> 우울증 환자 20명을 대상으로 우울증 치료가 증상 완화에 효과가 있는지 파악해보고자 한다. 실험집단 10명과 대조집단 10명으로 집단을 구분하여, 실험집단과 대조집단의 우울증 정도를 비교한다.
> - **실험집단** : 우울증 치료를 진행한 집단
> - **대조집단** : 우울증 치료를 진행하지 않은 집단

Mann Whitney U Test를 가설 형태로 작성하면 다음과 같습니다.

> **가설 형태** : (독립변수)에 따라 (종속변수)에는 유의한 차이가 있다.

여기서 독립변수와 종속변수 자리에 각각 '우울증 치료 여부'와 '우울증 정도'를 적용하면 가설은 다음과 같이 나타낼 수 있습니다.

> **가설** : (우울증 치료 여부)에 따라 (우울증 정도)에는 차이가 있다.

 **히든그레이스 데이터분석팀 생각**
비모수 검정의 경우, 정규성 검정 결과를 확인한 다음 검정을 실시해야 합니다.

## 08 » 파일 불러오기 & 확인하기

**1** 실습파일을 불러오기 위해 윈도우의 파일 탐색기에서 경로를 확인합니다. ❶ 경로 창을 클릭하여 복사한 뒤, ❷ SAS 확장 편집기 창에 지정할 데이터셋 명칭, 복사한 경로와 불러올 파일명, 파일 형식 등을 입력합니다. ❸ 입력한 명령어를 드래그하여 선택한 뒤, ❹ F3 혹은 F8 키를 누르거나 SAS 상단에서 실행(🏃) 아이콘을 클릭하여 실행합니다. 여기서는 데이터셋 명칭을 MANN으로 설정하겠습니다.

```
CSV 파일 불러오기

PROC IMPORT OUT = MANN /*데이터셋 명칭 설정*/
     DATAFILE = "D:\SAS 실습파일\Mann Whitney U test.csv" /*경로 설정*/
     DBMS = CSV REPLACE; *불러올 파일 형식을 CSV로 지정;
     GETNAMES = YES; *첫 행에 입력된 값을 변수명으로 사용;
RUN;
```

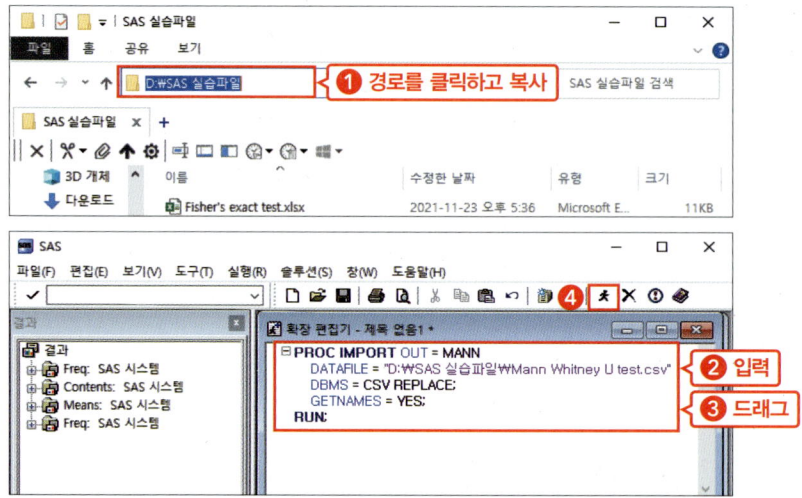

그림 3-15

로그 창에서 데이터셋이 제대로 생성되었는지 확인할 수 있습니다.

```
20 rows created in WORK.MANN from D:\SAS 실습파일\Mann Whitney U test.csv.

NOTE: WORK.MANN 데이터셋을 성공적으로 생성했습니다.
NOTE: 데이터셋 WORK.MANN은(는) 20개의 관측값과 2개의 변수를 가지고 있습니다.
NOTE: 프로시저 IMPORT 실행(총 프로세스 시간):
      실행 시간           0.39 초
      cpu 시간            0.20 초
```

그림 3-16

**2** 분석할 변수를 간단하게 확인하기 위해 PROC CONTENTS DATA 명령어를 사용할 수 있습니다. ❶ 명령어를 확장 편집기 창에 입력하고 ❷ 드래그하여 선택한 다음, ❸ 실행(🏃) 아이콘을 클릭하면 출력 창에 결과가 나타납니다.

**변수명 확인하기**

```
PROC CONTENTS DATA=MANN;  *데이터셋 지정;
RUN;
```

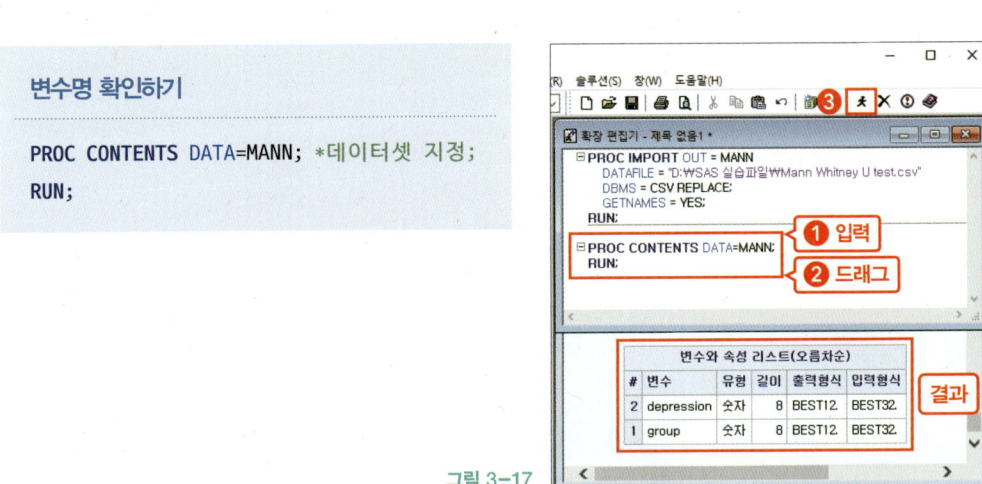

그림 3-17

## 09 » 분석 진행하기

**1** 기술통계량을 통해 표본 수, 평균, 최솟값, 제1 사분위수, 중위수, 제3 사분위수, 최댓값을 확인합니다. ❶ 명령어를 확장 편집기 창에 입력하고 ❷ 드래그하여 선택한 다음, ❸ 실행(🏃) 아이콘을 클릭하면 출력 창에 결과가 나타납니다.

**기술통계량 확인하기**

```
PROC MEANS PRINT DATA=MANN N MEAN MIN Q1 MEDIAN Q3 MAX;  *데이터셋 설정 & 표본 수,
평균, 최솟값, 제1 사분위수, 중위수, 제3 사분위수, 최댓값 출력;
    BY group;  *비교할 독립변수 지정;
    VAR depression;  *비교할 종속변수 지정;
RUN;
```

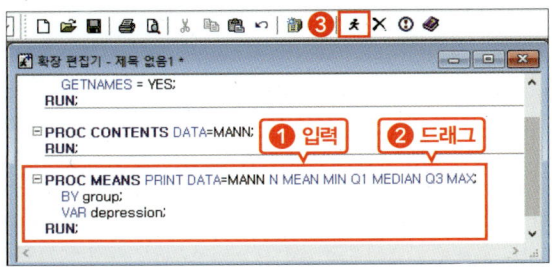
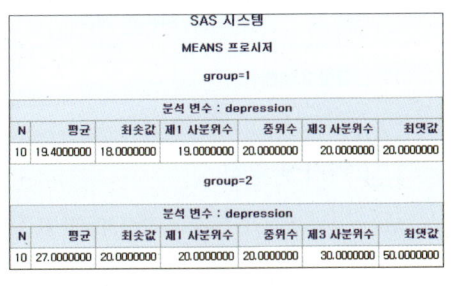

그림 3-18

**2** `PROC NPAR1WAY` 명령어를 통해 Mann-Whitney U Test 결과를 확인합니다. ❶ 명령어를 확장 편집기 창에 입력하고 ❷ 드래그하여 선택한 다음, ❸ 실행(🏃) 아이콘 클릭하면 출력 창에 결과가 나타납니다.

### Mann-Whitney U Test 실행하기

```
PROC NPAR1WAY WILCOXON DATA=MANN; *데이터셋 설정;
    CLASS group; *비교할 독립변수 설정;
    VAR depression; *비교할 종속변수 설정;
RUN;
```

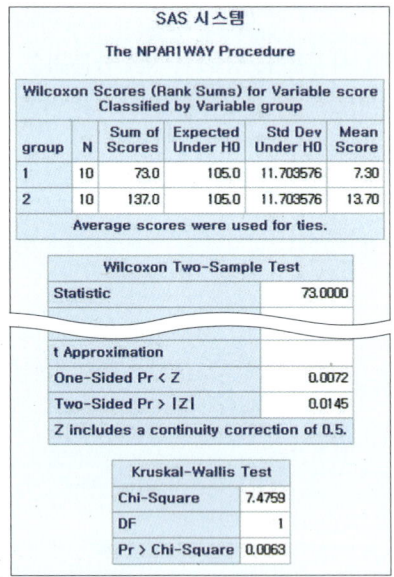
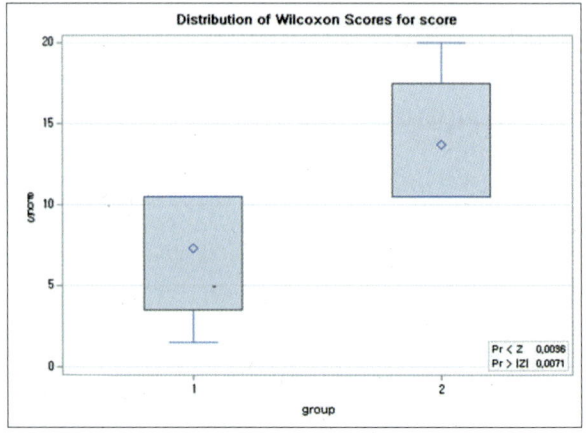

그림 3-19

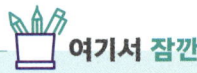

Mann-Whitney U Test에서는 평균과 표준편차 대신 입력값을 순위별로 나열하여 그 순위로 집단별 차이를 평가합니다. SAS에서는 Wilcoxon Rank Sum Test라는 이름을 사용하는데, 동일한 검정 방법입니다.

## 10 » 결과표 작성하기

**1** 한글에서 다음과 같이 결과표 틀을 만듭니다. Variable의 아래 칸에 연구 문제에서 설정한 종속변수인 '우울증 정도'를 입력합니다.

| Variable | Treatment(실험집단) N=00 | Control(대조집단) N=00 | Z | p |
|---|---|---|---|---|
| 우울증 정도 | 00.00(00.00-00.00) | 00.00(00.00-00.00) | 0.000 | .000 |

Values are presented as median(interquartile range).
* $p<.05$, ** $p<.01$, *** $p<.001$

그림 3-20

**2** [그림 3-18]의 결과표에서 집단별 인원수, 중위수, 제1 사분위수, 제3 사분위수를 각각 입력합니다.

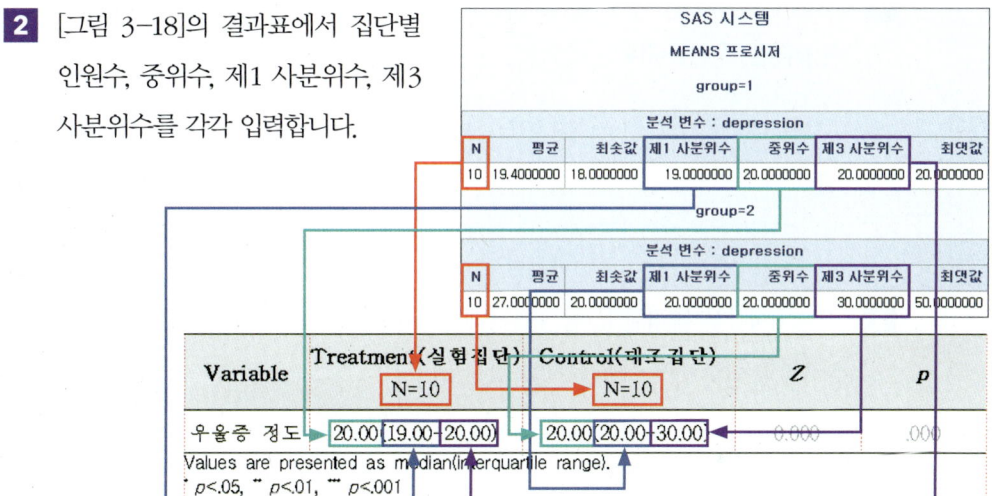

그림 3-21

**3** [그림 3-19]의 결과표에서 Z값을 소수점 아래 셋째 자리까지 반올림하여 Z에 입력합니다. p값을 확인하고 기준에 맞게 별(*)표를 Z값의 위첨자로 달아줍니다. 0.05 미만일 때는 볼드체(진하게)로 강조합니다. 일반적으로 양측검정 결과인 Two-Sided Pr > |Z|값을 p값으로 사용합니다.

| Variable | Treatment(실험집단) N=10 | Control(대조집단) N=10 | Z | p |
|---|---|---|---|---|
| 우울증 정도 | 20.00(19.00-20.00) | 20.00(20.00-30.00) | -2.692** | .007 |

Values are presented as median(interquartile range).
* $p<.05$, ** $p<.01$, *** $p<.001$

그림 3-22

## 11 » 분석 결과 해석하기

Mann-Whitney U Test는 독립표본 t-검정과 마찬가지로 두 집단의 평균값을 비교하지만, 정규성 검증을 만족하지 못할 때, 종속변수가 서열변수일 때, 표본 수가 30개 미만일 때 사용합니다. 본 실습에서는 표본 수가 실험집단 10명, 대조집단 10명으로 총 20명이므로 표본 수에 대한 조건을 만족합니다. Mann-Whitney U Test 과정은 독립표본 t-검정과 유사합니다. 먼저 p값을 확인하여 유의한 차이를 보이는지 파악한 뒤에, 그래프 혹은 기술통계량 표에서 최종 결과를 산출합니다.

**1** Mann-Whitney U Test 결과를 출력한 오른쪽 그림에서 p값을 확인합니다.

그림 3-23

**2** 기술통계량을 출력한 [그림 3-18]과 Mann-Whitney U Test 및 그래프를 출력한 [그림 3-19]를 참조하여 최종 결과를 산출합니다.

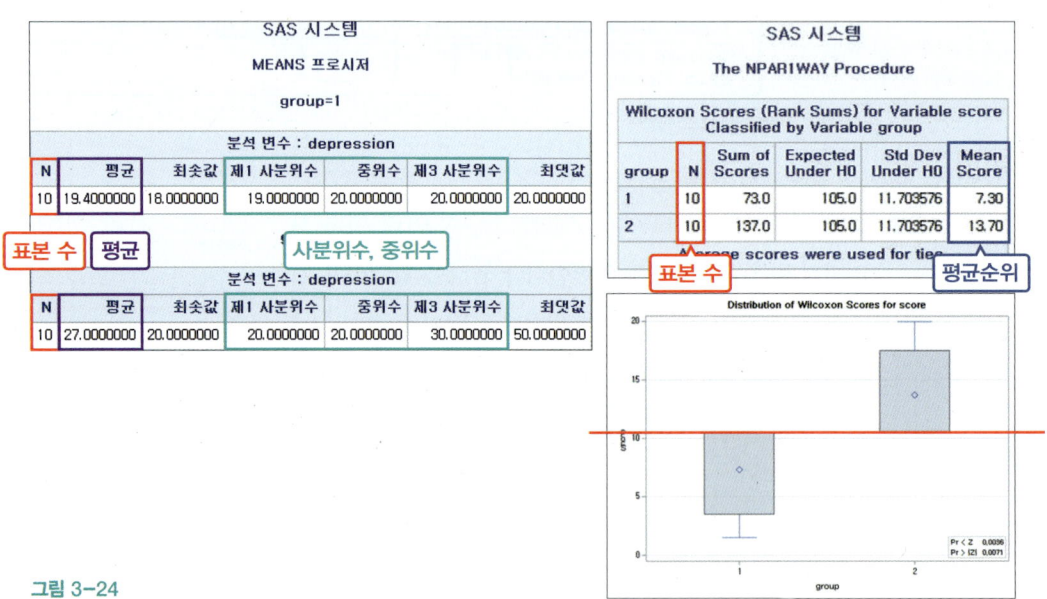

그림 3-24

결과를 해석해보겠습니다. 각 집단의 표본 수는 모두 10개로 동일했습니다. 결과에서 주목할 부분은 평균순위와 사분위수입니다. 두 집단의 평균순위를 보면 실험집단은 7.30,

대조집단은 13.70으로 산출되었습니다. 기술통계량 표에서 실험집단은 평균이 19.40, 사분위수 범위는 19.00-20.00이며 중위수로 20.00이 산출되었습니다. 대조집단은 평균이 27.00, 사분위수 범위는 20.00-30.00, 중위수로 20.00이 산출되었습니다. 그래프에서 나타낸 선을 기준으로 두 집단 간 차이가 명확히 존재하는 것을 확인할 수 있습니다.

## 12 » 논문 결과 작성하기

Mann-Whitney U Test 결과표에 대한 해석은 다음 3단계로 작성합니다.

> **❶ 분석 내용과 분석법 설명**
> "우울증 치료 여부(독립변수)에 따라 우울증 정도(종속변수)에 유의한 차이를 보이는지 검증하고자 Mann-Whitney U Test(분석법)를 실시하였다."
>
> **❷ p값이 유의한 경우($p<.05$)**
> 유의한 차이를 보인 변수에 대해서 Z값과 유의수준, 집단별 중위수를 제시하여 대소집단을 표기해준다.
>
> **❸ p값이 유의하지 않은 경우($p>.05$)**
> "우울증 치료 여부에 따라 유의한 차이를 보이지 않았다($p>.05$)."로 마무리한다.

위의 3단계에 맞춰 앞에서 실습한 출력 결과 값을 작성하면 다음과 같습니다.

❶ 우울증 치료 여부에 따라 우울증 정도에 유의한 차이를 보이는지 검증하고자 Mann-Whitney U Test를 실시하였다.

❷ 그 결과 우울증 정도는 실험집단과 대조집단이 유의한 차이를 보였다($Z=-2.692$, $p=.007$). 실험집단의 평균순위($M=7.30$) 및 사분위수 범위(19.00-20.00)가 대조집단의 평균순위($M=13.70$)와 사분위수 범위(20.00-30.00)보다 낮게 나타났다.

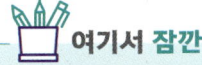
**여기서 잠깐**

표에는 중위수 값을 제시했지만, 해석에는 평균순위라는 명칭을 사용했습니다.

**[Mann-Whitney U Test 논문 결과표 완성 예시]**

<table> 우울증 치료 여부에 따른 우울증 정도의 차이

| Variable | Treatment(실험집단) N=10 | Control(대조집단) N=10 | Z | p |
|---|---|---|---|---|
| 우울증 정도 | 20.00(19.00-20.00) | 20.00(20.00-30.00) | -2.692** | .007 |

Values are presented as median(interquartile range).
* *p*<.05, ** p<.01, *** p<.001

우울증 치료 여부에 따라 우울증 정도에 유의한 차이를 보이는지 검증하고자 Mann-Whitney U Test를 실시하였다. 그 결과 우울증 정도는 실험집단과 대조집단이 유의한 차이를 보였다 (*Z*=-2.692, *p*=.007). 실험집단의 평균순위(*M*=7.30) 및 사분위수 범위(19.00-20.00)가 대조집단의 평균순위(*M*=13.70)와 사분위수 범위(20.00-30.00)보다 낮게 나타났다.

**히든그레이스 데이터분석팀 생각**

- 논문 결과표 작성에 정답이 있는 것은 아닙니다. 학교 또는 학회 양식과 지도 교수님의 스타일에 따라 표 구성과 출력 결과 값 기입 방법이 달라질 수 있습니다.

- 표본 수가 30명 미만인 비모수로 설계된 연구라도 정규성이 확보되는 경우에는 독립표본 t-검정을 진행할 수 있습니다.

# SECTION 04 일원배치 분산분석 vs Kruskal-Wallis Test

## 일원배치 분산분석 : 모수 통계

### 01 » 기본 개념과 연구 문제

일원배치 분산분석은 **하나의 독립변수를 3개 이상의 집단으로 나누어 각 집단의 분산을 고려한 평균 차이가 통계적으로 유의한지를 검정하는 방법**입니다. 이는 두 집단의 평균 차이만 비교하는 독립표본 t-검정을 확장한 것으로 볼 수 있습니다. 서로 다른 집단쌍 수에 따라 독립표본 t-검정을 여러 번 진행하지 않고 일원배치 분산분석을 하는 이유는, 반복해서 독립표본 t-검정을 진행할수록 1종 오류가 발생할 확률이 증가하기 때문입니다.

분산분석을 실시하여 여러 집단 간의 차이에 대해 검정했을 때, 귀무가설을 기각하여 여러 집단 간에 차이가 있는 것으로 나타났다고 가정해봅시다. 이런 경우에 모든 집단 간에 차이가 있을 수도 있지만, 특정 집단 간에만 차이가 있을 수도 있습니다. 정확히 어느 집단 간에 차이가 있는지를 알고 싶다면 사후검정을 실시하여 집단별로 통계적인 비교를 해야 합니다.

먼저 어떤 상황에서 일원배치 분산분석과 사후검정을 실시하는지 살펴보겠습니다. 이어서 SAS에서는 어떻게 분석하는지, 결과 해석은 어떻게 진행하는지 파악해보겠습니다.

**문제 4-1** 집단에 따라 우울증 정도에 차이가 있다.

📁 실습파일 : ANOVA.csv

새로운 항우울제의 효과를 증명하기 위해 우울증 환자 45명을 15명씩 무작위 배정하여 첫 번째 집단에는 아무런 약을 투여하지 않았고, 두 번째 집단에는 기존 항우울제를 투여하였으며, 세 번째 집단에는 새로 개발한 항우울제를 투여하였다. 한 달간 약물을 복용한 뒤 측정된 우울증 정도를 통해 세 집단의 우울증 정도를 비교하고자 한다.

- **항우울제 종류** : 기존 항우울제, 새로운 항우울제
- **대조집단** : 약물을 투여하지 않은 집단
- **종속변수** : 우울증 정도

집단은 복용하는 약의 종류로 분류되는 범주형 자료이고, 종속변수인 우울증 정도는 연속형 자료입니다. 따라서 범주형 변수에 따른 연속형 변수의 차이를 검증하는 일원배치 분산분석을 실시합니다.

일원배치 분산분석을 가설 형태로 작성하면 다음과 같습니다.

> **가설 형태** : (독립변수)에 따라 (종속변수)에는 유의한 차이가 있다.

여기서 독립변수와 종속변수 자리에 각각 '항우울제 종류'와 '우울증 정도'를 적용하면 가설은 다음과 같이 나타낼 수 있습니다.

> **가설** : (항우울제 종류)에 따라 (우울증 정도)에는 유의한 차이가 있다.

 **히든그레이스 데이터분석팀 생각**

1종 오류란 귀무가설이 실제로는 참으로 나타났지만 기각하는 상태를 말합니다. 즉, 음성을 양성으로 판정하는 경우라고 할 수 있습니다. 통계학에서는 유의수준 0.05를 기준으로 유의성을 판단하므로, 독립표본 t-검정에서 한 쌍의 집단을 비교할 때 1종 오류를 범하게 될 확률은 1-0.95가 됩니다. 집단이 3개(A, B, C)일 때는 3쌍(A-B, A-C, B-C)의 집단을 비교하게 됩니다. 이 경우 독립표본 t-검정을 3회 실시하므로 1종 오류가 발생할 확률은 $1-(0.95)^3 ≒ 0.143$이 되어 1회 실시하였을 때보다 약 3배 증가합니다. 집단이 많아질수록 1종 오류가 발생할 확률은 증가하므로 집단이 3개 이상이라면 독립표본 t-검정을 여러 번 진행하는 것이 아니라 일원배치 분산분석으로 집단 간 차이를 검증해야 합니다.

## 02 » 파일 불러오기 & 확인하기

**1** 실습파일을 불러오기 위해 윈도우의 파일 탐색기에서 경로를 확인합니다. 경로 창을 클릭하여 복사한 뒤, 경로를 설정합니다. 여기서는 데이터셋 명칭을 **ANOVA**로 설정하겠습니다.

```
CSV 파일 불러오기

PROC IMPORT OUT = ANOVA   /*데이터셋 명칭 설정*/
    DATAFILE = "D:\SAS 실습파일\ANOVA.csv"   /*경로 설정*/
    DBMS = CSV REPLACE;  *불러올 파일 형식을 CSV로 지정;
    GETNAMES = YES;  *첫 행에 입력된 값을 변수명으로 사용;
RUN;
```

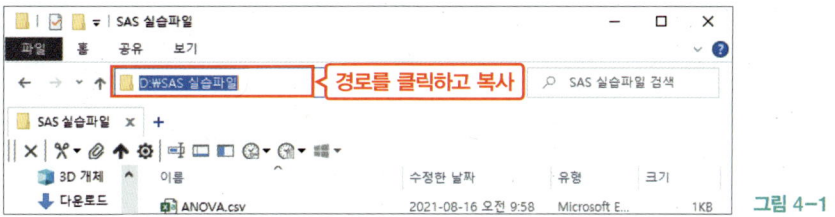

그림 4-1

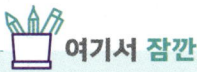 **여기서 잠깐**

지금까지 SAS를 이용한 분석을 진행하면서 어디에 명령어를 입력하고 어떻게 실행하는지 익숙해졌을 겁니다. SECTION 04부터는 명령어를 입력하여 선택·실행하는 과정은 생략하고 명령어와 결과만 제시하겠습니다.

로그 창에서 데이터셋이 제대로 생성되었는지 확인할 수 있습니다.

```
NOTE: WORK.ANOVA 데이터셋을 성공적으로 생성했습니다.
NOTE: 데이터셋 WORK.ANOVA은(는) 45개의 관측값과 5개의 변수를 가지고 있습니다.
NOTE: 프로시저 IMPORT 실행(총 프로세스 시간):
      실행 시간       0.23 초
      cpu 시간        0.18 초
```

그림 4-2

**2** 분석할 변수를 간단하게 확인하기 위해 **PROC CONTENTS DATA** 명령어를 사용합니다.

```
변수명 확인하기

PROC CONTENTS DATA=ANOVA;  *데이터셋 지정;
RUN;
```

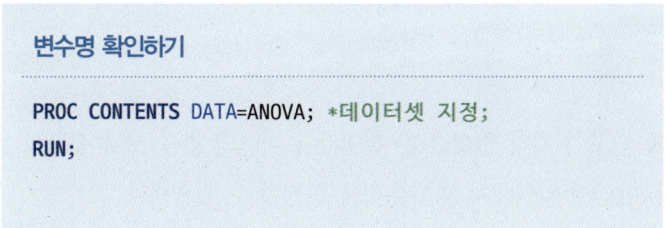

그림 4-3

## 03 » 분석 진행하기

**1** 기술통계량과 집단별 빈도와 백분율을 확인하기 위해 PROC MEANS와 PROC FREQ 명령어를 사용합니다.

### 기술통계량 확인하기

```
PROC MEANS MEAN STD N SKEW KURT DATA=ANOVA; /*평균, 표준편차, 표본 수, 왜도, 첨도를 출력 & 데이터셋 지정*/
    BY group; *독립변수 지정;
    VAR Post2; *확인할 종속변수 지정;
RUN;
```

### 백분율 확인하기

```
PROC FREQ DATA=ANOVA; *데이터셋 지정;
    TABLE group; *집단에 따른 빈도와 백분율 출력;
RUN;
```

**SAS 시스템**
**MEANS 프로시저**

group=1

분석 변수 : Post2

| 평균 | 표준편차 | N | 왜도 | 첨도 |
|---|---|---|---|---|
| 22.8000000 | 2.0071301 | 15 | 1.3552340 | 1.8765307 |

group=2

분석 변수 : Post2

| 평균 | 표준편차 | N | 왜도 | 첨도 |
|---|---|---|---|---|
| 15.8000000 | 2.9568323 | 15 | 1.3153063 | 1.6875659 |

group=3

분석 변수 : Post2

| 평균 | 표준편차 | N | 왜도 | 첨도 |
|---|---|---|---|---|
| 19.2000000 | 2.4553149 | 15 | 0.7697186 | 0.7000931 |

**SAS 시스템**
**FREQ 프로시저**

| group | 빈도 | 백분율 | 누적 빈도 | 누적 백분율 |
|---|---|---|---|---|
| 1 | 15 | 33.33 | 15 | 33.33 |
| 2 | 15 | 33.33 | 30 | 66.67 |
| 3 | 15 | 33.33 | 45 | 100.00 |

그림 4-4

모든 집단의 왜도와 첨도가 각각 절댓값 2, 절댓값 4 미만의 값을 보여 정규성 문제는 나타나지 않았습니다. 따라서 일원배치 분산분석을 진행할 수 있습니다.

**2** 분산분석 명령어인 PROC ANOVA를 통해 일원배치 분산분석 결과를 확인할 수 있습니다. 이때 등분산 검정을 동시에 수행해야 집단 간 차이를 정확하게 해석할 수 있습니다.

### 일원배치 분산분석 실행하기

```
PROC ANOVA DATA=ANOVA;
    CLASS group; *독립변수 지정;
    MODEL Post2=group; *종속변수와 독립변수 지정;
    MEANS group/HOVTEST=BARTLETT TUKEY CLDIFF; *등분산 검정 및 Tukey 사후검정;
RUN;
```

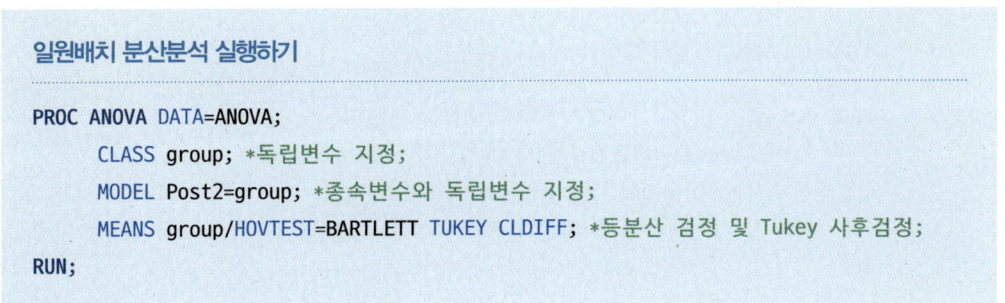

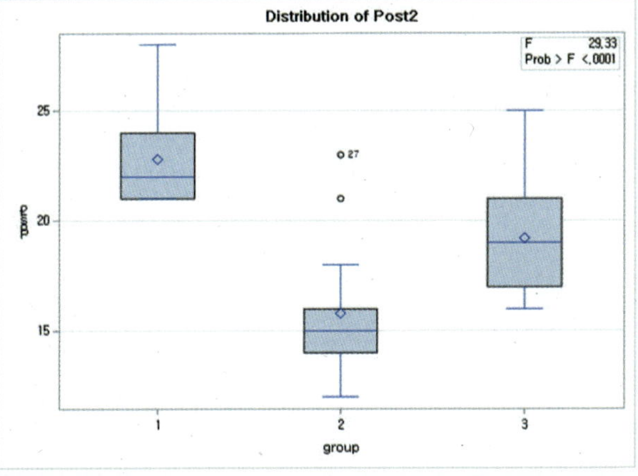

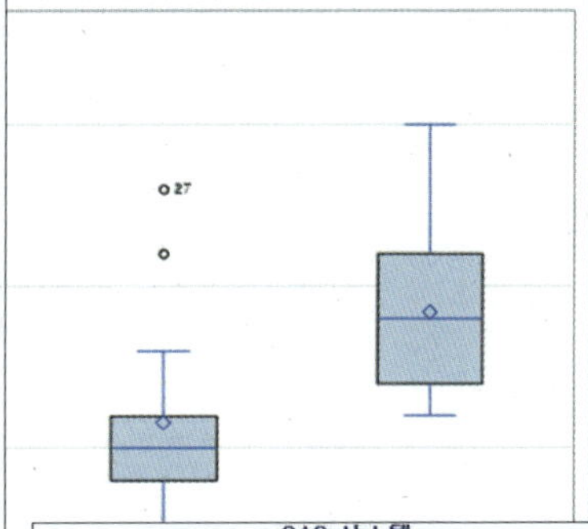

SAS 시스템

The ANOVA Procedure

| Class Level Information | | |
|---|---|---|
| Class | Levels | Values |
| group | 3 | 1 2 3 |

| | |
|---|---|
| Number of Observations Read | 45 |
| Number of Observations Used | 45 |

SAS 시스템

The ANOVA Procedure

Bartlett's Test for Homogeneity of Post2 Variance

| Source | DF | Chi-Square | Pr > ChiSq |
|---|---|---|---|
| group | 2 | 2.0025 | 0.3674 |

SAS 시스템

The ANOVA Procedure

Dependent Variable: Post2

| Source | DF | Sum of Squares | Mean Square | F Value | Pr > F |
|---|---|---|---|---|---|
| Model | 2 | 367.6000000 | 183.8000000 | 29.33 | <.0001 |
| Error | 42 | 263.2000000 | 6.2666667 | | |
| Corrected Total | 44 | 630.8000000 | | | |

| R-Square | Coeff Var | Root MSE | Post2 Mean |
|---|---|---|---|
| 0.582752 | 12.99307 | 2.503331 | 19.26667 |

| Source | DF | Anova SS | Mean Square | F Value | Pr > F |
|---|---|---|---|---|---|
| group | 2 | 367.6000000 | 183.8000000 | 29.33 | <.0001 |

SAS 시스템

The ANOVA Procedure

SAS 시스템

The ANOVA Procedure

Tukey's Studentized Range (HSD) Test for Post2

**Note:** This test controls the Type I experimentwise error rate.

| | |
|---|---|
| Alpha | 0.05 |
| Error Degrees of Freedom | 42 |
| Error Mean Square | 6.266667 |
| Critical Value of Studentized Range | 3.43580 |
| Minimum Significant Difference | 2.2208 |

Comparisons significant at the 0.05 level are indicated by ***.

| group Comparison | Difference Between Means | Simultaneous 95% Confidence Limits | | |
|---|---|---|---|---|
| 1 - 3 | 3.6000 | 1.3792 | 5.8208 | *** |
| 1 - 2 | 7.0000 | 4.7792 | 9.2208 | *** |
| 3 - 1 | -3.6000 | -5.8208 | -1.3792 | *** |
| 3 - 2 | 3.4000 | 1.1792 | 5.6208 | *** |
| 2 - 1 | -7.0000 | -9.2208 | -4.7792 | *** |
| 2 - 3 | -3.4000 | -5.6208 | -1.1792 | *** |

그림 4-5

**3** 의료통계의 사후검정에는 Tukey의 검정 방법을 일반적으로 사용합니다. **PROC GLM** 명령어를 통해 사후검정을 따로 실시할 수 있습니다.

### Tukey의 사후검정 실행하기

```
PROC GLM DATA=ANOVA;  *데이터셋 지정;
    CLASS group;  *독립변수 지정;
    MODEL Post2=group;  *종속변수와 독립변수 지정;
    LSMEANS group/PDIFF ADJUST=TUKEY;  *다중비교 옵션;
RUN;
```

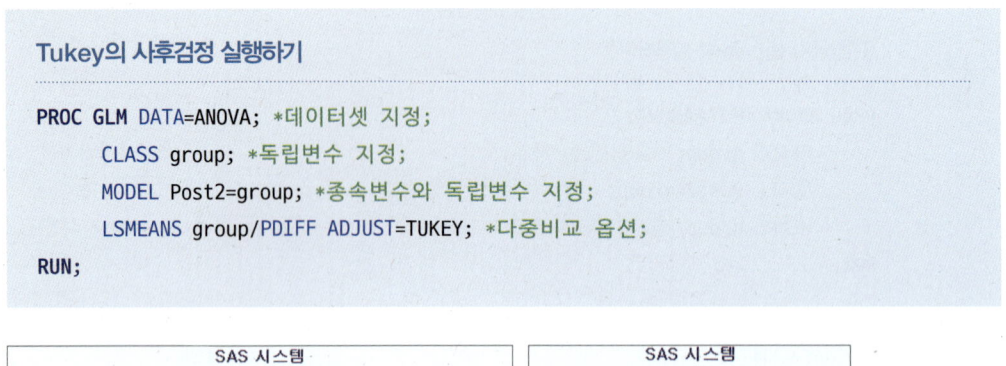
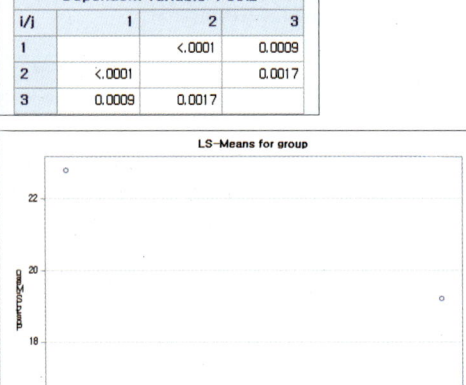
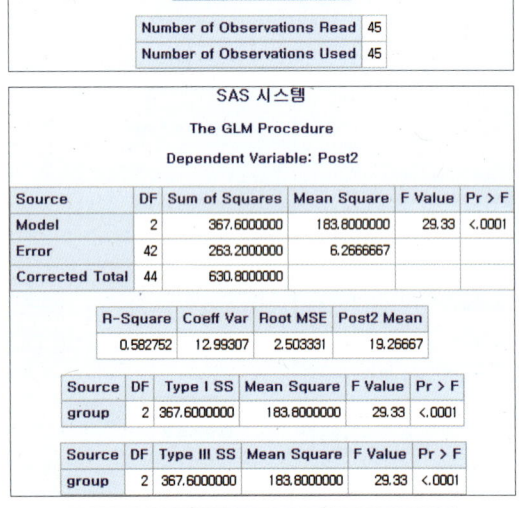
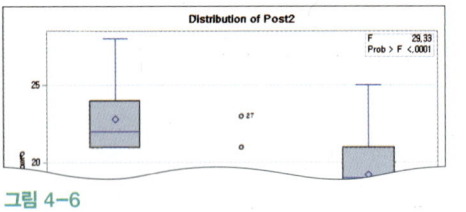
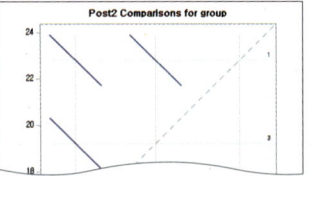

그림 4-6

### 히든그레이스 데이터분석팀 생각

PROC ANOVA 명령어와 PROC GLM 명령어는 사용 방법이 비슷합니다. 다만 PROC ANOVA 명령어를 사용한 사후검정 결과는 집단 간 유의한 차이가 있다는 정도만 확인할 수 있는 반면, PROC GLM 명령어를 사용한 사후검정 결과에서는 집단 간 유의확률을 정확하게 확인할 수 있다는 차이가 있습니다. GLM은 처리 속도가 느린 편이므로, 간단한 결과만 보고 싶다면 ANOVA를 사용하는 것이 좋습니다.

## 04 » 결과표 작성하기

**1** 한글에서 다음과 같이 결과표 틀을 만듭니다. 가설을 참조하여, 집단명과 종속변수를 입력합니다.

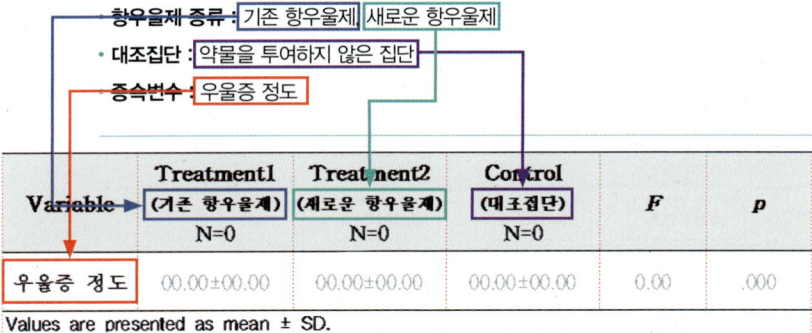

그림 4-7

**2** [그림 4-4]에서 출력한 백분율 결과를 참조하여, 집단별 빈도를 입력합니다. 집단을 나타내는 1, 2, 3은 설문지를 참고하여 입력합니다. 여기서는 순서대로 '1=대조집단, 2=기존 항우울제 집단, 3=새로운 항우울제 집단'입니다.

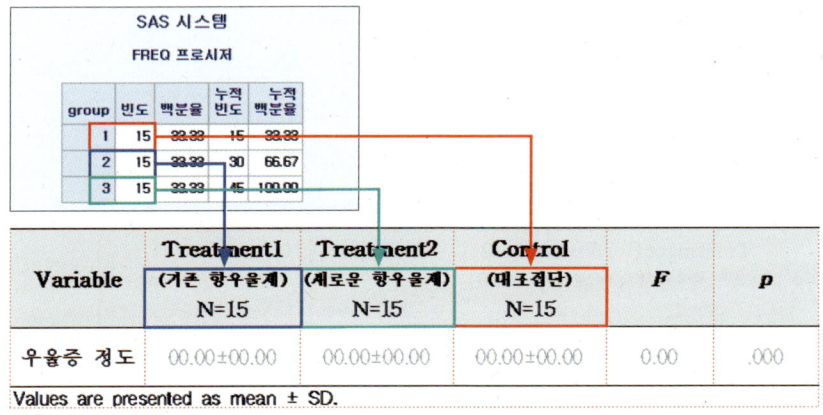

그림 4-8

**3** [그림 4-4]에서 출력한 기술통계량 분석 결과에서 **평균**(mean)과 **표준편차**(SD) 값을 '평균±표준편차' 형태로 가져옵니다. 이때 소수점 아래 자릿수를 통일합니다.

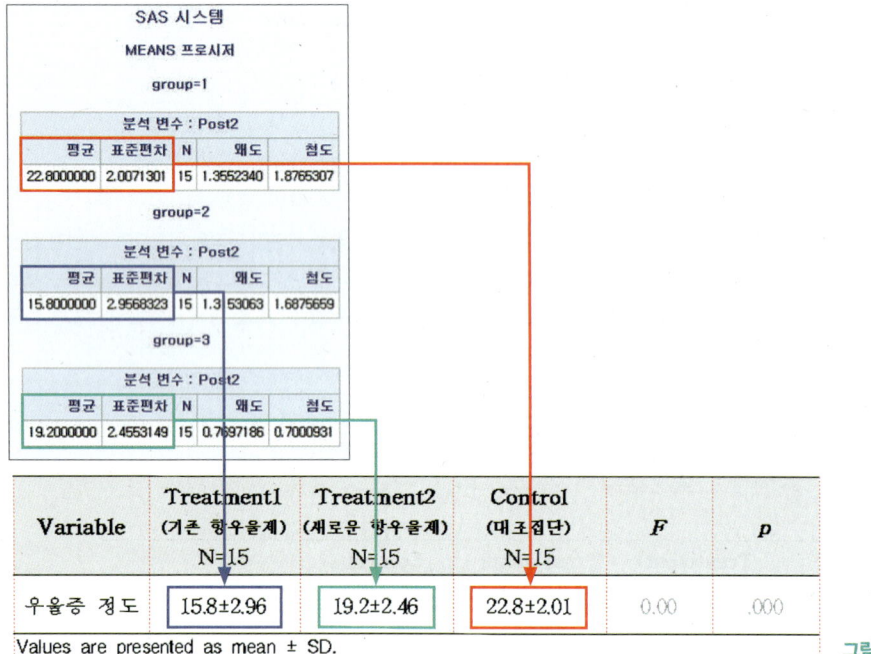

그림 4-9

**4** [그림 4-5]의 결과에서 F Value값을 *F*에 가져옵니다. 그리고 Pr > F값을 소수점 아래 셋째 자리까지 반올림하여 *p*에 가져옵니다. 0.001 미만은 <.001로 입력하고, p값의 기준에 따라 별(*)표를 F값의 위첨자로 달아주고, 필요에 따라 p값에 볼드체(진하게)를 적용합니다.

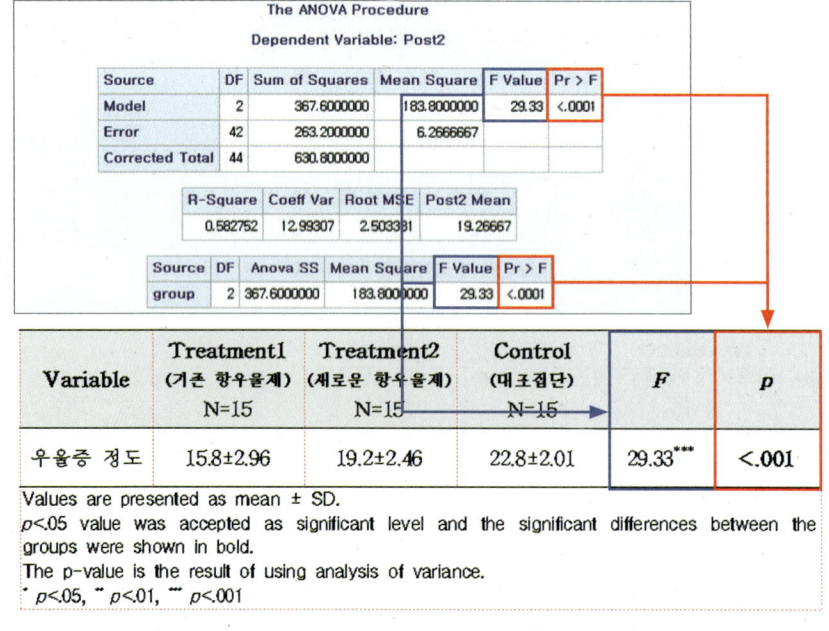

그림 4-10

**5** 집단별로 부호를 설정하고 표 아래에 서술합니다. 평균±표준편차 옆에 [그림 4-6]에서 유의한 차이를 보인 집단의 부호를 위첨자로 달아줍니다.

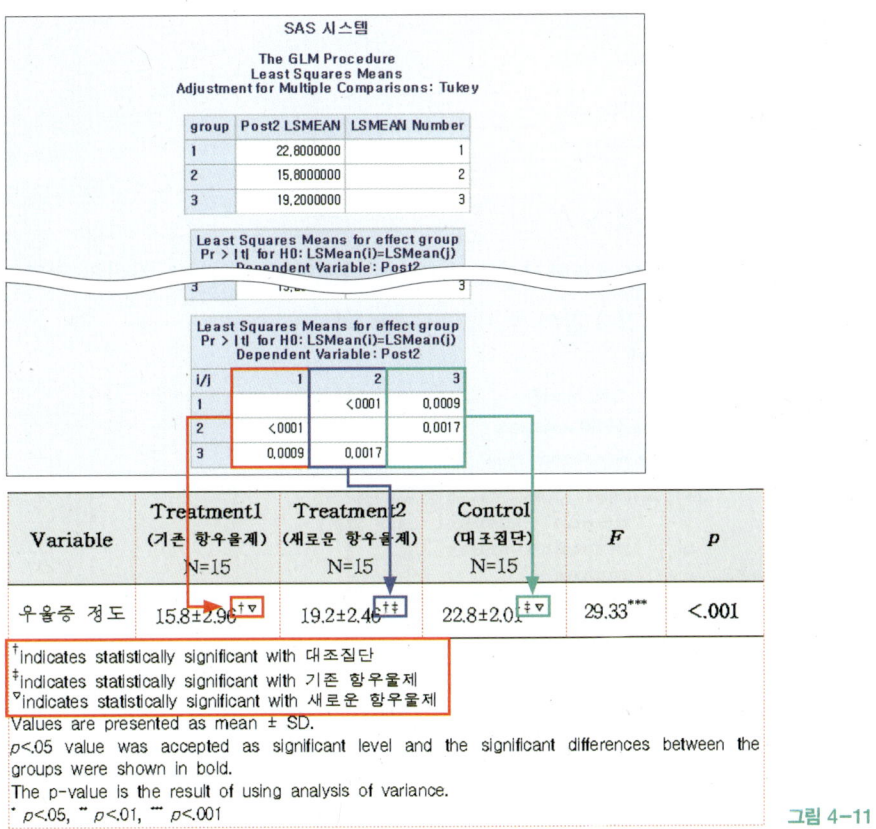

그림 4-11

## 05 » 분석 결과 해석하기

**1** 데이터가 정규성을 만족하였는지 확인하기 위해 다음 그림의 기술통계량 결과를 참조합니다.

모든 집단의 왜도가 절댓값 2 미만, 첨도가 절댓값 4 미만으로 나타나 정규성을 만족하였습니다.

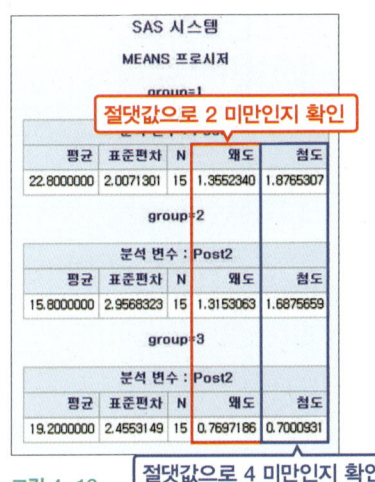

그림 4-12

**2** 다음 그림의 Bartlett's Test에서 등분산을 만족했는지를 확인합니다.

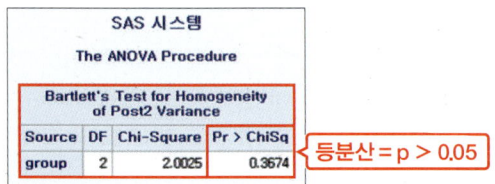

그림 4-13

**3** 다음 그림의 ANOVA 결과에서 p값과 F값을 확인하여 유의성과 차이의 정도를 파악한 후에, 그래프를 통해 집단 간의 분포를 비교합니다.

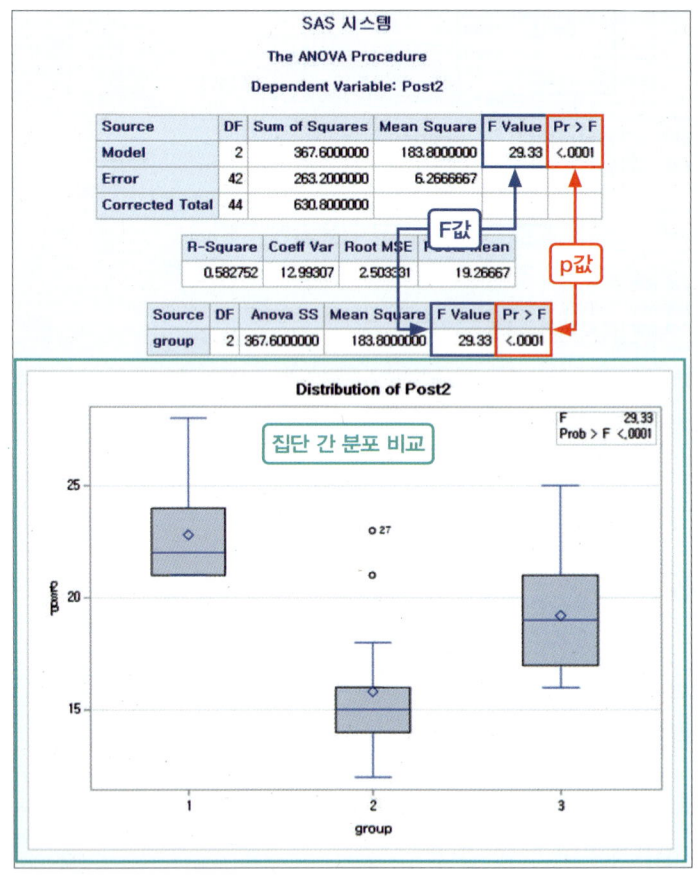

그림 4-14

**4** 다음 그림에서 사후검정 결과와 그래프를 확인합니다.

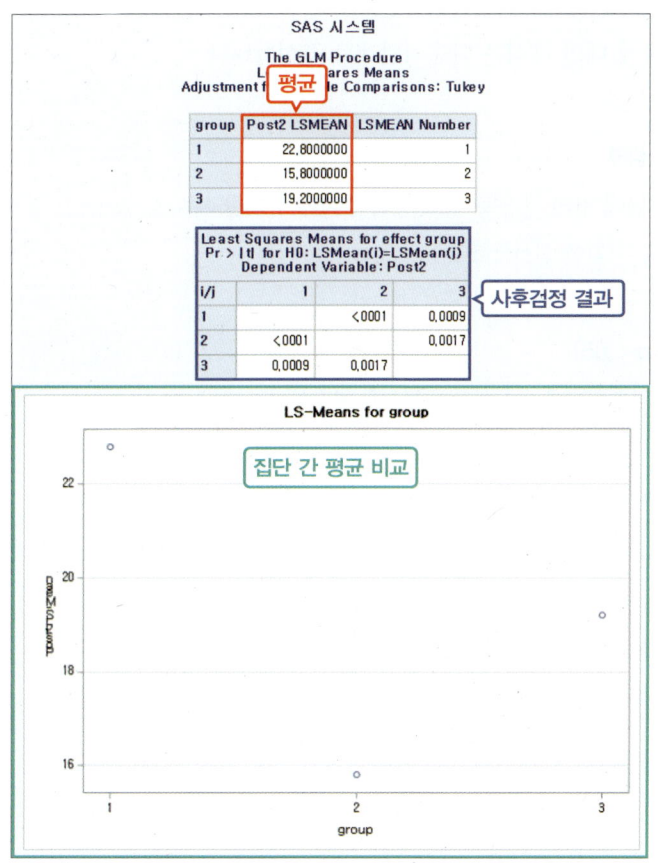

그림 4-15

사후검정 결과표에서 각 칸은 가로 행의 집단과 세로 행의 집단의 차이에 대한 유의수준을 나타냅니다. 위에서부터 보면, 집단 2(기존 항우울제)와 집단 1(대조집단)을 비교하였을 때의 평균 차이는 유의하였고($p<.001$), 집단 3(새로운 항우울제)과 집단 1(대조집단)을 비교하였을 때의 평균 차이도 유의합니다($p<.001$). 집단 3(새로운 항우울제)과 집단 2(기존 항우울제)를 비교하였을 때의 평균 차이도 유의한 것으로 확인됩니다($p=.002$). 이러한 차이는 그래프에도 반영되어 그룹 간의 평균이 확연히 차이 나는 것을 확인할 수 있습니다.

## 06 » 논문 결과 작성하기

일원배치 분산분석 결과표에 대한 해석은 다음 4단계로 작성합니다.

**❶ 분석 내용과 분석법 설명**
"항우울제 종류(독립변수)에 따라 우울증 정도(종속변수)에 유의한 차이를 보이는지 검증하고자 일원배치 분산분석(분석법)을 실시하였다."

**❷ p값이 유의한 경우($p<.05$)**
유의한 차이를 보인 변수에 대해서 F값과 유의수준을 기술한다.

**❸ 사후검정 결과 설명**
사후검정 방법을 제시하고 유의한 차이를 보인 집단의 평균을 비교하여 대소관계를 기술한다.

**❹ p값이 유의하지 않은 경우($p>.05$)**
"항우울제 종류(독립변수)에 따라 유의한 차이를 보이지 않았다($p>.05$)."로 마무리한다.

위의 4단계에 맞춰 앞에서 실습한 출력 결과 값을 작성하면 다음과 같습니다.

❶ 항우울제 종류에 따라 우울증 정도의 평균이 유의한 차이를 보이는지 검증하고자 일원배치 분산분석을 실시하였다.

❷ 그 결과 항우울제의 종류에 따라 우울증 정도에 유의한 차이를 보이는 것으로 나타났다 ($F=29.33$, $p<.001$).

❸ Tukey의 사후검정을 실시한 결과, 대조집단보다 기존 항우울제와 새로운 항우울제를 투여한 집단의 우울증 정도가 낮게 나타났고, 새로운 항우울제를 투여한 집단보다 기존 항우울제를 투여한 집단의 우울증 정도가 낮게 나타났다.

**[일원배치 분산분석 논문 결과표 완성 예시]**

⟨table⟩ 항우울제 종류에 따른 우울증 정도의 차이

| Variable | Treatment1 (기존 항우울제) N=15 | Treatment2 (새로운 항우울제) N=15 | Control (대조집단) N=15 | F | p |
|---|---|---|---|---|---|
| 우울증 정도 | 15.8±2.96†▽ | 19.2±2.46†‡ | 22.8±2.01†▽ | 29.33*** | <.001 |

† indicates statistically significant with 대조집단
‡ indicates statistically significant with 기존 항우울제
▽ indicates statistically significant with 새로운 항우울제
Values are presented as mean ± SD.
$p<.05$ value was accepted as significant level and the significant differences between the groups were shown in bold.
The p-value is the result of using analysis of variance.
* $p<.05$, ** $p<.01$, *** $p<.001$

항우울제 종류에 따라 우울증 정도가 유의한 차이를 보이는지 검증하고자 일원배치 분산분석을 실시하였다. 그 결과 항우울제에 따른 우울증 정도는 유의한 차이를 보이는 것으로 나타났다($F=29.33$, $p<.001$).

Tukey의 사후검정을 실시한 결과, 대조집단보다 기존 항우울제와 새로운 항우울제를 투여한 집단의 우울증 정도가 낮게 나타났고, 새로운 항우울제를 투여한 집단보다 기존 항우울제를 투여한 집단의 우울증 정도가 낮게 나타났다.

# Kruskal Wallis Test : 비모수 통계

## 07 » 기본 개념과 연구 문제

Kruskal Wallis Test는 **종속변수가 서열변수일 경우, 혹은 종속변수가 연속변수이면서 정규분포를 만족하지 않을 때** 실시합니다. 기본적으로 Mann-Whitney U Test의 확장이지만, 집단 수가 셋 이상이기 때문에 사후검정도 실시해야 합니다.

먼저 어떤 상황에서 Kruskal Wallis Test를 실시하는지 살펴보겠습니다. 이어서 SAS에서는 어떻게 분석하는지, 결과 해석은 어떻게 진행하는지 파악해보겠습니다.

> **문제 4-2** 집단에 따라 우울증 정도에 차이가 있다.
>
> 실습파일 : Kruskal Wallis test.csv
>
> 새로운 항우울제의 효과를 증명하기 위해 우울증 환자 18명을 6명씩 무작위 배정하여 첫 번째 집단에는 어떤 약도 투여하지 않았고, 두 번째 집단에는 기존 항우울제를 투여하였으며, 세 번째 집단에는 새로 개발한 항우울제를 투여하였다. 한 달간 약물을 복용한 뒤 측정된 우울증 정도를 통해 세 집단의 우울증 정도를 비교하고자 한다.
>
> - **항우울제 종류** : 기존 항우울제, 새로운 항우울제
> - **대조집단** : 약물을 투여하지 않은 집단
> - **종속변수** : 우울증 정도

Kruskal Wallis Test를 가설 형태로 작성하면 다음과 같습니다.

> **가설 형태** : (독립변수)에 따라 (종속변수)에는 유의한 차이가 있다.

여기서 독립변수와 종속변수 자리에 각각 '항우울제 종류'와 '우울증 정도'를 적용하면 가설은 다음과 같이 나타낼 수 있습니다.

> **가설** : (항우울제 종류)에 따라 (우울증 정도)에는 유의한 차이가 있다.

## 08 » 파일 불러오기 & 확인하기

**1** 실습파일을 불러오기 위해 윈도우의 파일 탐색기에서 경로를 확인합니다. 경로 창을 클릭하여 복사한 뒤, 경로를 설정합니다. 여기서는 데이터셋 명칭을 **KRUS**로 설정하겠습니다.

```
CSV 파일 불러오기
─────────────────────────────────────────────
PROC IMPORT OUT = KRUS /*데이터셋 명칭 설정*/
    DATAFILE = "D:\SAS 실습파일\Kruskal Wallis test.csv" /*경로 설정*/
    DBMS = CSV REPLACE; *불러올 파일 형식을 CSV로 지정;
    GETNAMES = YES; *첫 행에 입력된 값을 변수명으로 사용;
RUN;
```

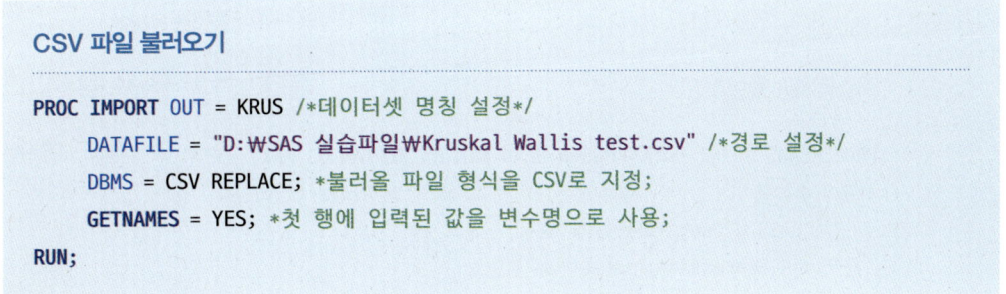

그림 4-16

로그 창에서 데이터셋이 제대로 생성되었는지 확인할 수 있습니다.

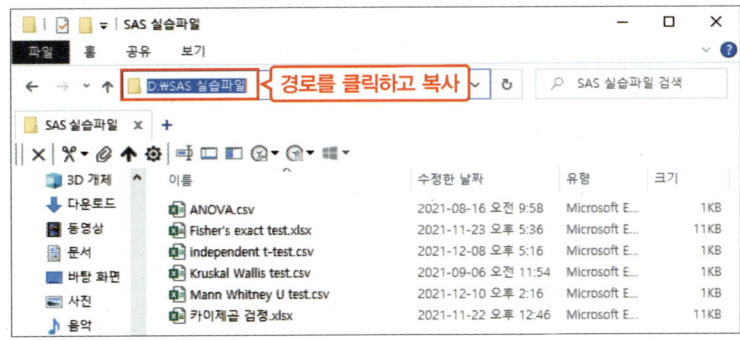

그림 4-17

**2** 분석할 변수를 간단하게 확인하기 위해 **PROC CONTENTS DATA** 명령어를 사용합니다.

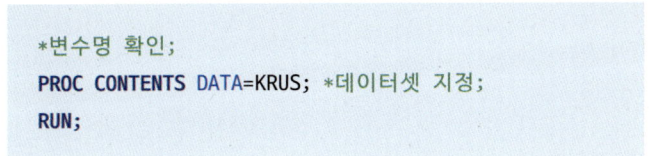
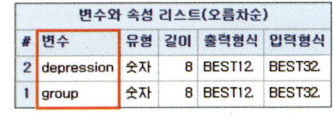

그림 4-18

```
*변수명 확인;
PROC CONTENTS DATA=KRUS; *데이터셋 지정;
RUN;
```

## 09 » 분석 진행하기

**1** 집단별 표본 수, 평균, 최솟값, 제1 사분위수, 중위수, 제3 사분위수, 최댓값을 확인하기 위해 PROC MEANS 명령어를, 집단별 표본 수와 백분율을 구하기 위해 PROC FREQ 명령어를 사용합니다.

**기술통계량 확인하기**

```
PROC MEANS PRINT DATA=KRUS N MEAN MIN Q1 MEDIAN Q3 MAX; *표본 수, 평균, 최솟값, 제1
사분위수, 중위수, 제3 사분위수, 최댓값 출력 데이터셋 지정;
     CLASS group; *독립변수 지정;
     VAR depression; *종속변수 지정;
RUN;
```

**백분율 확인하기**

```
PROC FREQ DATA=KRUS; *데이터셋 지정;
     TABLE group; *집단에 따른 빈도와 백분율;
RUN;
```

SAS 시스템
MEANS 프로시저

분석 변수 : depression

| group | 관측값 수 | N | 평균 | 최솟값 | 제1 사분위수 | 중위수 | 제3 사분위수 | 최댓값 |
|---|---|---|---|---|---|---|---|---|
| 1 | 6 | 6 | 23.6666667 | 21.0000000 | 22.0000000 | 23.5000000 | 25.0000000 | 27.0000000 |
| 2 | 6 | 6 | 21.6666667 | 18.0000000 | 19.0000000 | 21.5000000 | 25.0000000 | 25.0000000 |
| 3 | 6 | 6 | 19.0000000 | 17.0000000 | 18.0000000 | 18.5000000 | 19.0000000 | 23.0000000 |

SAS 시스템
FREQ 프로시저

| group | 빈도 | 백분율 | 누적 빈도 | 누적 백분율 |
|---|---|---|---|---|
| 1 | 6 | 33.33 | 6 | 33.33 |
| 2 | 6 | 33.33 | 12 | 66.67 |
| 3 | 6 | 33.33 | 18 | 100.00 |

그림 4-19

**2** **PROC NPAR1WAY** 명령어를 통해 Kruskal Wallis Test 결과를 확인합니다.

### Kruskal Wallis Test 실행하기

```
PROC NPAR1WAY WILCOXON DATA=KRUS; *데이터셋 지정;
    CLASS group; *독립변수 지정;
    VAR depression; *종속변수 지정;
RUN;
```

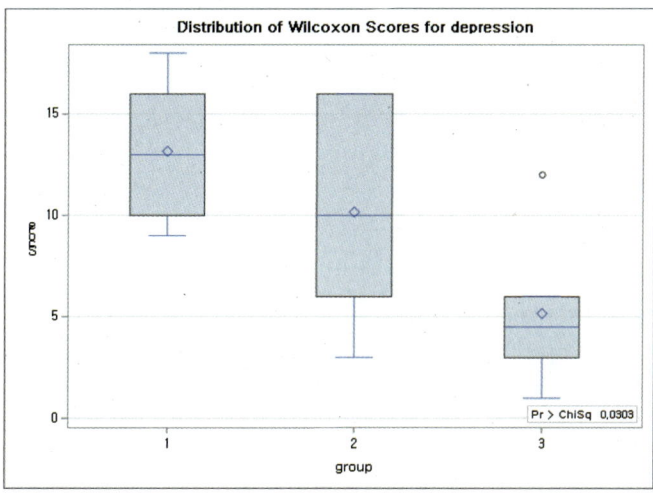

그림 4-20

**3** Kruskal Wallis Test 결과를 바탕으로 각 집단에 대한 사후검정을 확인합니다.

**집단 1과 집단 2의 사후검정 확인하기**

```
PROC NPAR1WAY WILCOXON DATA=KRUS; *데이터셋 지정;
    CLASS group; *독립변수 지정;
    VAR depression; *종속변수 지정;
    WHERE group=1 or group=2; *비교 집단 지정;
RUN;
```

**집단 2와 집단 3의 사후검정 확인하기**

```
PROC NPAR1WAY WILCOXON DATA=KRUS; *데이터셋 지정;
    CLASS group; *독립변수 지정;
    VAR depression; *종속변수 지정;
    WHERE group=2 or group=3; *비교 집단 지정;
RUN;
```

**집단 1과 집단 3의 사후검정 확인하기**

```
PROC NPAR1WAY WILCOXON DATA=KRUS; *데이터셋 지정;
    CLASS group; *독립변수 지정;
    VAR depression; *종속변수 지정;
    WHERE group=1 or group=3; *비교 집단 지정;
RUN;
```

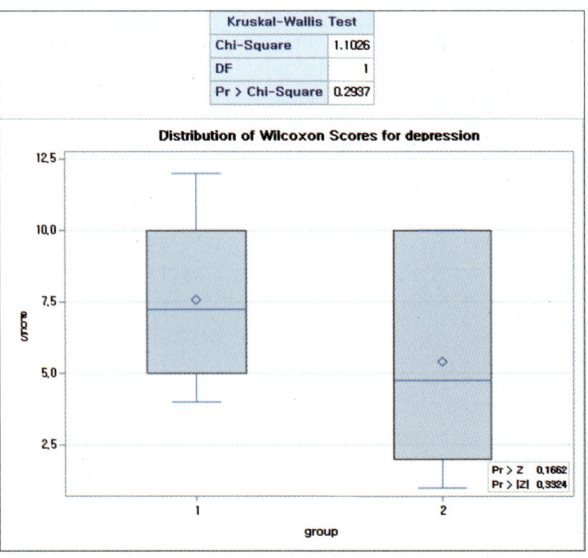

그림 4-21 집단 1과 집단 2의 사후검정

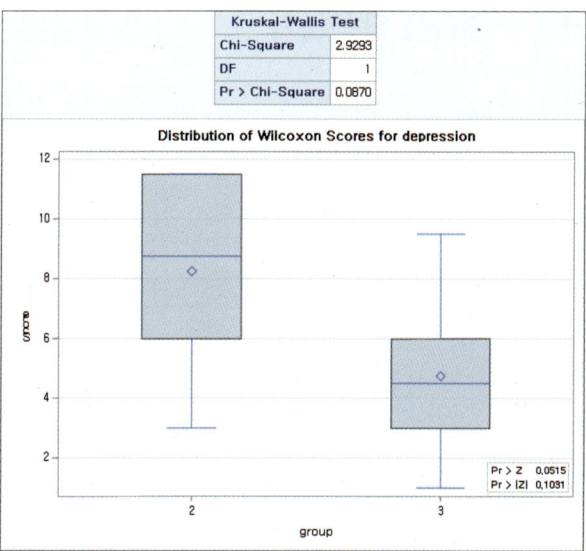

그림 4-22 집단 2와 집단 3의 사후검정

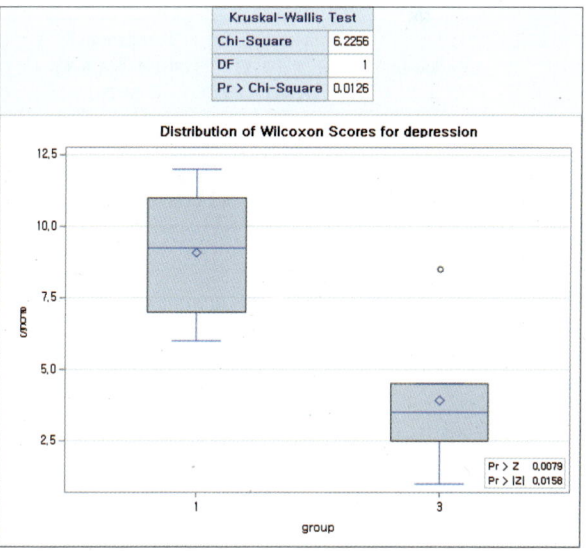

그림 4-23 집단 1과 집단 3의 사후검정

# 10 » 결과표 작성하기

**1** 한글에서 다음과 같이 결과표 틀을 만듭니다. 가설을 참조하여, 집단명과 종속변수를 입력합니다.

**문제 4-2** 집단에 따라 우울증 정도에 차이가 있다.

실습파일 : Kruskal Wallis test.csv

새로운 항우울제의 효과를 증명하기 위해 우울증 환자 18명을 6명씩 무작위 배정하여 첫 번째 집단에는 어떤 약도 투여하지 않았고, 두 번째 집단에는 기존 항우울제를 투여하였으며, 세 번째 집단에는 새로 개발한 항우울제를 투여하였다. 한 달간 약물을 복용한 뒤 측정된 우울증 정도를 통해 세 집단의 우울증 정도를 비교하고자 한다.

- **항우울제 종류** : 기존 항우울제, 새로운 항우울제
- **대조집단** : 약물을 투여하지 않은 집단
- **종속변수** : 우울증 정도

| Variable | Treatment1 (기존 항우울제) N=0 | Treatment2 (새로운 항우울제) N=0 | Control (대조집단) N=0 | $x^2$ | $p$ |
|---|---|---|---|---|---|
| 우울증 정도 | 0.00(0.00~0.00) | 0.00(0.00~0.00) | 0.00(0.00~0.00) | 0.000 | .000 |

The data are given as the median(interquartile range); $p<.05$ value was accepted as significant level and the significant differences between the groups were shown in bold.

그림 4-24

**2** [그림 4-19]에서 출력한 결과를 참조하여 집단별 빈도를 입력합니다. 집단을 나타내는 1, 2, 3은 설문지를 참고하여 입력합니다. 여기서는 순서대로 '1=대조집단, 2=기존 항우울제 집단, 3=새로운 항우울제 집단'입니다.

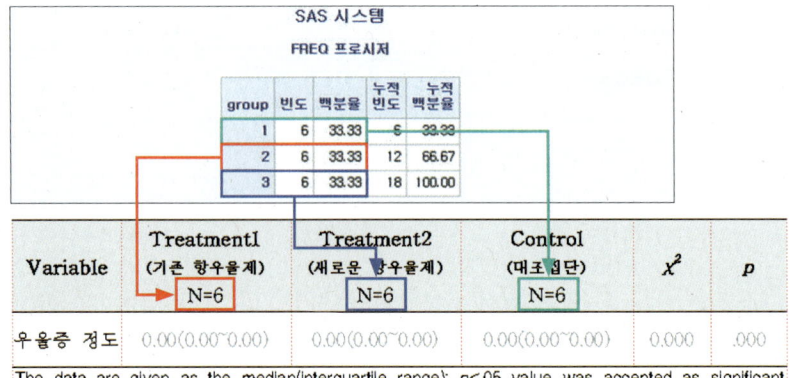

그림 4-25

3 [그림 4-19]에서 출력한 기술통계량을 참조하여, 집단별 중위수, 제1 사분위수, 제3 사분위수 값을 '중위수(제1 사분위수~제3 사분위수)' 형태로 입력합니다.

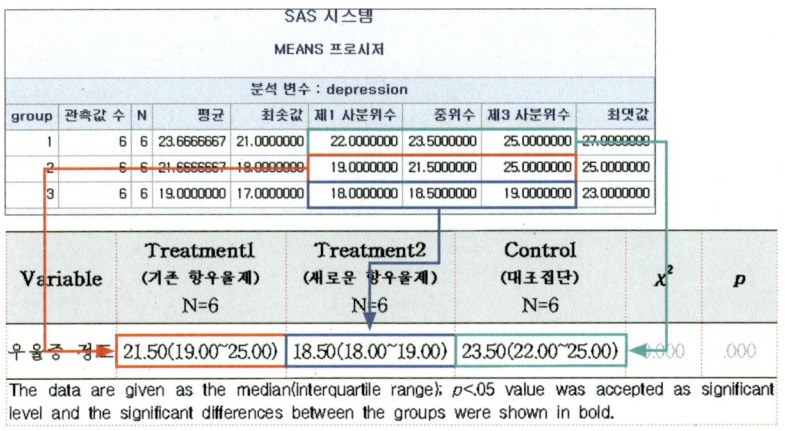

그림 4-26

4 [그림 4-20]에서 출력한 결과에서 Chi-Square값을 소수점 아래 셋째 자리까지 반올림하여 $\chi^2$에 입력합니다. Pr > Chi-Square값을 소수점 아래 셋째 자리까지 반올림하여 $p$에 입력합니다. p값의 기준에 따라 별(*)표를 $\chi^2$값의 위첨자로 달아주고, 필요에 따라 p값에 볼드체(진하게)를 적용합니다. 표 아래에 p값에 붙어 있는 별(*)표의 의미를 제시합니다.

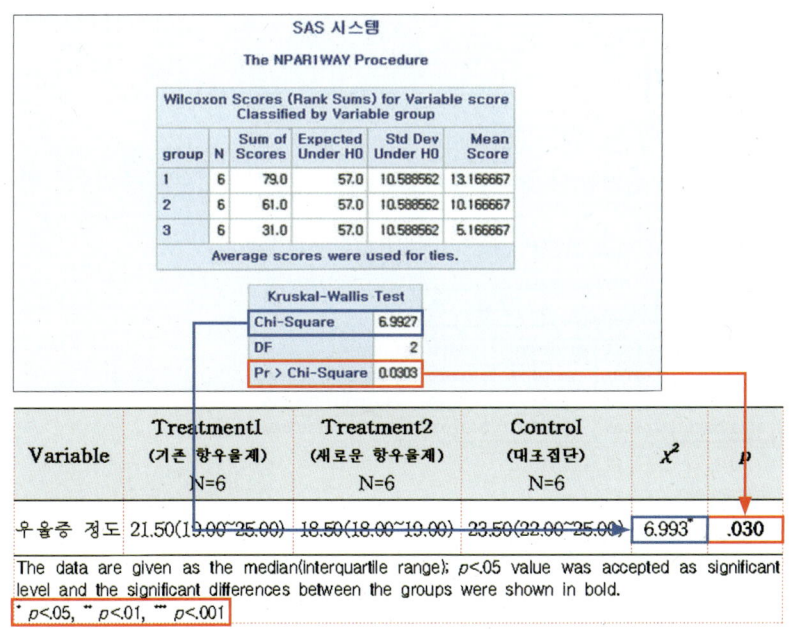

그림 4-27

**5** 집단별로 부호를 설정하고 사후검정 결과를 출력한 [그림 4-21], [그림 4-22], [그림 4-23]을 참조하여 유의한 차이를 보인 집단의 부호를 위첨자로 달아줍니다. 집단별 부호의 의미는 표 아래에 서술합니다.

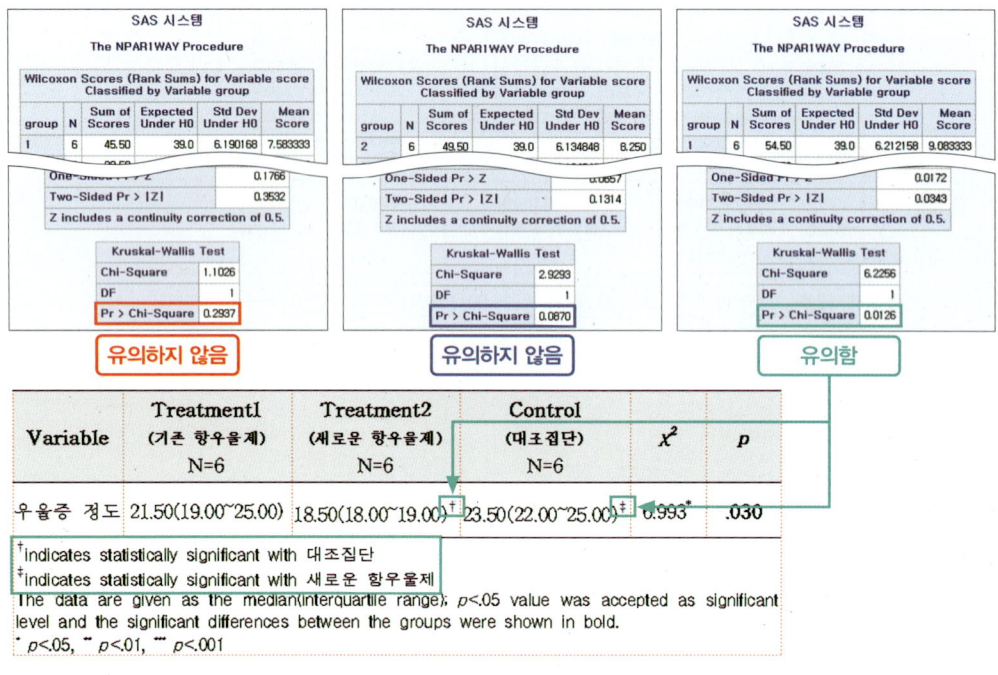

그림 4-28

## 11 » 분석 결과 해석하기

**1** 먼저, 기술통계량을 출력한 다음 그림에서 표본 수, 평균, 사분위수와 중위수를 확인합니다.

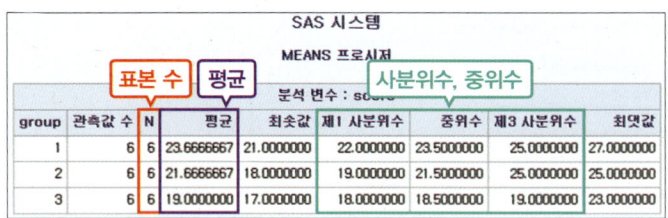

그림 4-29

집단 1은 6명으로 구성되었고, 우울 평균은 23.67, 중위수는 23.50(22.00-25.00)으로 나타났습니다. 집단 2는 6명으로 구성되었고, 우울 평균은 21.67, 중위수는 21.50(19.00-25.00)으로 나타났습니다. 집단 3은 6명으로 구성되었고, 우울 평균은 19.00, 중위수는 18.50(18.00-19.00)으로 나타났습니다.

**2** Kruskal Wallis Test 결과를 출력한 다음 그림에서 표본 수, 평균순위, p값과 집단 분포를 출력한 그래프를 통해 집단을 비교합니다.

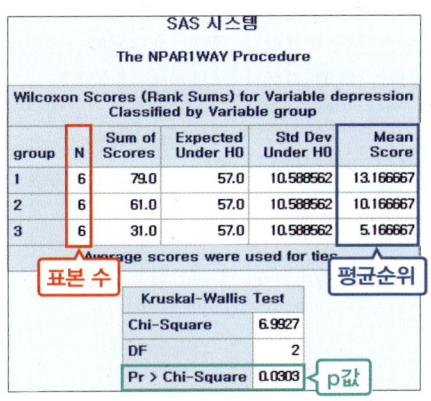

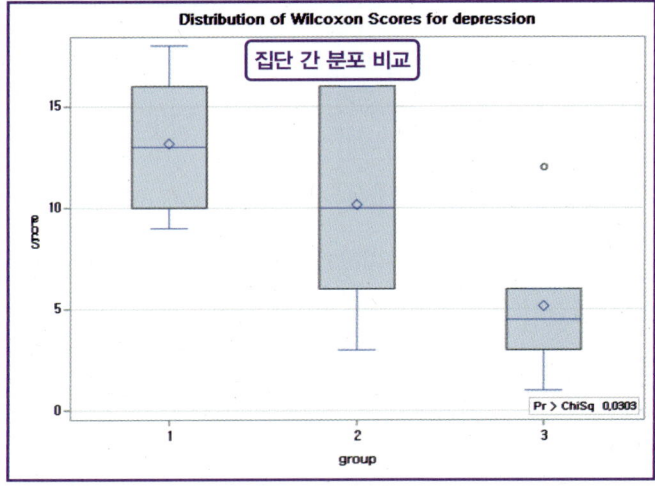

그림 4-30

평균순위는 집단 1이 13.17로 가장 높고, 다음으로 집단 2가 10.17, 집단 3이 5.17 순으로 나타났습니다. 이 차이는 통계적으로 유의하였습니다. 따라서 어느 집단 간에 유의성이 있는지 사후검정 결과를 확인합니다.

**3** 사후검정 결과를 출력한 다음 그림에서 p값을 통해 차이에 유의성이 있는지를 확인합니다.

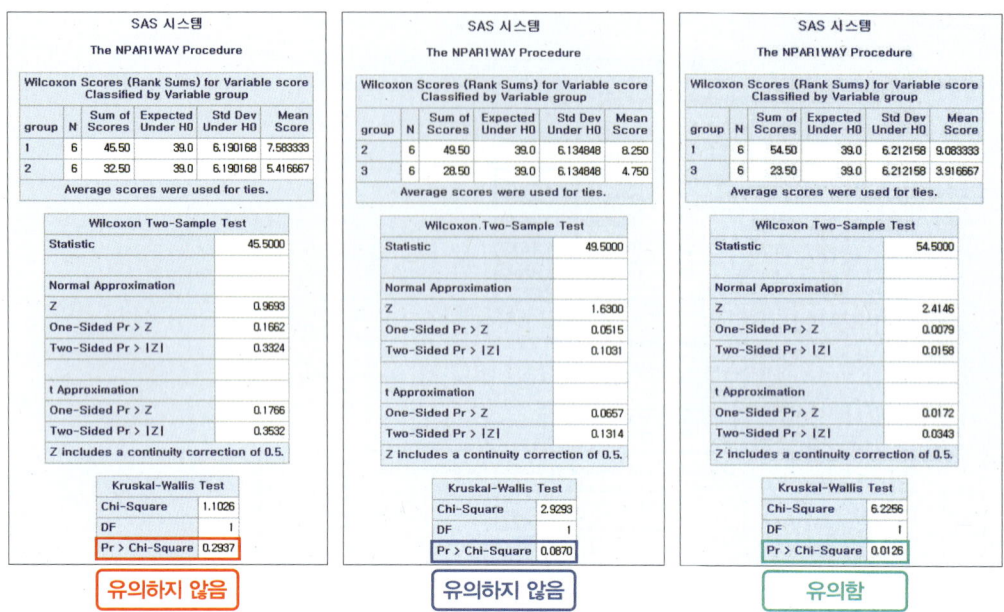

그림 4-31

집단 1과 2의 차이에 대한 p값은 .294로 유의하지 않았고, 집단 2와 3의 차이에 대한 p값도 .087로 유의하지 않았습니다. 집단 1과 3의 차이에 대한 p값은 .013으로 .05 미만의 값을 보여 유의하였습니다.

## 12 » 논문 결과 작성하기

Kruskal Wallis Test 결과표에 대한 해석은 다음 4단계로 작성합니다.

**❶ 분석 내용과 분석법 설명**
"항우울제 종류(독립변수)에 따라 우울증 정도(종속변수)에 유의한 차이를 보이는지 검증하기 위해 Kruskal-Wallis Test(분석법)를 실시하였다."

**❷ p값이 유의한 경우($p<.05$)**
유의한 차이를 보인 변수에 대해서 $\chi^2$값과 유의수준을 기술한다.

### ③ 사후검정 결과 설명

사후검정 방법을 제시하고 유의한 차이를 보인 집단의 평균을 비교하여 대소관계를 기술한다.

### ④ p값이 유의하지 않은 경우(p>.05)

"항우울제 종류(독립변수)에 따라 유의한 차이를 보이지 않았다(p>.05)."로 마무리한다.

위의 4단계에 맞춰 앞에서 실습한 출력 결과 값을 작성하면 다음과 같습니다.

❶ 항우울제 종류에 따라 우울증 정도가 유의한 차이를 보이는지 검증하기 위해 Kruskal Wallis Test를 실시하였다.

❷ 그 결과 항우울제 종류에 따라 우울증 정도는 유의한 차이를 보이는 것으로 나타났다 ($\chi^2$=6.993, $p$=.030).

❸ Tukey의 사후검정을 실시한 결과, 대조집단보다 새로운 항우울제를 투여한 집단의 우울증 정도가 낮게 나타났다.

### [Kruskal Wallis Test 논문 결과표 완성 예시]

⟨table⟩ 항우울제 종류에 따른 우울증 정도의 차이

| Variable | Treatment1 (기존 항우울제) N=6 | Treatment2 (새로운 항우울제) N=6 | Control (대조집단) N=6 | $\chi^2$ | $p$ |
|---|---|---|---|---|---|
| 우울증 정도 | 21.50(19.00~25.00) | 18.50(18.00~19.00)† | 23.50(22.00~25.00)‡ | 6.993* | .030 |

† indicates statistically significant with 대조집단
‡ indicates statistically significant with 새로운 항우울제
The data are given as the median(interquartile range); $p$<.05 value was accepted as significant level and the significant differences between the groups were shown in bold.
* $p$<.05, ** $p$<.01, *** $p$<.001

항우울제 종류에 따라 우울증 정도가 유의한 차이를 보이는지 검증하고자 Kruskal-Wallis Test를 실시하였다. 그 결과 항우울제 종류에 따라 우울증 정도는 유의한 차이를 보이는 것으로 나타났다($\chi^2$=6.993, $p$=.030).

Tukey의 사후검정을 실시한 결과, 대조집단보다 새로운 항우울제를 투여한 집단의 우울증 정도가 낮게 나타났다.

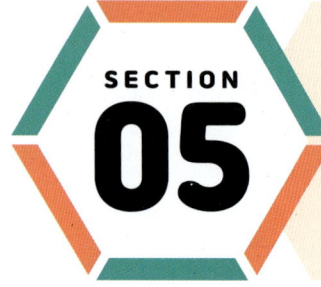

# 대응표본 t-검정 vs Wilcoxon Signed-Rank Test

## 대응표본 t-검정 : 모수 통계

### 01 » 기본 개념과 연구 문제

대응표본 t-검정은 두 집단 간 차이를 분석하는 독립표본 t-검정과 달리, 한 집단 내에서의 특정 변수 간 차이를 분석합니다. 2개의 연속형 변수 간 평균을 비교하는 통계 검정 방법이며, 치료 전 점수와 치료 후 점수를 비교하는 경우에 가장 많이 활용합니다. 동일한 대상자가 응답한 서로 다른 2개의 변수 평균을 비교할 때도 활용할 수 있습니다.

먼저 어떤 상황에서 대응표본 t-검정을 실시하는지 살펴보겠습니다. 이어서 SAS에서는 어떻게 분석하는지, 결과 해석은 어떻게 진행하는지 파악해보겠습니다.

> **문제 5-1** 사전 통증 정도와 사후 통증 정도에 차이가 있다.
>
> 📁 실습파일 : paired t-test.csv
>
> 새로운 무릎 통증 치료제의 효과를 증명하기 위해 노인 20명에게 통증 치료제를 투여하였다. 약물을 복용하기 전과 한 달간 약물을 복용한 뒤 측정된 통증 정도를 비교하여 약물의 효과를 검증하고자 한다.
> - Group : 1=실험군
> - Pre : 사전 통증 정도
> - Post : 사후 통증 정도

2개의 변수가 모두 연속형 자료이므로, 두 변수의 평균 차이 검증을 위해 대응표본 t-검정을 실시합니다.

이를 가설 형태로 작성하면 다음과 같습니다.

> **가설 형태** : (변수1)과 (변수2)에는 유의한 차이가 있다.

여기서 변수1과 변수2의 자리에 각각 '사전 통증 정도'와 '사후 통증 정도'를 적용하면 가설은 다음과 같이 나타낼 수 있습니다.

> **가설** : (사전 통증 정도)와 (사후 통증 정도)에는 유의한 차이가 있다.

## 02 » 파일 불러오기 & 확인하기

**1** 실습파일을 불러오기 위해 윈도우의 파일 탐색기에서 경로를 확인합니다. 경로 창을 클릭하여 복사한 뒤, 경로를 설정합니다. 대응표본 t-검정에 사용할 데이터 명칭은 **PAIRED**로 설정하겠습니다.

**CSV 파일 불러오기**

```
PROC IMPORT OUT = PAIRED /*데이터셋 명칭 설정*/
    DATAFILE = "D:₩SAS 실습파일₩paired t-test.csv" /*경로 설정*/
    DBMS = CSV REPLACE; *불러올 파일 형식을 CSV로 지정;
    GETNAMES = YES; *첫 행에 입력된 값을 변수명으로 사용;
RUN;
```

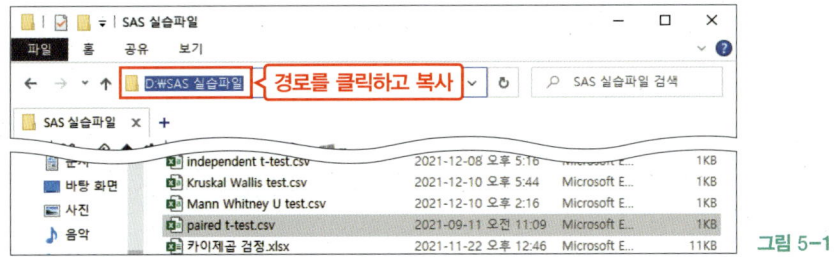

그림 5-1

로그 창에서 데이터셋이 제대로 생성되었는지 확인할 수 있습니다.

```
NOTE: WORK.PAIRED 데이터셋을 성공적으로 생성했습니다.
NOTE: 데이터셋 WORK.PAIRED은(는) 20개의 관측값과 4개의 변수를 가지고 있습니다.
NOTE: 프로시저 IMPORT 실행(총 프로세스 시간):
      실행 시간          0.17 초
      cpu 시간           0.12 초
```

그림 5-2

**2** 분석할 변수를 간단하게 확인하기 위해 PROC CONTENTS 명령어를 사용합니다.

> **변수명 확인하기**
>
> PROC CONTENTS DATA=PAIRED; *데이터셋 지정;
> RUN;

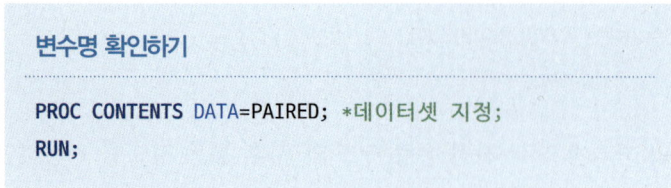

그림 5-3

## 03 » 분석 진행하기

**1** 기술통계량을 확인하기 위해 PROC MEANS 명령어를 사용하여 정규성을 만족하는지 검증합니다.

> **기술통계량 확인하기**
>
> PROC MEANS PRINT DATA = PAIRED MEAN STD N SKEW KURT; *데이터셋 지정 & 평균, 표준편차, 표본 수, 왜도, 첨도를 출력;
>     VAR Pre Post; *분석할 변수 지정;
> RUN;

| 변수 | 평균 | 표준편차 | N | 왜도 | 첨도 |
|---|---|---|---|---|---|
| Pre | 25.2000000 | 6.0922729 | 20 | 0.0063931 | -1.0566899 |
| Post | 20.2000000 | 5.6157673 | 20 | -0.2264113 | -0.9882708 |

그림 5-4

대응표본 t-검정은 집단 간 비교가 아닌 변수 간 비교이므로 백분율이 나타나지 않습니다. 정규성을 나타내는 왜도는 절댓값 2, 첨도는 절댓값 4 미만의 값을 보여 정규성 문제는 나타나지 않았습니다.

**2** PROC TTEST 명령어를 통해 대응표본 t-검정 결과를 확인할 수 있습니다.

> **대응표본 t-검정 실행하기**
>
> PROC TTEST DATA=PAIRED; *데이터셋 지정;
>     PAIRED Pre*Post; *분석할 변수쌍 지정;
> RUN;

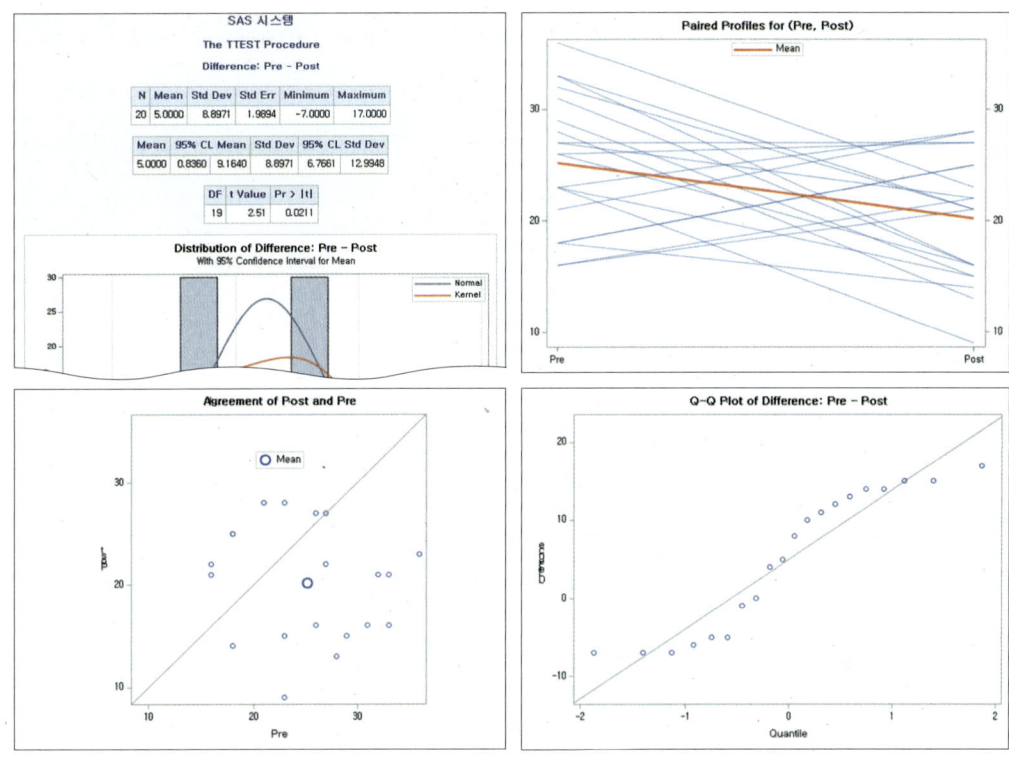

그림 5-5

## 04 » 결과표 작성하기

**1** 한글에서 다음과 같이 결과표 틀을 만듭니다. 연구 문제를 참조하여, 집단명과 종속변수를 입력합니다.

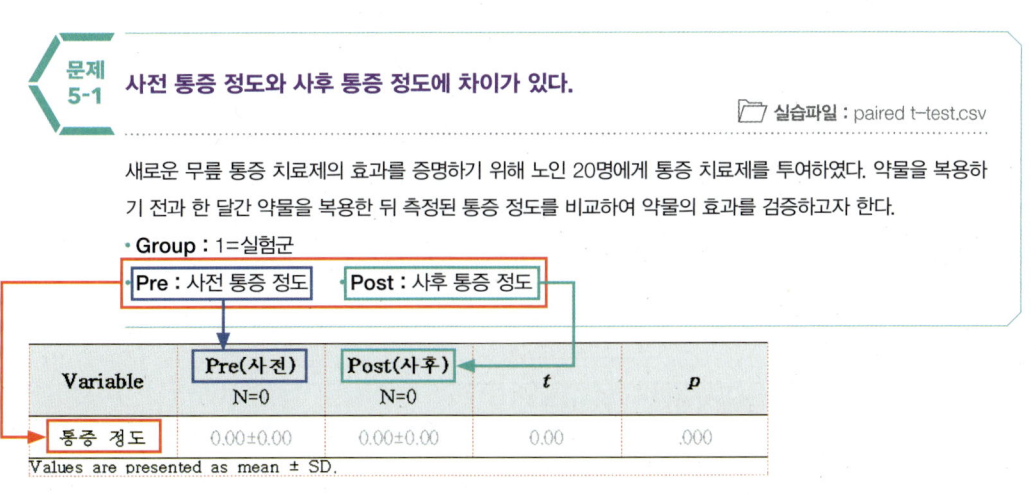

그림 5-6

**2** 기술통계량을 출력한 [그림 5-4]를 참조하여 사전-사후 각각의 표본 수를 입력합니다.

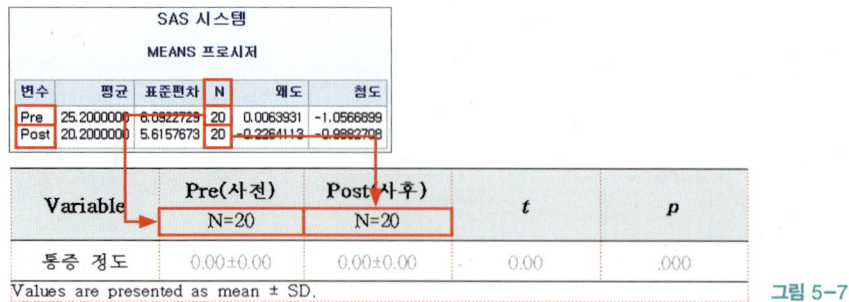

그림 5-7

**3** [그림 5-4]에서 출력한 기술통계량 분석 결과에서 평균과 표준편차 값을 소수점 아래 자릿수를 통일하여 '평균±표준편차' 형태로 가져옵니다.

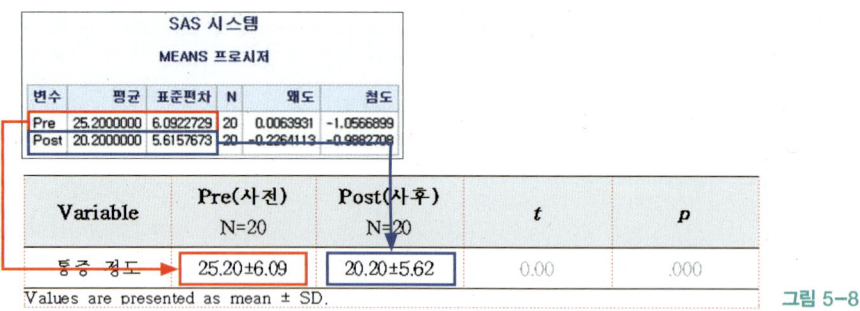

그림 5-8

**4** [그림 5-5의] PROC TTEST 결과에서 t Value값을 $t$에 입력합니다. Pr > |t|값을 소수점 아래 셋째 자리까지 반올림하여 $p$에 입력합니다. p값에 따라 별(*)표를 위첨자로 달아주고 표 아래에 별(*)표 기준을 제시합니다. 필요한 경우 p값에 볼드체(진하게)를 적용합니다.

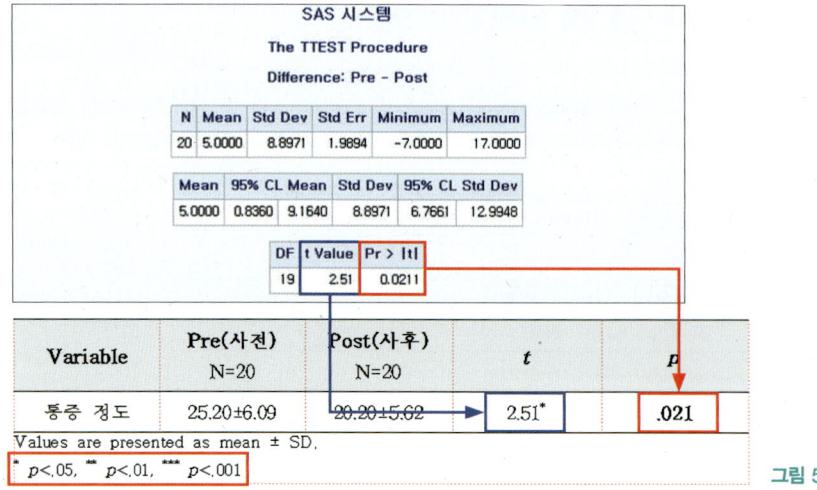

그림 5-9

## 05 » 분석 결과 해석하기

**1** 기술통계량을 출력한 다음 그림에서 대응표본에 사용된 두 변수의 왜도와 첨도를 확인하여, 정규성을 만족하는지 확인합니다.

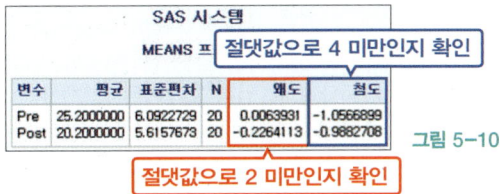

그림 5-10

사전, 사후 변수 모두 왜도는 절댓값으로 2 미만, 첨도는 절댓값으로 4 미만이라는 기준을 만족하여 정규성을 확인하였습니다. 대응표본 t-검정을 진행할 수 있습니다.

**2** 기술통계량을 출력한 다음 그림에서 평균과 표준편차를 확인합니다.

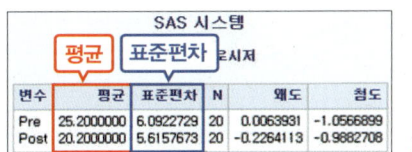

그림 5-11

평균과 표준편차를 확인한 결과 사전 집단에서는 25.20±6.09로, 사후 집단에서는 20.20±5.62로 사전 집단에 비해 사후 집단이 수치상으로 낮은 것을 확인할 수 있습니다.

**3** 대응표본 t-검정 결과표를 출력한 다음 그림에서 수치상의 차이가 실제로 유의한지 확인합니다.

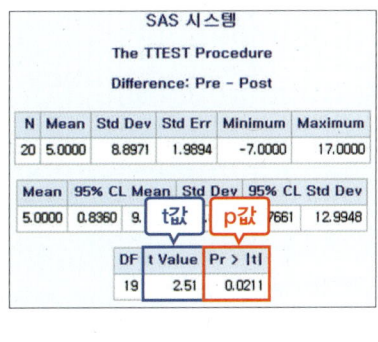

그림 5-12

[그림 5-12]에서 대응표본 t-검정 결과를 보면, t값은 2.51, p값은 0.021로 나타나 p값이 0.05 미만이므로 유의한 차이가 있습니다. 그림에서 오른쪽 그래프는 집단 간 차이에 대한 분포를 나타낸 것입니다. 여기서 Normal의 파란색 선은 정규분포를 나타내고, Kernel의 빨간색 선은 실제 집단 간 차이를 나타냅니다. 바 그래프는 95% 신뢰구간에서 차이값별 백분율을 표현한 것입니다.

**4** 대응표본 t-검정 결과의 나머지 세 그래프를 순서대로 설명하겠습니다.

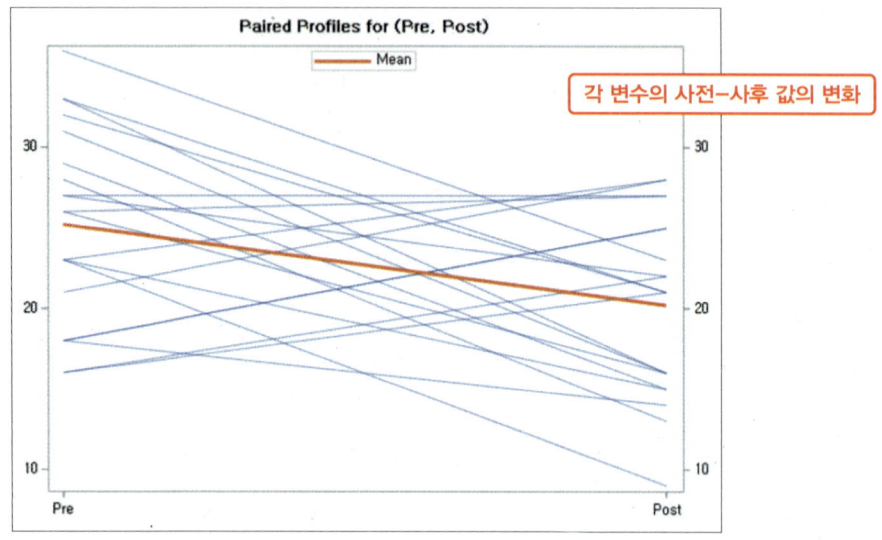

그림 5-13

위 그래프는 각 변수의 사전-사후 값의 변화를 그래프로 나타낸 것입니다. Mean으로 표시한 빨간색 선은 사전값과 사후 값의 평균을 기준으로 변화한 결과를 표시한 것입니다. 즉, 사전(Pre)값에 비해 사후(Post)값이 감소하는 경향을 보인다고 해석할 수 있습니다.

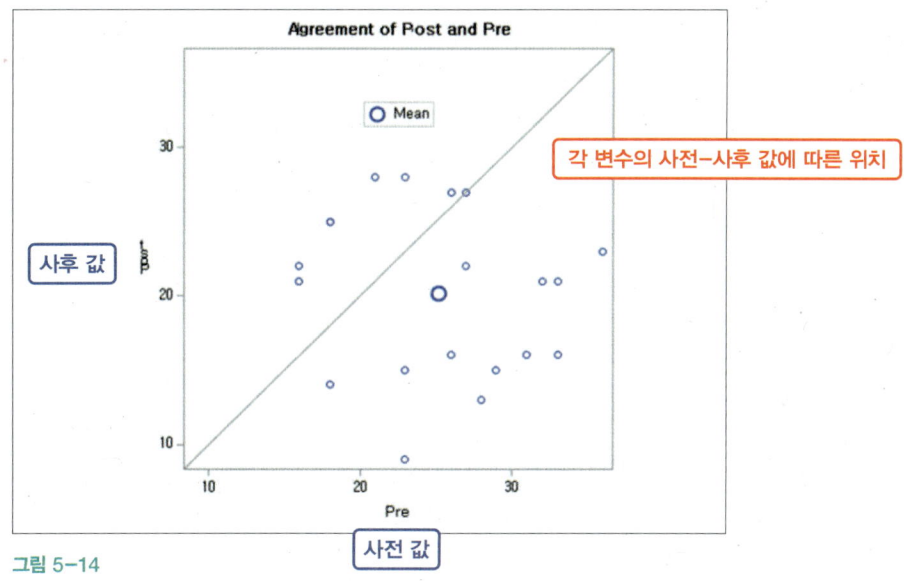

그림 5-14

위 그래프는 각 변수의 사전 값과 사후 값을 각각 x축과 y축으로 둔 그래프입니다. 이 그래프를 보면, 크게 2그룹으로 나누어진다고 해석할 수 있습니다.

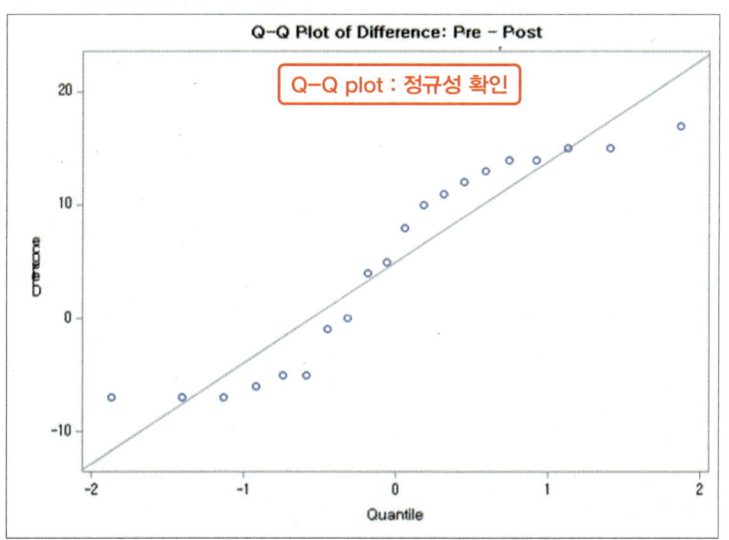

그림 5-15

위 그래프는 분위수대조도(Q-Q plot)로 정규성을 검토하는 방법 중 하나입니다. 분위로 나눈 값들을 순서대로 표시한 것으로 직선에 가까우면 정규성이 있다고 봅니다. 그래프를 해석해보면, 사전-사후 차이값으로 정규성을 검증하였고, 직선과 유사한 형태를 보이기 때문에 차이가 정규성을 가지고 있다고 할 수 있습니다.

# 06 » 논문 결과 작성하기

대응표본 t-검정 결과표에 대한 해석은 다음 3단계로 작성합니다.

### ❶ 분석 내용과 분석법 설명
"사전 통증 정도(변수1)와 사후 통증 정도(변수2)의 평균이 유의한 차이를 보이는지 검증하고자 대응표본 t-검정(분석법)을 실시하였다."

### ❷ $p$값이 유의한 경우($p<.05$)
유의한 차이를 보인 변수에 대해서 t값과 유의수준, 변수의 평균값을 비교한 결과를 기술한다.

### ❸ $p$값이 유의하지 않은 경우($p>.05$)
"변수1과 변수2는 유의한 차이를 보이지 않았다($p>.05$)."로 마무리한다.

위의 3단계에 맞춰 앞에서 실습한 출력 결과 값을 작성하면 다음과 같습니다.

❶ 통증 치료제 투여 후 사전 통증 정도와 사후 통증 정도가 유의한 차이를 보이는지 검증하고자 대응표본 t-검정을 실시하였다.

❷ 그 결과 사전 통증 정도와 사후 통증 정도 간에는 유의한 차이를 보였고($t=2.51$, $p=.021$), 사후 통증 정도($M=20.20$)는 사전 통증 정도($M=25.20$)보다 더 낮은 것으로 나타났다.

### [대응표본 t-검정 논문 결과표 완성 예시]

⟨table⟩ 사전 통증 정도와 사후 통증 정도의 차이

| Variable | Pre(사전)<br>N=20 | Post(사후)<br>N=20 | $t$ | $p$ |
|---|---|---|---|---|
| 통증 정도 | 25.20±6.09 | 20.20±5.62 | 2.51* | .021 |

Values are presented as mean ± SD.
\* $p<.05$, \*\* $p<.01$, \*\*\* $p<.001$

통증 치료제 투여 후 사전 통증 정도와 사후 통증 정도가 유의한 차이를 보이는지 검증하고자 대응표본 t-검정을 실시하였다. 그 결과 사전 통증 정도와 사후 통증 정도 간에는 유의한 차이를 보였고($t=2.51$, $p=.021$), 사후 통증 정도($M=20.20$)는 사전 통증 정도($M=25.20$)보다 더 낮은 것으로 나타났다.

# Wilcoxon Signed-Rank Test : 비모수 통계

## 07 » 기본 개념과 연구 문제

Wilcoxon Signed-Rank Test는 **사전-사후 비교 혹은 2개의 변수를 비교할 때, 두 변수의 평균 차이 분포가 정규분포를 가정할 수 없는 경우 대응표본 t-검정의 대안으로 사용**하는 비모수 검정입니다. 모집단의 평균 대신 평균순위를 비교하며, 동일한 분포를 가진 모집단에서 2개의 종속 표본을 선택했는지 여부를 결정하는 데 사용할 수 있습니다.

먼저 어떤 상황에서 Wilcoxon Signed-Rank Test를 실시하는지 살펴보겠습니다. 이어서 SAS에서는 어떻게 분석하는지, 결과 해석은 어떻게 진행하는지 파악해보겠습니다.

> **문제 5-2 사전 통증 정도와 사후 통증 정도에 차이가 있다.**
>
> 실습파일 : Wilcoxon signed rank test.csv
>
> 새로운 무릎 통증 치료 약의 효과를 증명하기 위한 예비 연구에서 무릎 통증 환자 8명을 대상으로 치료약 투여 전후(Pre-Post)의 무릎 통증 점수를 측정하였다. 새로운 무릎 통증 약을 투여하기 전과 후의 무릎 통증 정도를 비교하였을 때, 유의하게 차이가 있는지 검증하고자 한다.
> • pre : 사전 통증 정도    • post : 사후 통증 정도

2개의 변수가 모두 연속형 자료이지만, 모집단의 표본 수가 8명으로 정규분포를 가정하기 어렵습니다. 따라서 두 변수의 평균 차이 검증을 위해 Wilcoxon Signed-Rank Test를 실시합니다.

이를 가설 형태로 작성하면 다음과 같습니다.

> **가설 형태 :** (변수1)과 (변수2)에는 유의한 차이가 있다.

여기서 변수1과 변수2의 자리에 각각 '사전 통증 정도'와 '사후 통증 정도'를 적용하면 가설은 다음과 같이 나타낼 수 있습니다.

> **가설 :** (사전 통증 정도)과 (사후 통증 정도)에는 유의한 차이가 있다.

## 08 » 파일 불러오기 & 확인하기

**1** 실습파일을 불러오기 위해 윈도우의 파일 탐색기에서 경로를 확인합니다. 경로 창을 클릭하여 복사한 뒤, 경로를 설정합니다. 여기서는 데이터셋 명칭을 WILC로 설정하겠습니다.

```
CSV 파일 불러오기

PROC IMPORT OUT = WILC /*데이터셋 명칭 설정*/
    DATAFILE = "D:\SAS 실습파일\Wilcoxon signed rank test.csv" /*경로 설정*/
    DBMS = CSV REPLACE; *불러올 파일 형식을 CSV로 지정;
    GETNAMES = YES; *첫 행에 입력된 값을 변수명으로 사용;
RUN;
```

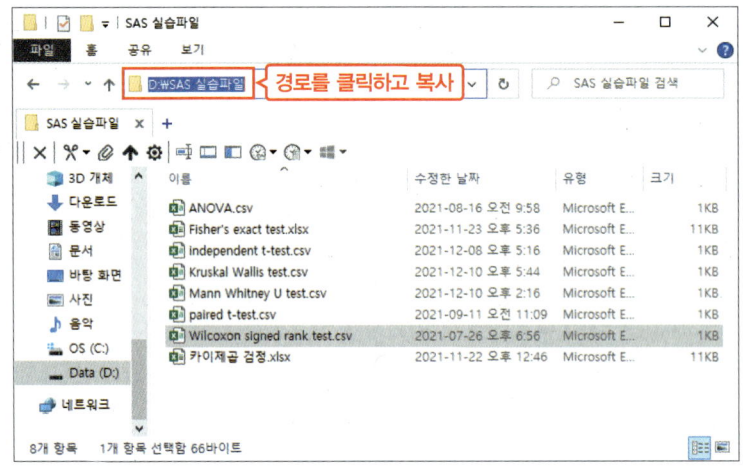

그림 5-16

로그 창에서 데이터셋이 제대로 생성되었는지 확인할 수 있습니다.

```
NOTE: WORK.WILC 데이터셋을 성공적으로 생성했습니다.
NOTE: 데이터셋 WORK.WILC은(는) 8개의 관측값과 2개의 변수를 가지고 있습니다.
NOTE: 프로시저 IMPORT 실행(총 프로세스 시간):
      실행 시간           0.20 초
      cpu 시간            0.17 초
```

그림 5-17

**2** SAS에서는 먼저 사전 통증 정도와 사후 통증 정도에 대한 차이를 계산해야 Wilcoxon Signed-Rank Test를 실시할 수 있습니다. 따라서 WILC 데이터셋의 변수를 확인하여 WILC 데이터셋에 DIFF라는 이름의 변수를 생성하겠습니다. 생성한 DIFF 변수를 포함하여 분석할 변수를 간단하게 확인하기 위해 PROC CONTENTS 명령어를 사용합니다.

---

**사전-사후 차이 계산하기**

```
DATA WILC; *참조할 데이터셋 지정;
    SET WILC; *변수를 생성할 데이터셋 지정;
    DIFF=pre-post; *사전-사후 값을 계산하여 DIFF 변수를 생성;
RUN;
```

**변수명 확인하기**

```
PROC CONTENTS DATA=WILC; *데이터셋 지정;
RUN;
```

변수와 속성 리스트(오름차순)

| # | 변수 | 유형 | 길이 | 출력형식 | 입력형식 |
|---|------|------|------|----------|----------|
| 3 | DIFF | 숫자 | 8 |  |  |
| 2 | post | 숫자 | 8 | BEST12. | BEST32. |
| 1 | pre  | 숫자 | 8 | BEST12. | BEST32. |

DIFF 변수 생성 확인

그림 5-18

---

 **히든그레이스 데이터분석팀 생각**

DIFF 변수는 단순히 변수 간의 차이 크기와 부호를 확인하기 위해 생성합니다. 여기서는 사전 점수-사후 점수로 계산하여 결과 값이 + 부호이면 사후에 감소한 것으로, - 부호이면 사후에 증가한 것으로 판단합니다. 이때 사전-사후, 사후-사전 모두 절댓값은 같고 부호만 반대로 나타나기 때문에 사전과 사후의 차이에 대한 유의수준은 똑같이 계산됩니다.

## 09 » 분석 진행하기

**1** PROC MEANS 명령어를 통해 표본 수, 평균, 표준편차, 중위수, 최솟값, 최댓값, 제1 사분위수, 제3 사분위수를 확인합니다.

### 기술통계량 확인하기

```
PROC MEANS PRINT DATA=WILC N MEAN STD MEDIAN MIN MAX Q1 Q3; *데이터셋 지정 & 표본 수,
평균, 표준편차, 중위수, 최솟값, 최댓값, 제1 사분위수, 제3 사분위수를 출력;
    VAR pre post DIFF; *분석할 변수 지정;
RUN;
```

**SAS 시스템**
**MEANS 프로시저**

| 변수 | N | 평균 | 표준편차 | 중위수 | 최솟값 | 최댓값 | 제1 사분위수 | 제3 사분위수 |
|---|---|---|---|---|---|---|---|---|
| pre | 8 | 30.0000000 | 6.0000000 | 30.0000000 | 21.0000000 | 38.0000000 | 25.5000000 | 35.0000000 |
| post | 8 | 26.7500000 | 4.6827953 | 27.0000000 | 19.0000000 | 33.0000000 | 23.5000000 | 30.5000000 |
| DIFF | 8 | 3.2500000 | 5.5997449 | 3.5000000 | -6.0000000 | 13.0000000 | 0 | 6.0000000 |

그림 5-19

**2** PROC UNIVARIATE 명령어를 통해 사전-사후 차이에 대한 검정 결과를 확인합니다.

### Wilcoxon Signed-Rank Test 실행하기

```
PROC UNIVARIATE NORMAL DATA=WILC; *데이터셋 지정;
    VAR DIFF; *분석 대상변수 지정;
RUN;
```

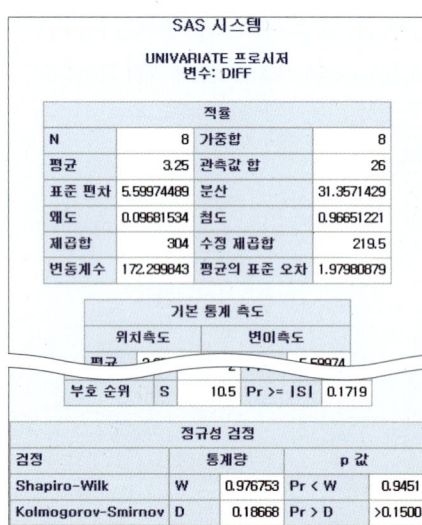

그림 5-20

## 10 » 결과표 작성하기

**1** 한글에서 다음과 같이 결과표 틀을 만듭니다. 연구 문제를 참조하여, 집단명과 종속변수를 입력합니다.

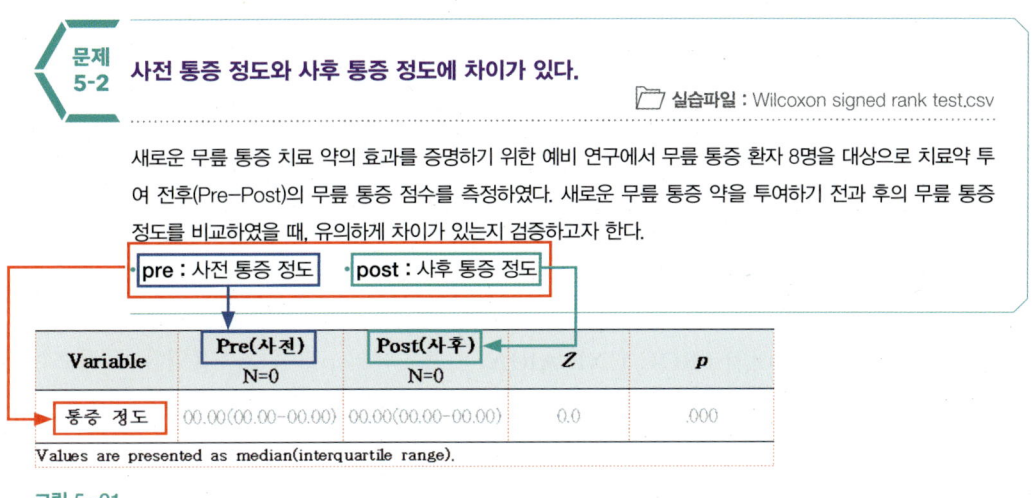

그림 5-21

**2** 기술통계량 결과를 출력한 [그림 5-19]를 참조하여 사전과 사후 각각의 표본 수를 입력합니다.

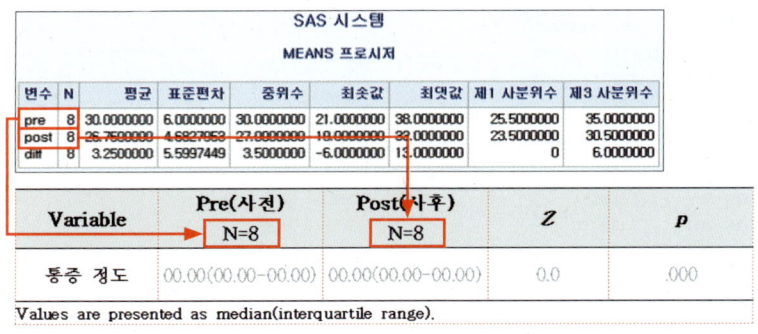

그림 5-22

**3** [그림 5-19]의 출력 결과에서 중위수, 제1 사분위수, 제3 사분위수를 '중위수(제1 사분위수-제3 사분위수)' 형식으로 가져옵니다. 소수점 아래 자릿수는 통일합니다.

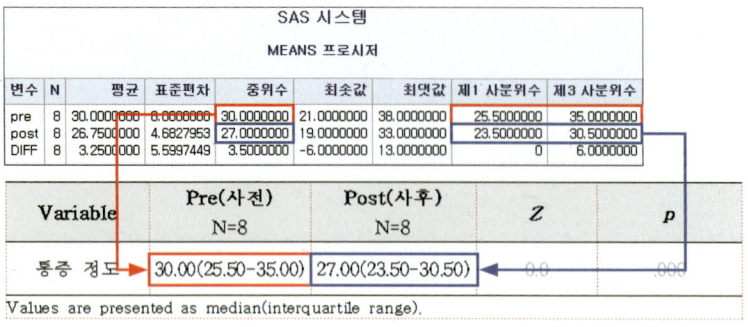

그림 5-23

**4** [그림 5-20]의 **PROC UNIVARIATE** 결과에서 p값을 가져옵니다. 위치모수 검정 표에서 부호 순위(Signed Rank)의 S값을 **Z**에 입력합니다. Pr >= |S|값이 Wilcoxon Signed-Rank Test의 결과이므로 **p**에 입력합니다.

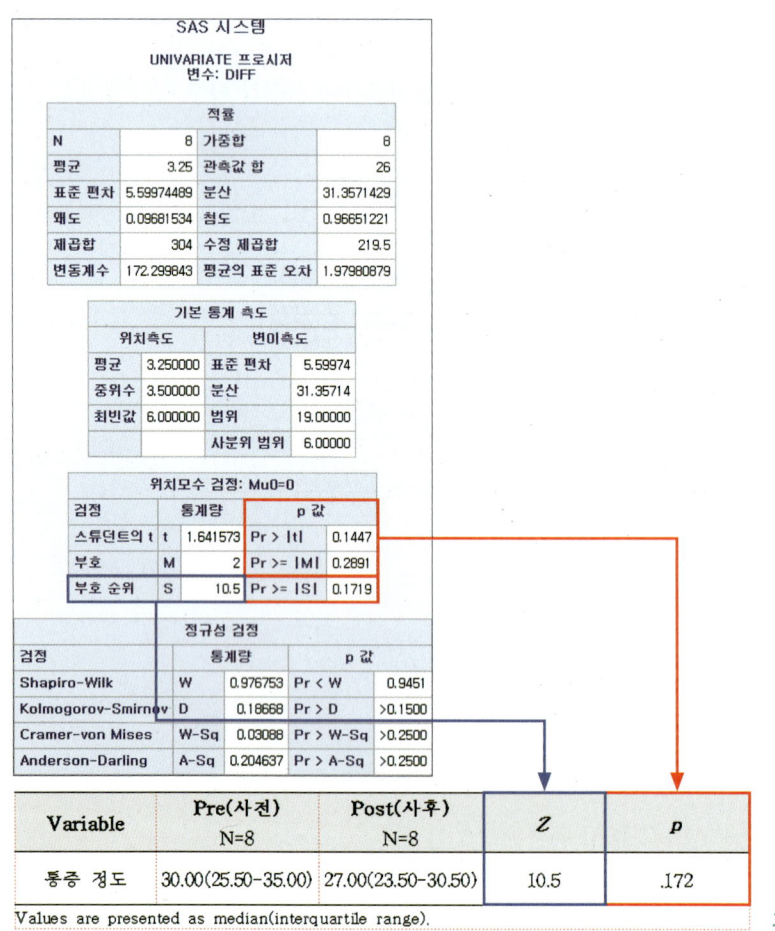

그림 5-24

## 11 » 분석 결과 해석하기

**1** 기술통계량 결과를 출력한 다음 그림에서 표본 수, 평균, 중위수와 사분위수를 확인합니다.

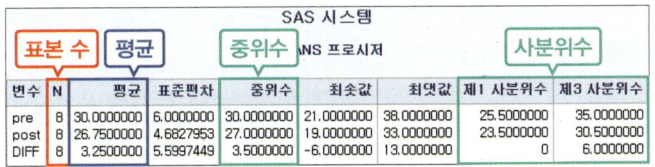

그림 5-25

사전 무릎 통증 정도는 평균 30.00점, 중위수 30.00이었으며, 사후 무릎 통증 정도는 평균 26.75점, 중위수 27.00으로 감소하였습니다.

**2** Wilcoxon Signed-Rank Test 결과를 출력한 다음 그림에서 무릎 통증 감소량이 유의한지 확인합니다.

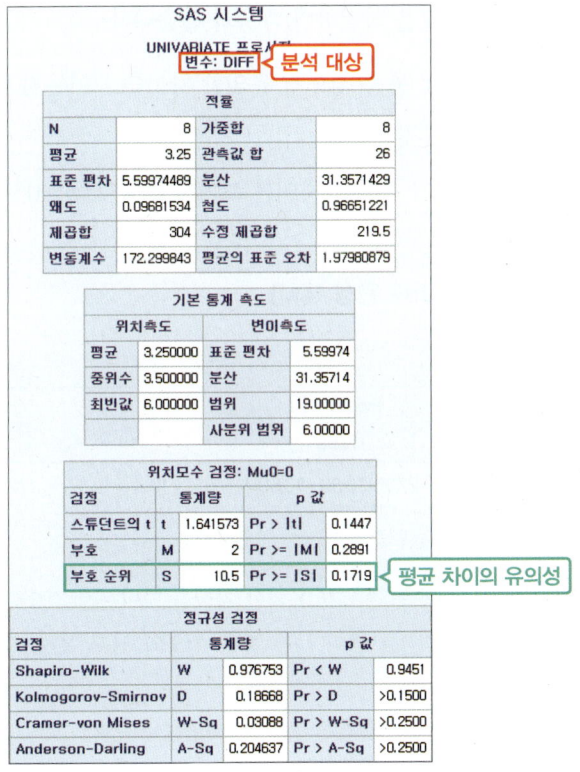

그림 5-26

여기서는 p값이 0.05 이상으로 나타나 유의한 차이가 없는 것으로 해석됩니다.

# 12 » 논문 결과 작성하기

Wilcoxon Signed-Rank Test 결과표에 대한 해석은 다음 3단계로 작성합니다.

### ❶ 분석 내용과 분석법 설명
"새로운 무릎 통증 약을 투여하기 전과 후(독립변수)의 통증 정도(종속변수)가 유의한 차이를 보이는지 검증하고자 Wilcoxon Signed-Rank Test(분석법)를 실시하였다."

### ❷ p값이 유의한 경우($p<.05$)
유의한 차이를 보인 변수에 대해서 유의수준, 집단별 중위수를 제시하여 대소집단을 표기해준다.

### ❸ p값이 유의하지 않은 경우($p>.05$)
"사전·사후 통증 정도는 유의한 차이를 보이지 않았다($p>.05$)."로 마무리한다.

위의 3단계에 맞춰 앞에서 실습한 출력 결과 값을 작성하면 다음과 같습니다.

❶ 새로운 무릎 통증 약을 투여하기 전과 후의 통증 정도가 유의한 차이를 보이는지 검증하고자 Wilcoxon Signed-Rank Test를 실시하였다.

❸ 그 결과 사전 통증 정도와 사후 통증 정도가 유의한 차이를 보이지 않았다($p>.05$).

**[Wilcoxon Signed-Rank Test 논문 결과표 완성 예시]**

〈table〉 무릎 통증 정도의 차이

| Variable | Pre(사전)<br>N=8 | Post(사후)<br>N=8 | Z | p |
|---|---|---|---|---|
| 통증 정도 | 30.00(25.50-35.00) | 27.00(23.50-30.50) | 10.5 | .172 |

Values are presented as median(interquartile range).

새로운 무릎 통증 약을 투여하기 전과 후의 통증 정도가 유의한 차이를 보이는지 검증하고자 Wilcoxon Signed-Rank Test를 실시하였다. 그 결과 사전 통증 정도와 사후 통증 정도는 유의한 차이를 보이지 않았다($p>.05$).

**히든그레이스 데이터분석팀 생각**

만약, 위의 결과에서 p값이 0.05 미만으로 유의한 차이를 보였다면 "사전 통증 정도(중위수=30.00)에 비해 사후 통증 정도(중위수=27.00)는 유의하게 감소한 것으로 나타났다($p<.05$)."로 서술합니다.

# SECTION 06 반복측정 분산분석 vs Friedman Test

## 반복측정 분산분석 : 모수 통계

### 01 » 기본 개념과 연구 문제

반복측정 분산분석은 일원배치 분산분석과 기본적으로 같은 분석 방법이지만, 단일 집단 내에서 하나의 종속변수를 시간별로 비교한다는 것이 차이점입니다. 즉 **집단 간 차이가 아닌 시간별 변수 간 차이를 보는 것으로, 대응표본 t-검정의 확장형**이라고도 할 수 있습니다. 다만 대응표본 t-검정은 사전-사후의 두 시간에 대한 차이를 검증하는 반면, 반복측정 분산분석은 **3번 이상의 시간에 대한 차이를 검증**합니다. 이러한 특성으로 인해 반복측정 분산분석을 대응된 표본에 대한 대상자 내 분산분석이라고도 합니다. 반복측정 분산분석을 하려면 하나의 범주형인 독립변수와 3번 이상의 시간에 대해 측정된 하나의 연속형(또는 비율)인 종속변수가 필요합니다.

먼저 어떤 상황에서 반복측정 분산분석을 실시하는지 살펴보겠습니다. 이어서 SAS에서는 어떻게 분석하는지, 결과 해석은 어떻게 진행하는지 파악해보겠습니다.

**허리 통증 약 종류 및 복용 기간에 따른 반복측정 검정**

실습파일 : 반복측정분산분석.csv

허리 통증 질환이 있는 통증 약 복용자를 대상으로, 복용 전과 복용 한 달 후, 복용 두 달 후, 복용 세 달 후에 걸쳐 통증 정도를 측정하고자 한다. 실험 대상자는 새로운 약 복용자 10명과 기존 약 복용자 10명이다.

- group : 1=새로운 약, 2=기존 약
- Pre : 복용 전
- 1month : 복용 한 달 후
- 2month : 복용 두 달 후
- 3month : 복용 세 달 후

독립변수는 복용 약의 종류(새로운 약, 기존 약)로 범주형 자료이고, 종속변수는 측정 시간 (Pre, 1month, 2month, 3month)으로 통증 정도를 측정한 연속형 자료입니다. 앞에서 단일 집단 내에서 검증한다고 서술하였는데, [문제 6-1]처럼 실험군과 대조군 비교도 가능합니다. 따라서 복용 약 및 복용 기간에 따른 허리 통증의 평균 차이 검증은 반복측정 분산분석으로 실시합니다.

반복측정 분산분석을 가설 형태로 작성하면 다음과 같습니다.

> **가설 형태** : (시간)에 따른 (종속변수)의 변화는 (독립변수)에 따라 유의한 차이가 있다.

여기서 시간, 종속변수와 독립변수 자리에 각각 '복용 기간', '허리 통증 정도', '복용 약의 종류'를 적용하면 가설은 다음과 같이 나타낼 수 있습니다.

> **가설** : (복용 기간)에 따른 (허리 통증 정도)의 변화는 (복용 약의 종류)에 따라 유의한 차이가 있다.

## 02 » 파일 불러오기 & 확인하기

**1** 실습파일을 불러오기 위해 윈도우의 파일 탐색기에서 경로를 확인합니다. 경로 창을 클릭하여 복사한 뒤, 경로를 설정합니다. 반복측정 분산분석에 사용할 데이터 명칭은 **REPEAT1**로 설정하겠습니다.

```
CSV 파일 불러오기

PROC IMPORT OUT = REPEAT1 /*데이터셋 명칭 설정*/
    DATAFILE = "D:\SAS 실습파일\반복측정분산분석.csv" /*경로 설정*/
    DBMS = CSV REPLACE; *불러올 파일 형식을 CSV로 지정;
    GETNAMES = YES; *첫 행에 입력된 값을 변수명으로 사용;
RUN;
```

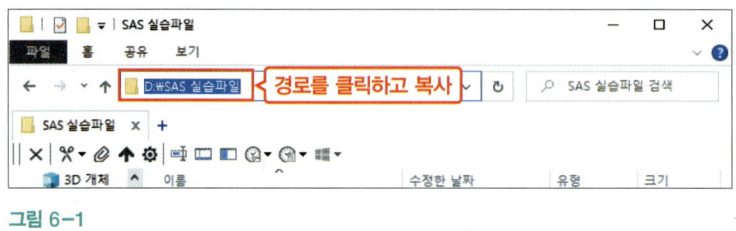

그림 6-1

로그 창에서 데이터셋이 제대로 생성되었는지 확인할 수 있습니다.

```
NOTE: WORK.REPEAT1 데이터셋을 성공적으로 생성했습니다.
NOTE: 데이터셋 WORK.REPEAT1은(는) 20개의 관측값과 6개의 변수를 가지고 있습니다.
NOTE: 프로시저 IMPORT 실행(총 프로세스 시간):
      실행 시간           0.22 초
      cpu 시간            0.17 초
```

그림 6-2

**2** 분석할 변수를 간단하게 확인하기 위해 PROC CONTENTS 명령어를 사용합니다.

**변수명 확인하기**

```
PROC CONTENTS DATA=REPEAT1; *데이터셋 지정;
RUN;
```

| # | 변수 | 유형 | 길이 | 출력형식 | 입력형식 |
|---|------|------|------|----------|----------|
| 3 | Pre | 숫자 | 8 | BEST12. | BEST32. |
| 4 | _1month | 숫자 | 8 | BEST12. | BEST32. |
| 5 | _2month | 숫자 | 8 | BEST12. | BEST32. |
| 6 | _3month | 숫자 | 8 | BEST12. | BEST32. |
| 2 | group | 숫자 | 8 | BEST12. | BEST32. |
| 1 | id | 숫자 | 8 | BEST12. | BEST32. |

그림 6-3

## 03 » 분석 진행하기

**1** PROC GLM 명령어를 사용하여 반복측정 분산분석 결과와 해석에 필요한 구형성 가정 (Sphericity Tests) 결과를 확인할 수 있습니다.

**반복측정 분산분석 실행하기**

```
PROC GLM DATA=REPEAT1; *데이터셋 지정;
    CLASS group; *독립변수 지정;
    MODEL Pre _1month _2month _3month =group/NOUNI; *종속변수를 모두 투입하고 일변
량 통계 값은 계산하지 않음;
    REPEATED TIME 4/PRINTE; *4회 측정값에 대한 구형성 가정;
RUN;
```

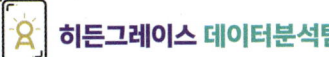 **히든그레이스 데이터분석팀 생각**

PROC GLM 명령어는 다양한 결과를 출력합니다. 따라서 출력된 결과 중 내 연구에 필요한 자료를 파악하여 논문 결과에 참조하는 것이 중요합니다.

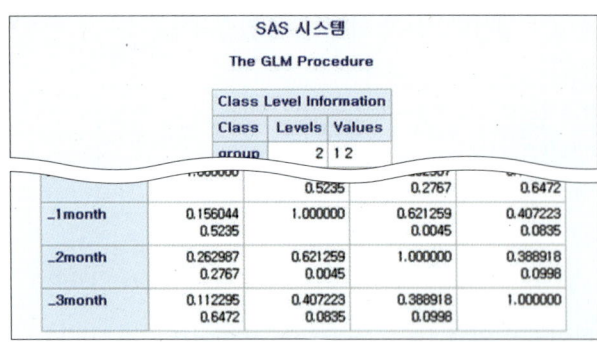
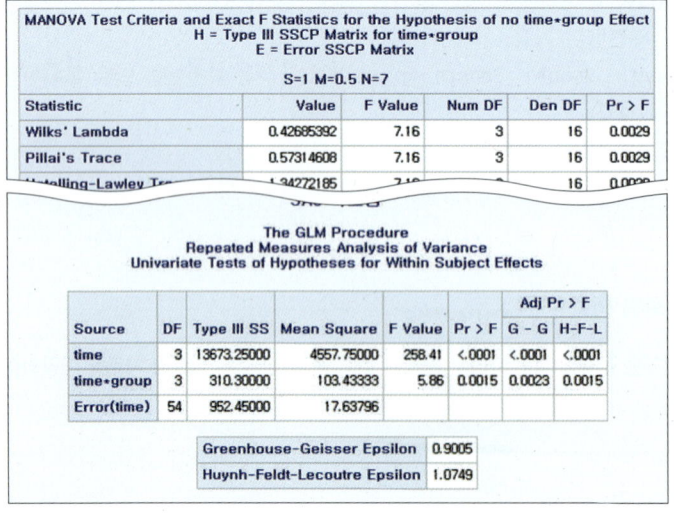

그림 6-4

**2** DATA 명령어를 사용하여 wide 형태의 데이터를 long 형태의 데이터로 변환합니다. 이를 통해 만들어진 데이터를 REPEAT2로 명명합니다.

---

**wide 형태를 long 형태로 변환하기**

```
DATA REPEAT2; *생성할 데이터셋을 REPEAT2로 명명;
    SET REPEAT1; *참조할 데이터셋 지정;
    TIME = Pre; trial = 1; OUTPUT; *TIME 변수를 생성하여 Pre값 입력 후 trial 변수에 1로 입력합니다.;
    TIME = _1month; trial = 2; OUTPUT; *TIME 변수에 _1month값 입력 후 trial 변수에 2로 입력합니다.;
    TIME = _2month; trial = 3; OUTPUT; *TIME 변수에 _2month값 입력 후 trial 변수에 3으로 입력합니다.;
    TIME = _3month; trial = 4; OUTPUT; *TIME 변수에 _3month값 입력 후 trial 변수에 4로 입력합니다.;
RUN;

PROC PRINT DATA=REPEAT2;
RUN;
```

---

 **히든그레이스 데이터분석팀 생각**

원데이터는 wide(넓은 형태, 가로형)로 코딩됩니다. 여기서 long(긴 형태, 세로형)은 서로 다른 시간의 측정값을 하나로 통합한 형태입니다. 시간 순서에 따라 1~4로 설정하였습니다. 만약 이 과정을 먼저 진행하지 않고 반복측정 분산분석 과정을 실행한다면, 반복측정 분산분석의 제곱합이 과장되어 출력될 수 있습니다.

---

기존 데이터에서는 ID에 중복되는 값이 없었으나, 4개 시간에 대한 값을 각각 추가하면서 동일한 ID 값이 4개가 된 것을 확인할 수 있습니다. Pre부터 _3month까지는 데이터가 그대로 사용되었으며, trial값에 따라 time 변수에 각각 Pre~_3month에 해당하는 값이 입력되었습니다.

| OBS | id | group | Pre | _1month | _2month | _3month | time | trial |
|---|---|---|---|---|---|---|---|---|
| 1 | 1 | 1 | 60 | 50 | 25 | 16 | 60 | 1 |
| 2 | 1 | 1 | 60 | 50 | 25 | 16 | 50 | 2 |
| 3 | 1 | 1 | 60 | 50 | 25 | 16 | 25 | 3 |
| 4 | 1 | 1 | 60 | 50 | 25 | 16 | 16 | 4 |
| 5 | 2 | 1 | 52 | 38 | 23 | 12 | 52 | 1 |
| 6 | 2 | 1 | 52 | 38 | 23 | 12 | 38 | 2 |
| 7 | 2 | 1 | 52 | 38 | 23 | 12 | 23 | 3 |
| 8 | 2 | 1 | 52 | 38 | 23 | 12 | 12 | 4 |
| 9 | 3 | 1 | 62 | 36 | 35 | 14 | 62 | 1 |
| 10 | 3 | 1 | 62 | 36 | 35 | 14 | 36 | 2 |
| 11 | 3 | 1 | 62 | 36 | 35 | 14 | 35 | 3 |
| 12 | 3 | 1 | 62 | 36 | 35 | 14 | 14 | 4 |
| 13 | 4 | 1 | 58 | 34 | 21 | 13 | 58 | 1 |
| 14 | 4 | 1 | 58 | 34 | 21 | 13 | 34 | 2 |
| 15 | 4 | 1 | 58 | 34 | 21 | 13 | 21 | 3 |
| 16 | 4 | 1 | 58 | 34 | 21 | 13 | 13 | 4 |
| 17 | 5 | 1 | 50 | 34 | 28 | 18 | 50 | 1 |
| 18 | 5 | 1 | 50 | 34 | 28 | 18 | 34 | 2 |
| 19 | 5 | 1 | 50 | 34 | 28 | 18 | 28 | 3 |
| 20 | 5 | 1 | 50 | 34 | 28 | 18 | 18 | 4 |

그림 6-5

**3** 이전까지는 기술통계량 명령어로 PROC MEANS와 PROC FREQ를 사용했습니다. 여기서는 PROC TABULATE 명령어를 사용하여 각 집단별·시간별 표본 수, 평균, 표준편차를 표로 확인할 수 있습니다.

### 기술통계량 확인하기

```
PROC TABULATE DATA=REPEAT2; *데이터셋 지정;
    CLASS group trial; *구분변수 지정;
    VAR time; *종속변수 지정;
    TABLE group*trial trial group,time*(N MEAN STD); *표 작업;
RUN;
```

SAS 시스템

|       |       | time | | |
|-------|-------|----|------|------|
| group | trial | N  | Mean | Std  |
| 1     | 1     | 10 | 54.10 | 5.24 |
|       | 2     | 10 | 38.70 | 4.76 |
|       | 3     | 10 | 25.30 | 3.97 |
|       | 4     | 10 | 15.20 | 2.82 |
| 2     | 1     | 10 | 58.20 | 3.79 |
|       | 2     | 10 | 47.20 | 6.60 |
|       | 3     | 10 | 40.30 | 5.60 |
|       | 4     | 10 | 26.00 | 6.91 |
| trial |       |    |      |      |
| 1     |       | 20 | 56.15 | 4.92 |
| 2     |       | 20 | 42.95 | 7.10 |
| 3     |       | 20 | 32.80 | 9.03 |
| 4     |       | 20 | 20.60 | 7.56 |
| group |       |    |      |      |
| 1     |       | 40 | 33.33 | 15.36 |
| 2     |       | 40 | 42.93 | 13.09 |

그림 6-6

> **히든그레이스 데이터분석팀 생각**
>
> **PROC TABULATE** 명령어로 원하는 기술통계량에 대한 표를 만들 수 있습니다. 여기서 CLASS는 구분변수로, 독립변수 혹은 명목변수를 지정합니다. VAR는 종속변수로, 연속형 변수를 지정합니다. TABLE 뒤에는 옵션을 설정하여 원하는 방식대로 표를 만들어낼 수 있습니다. TABLE에서 쉼표(,) 앞에 나열한 항목들이 결과표의 행을 구성하고, 쉼표 뒤에 나열한 항목들이 결과표의 열을 구성합니다.

**4** Bonferroni(본페로니) 사후검정을 통해 대상별 대조 결과를 확인할 수 있습니다.

### Bonferroni 사후검정 실행하기

```
PROC MIXED DATA=REPEAT2; *명령어 및 데이터셋 지정;
    CLASS group trial; *구분변수 지정;
    MODEL time = group trial group*trial; *분석 대상 지정;
    REPEATED / TYPE=CS SUB=ID; *분석 종류 지정;
    LSMEANS group trial group*trial / ADJUST = BONFERRONI;
RUN;
```

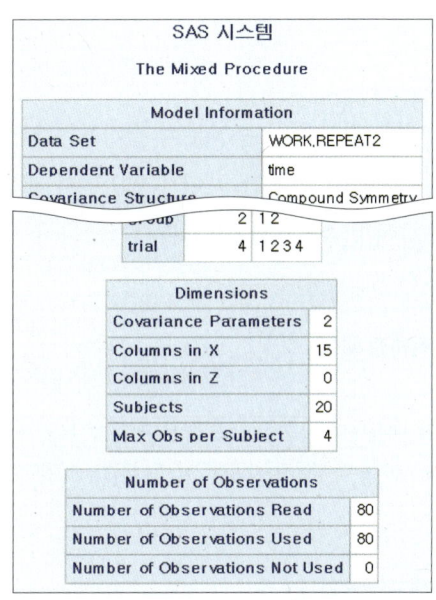

### SAS 시스템
### The Mixed Procedure

| Model Information | |
|---|---|
| Data Set | WORK.REPEAT2 |
| Dependent Variable | time |
| Covariance Structure | Compound Symmetry |

| | | |
|---|---|---|
| group | 2 | 1 2 |
| trial | 4 | 1 2 3 4 |

| Dimensions | |
|---|---|
| Covariance Parameters | 2 |
| Columns in X | 15 |
| Columns in Z | 0 |
| Subjects | 20 |
| Max Obs per Subject | 4 |

| Number of Observations | |
|---|---|
| Number of Observations Read | 80 |
| Number of Observations Used | 80 |
| Number of Observations Not Used | 0 |

| Iteration History | | | |
|---|---|---|---|
| Iteration | Evaluations | -2 Res Log Like | Criterion |
| 0 | 1 | 458.32389946 | |
| 1 | 1 | 449.03583226 | 0.00000000 |

Convergence criteria met.

| BIC (Smaller is Better) | 455.0 |
|---|---|

| Null Model Likelihood Ratio Test | | |
|---|---|---|
| DF | Chi-Square | Pr > ChiSq |
| 1 | 9.29 | 0.0023 |

| Type 3 Tests of Fixed Effects | | | | |
|---|---|---|---|---|
| Effect | Num DF | Den DF | F Value | Pr > F |
| group | 1 | 18 | 35.09 | <.0001 |
| trial | 3 | 54 | 258.41 | <.0001 |
| group*trial | 3 | 54 | 5.86 | 0.0015 |

| Least Squares Means | | | | | | | |
|---|---|---|---|---|---|---|---|
| Effect | group | trial | Estimate | Standard Error | DF | t Value | Pr > |t| |
| group | 1 | | 33.3250 | 1.1460 | 18 | 29.08 | <.0001 |
| group | 2 | | 42.9250 | 1.1460 | 18 | 37.46 | <.0001 |
| trial | | 1 | 56.1500 | 1.1481 | 54 | 48.91 | <.0001 |
| trial | | 2 | 42.9500 | 1.1481 | 54 | 37.41 | <.0001 |
| trial | | 3 | 32.8000 | 1.1481 | 54 | 28.57 | <.0001 |
| trial | | 4 | 20.6000 | 1.1481 | 54 | 17.94 | <.0001 |
| group*trial | 1 | 1 | 54.1000 | 1.6236 | 54 | 33.32 | <.0001 |
| group*trial | 1 | 2 | 38.7000 | 1.6236 | 54 | 23.84 | <.0001 |
| group*trial | 1 | 3 | 25.3000 | 1.6236 | 54 | 15.58 | <.0001 |
| group*trial | 1 | 4 | 15.2000 | 1.6236 | 54 | 9.36 | <.0001 |
| group*trial | 2 | 1 | 58.2000 | 1.6236 | 54 | 35.85 | <.0001 |
| group*trial | 2 | 2 | 47.2000 | 1.6236 | 54 | 29.07 | <.0001 |
| group*trial | 2 | 3 | 40.3000 | 1.6236 | 54 | 24.82 | <.0001 |
| group*trial | 2 | 4 | 26.0000 | 1.6236 | 54 | 16.01 | <.0001 |

| Differences of Least Squares Means | | | | | | | | | | | |
|---|---|---|---|---|---|---|---|---|---|---|---|
| Effect | group | trial | _group | _trial | Estimate | Standard Error | DF | t Value | Pr > |t| | Adjustment | Adj P |
| group | 1 | | 2 | | -9.6000 | 1.6207 | 18 | -5.92 | <.0001 | Bonferroni | <.0001 |
| trial | | 1 | | 2 | 13.2000 | 1.3281 | 54 | 9.94 | <.0001 | Bonferroni | <.0001 |
| trial | | 1 | | 3 | 23.3500 | 1.3281 | 54 | 17.58 | <.0001 | Bonferroni | <.0001 |
| trial | | 1 | | 4 | 35.5500 | 1.3281 | 54 | 26.77 | <.0001 | Bonferroni | <.0001 |
| trial | | 2 | | 3 | 10.1500 | 1.3281 | 54 | 7.64 | <.0001 | Bonferroni | <.0001 |
| trial | | 2 | | 4 | 22.3500 | 1.3281 | 54 | 16.83 | <.0001 | Bonferroni | <.0001 |
| trial | | 3 | | 4 | 12.2000 | 1.3281 | 54 | 9.19 | <.0001 | Bonferroni | <.0001 |
| group*trial | 1 | 1 | 1 | 2 | 15.4000 | 1.8782 | 54 | 8.20 | <.0001 | Bonferroni | <.0001 |
| group*trial | 1 | 1 | 1 | 3 | 28.8000 | 1.8782 | 54 | 15.33 | <.0001 | Bonferroni | <.0001 |
| group*trial | 1 | 1 | 1 | 4 | 38.9000 | 1.8782 | 54 | 20.71 | <.0001 | Bonferroni | <.0001 |
| group*trial | 1 | 1 | 2 | 1 | -4.1000 | 2.2961 | 54 | -1.79 | 0.0798 | Bonferroni | 1.0000 |
| group*trial | 1 | 1 | 2 | 2 | 6.9000 | 2.2961 | 54 | 3.01 | 0.0040 | Bonferroni | 0.1126 |
| group*trial | 1 | 1 | 2 | 3 | 13.8000 | 2.2961 | 54 | 6.01 | <.0001 | Bonferroni | <.0001 |
| group*trial | 1 | 1 | 2 | 4 | 28.1000 | 2.2961 | 54 | 12.24 | <.0001 | Bonferroni | <.0001 |
| group*trial | 1 | 2 | 1 | 3 | 13.4000 | 1.8782 | 54 | 7.13 | <.0001 | Bonferroni | <.0001 |

그림 6-7

## 04 » 결과표 작성하기

**1** 한글에서 다음과 같이 결과표 틀을 만듭니다. 반복측정 분산분석 결과표는 시간과 집단에 따른 차이가 있었는지 제시하는 표와 시간별로 집단 간 차이가 있었는지 제시하는 사후검정표로 구성됩니다. 연구 문제를 참조하여 변수를 입력합니다.

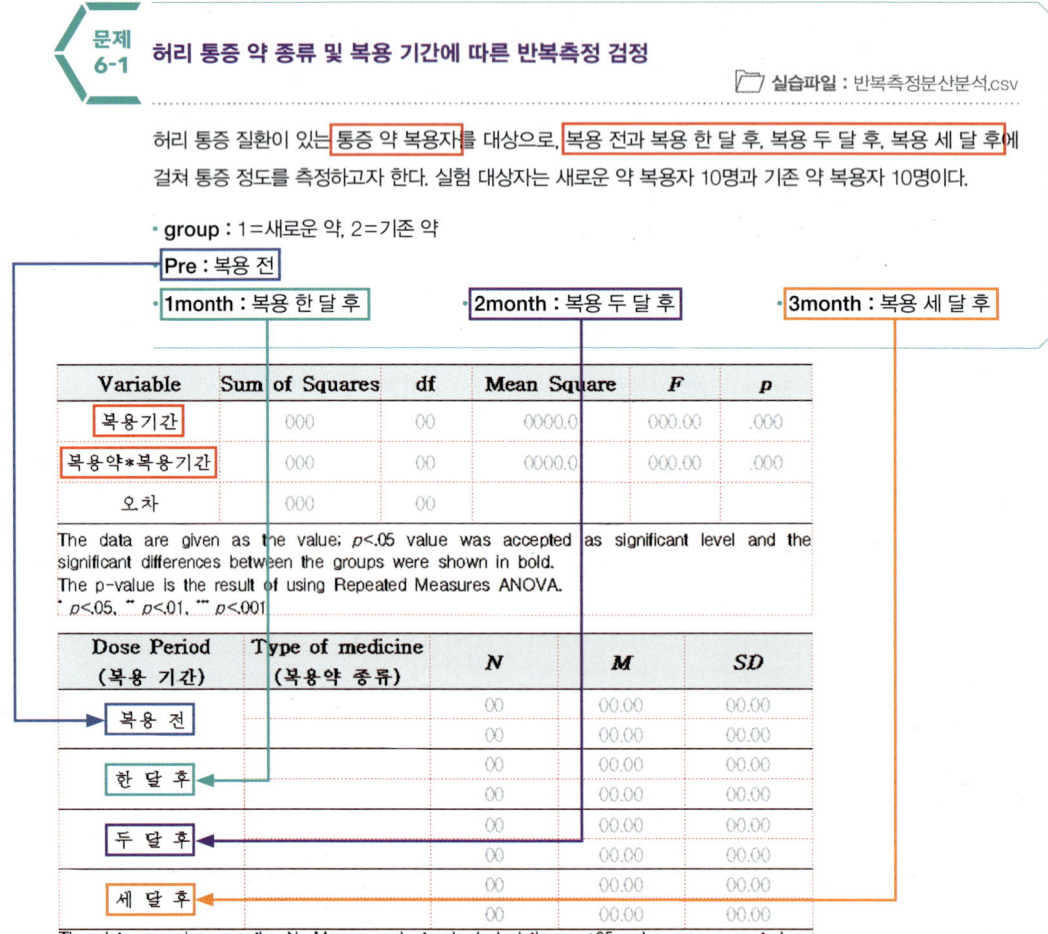

그림 6-8

**2** 첫 번째 한글 결과표는 [그림 6-4]의 결과표를 참조하여 시간별, 집단\*시간별 차이에 대한 제곱합(Type Ⅲ SS), 자유도(DF), 평균제곱(Mean Square)과 F값(F Value), p값(Pr > F)을 입력합니다.

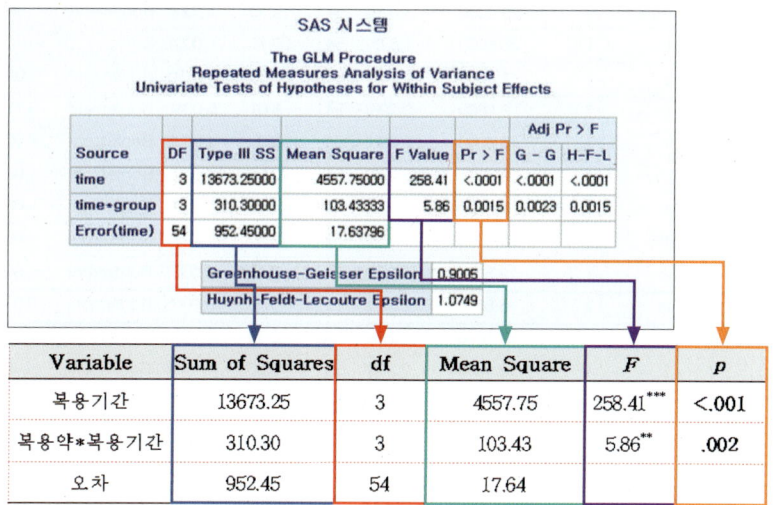

| Variable | Sum of Squares | df | Mean Square | F | p |
|---|---|---|---|---|---|
| 복용기간 | 13673.25 | 3 | 4557.75 | 258.41*** | <.001 |
| 복용약\*복용기간 | 310.30 | 3 | 103.43 | 5.86** | .002 |
| 오차 | 952.45 | 54 | 17.64 | | |

The data are given as the value; *p*<.05 value was accepted as significant level and the significant differences between the groups were shown in bold.
The p-value is the result of using Repeated Measures ANOVA.
\* *p*<.05, \*\* *p*<.01, \*\*\* *p*<.001

그림 6-9

**3** 두 번째 한글 결과표는 [그림 6-6]의 기술통계량 결과를 참조하여 시간에 따른 집단별 표본 수, 평균, 표준편차를 입력합니다. 여기서는 집단 1에 새로운 약, 집단 2에 기존 약을 투여하였습니다.

그림 6-10

**4** [그림 6-7]의 본페로니의 사후검정 결과에서 **Adj P**값을 확인하고, 동일한 시간에 집단 간 유의한 차이($p<.05$)가 있었던 시간을 표시합니다.

| | | | | | | | | | | |
|---|---|---|---|---|---|---|---|---|---|---|
| group*trial | 1 | 1 | | 15.4000 | 1.8782 | 54 | 8.20 | <.0001 | Bonferroni | <.0001 |
| group*trial | 1 | 1 | | 28.8000 | 1.8782 | 54 | 15.33 | <.0001 | Bonferroni | <.0001 |
| group*trial | 1 | 1 | 4 | 38.9000 | 1.8782 | 54 | 20.71 | <.0001 | Bonferroni | <.0001 |
| group*trial | 1 | 2 | 1 | -4.1000 | 2.2961 | 54 | -1.79 | 0.0798 | Bonferroni | 1.0000 |
| group*trial | 1 | 2 | 2 | 6.9000 | 2.2961 | 54 | 3.01 | 0.0040 | Bonferroni | 0.1126 |
| group*trial | 1 | | 3 | 13.8000 | 2.2961 | 54 | 6.01 | <.0001 | Bonferroni | <.0001 |
| group*trial | 1 | | 4 | 28.1000 | 2.2961 | 54 | 12.24 | <.0001 | Bonferroni | <.0001 |
| group*trial | 1 | 2 | 3 | 13.4000 | 1.8782 | 54 | 7.13 | <.0001 | Bonferroni | <.0001 |
| group*trial | 1 | 2 | 4 | 23.5000 | 1.8782 | 54 | 12.51 | <.0001 | Bonferroni | <.0001 |
| group*trial | 1 | 2 | 1 | -19.5000 | 2.2961 | 54 | -8.49 | <.0001 | Bonferroni | <.0001 |
| group*trial | 1 | 2 | 2 | -8.5000 | 2.2961 | 54 | -3.70 | 0.0005 | Bonferroni | 0.0141 |
| group*trial | 1 | 2 | 3 | -1.6000 | 2.2961 | 54 | -0.70 | 0.4889 | Bonferroni | 1.0000 |
| group*trial | 1 | 2 | 4 | 12.7000 | 2.2961 | 54 | 5.53 | <.0001 | Bonferroni | <.0001 |
| group*trial | 1 | 3 | 4 | 10.1000 | 1.8782 | 54 | 5.38 | <.0001 | Bonferroni | <.0001 |
| group*trial | 1 | 3 | 1 | -32.9000 | 2.2961 | 54 | -14.33 | <.0001 | Bonferroni | <.0001 |
| group*trial | 1 | 3 | 2 | -21.9000 | 2.2961 | 54 | -9.54 | <.0001 | Bonferroni | <.0001 |
| group*trial | 1 | 3 | 3 | -15.0000 | 2.2961 | 54 | -6.53 | <.0001 | Bonferroni | <.0001 |
| group*trial | 1 | 3 | 4 | -0.7000 | 2.2961 | 54 | -0.30 | 0.7616 | Bonferroni | 1.0000 |
| group*trial | 1 | 4 | 1 | -43.0000 | 2.2961 | 54 | -18.73 | <.0001 | Bonferroni | <.0001 |
| group*trial | 1 | 4 | 2 | -32.0000 | 2.2961 | 54 | -13.94 | <.0001 | Bonferroni | <.0001 |
| group*trial | 1 | 4 | 3 | -25.1000 | 2.2961 | 54 | -10.93 | <.0001 | Bonferroni | <.0001 |
| group*trial | 1 | 4 | 4 | -10.8000 | 2.2961 | 54 | -4.70 | <.0001 | Bonferroni | 0.0005 |
| group*trial | 2 | 1 | 2 | 11.0000 | 1.8782 | 54 | 5.86 | <.0001 | Bonferroni | <.0001 |
| group*trial | 2 | 1 | 3 | 17.9000 | 1.8782 | 54 | 9.53 | <.0001 | Bonferroni | <.0001 |
| group*trial | 2 | 1 | 4 | 32.2000 | 1.8782 | 54 | 17.14 | <.0001 | Bonferroni | <.0001 |
| group*trial | 2 | 2 | 3 | 6.9000 | 1.8782 | 54 | 3.67 | 0.0006 | Bonferroni | 0.0154 |
| group*trial | 2 | 2 | 4 | 21.2000 | 1.8782 | 54 | 11.29 | <.0001 | Bonferroni | <.0001 |
| group*trial | 2 | 3 | 4 | 14.3000 | 1.8782 | 54 | 7.61 | <.0001 | Bonferroni | <.0001 |

| Dose Period (복용 기간) | Type of medicine (복용약 종류) | N | M | SD |
|---|---|---|---|---|
| 복용 전 | 새로운 약 | 10 | 54.10 | 5.24 |
| | 기존 약 | 10 | 58.20 | 3.79 |
| 한 달 후 | 새로운 약** | 10 | 38.70 | 4.76 |
| | 기존 약** | 10 | 47.20 | 6.60 |
| 두 달 후 | 새로운 약*** | 10 | 25.30 | 3.97 |
| | 기존 약*** | 10 | 40.30 | 5.60 |
| 세 달 후 | 새로운 약*** | 10 | 15.20 | 2.82 |
| | 기존 약*** | 10 | 26.00 | 6.91 |

* indicates statistically significant between 새로운 약 vs 기존 약
The data are given as the N, Means and standard deviation; $p<.05$ value was accepted as significant level and the significant differences between the groups.
The p-value is the result of using analysis of variance.
* $p<.05$, ** $p<.01$, *** $p<.001$

그림 6-11

## 05 » 분석 결과 해석하기

**1** glm 반복측정 분산분석에서 가장 먼저 봐야 하는 부분은 구형성 가정입니다. 이 가정을 만족하느냐 만족하지 못하느냐에 따라서, 결과표를 작성하는 방식이 달라지기 때문입니다.

| Sphericity Tests | | | | |
|---|---|---|---|---|
| Variables | DF | Mauchly's Criterion | Chi-Square | Pr > ChiSq |
| Transformed Variates | 5 | 0.3550165 | 17.317384 | 0.0039 |
| Orthogonal Components | 5 | 0.8212802 | 3.2924538 | 0.6550 |

→ p값이 0.05보다 크면 구형성 가정을 만족

MANOVA Test Criteria and Exact F Statistics for the Hypothesis of no time Effect
H = Type III SSCP Matrix for time
E = Error SSCP Matrix
S=1 M=0.5 N=7

| Statistic | Value | F Value | Num DF | Den DF | Pr > F |
|---|---|---|---|---|---|
| Wilks' Lambda | 0.02332456 | 223.32 | 3 | 16 | <.0001 |
| Pillai's Trace | 0.97667544 | 223.32 | 3 | 16 | <.0001 |
| Hotelling-Lawley Trace | 41.87326735 | 223.32 | 3 | 16 | <.0001 |
| Roy's Greatest Root | 41.87326735 | 223.32 | 3 | 16 | <.0001 |

→ 구형성 가정을 만족하지 못할 시 결과로 사용

그림 6-12

그림을 보면, p값이 0.05보다 크기 때문에 구형성 가정을 만족합니다.

**2** 구형성 가정을 만족하였으므로, 이어서 반복측정 분산분석을 확인하기 위해 진행한 기술통계량 결과를 확인합니다.

오른쪽 그림에서 집단과 시간에 따라 분류한 기술통계량 결과를 확인하였습니다. 다음으로 집단 간 차이가 유의한지를 확인하기 위해 검정 결과를 확인합니다.

SAS 시스템

| group | trial | N | Mean | Std |
|---|---|---|---|---|
| 1 | 1 | 10 | 54.10 | 5.24 |
|   | 2 | 10 | 38.70 | 4.76 |
|   | 3 | 10 | 25.30 | 3.97 |
|   | 4 | 10 | 15.20 | 2.82 |
| 2 | 1 | 10 | 58.20 | 3.79 |
|   | 2 | 10 | 47.20 | 6.60 |
|   | 3 | 10 | 40.30 | 5.60 |
|   | 4 | 10 | 26.00 | 6.91 |
| trial | | | | |
| 1 | | 20 | | |
| 2 | | 20 | 42.95 | 7.10 |
| 3 | | 20 | 32.80 | 9.03 |
| 4 | | 20 | 20.60 | 7.56 |
| group | | | | |
| 1 | | 40 | 33.33 | 15.36 |
| 2 | | 40 | 42.93 | 13.09 |

평균 / 표본 수 / 표준편차

그림 6-13

**3** 사후검정 결과에서 다른 집단과 같은 시간의 자료만 확인합니다. 시간별 집단 간 차이를 보고자 하였으므로 모든 값을 확인할 필요는 없습니다. 차이에 대한 유의성은 **Adj P**값이 0.05 미만인지에 따라 판단합니다.

| Effect | group | trial | _group | _trial | Estimate | Standard Error | DF | t Value | Pr > |t| | Adjustment | Adj P |
|---|---|---|---|---|---|---|---|---|---|---|---|
| group*trial | 1 | 1 | 1 | 2 | 15.4000 | 1.8782 | 54 | 8.20 | <.0001 | Bonferroni | <.0001 |
| group*trial | 1 | 1 | 1 | 3 | | | 54 | 15.33 | <.0001 | Bonferroni | <.0001 |
| group*trial | 1 | 1 | 1 | 4 | | | 54 | 20.71 | <.0001 | Bonferroni | <.0001 |
| group*trial | 1 | 1 | 2 | 1 | -4.1000 | 2.2961 | 54 | -1.79 | 0.0798 | Bonferroni | 1.0000 |
| group*trial | 1 | 1 | 2 | 2 | 6.9000 | 2.2961 | 54 | 3.01 | 0.0040 | Bonferroni | 0.1126 |
| group*trial | 1 | 1 | 2 | 3 | 13.8000 | 2.2961 | 54 | 6.01 | <.0001 | Bonferroni | <.0001 |
| group*trial | 1 | 1 | 2 | 4 | 28.1000 | 2.2961 | 54 | 12.24 | <.0001 | Bonferroni | <.0001 |
| group*trial | 1 | 2 | 1 | 3 | 13.4000 | 1.8782 | 54 | 7.13 | <.0001 | Bonferroni | <.0001 |
| group*trial | 1 | 2 | 1 | 4 | 23.5000 | 1.8782 | 54 | 12.51 | <.0001 | Bonferroni | <.0001 |
| group*trial | 1 | 2 | 2 | 1 | -19.5000 | 2.2961 | 54 | -8.49 | <.0001 | Bonferroni | <.0001 |
| group*trial | 1 | 2 | 2 | 2 | -8.5000 | 2.2961 | 54 | -3.70 | 0.0005 | Bonferroni | 0.0141 |
| group*trial | 1 | 2 | 2 | 3 | -1.6000 | 2.2961 | 54 | -0.70 | 0.4889 | Bonferroni | 1.0000 |
| group*trial | 1 | 2 | 2 | 4 | 12.7000 | 2.2961 | 54 | 5.53 | <.0001 | Bonferroni | <.0001 |
| group*trial | 1 | 3 | 1 | 4 | 10.1000 | 1.8782 | 54 | 5.38 | <.0001 | Bonferroni | <.0001 |
| group*trial | 1 | 3 | 2 | 1 | -32.9000 | 2.2961 | 54 | -14.33 | <.0001 | Bonferroni | <.0001 |
| group*trial | 1 | 3 | 2 | 2 | -21.9000 | 2.2961 | 54 | -9.54 | <.0001 | Bonferroni | <.0001 |
| group*trial | 1 | 3 | 2 | 3 | -15.0000 | 2.2961 | 54 | -6.53 | <.0001 | Bonferroni | <.0001 |
| group*trial | 1 | 3 | 2 | 4 | -0.7000 | 2.2961 | 54 | -0.30 | 0.7616 | Bonferroni | 1.0000 |
| group*trial | 1 | 4 | 2 | 1 | -43.0000 | 2.2961 | 54 | -18.73 | <.0001 | Bonferroni | <.0001 |
| group*trial | 1 | 4 | 2 | 2 | -32.0000 | 2.2961 | 54 | -13.94 | <.0001 | Bonferroni | <.0001 |
| group*trial | 1 | 4 | 2 | 3 | -25.1000 | 2.2961 | 54 | -10.93 | <.0001 | Bonferroni | <.0001 |
| group*trial | 1 | 4 | 2 | 4 | -10.8000 | 2.2961 | 54 | -4.70 | <.0001 | Bonferroni | 0.0005 |
| group*trial | 2 | 1 | 2 | 2 | 11.0000 | 1.8782 | 54 | 5.86 | <.0001 | Bonferroni | <.0001 |
| group*trial | 2 | 1 | 2 | 3 | 17.9000 | 1.8782 | 54 | 9.53 | <.0001 | Bonferroni | <.0001 |
| group*trial | 2 | 1 | 2 | 4 | 32.2000 | 1.8782 | 54 | 17.14 | <.0001 | Bonferroni | <.0001 |
| group*trial | 2 | 2 | 2 | 3 | 6.9000 | 1.8782 | 54 | 3.67 | 0.0006 | Bonferroni | 0.0154 |
| group*trial | 2 | 2 | 2 | 4 | 21.2000 | 1.8782 | 54 | 11.29 | <.0001 | Bonferroni | <.0001 |
| group*trial | 2 | 3 | 2 | 4 | 14.3000 | 1.8782 | 54 | 7.61 | <.0001 | Bonferroni | <.0001 |

그림 6-14

그림을 보면, 4개의 시간 중에서 한 달 후, 두 달 후, 세 달 후 p값이 0.05 미만으로 나타났습니다. 즉, 새로운 약과 기존 약의 약효 차이는 복용 한 달 후부터 발생한다고 설명할 수 있습니다.

> **히든그레이스 데이터분석팀 생각**
>
> 여러 대상을 동시에 비교할 경우 대상이 많아질수록 1종 오류를 범할 확률이 커지는 문제점이 발생합니다. 따라서 사후검정에서는 이를 해결하기 위해 더 엄격한 유의수준을 적용합니다. SAS MIXED에서 제공하는 다양한 사후검정 방법들 중 **Bonferroni** 사후검정은 원래의 유의확률 **Pr>|t|**에 총 검정의 수를 곱한 값을 **Adj P**로 나타내며, 이렇게 보정된 **Adj P**를 통해 더 엄격하게 유의성을 판단합니다.

## 06 » 논문 결과 작성하기

반복측정 분산분석 결과표에 대한 해석은 다음 3단계로 작성합니다.

> **❶ 분석 내용과 분석법 설명**
> "허리 통증 정도(종속변수)에 대한 복용 약 종류(독립변수)와 복용 기간(시간 변수)의 상호작용 효과를 검증하기 위해 반복측정 분산분석(분석법)을 시행하였다."
>
> **❷ 유의한 결과 설명**
> 시간 변수의 유의성과 독립변수와 시간 변수 간의 상호작용 유의성 검증 결과를 기술한다.
>
> **❸ 시간 변수별 독립변수에 따른 종속변수의 사후검정 결과 설명**
> 시간별로 복용 약 종류에 따른 허리 통증 정도에 차이가 있었는지 설명한다.
>
> **❹ 모두 유의하지 않을 경우**
> "시간과 복용약 종류에 따라 허리 통증 정도의 차이가 없었다($p>.05$)."라고 마무리한다.

위의 4단계에 맞춰 앞에서 실습한 출력 결과 값을 작성하면 다음과 같습니다.

❶ 허리 통증 정도에 대한 복용 약 종류와 복용 기간의 상호작용 효과를 검증하기 위해 반복측정 분산분석을 시행하였다.

❷ 그 결과 허리 통증 정도에 대해 복용 기간의 주 효과는 유의하게 나타났고($F=258.41$, $p<.001$), 복용 약의 종류와 복용 기간의 상호작용 효과는 유의하게 나타났다($F=5.86$, $p=.002$).

❸ 복용 기간별로 복용 약의 종류에 따른 허리 통증 정도를 확인한 결과, 복용 전에는 복용 약 종류에 따른 허리 통증 정도의 차이가 없었고, 한 달 후, 두 달 후, 세 달 후에는 새로운 약($M=38.70, 25.30, 15.20$)과 기존 약($M=47.20, 40.30, 26.00$) 사이의 허리 통증 정도에 유의한 차이가 있었다.

**[반복측정 분산분석 논문 결과표 완성 예시]**

허리 통증 정도에 대한 복용 약 종류와 복용 기간의 상호작용 효과를 검증하기 위해 반복측정 분산분석을 시행하였다. 그 결과 허리 통증 정도에 대해 복용 기간의 주 효과는 유의하게 나타났고($F=258.41$, $p<.001$), 복용 약의 종류와 복용 기간의 상호작용 효과는 유의하게 나타났다 ($F=5.86$, $p=.002$).

⟨table 1⟩ 복용 약의 종류와 복용 기간에 따른 허리 통증 정도(반복측정 분산분석)

| Variable | Sum of Squares | df | Mean Square | F | p |
|---|---|---|---|---|---|
| 복용기간 | 13673.25 | 3 | 4557.75 | 258.41*** | **<.001** |
| 복용약*복용기간 | 310.30 | 3 | 103.43 | 5.86** | **.002** |
| 오차 | 952.45 | 54 | 17.64 | | |

The data are given as the value; $p<.05$ value was accepted as significant level and the significant differences between the groups were shown in bold.
The p-value is the result of using Repeated Measures ANOVA.
\* $p<.05$, \*\* $p<.01$, \*\*\* $p<.001$

복용 기간별로 복용 약의 종류에 따른 허리 통증 정도를 확인한 결과, 복용 전에는 복용 약 종류에 따른 허리 통증 정도의 차이가 없었고, 한 달 후, 두 달 후, 세 달 후에는 새로운 약($M=38.70$, $25.30$, $15.20$)과 기존 약($M=47.20$, $40.30$, $26.00$) 사이의 허리 통증 정도에 유의한 차이가 있었다.

⟨table 2⟩ 복용 기간별 복용 약 종류에 따른 허리 통증 정도의 사후검정

| Dose Period (복용 기간) | Type of medicine (복용약 종류) | N | M | SD |
|---|---|---|---|---|
| 복용 전 | 새로운 약 | 10 | 54.10 | 5.24 |
| | 기존 약 | 10 | 58.20 | 3.79 |
| 한 달 후 | 새로운 약** | 10 | 38.70 | 4.76 |
| | 기존 약** | 10 | 47.20 | 6.60 |
| 두 달 후 | 새로운 약*** | 10 | 25.30 | 3.97 |
| | 기존 약*** | 10 | 40.30 | 5.60 |
| 세 달 후 | 새로운 약*** | 10 | 15.20 | 2.82 |
| | 기존 약*** | 10 | 26.00 | 6.91 |

\* indicates statistically significant between 새로운 약 vs 기존 약
The data are given as the N, Means and standard deviation; $p<.05$ value was accepted as significant level and the significant differences between the groups.
The p-value is the result of using analysis of variance.
\* $p<.05$, \*\* $p<.01$, \*\*\* $p<.001$

# Friedman Test : 비모수 통계

## 07 » 기본 개념과 연구 문제

Friedman Test는 **종속변수가 연속변수이면서 정규분포를 만족하지 않을 때, 동일한 케이스에 대해 반복된 측정이 이어졌을 때, 3개 이상의 시간에 대해 집단 비교를 하기 위해 반복측정 분산분석의 대안으로 사용**하는 비모수 검정입니다.

먼저 어떤 상황에서 Friedman Test를 실시하는지 살펴보겠습니다. 이어서 SAS에서는 어떻게 분석하는지, 결과 해석은 어떻게 진행하는지 파악해보겠습니다.

> **문제 6-2** **치료 기간에 따른 치료법의 효과 차이 검증**
> 실습파일 : Friedman test.csv
>
> 여드름 환자 8명을 대상으로 치료 전, 치료 1개월 후, 치료 3개월 후에 여드름 중증도를 측정하였다. 시간에 따라 치료법의 효과에 차이가 있는지 분석하고자 한다.
>
> - **base** : 치료 전 여드름 중증도
> - **month1** : 치료 1개월 후 여드름 중증도
> - **month3** : 치료 3개월 후 여드름 중증도

시간으로 분류되는 연속형 자료이지만 표본 수가 8명으로 적기 때문에, 시간에 따른 여드름 중증도를 확인하기 위해 Friedman Test를 실시합니다.

이를 가설 형태로 작성하면 다음과 같습니다.

> **가설 형태** : (시간)에 따른 (종속변수)의 변화에는 유의한 차이가 있다.

여기서 시간, 종속변수 자리에 각각 '치료 기간', '여드름 중증도'를 적용하면 가설은 다음과 같이 나타낼 수 있습니다.

> **가설** : (치료 기간)에 따른 (여드름 중증도)의 변화에는 유의한 차이가 있다.

## 08 » 파일 불러오기 & 확인하기

**1** 실습파일을 불러오기 위해 윈도우의 파일 탐색기에서 경로를 확인합니다. 경로 창을 클릭하여 복사한 뒤, 경로를 설정합니다. Friedman test에 사용할 데이터 명칭은 **FRIED1**으로 설정하겠습니다.

```
CSV 파일 불러오기

PROC IMPORT OUT = FRIED1 /*데이터셋 명칭 설정*/
    DATAFILE = "D:\SAS 실습파일\Friedman test.csv" /*경로 설정*/
    DBMS = CSV REPLACE; *불러올 파일 형식을 CSV로 지정;
    GETNAMES = YES; *첫 행에 입력된 값을 변수명으로 사용;
RUN;
```

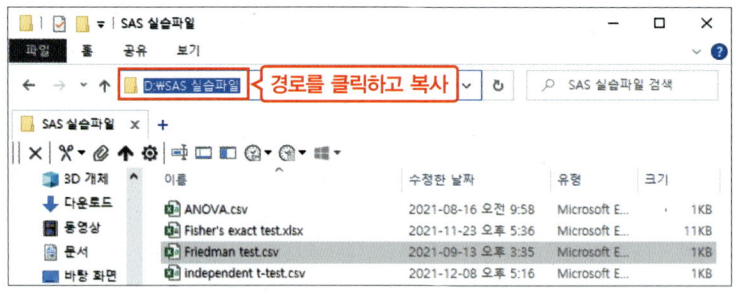

그림 6-15

로그 창에서 데이터셋이 제대로 생성되었는지 확인할 수 있습니다.

```
NOTE: WORK.FRIED1 데이터셋을 성공적으로 생성했습니다.
NOTE: 데이터셋 WORK.FRIED1은(는) 8개의 관측값과 4개의 변수를 가지고 있습니다.
NOTE: 프로시저 IMPORT 실행(총 프로세스 시간):
      실행 시간           0.39 초
      cpu 시간            0.21 초
```

그림 6-16

**2** 분석할 변수를 간단히 확인하기 위해 **PROC CONTENTS** 명령어를 사용합니다.

```
변수명 확인하기

PROC CONTENTS DATA=FRIED1; *데이터셋 지정;
RUN;
```

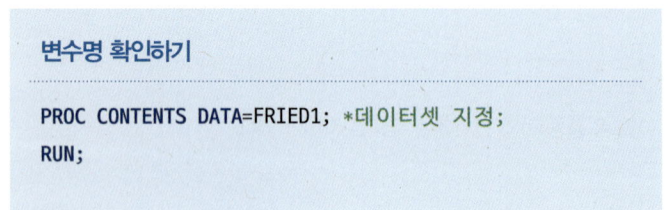

그림 6-17

## 09 » 분석 진행하기

**1** wide 형태의 데이터를 long 형태의 데이터로 변환한 후 확인합니다.

**wide 형태를 long 형태로 변환하기**

```
DATA FRIED2; *생성할 데이터셋을 FRIED2로 명명;
    SET FRIED1; *참조할 데이터셋 지정;
    time = base; trial = 1; OUTPUT; *time 변수를
생성하여 base값 입력 후 trial 변수에 1로 입력;
    time = month1; trial = 2; OUTPUT; *time 변수
에 month1값 입력 후 trial 변수에 2로 입력;
    time = month3; trial = 3; OUTPUT; *time 변수
에 month3값 입력 후 trial 변수에 3으로 입력;
RUN;

PROC PRINT DATA=FRIED2;
RUN;
```

**SAS 시스템**

| OBS | ID | base | month1 | month3 | time | trial |
|---|---|---|---|---|---|---|
| 1 | 1 | 60 | 41 | 28 | 60 | 1 |
| 2 | 1 | 60 | 41 | 28 | 41 | 2 |
| 3 | 1 | 60 | 41 | 28 | 28 | 3 |
| 4 | 2 | 58 | 38 | 29 | 58 | 1 |
| 5 | 2 | 58 | 38 | 29 | 38 | 2 |
| 6 | 2 | 58 | 38 | 29 | 29 | 3 |
| 7 | 3 | 65 | 34 | 30 | 65 | 1 |
| 8 | 3 | 65 | 34 | 30 | 34 | 2 |
| 9 | 3 | 65 | 34 | 30 | 30 | 3 |
| 10 | 4 | 53 | 38 | 33 | 53 | 1 |
| 11 | 4 | 53 | 38 | 33 | 38 | 2 |
| 12 | 4 | 53 | 38 | 33 | 33 | 3 |
| 13 | 5 | 55 | 38 | 37 | 55 | 1 |
| 14 | 5 | 55 | 38 | 37 | 38 | 2 |
| 15 | 5 | 55 | 38 | 37 | 37 | 3 |
| 16 | 6 | 60 | 41 | 39 | 60 | 1 |
| 17 | 6 | 60 | 41 | 39 | 41 | 2 |

그림 6-18

**2** PROC MEANS 명령어를 통해 기술통계량에서 표본 수, 평균, 최솟값, 제1 사분위수, 중위수, 제3 사분위수, 최댓값을 확인합니다.

**기술통계량 확인하기**

```
PROC MEANS PRINT DATA=FRIED2 N MEAN MIN Q1 MEDIAN Q3 MAX; *데이터셋 지정 & 표본 수,
평균, 최솟값, 제1 사분위수, 중위수, 제3 사분위수, 최댓값 출력;
    CLASS trial; *집단 지정;
    VAR time; *대상 변수 지정;
RUN;
```

**SAS 시스템**

**MEANS 프로시저**

분석 변수 : time

| trial | 관측값 수 | N | 평균 | 최솟값 | 제1 사분위수 | 중위수 | 제3 사분위수 | 최댓값 |
|---|---|---|---|---|---|---|---|---|
| 1 | 8 | 8 | 58.1250000 | 51.0000000 | 54.0000000 | 59.0000000 | 61.5000000 | 65.0000000 |
| 2 | 8 | 8 | 41.0000000 | 34.0000000 | 38.0000000 | 39.5000000 | 42.0000000 | 55.0000000 |
| 3 | 8 | 8 | 34.6250000 | 28.0000000 | 29.5000000 | 35.0000000 | 39.5000000 | 41.0000000 |

그림 6-19

**3** `PROC FREQ` 명령어를 통해 Friedman Test 결과를 출력합니다.

---

**Friedman Test 실행하기**

```
PROC FREQ DATA=FRIED2; *데이터셋 지정;
    OUTPUT CMHRMS; *Cochran-Mantel-Haenszel 열 평균 산출;
    TABLES id*trial*time/ CMH2 SCORES=rank NOPRINT; *산출 결과 지정;
RUN;
```

---

SAS 시스템

FREQ 프로시저

테이블 trial * time에 대한 요약 통계량
제어 변수 : ID

Cochran-Mantel-Haenszel 통계량 (랭크 스코어에 기반한)

| 통계량 | 대립가설 | 자유도 | 값 | Prob |
|---|---|---|---|---|
| 1 | 영(0)이 아닌 상관계수 | 1 | 16.0000 | <.0001 |
| 2 | 행 평균 스코어 차이 | 2 | 16.0000 | 0.0003 |

전체 표본 크기 = 24

그림 6-20

**4** Friedman Test 결과를 바탕으로 각 집단에 대한 사후검정을 확인합니다.

---

**모수적 사후검정 실행하기**

```
PROC GLM DATA = FRIED2; *데이터셋 지정;
    CLASS trial; *집단 지정;
    MODEL time = trial; *분석 대상 지정;
    REPEATED trial; *분석 종류 지정;
    LSMEANS trial/PDIFF; *출력 변수 지정;
RUN;
```

---

> **히든그레이스 데이터분석팀 생각**
>
> SAS에서 Friedman Test의 사후검정은 모수적 분석 방법으로 진행합니다. 정확한 사후검정 결과를 얻고 싶다면 시간별로 집단을 비교하는 비모수적 분석 방법인 Wilcoxon Signed-Rank Test를 따로 수행하거나, 사후검정을 비모수적 분석 방법으로 진행할 수 있는 통계 프로그램인 R과 jamovi를 추천합니다.

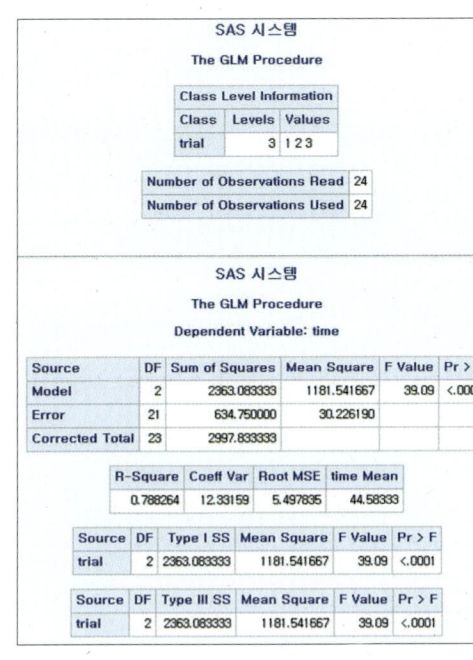
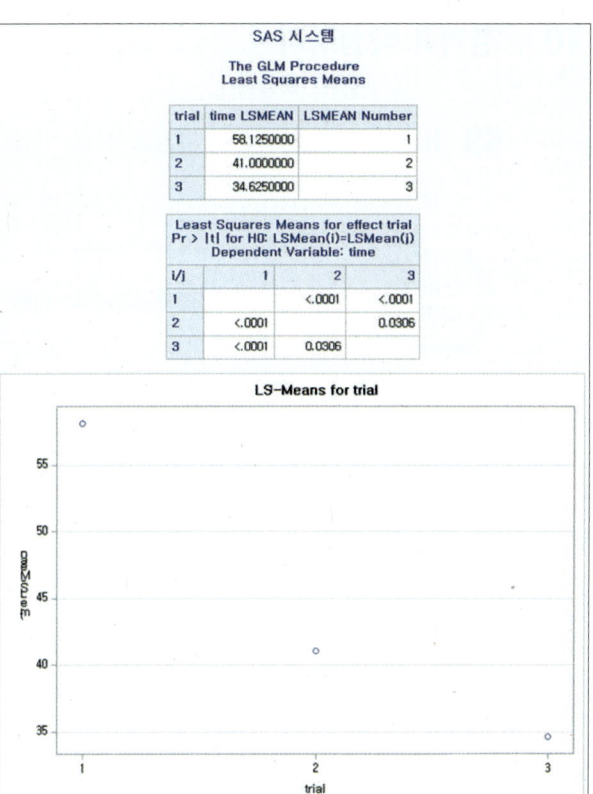
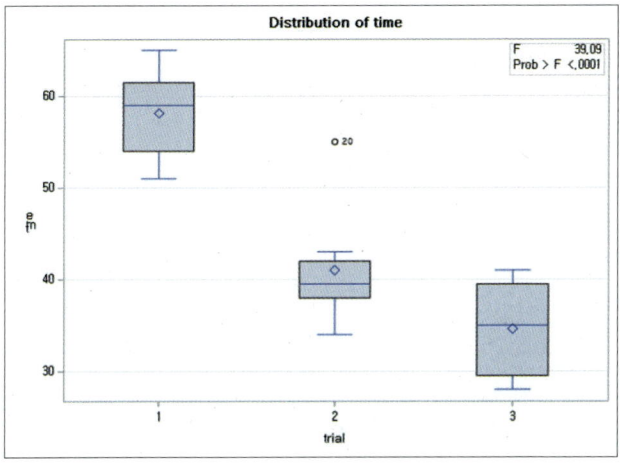
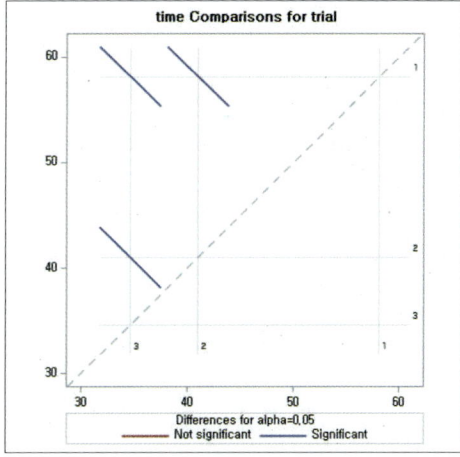

그림 6-21

## 10 » 결과표 작성하기

**1** 한글에서 다음과 같이 결과표 틀을 만듭니다. 연구 문제를 참조하여 시간과 종속변수를 입력합니다.

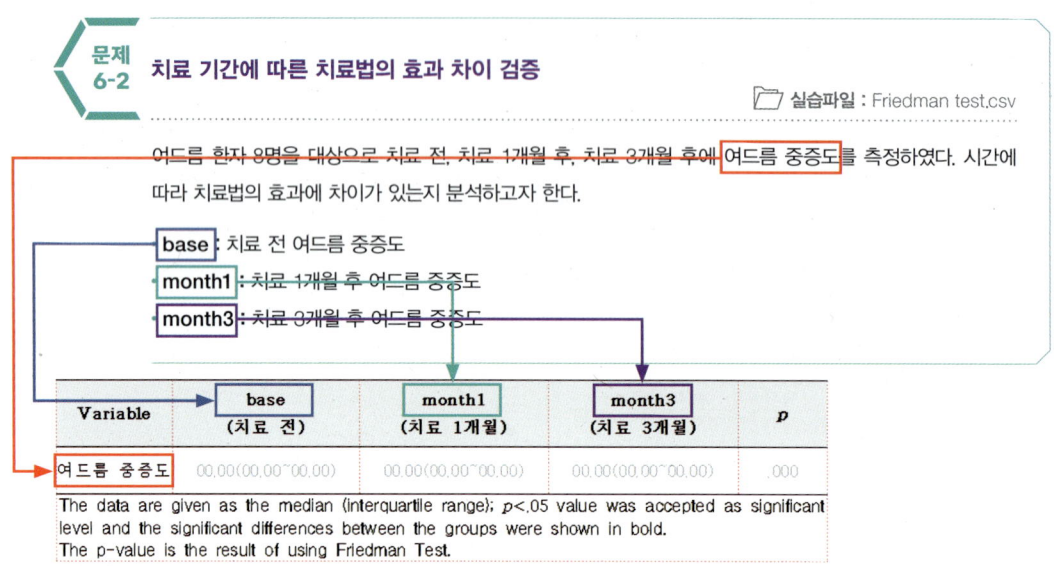

그림 6-22

**2** 시간(trial)별 기술통계량을 제시한 **분석 변수 : time** 결과표에서 시간별 **중위수**, 제1 사분위수, 제3 사분위수를 입력합니다.

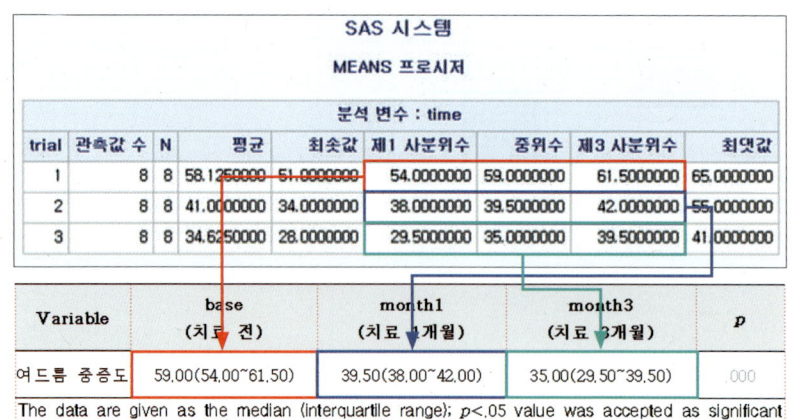

그림 6-23

**3** Cochran-Mantel-Haenszel 통계량 (랭크 스코어에 기반한) 결과표에서 **행 평균 스코어 차이**의 p값(**Prob**)을 확인합니다. p값에 따라 별(*)표를 위첨자로 달아주고 표 아래에 별(*)표 기준을 제시합니다. 필요한 경우 볼드체(진하게)를 적용합니다.

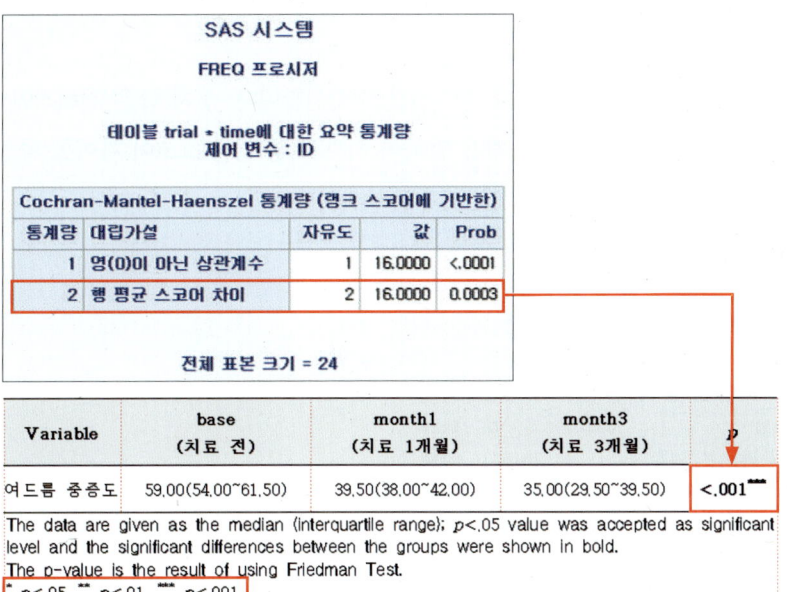

그림 6-24

**4** [그림 6-21]의 사후검정 결과를 참조하여, **시간별**로 유의한 **차이**가 있다면 집단의 부호를 위첨자로 달아줍니다. 집단별 부호의 의미는 표 아래에 서술합니다.

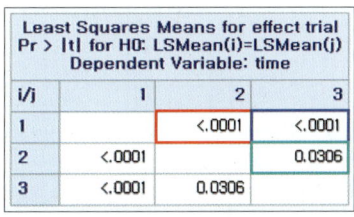

| Variable | base (치료 전) | month1 (치료 1개월) | month3 (치료 3개월) | p |
|---|---|---|---|---|
| 여드름 중증도 | 59.00(54.00~61.50)†‡ | 39.50(38.00~42.00)†▽ | 35.00(29.50~39.50)‡▽ | <.001*** |

† indicates statistically significant from base(치료 전) & month1(치료 1개월)
‡ indicates statistically significant from base(치료 전) & month3(치료 3개월)
▽ indicates statistically significant from month1(치료 1개월) & month3(치료 3개월)

The data are given as the median (interquartile range); p<.05 value was accepted as significant level and the significant differences between the groups were shown in bold.
The p-value is the result of using Friedman Test.
\* p<.05, \*\* p<.01, \*\*\* p<.001

그림 6-25

## 11 » 분석 결과 해석하기

Friedman Test는 비모수 검정이므로 반복측정 분산분석의 구형성 검정은 진행하지 않아도 됩니다. 따라서 곧바로 검정 결과가 유의한지 확인합니다.

**1** p값을 출력한 다음 그림에서 둘째 줄의 p값을 확인합니다. 첫째 줄은 전체적인 p값입니다. 집단을 비교한 결과에 대한 p값을 알아야 하므로 **행 평균 스코어 차이**를 확인합니다.

SAS 시스템

FREQ 프로시저

테이블 trial * time에 대한 요약 통계량
제어 변수 : ID

| Cochran-Mantel-Haenszel 통계량 (랭크 스코어에 기반한) | | | | |
|---|---|---|---|---|
| 통계량 | 대립가설 | 자유도 | 값 | Prob |
| 1 | 영(0)이 아닌 상관계수 | 1 | 16.0000 | <.0001 |
| 2 | 행 평균 스코어 차이 | 2 | 16.0000 | 0.0003 |

p값 확인

전체 표본 크기 = 24

그림 6-26

p값이 0.05 미만으로 출력되어 집단 간의 차이가 유의하게 나타났습니다.

**2** 기술통계량을 출력한 다음 그림에서 중위수를 포함한 사분위수들을 모두 확인합니다.

SAS 시스템

MEANS 프로시저

| 분석 변수 : time | | | | | | | | |
|---|---|---|---|---|---|---|---|---|
| trial | 관측값 수 | N | 평균 | 최솟값 | 제1 사분위수 | 중위수 | 제3 사분위수 | 최댓값 |
| 1 | 8 | 8 | 58.1250000 | 51.0000000 | 54.0000000 | 59.0000000 | 61.5000000 | 65.0000000 |
| 2 | 8 | 8 | 41.0000000 | 34.0000000 | 38.0000000 | 39.5000000 | 42.0000000 | 55.0000000 |
| 3 | 8 | 8 | 34.6250000 | 28.0000000 | 29.5000000 | 35.0000000 | 39.5000000 | 41.0000000 |

사분위수 사분위수

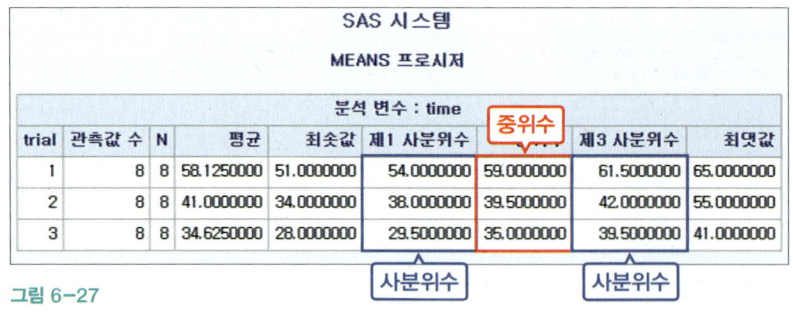

그림 6-27

사전(trial=1)의 여드름 중증도에 대한 중위수는 59.00이고, 1개월 후(trial=2)에는 39.50, 3개월 후(trial=3)에는 35.00으로 감소함을 확인할 수 있습니다. 제1 사분위수와 제3 사분위수도 마찬가지로 감소하였으므로, 여드름 환자에게 적용한 치료법은 여드름 중증도를 완화한다고 볼 수 있습니다.

**3** 다음 그림의 사후검정에서 두 집단 간의 차이도 유의한지 확인합니다.

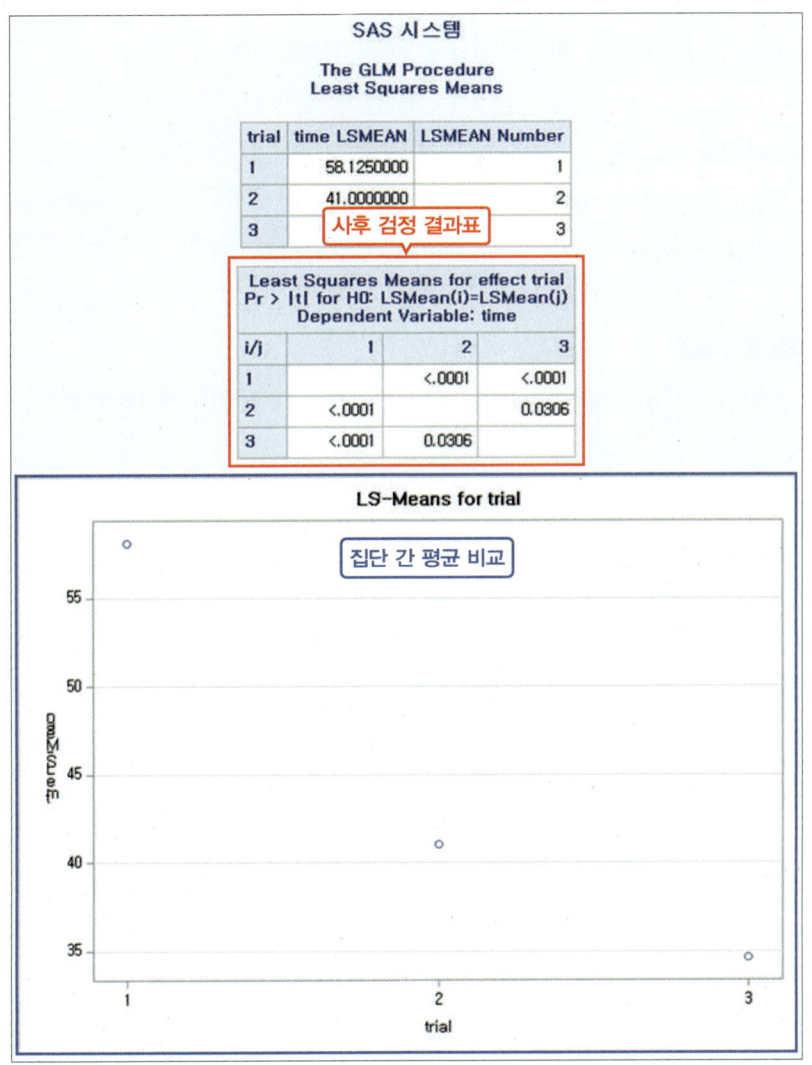

그림 6-28

사후검정에서는 모두 유의성 기준을 만족하였습니다. 상관분석표를 해석할 때처럼 가로와 세로의 교차점을 보면 됩니다. 사전(1)을 기준으로 치료 1개월 후(2)에는 유의수준이 <.001로, 치료 3개월 후(3)에는 유의수준이 <.001로 유의하게 나타났으며, 치료 1개월 후(2)와 치료 3개월 후(3)의 차이 또한 유의수준이 0.0306으로 유의하게 나타났습니다. 다만, 의료통계에서는 유의수준에 대한 기준을 0.05가 아닌 0.01, 0.001로 설정하는 경우가 있어, 이런 경우에는 치료 1개월 후와 치료 3개월 후 간의 차이가 유의하지 않다고 볼 수도 있습니다.

## 12 » 논문 결과 작성하기

Friedman Test 결과표에 대한 해석은 다음 4단계로 작성합니다.

> **❶ 분석 내용과 분석법 설명**
> "여드름 중증도(종속변수)에 대한 치료 기간(시간 변수)의 변화 차이를 검증하기 위해 Friedman Test(분석법)를 실시하였다."

> **❷ 유의한 결과 설명**
> 시간 변수에 따른 여드름 중증도(종속변수)의 변화에 대한 유의성 검증 결과를 기술한다.

> **❸ 각 시간 변수에 따른 종속변수의 사후검정 설명**
> 각 시간 변수에 따른 종속변수의 사후검정 차이가 유의한지 설명한다.

> **❹ 모두 유의하지 않을 경우**
> "치료 기간에 따라 여드름의 중증도의 차이가 없었다($p>.05$)."라고 마무리한다.

위의 4단계에 맞춰 앞에서 실습한 출력 결과 값을 작성하면 다음과 같습니다.

❶ 여드름 중증도에 대한 치료 기간의 변화 차이를 검증하기 위해 Friedman Test를 실시하였다.

❷ 그 결과 치료 기간에 따른 여드름 중증도의 변화는 유의한 차이를 보이는 것으로 나타났다 ($p<.001$).

❸ 유의한 차이를 보이는 변수에 대해 사후검정을 실시한 결과, 치료 전과 치료 1개월, 치료 전과 치료 3개월, 치료 1개월과 치료 3개월 사이에서 여드름 중증도에 유의한 차이가 있었다.

## [Friedman Test 논문 결과표 완성 예시]

⟨table⟩ 치료 기간에 따른 여드름 중증도의 변화

| Variable | base (치료 전) | month1 (치료 1개월) | month3 (치료 3개월) | p |
|---|---|---|---|---|
| 여드름 중증도 | 59.00(54.00~61.50)[†‡] | 39.50(38.00~42.00)[†▽] | 35.00(29.50~39.50)[‡▽] | **<.001**[***] |

[†] indicates statistically significant from base(치료 전) & month1(치료 1개월)
[‡] indicates statistically significant from base(치료 전) & month3(치료 3개월)
[▽] indicates statistically significant from month1(치료 1개월) & month3(치료 3개월)
The data are given as the median (interquartile range); $p<.05$ value was accepted as significant level and the significant differences between the groups were shown in bold.
The p-value is the result of using Friedman Test.
* $p<.05$, ** $p<.01$, *** $p<.001$

여드름 중증도에 대한 치료 기간의 변화 차이를 검증하기 위해 Friedman Test를 실시하였다. 그 결과 치료 기간에 따른 여드름 중증도의 변화는 유의한 차이를 보이는 것으로 나타났다 ($p<.001$).

유의한 차이를 보이는 변수에 대해 사후검정을 실시한 결과, 치료 전과 치료 1개월, 치료 전과 치료 3개월, 치료 1개월과 치료 3개월 사이에서 여드름 중증도에 유의한 차이가 있었다.

# SECTION 07 피어슨 상관분석 vs Spearman's correlation

## 피어슨 상관분석 : 모수 통계

### 01 » 기본 개념과 연구 문제

상관분석은 **연속변수인 두 변수 간에 어떤 선형적 또는 비선형적 관계가 있는지를 분석하는 방법**입니다. 두 변수는 서로 독립적인 관계이거나 상관이 있는 관계일 수 있으며, 상관이 있는 관계는 함수로 표현할 수 있습니다. 이를 위해 변수별로 측정한 값을 각각 x, y좌표로 놓고 분포도를 그려 직선에 가까운 형태가 나타나는지 확인하는데, 이 그래프를 산점도 그래프라고 합니다. 이 그래프에서 상관관계의 정도를 나타내는 단위로 상관계수(r)를 사용하며, 일반적으로 피어슨(Pearson)의 분석 방법을 따릅니다.

상관관계의 정도를 파악하는 상관계수는 두 변수 간의 연관된 정도만 나타낼 뿐, 인과관계를 설명하지는 못합니다. 즉, 상관계수가 양(+)의 값으로 유의하게 나왔다고 해도 한 변수가 증가할수록 다른 변수도 증가한다고는 말할 수 없기 때문에 상관분석이 아닌 추가적인 분석이 필요합니다. [그림 7-1]에서 양끝의 그래프가 직선이지만 r값은 ±1로 다르게 나타납니다. 다시 말해, r값의 절댓값은 분포가 얼마나 직선에 가까운지를 나타내는 지수입니다.

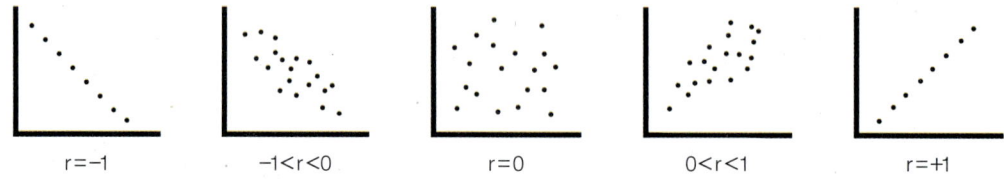

그림 7-1 상관계수 예시

먼저 어떤 경우에 피어슨 상관분석을 실시하는지 살펴보겠습니다. 이어서 SAS에서는 어떻게 분석하는지, 결과 해석은 어떻게 진행하는지 파악해보겠습니다.

> **문제 7-1** 환자들의 나이, 키, 몸무게, 허리둘레, 체질량지수, 수축기 혈압의 상관관계
>
> 실습파일 : cor.csv
>
> 환자들의 나이, 키, 몸무게, 허리둘레, 체질량지수, 수축기 혈압에 대한 자료가 있다. 이 자료에서 나이, 키, 몸무게, 허리둘레, 체질량지수, 수축기 혈압 간 상관관계가 있는지 검정하고자 한다.
>
> - **age** : 나이
> - **height** : 키
> - **weight** : 몸무게
> - **waistline** : 허리둘레
> - **BMI** : 체질량지수
> - **SBP** : 수축기 혈압

나이, 키, 몸무게, 허리둘레, 체질량지수, 수축기 혈압은 모두 수치로 대소관계를 비교하고 측정할 수 있는 연속형 자료입니다. 따라서 나이, 키, 몸무게, 허리둘레, 수축기 혈압 간의 관계 검증은 상관분석으로 실시합니다.

이를 가설 형태로 작성하면 다음과 같습니다.

> **가설 형태** : (변수1, 변수2, …) 간의 연관성이 있다.

여기서 변수 자리에 '나이, 키, 몸무게, 허리둘레, 체질량지수, 수축기 혈압'을 적용하면 가설은 다음과 같이 나타낼 수 있습니다.

> **가설** : (나이, 키, 몸무게, 허리둘레, 체질량지수, 수축기 혈압) 간의 연관성이 있다.

## 02 » 파일 불러오기 & 확인하기

**1** 실습파일을 불러오기 위해 윈도우의 파일 탐색기에서 경로를 확인합니다. 경로 창을 클릭하여 복사한 뒤, 경로를 설정합니다. 피어슨 상관분석에 사용할 데이터 명칭은 **PEAR**로 설정하겠습니다.

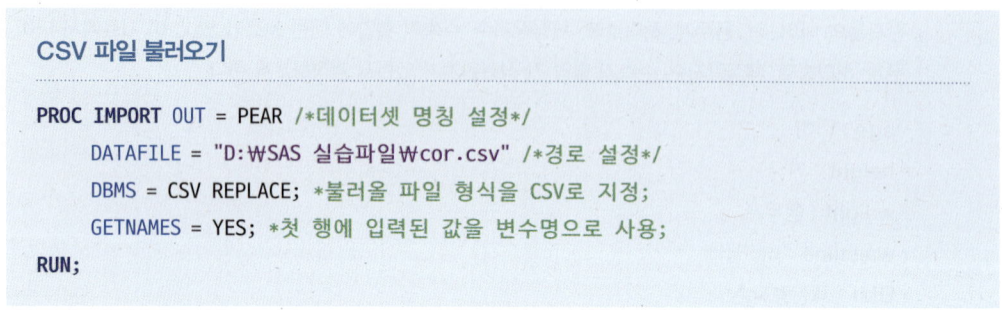

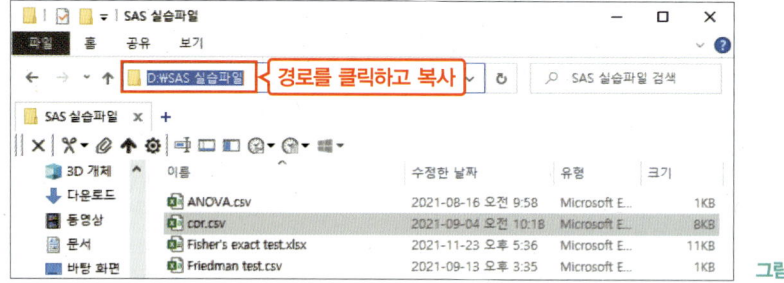

그림 7-2

로그 창에서 데이터셋이 제대로 생성되었는지 확인할 수 있습니다.

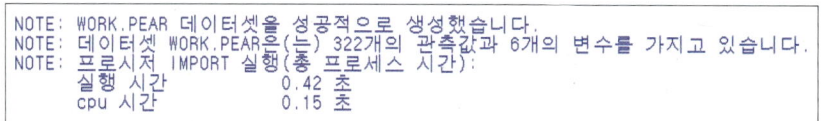

그림 7-3

**2** 분석할 변수를 간단히 확인하기 위해 **PROC CONTENTS** 명령어를 사용합니다.

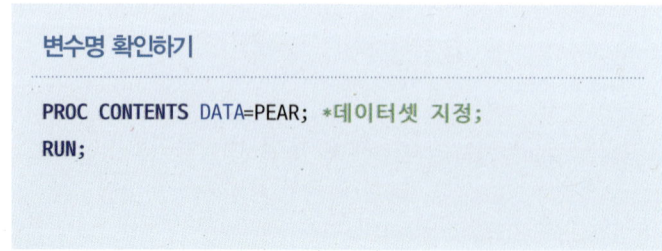

그림 7-4

# 03 » 분석 진행하기

**1** **PROC CORR** 명령어를 통해 기술통계량과 피어슨 상관계수, 변수 간의 유의수준을 확인할 수 있습니다.

---
**상관분석 실행하기**

```
PROC CORR DATA=PEAR /*데이터셋 지정*/
      PEARSON MATRIX; *상관분석 결과를 행렬표로 출력;
RUN;
```
---

| SAS 시스템 |
|---|
| CORR 프로시저 |

6 개의 변수: age height weight waistline BMI SBP

**단순 통계량**

| 변수 | N | 평균 | 표준편차 | 합 | 최솟값 | 최댓값 |
|---|---|---|---|---|---|---|
| age | 322 | 50.88820 | 11.87027 | 16386 | 20.00000 | 79.00000 |
| height | 322 | 163.24503 | 8.83025 | 52565 | 139.00000 | 183.70000 |
| weight | 322 | 69.13137 | 12.16097 | 22260 | 39.00000 | 113.00000 |
| waistline | 322 | 90.10466 | 8.80396 | 29014 | 65.00000 | 126.00000 |
| BMI | 322 | 25.87981 | 3.64345 | 8333 | 16.20000 | 41.40000 |
| SBP | 322 | 128.60559 | 18.85796 | 41411 | 86.00000 | 202.00000 |

피어슨 상관 계수, N = 322
H0: Rho=0 가정하에서 Prob > |r|

|  | age | height | weight | waistline | BMI | SBP |
|---|---|---|---|---|---|---|
| age | 1.00000 | -0.47336<br><.0001 | -0.34050<br><.0001 | 0.05003<br>0.3709 | -0.05582<br>0.3180 | 0.18612<br>0.0008 |
| height | -0.47336<br><.0001 | 1.00000 | 0.58859<br><.0001 | 0.16948<br>0.0023 | -0.03486<br>0.5330 | -0.16459<br>0.0031 |
| weight | -0.34050<br><.0001 | 0.58859<br><.0001 | 1.00000 | 0.75325<br><.0001 | 0.78320<br><.0001 | 0.06343<br>0.2564 |
| waistline | 0.05003<br>0.3709 | 0.16948<br>0.0023 | 0.75325<br><.0001 | 1.00000 | 0.80066<br><.0001 | 0.20514<br>0.0002 |
| BMI | -0.05582<br>0.3180 | -0.03486<br>0.5330 | 0.78320<br><.0001 | 0.80066<br><.0001 | 1.00000 | 0.21025<br>0.0001 |
| SBP | 0.18612<br>0.0008 | -0.16459<br>0.0031 | 0.06343<br>0.2564 | 0.20514<br>0.0002 | 0.21025<br>0.0001 | 1.00000 |

그림 7-5

**히든그레이스 데이터분석팀 생각**

이 표에서 데이터의 표본 수와 기술통계량, 변수 간의 상관계수와 유의수준을 볼 수 있습니다. 논문을 작성할 때는 이 중 적용할 수 있는 유의한 변수만 활용하면 됩니다. 또한 이후 분석에는 일반적으로 종속변수와 유의한 상관관계가 있는 변수만 회귀분석에 투입합니다.

데이터셋 중에서 원하는 변수만 분석하려면 **PEARSON PLOTS=MATRIX;** 아랫줄에 **VAR 변수1 변수2 ...;** 형식으로 지정할 수 있습니다. 이때 종속변수를 맨 뒤에 입력하길 추천합니다.

**2** 변수가 4개 이하이면 **PROC CORR** 명령어에서 자동으로 산점도를 출력해줍니다.

---
**상관분석 실행하기 & 산점도 출력하기**

```
PROC CORR DATA=PEAR /*데이터셋 지정*/
      PEARSON PLOTS=MATRIX; *상관분석 결과를 행렬표로 출력;
      VAR waistline BMI SBP; *허리둘레, 체질량지수, 수축기 혈압만 투입;
RUN;
```

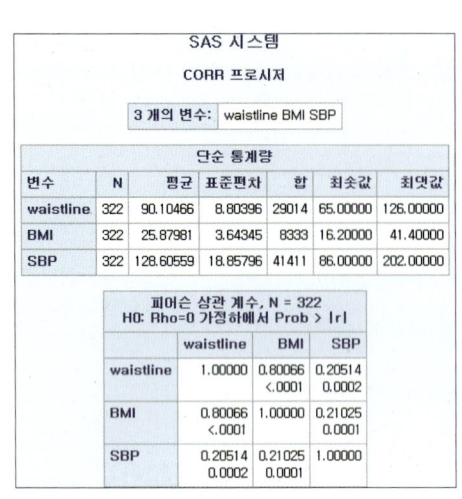
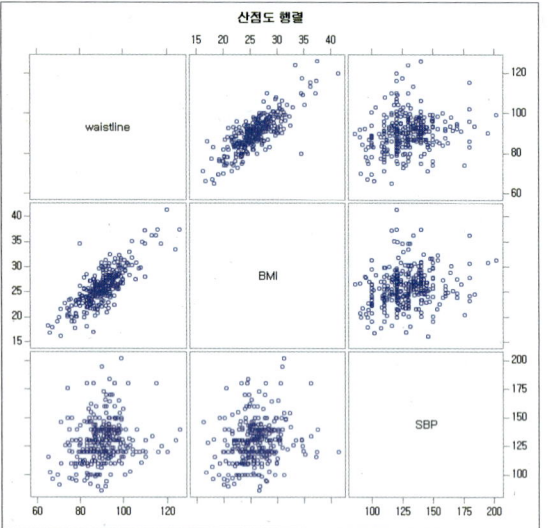

그림 7-6

###  히든그레이스 데이터분석팀 생각

많은 변수(5개 이상)를 대상으로 상관분석을 하고, 그에 대한 산점도를 출력하고 싶다면 **PROC SGSCATTER** 명령어를 이용합니다.

```
PROC SGSCATTER DATA=PEAR; *데이터셋 지정;
     MATRIX age height weight waistline BMI SBP / DIAGONAL=(HISTOGRAM NORMAL);
*나이, 키, 몸무게, 허리둘레, 체질량지수, 수축기 혈압;
RUN;
```

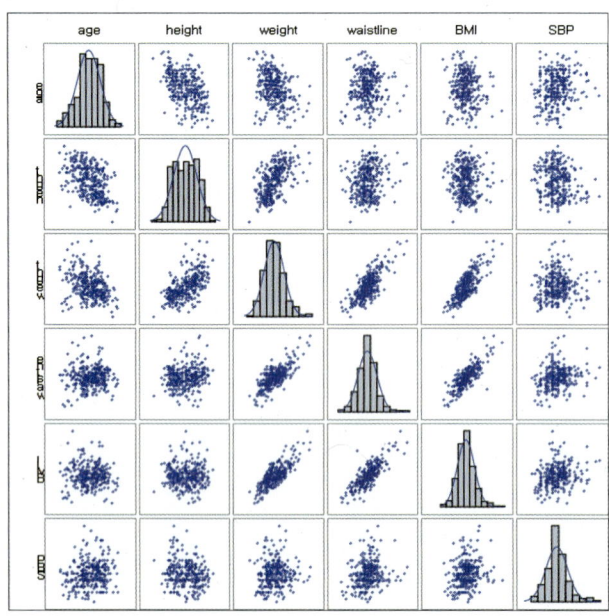

그림 7-7

## 04 » 결과표 작성하기

**1** 한글에서 다음과 같이 결과표 틀을 만듭니다. 행 수는 '변수 수+제목+표 아래에 변수를 설명하거나 유의수준을 제시할 공간'을 계산하여 구성하고, 열 수는 '변수 수+1'로 구성합니다. [그림 7-5]에서 출력된 결과로 결과표를 작성합니다.

| 피어슨 상관 계수, N = 322<br>H0: Rho=0 가정하에서 Prob > \|r\| | | | | | | |
|---|---|---|---|---|---|---|
| | age | height | weight | waistline | BMI | SBP |
| age | 1.00000 | -0.47336<br><.0001 | -0.34050<br><.0001 | 0.05003<br>0.3709 | -0.05582<br>0.3180 | 0.18612<br>0.0008 |
| height | -0.47336<br><.0001 | 1.00000 | 0.58859<br><.0001 | 0.16948<br>0.0023 | -0.03486<br>0.5330 | -0.16459<br>0.0031 |
| weight | -0.34050<br><.0001 | 0.58859<br><.0001 | 1.00000 | 0.75325<br><.0001 | 0.78320<br><.0001 | 0.06343<br>0.2564 |
| waistline | 0.05003<br>0.3709 | 0.16948<br>0.0023 | 0.75325<br><.0001 | 1.00000 | 0.80066<br><.0001 | 0.20514<br>0.0002 |
| BMI | -0.05582<br>0.3180 | -0.03486<br>0.5330 | 0.78320<br><.0001 | 0.80066<br><.0001 | 1.00000 | 0.21025<br>0.0001 |
| SBP | 0.18612<br>0.0008 | -0.16459<br>0.0031 | 0.06343<br>0.2564 | 0.20514<br>0.0002 | 0.21025<br>0.0001 | 1.00000 |

| Variable | age | height | weight | waistline | BMI | SBP |
|---|---|---|---|---|---|---|
| age<br>(나이) | | | | | | |
| height<br>(키) | | | | | | |
| weight<br>(몸무게) | | | | | | |
| waistline<br>(허리둘레) | | | | | | |
| BMI<br>(체질량지수) | | | | | | |
| SBP<br>(수축기 혈압) | | | | | | |

The data are given as the value; $p<.05$ value was accepted as significant level and shown in bold.
The p-value is the result of using Pearson's correlation analysis.
BMI: Body Mass Index(kg/m$^2$), SBP: Systolic Blood Pressure
$^*$ $p<.05$, $^{**}$ $p<.01$, $^{***}$ $p<.001$

그림 7-8

**2** [그림 7-5]의 표에서 상관계수와 유의수준의 값을 표기합니다. 행과 열이 같은 변수인 자기상관 값은 상관계수만 1로 표기합니다. 상관계수와 유의수준은 소수점 아래 셋째 자리까지 반올림하여 가져오되, 유의수준은 상관계수 아래에 괄호로 표기합니다.

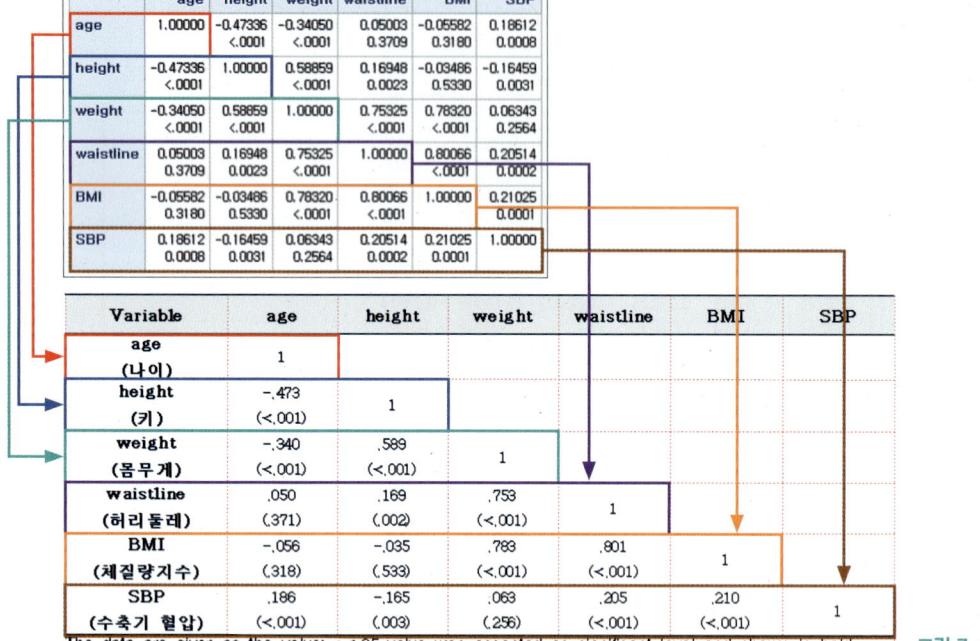

그림 7-9

**3** 유의수준에 따라 상관계수 옆에 별(*)표를 위첨자로 달아줍니다. 반올림하여 .050, .010으로 표기된 p값이 있을 때는 [그림 7-5]에서 정확한 p값을 확인하여 별(*)표의 개수를 결정합니다. 논문에서 요구하는 양식에 따라 유의한 상관계수와 p값에 볼드체(진하게)를 적용합니다.

| Variable | age | height | weight | waistline | BMI | SBP |
|---|---|---|---|---|---|---|
| age (나이) | 1 | | | | | |
| height (키) | **-.473***<br>(<.001) | 1 | | | | |
| weight (몸무게) | **-.340***<br>(<.001) | **.589***<br>(<.001) | 1 | | | |
| waistline (허리둘레) | .050<br>(.371) | **.169****<br>(.002) | **.753***<br>(<.001) | 1 | | |
| BMI (체질량지수) | -.056<br>(.318) | -.035<br>(.533) | **.783***<br>(<.001) | **.801***<br>(<.001) | 1 | |
| SBP (수축기 혈압) | **.186***<br>(<.001) | **-.165****<br>(.003) | .063<br>(.256) | **.205***<br>(<.001) | **.210***<br>(<.001) | 1 |

The data are given as the value; $p<.05$ value was accepted as significant level and shown in bold.
The p-value is the result of using Pearson's correlation analysis.
BMI: Body Mass Index($kg/m^2$), SBP: Systolic Blood Pressure
* $p<.05$, ** $p<.01$, *** $p<.001$

그림 7-10

## 05 » 분석 결과 해석하기

상관분석은 회귀분석을 하기 위한 전 단계로, 분석을 위한 조건이 없습니다. 따라서 바로 상관분석 결과를 출력한 다음 그림을 확인합니다.

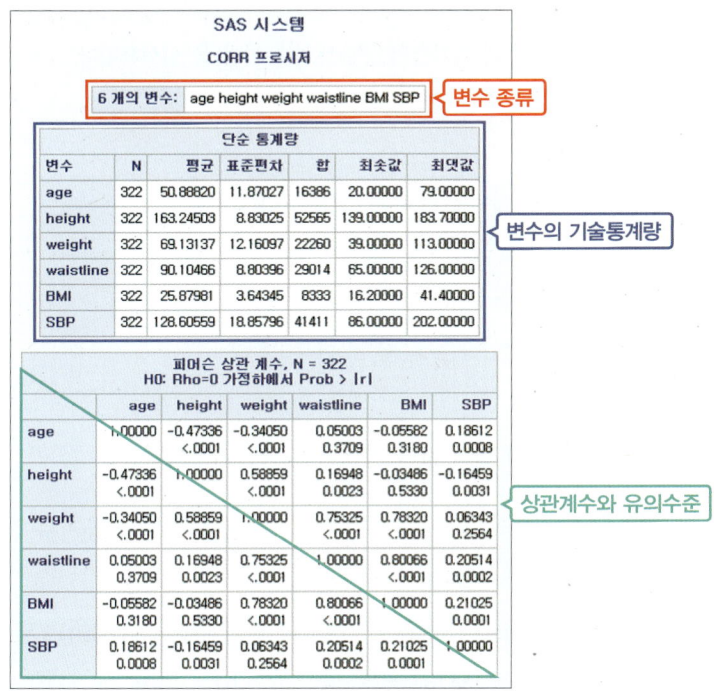

그림 7-11

위 그림의 **피어슨 상관 계수** 결과에서 1.00000으로 표기된 값들은 같은 변수끼리의 자기상관을 의미합니다. 이 값을 기준으로 왼쪽 값과 오른쪽 값은 동일하므로, 그중 한 가지만 선택하여 확인하면 됩니다. 일반적으로, 결과표를 작성할 때처럼 왼쪽 값을 확인합니다.

수축기 혈압(SBP)을 중심으로 해석하면, 나이(age)와의 상관계수는 0.186($p<.001$), 키(height)와의 상관계수는 −0.165($p=.003$), 몸무게(weight)와의 상관계수는 0.063($p=.256$), 허리둘레(waistline)와의 상관계수는 0.205($p<.001$), 체질량지수(BMI)와의 상관계수는 0.210($p<.001$)임을 알 수 있습니다.

이와 같은 방식으로 각 변수끼리 매칭하여 상관관계와 유의성을 파악하면, 유의수준 0.05 미만을 기준으로 나이, 허리둘레, 체질량지수는 수축기 혈압과 유의한 양(+)의 상관관계가 있고, 키는 유의한 음(−)의 상관관계가 있으며, 나머지 변수인 몸무게와는 유의한 상관관계가 없음을 확인할 수 있습니다.

## 06 » 논문 결과 작성하기

피어슨 상관분석 결과표에 대한 해석은 다음 3단계로 작성합니다.

> **❶ 분석 내용과 분석법 설명**
> "주요 변수 간 상관관계를 확인하기 위해 피어슨의 상관분석(분석법)을 실시하였다."

> **❷ 유의한 결과 설명**
> 유의한 상관관계를 보인 변수 간 상관계수 값과 유의수준을 나열한다.

> **❸ 유의하지 않은 결과 설명**
> "변수 간 유의한 상관관계를 보이지 않았다($p>.05$)."로 마무리한다.

위의 3단계에 맞춰 앞에서 실습한 출력 결과 값을 작성하면 다음과 같습니다.

❶ 본 연구의 주요 변수인 수축기 혈압, 나이, 키, 몸무게, 허리둘레, 체질량지수 간 상관관계를 확인하기 위해 피어슨 상관분석을 실시하였다.

❷ 그 결과 수축기 혈압은 나이($r=.186$, $p<.001$), 허리둘레($r=.205$, $p<.001$), 체질량지수($r=.210$, $p<.001$)와 유의한 정(+)적 상관관계를 보였고, 키($r=-.165$, $p=.003$)와 유의한 부(−)적 상관관계를 보였다.

❸ 반면 수축기 혈압은 몸무게와 유의한 상관관계를 보이지 않았다($p>.05$).

## [피어슨 상관분석 논문 결과표 완성 예시]

〈table〉 수축기 혈압과 주요 변수들 간 상관분석

| Variable | age | height | weight | waistline | BMI | SBP |
|---|---|---|---|---|---|---|
| age(나이) | 1 | | | | | |
| height(키) | −.473*** (<.001) | 1 | | | | |
| weight(몸무게) | −.340*** (<.001) | .589*** (<.001) | 1 | | | |
| waistline(허리둘레) | .050 (.371) | .169** (.002) | .753*** (<.001) | 1 | | |
| BMI(체질량지수) | −.056 (.318) | −.035 (.533) | .783*** (<.001) | .801*** (<.001) | 1 | |
| SBP(수축기혈압) | .186*** (<.001) | −.165** (.003) | .063 (.256) | .205*** (<.001) | .210*** (<.001) | 1 |

The data are given as the value; $p<.05$ value was accepted as significant level and shown in bold.
The p-value is the result of using Pearson's correlation analysis.
BMI: Body Mass Index(kg/m2), SBP: Systolic Blood Pressure
* $p<.05$, ** $p<.01$, *** $p<.001$

본 연구의 주요 변수인 수축기 혈압, 나이, 키, 몸무게, 허리둘레, 체질량지수 간 상관관계를 확인하기 위해 피어슨 상관분석을 실시하였다. 그 결과 수축기 혈압은 나이($r=.186, p<.001$), 허리둘레($r=.205, p<.001$), 체질량지수($r=.210, p<.001$)와 유의한 정(+)적 상관관계를 보였고, 키($r=−.165, p=.003$)와 유의한 부(−)적 상관관계를 보였다. 반면 수축기 혈압과 몸무게 간에는 유의한 상관관계를 보이지 않았다($p>.05$).

# Spearman's correlation : 비모수 통계

## 07 » 기본 개념과 연구 문제

Spearman's correlation은 데이터가 서열척도이며 표본 수가 적고 정규분포를 만족하는 경우 자료의 값 대신 순위를 이용하여 상관계수를 제시합니다. 즉, 데이터를 작은 것부터 차례로 순위를 매겨 서열 순서로 바꾼 뒤 순위를 이용해 상관계수를 구합니다. Spearman's correlation은 **자료에 이상점이 있거나 표본크기가 작을 때 유용**합니다. 스피어만 상관계수는 피어슨 상관계수와 마찬가지로 −1과 1 사이의 값을 가지는데, 두 변수 안의 순위가 완전히 일치하면 +1, 두 변수의 순위가 완전히 반대이면 −1이 됩니다.

먼저 어떤 상황에서 Spearman's correlation을 실시하는지 살펴보겠습니다. 이어서 SAS에서는 어떻게 분석하는지, 결과 해석은 어떻게 진행하는지 파악해보겠습니다.

**나이, 몸무게와 수축기 혈압의 상관관계**

실습파일 : spearman.csv

성인 8명의 나이와 몸무게, 수축기 혈압 자료가 있다. 이 자료에서 나이, 몸무게, 수축기 혈압 간 상관관계가 있는지 분석해보고자 한다.

- **age** : 나이
- **weight** : 몸무게
- **SBP** : 수축기 혈압

적은 표본 수인 8명으로 비모수 상관관계를 파악하기 위해 Spearman's correlation을 실시합니다.

이를 가설 형태로 작성하면 다음과 같습니다.

> **가설 형태** : (변수1, 변수2, …) 간의 연관성이 있다.

여기서 변수 자리에 '나이, 몸무게, 수축기 혈압'을 적용하면 가설은 다음과 같이 나타낼 수 있습니다.

> **가설** : (나이, 몸무게, 수축기 혈압) 간의 연관성이 있다.

## 08 » 파일 불러오기 & 확인하기

**1** 실습파일을 불러오기 위해 윈도우의 파일 탐색기에서 경로를 확인합니다. 경로 창을 클릭하여 복사한 뒤, 경로를 설정합니다. Spearman's correlation에 사용할 데이터 명칭은 SPEAR로 설정하겠습니다.

```
CSV 파일 불러오기

PROC IMPORT OUT = SPEAR /*데이터셋 명칭 설정*/
    DATAFILE = "D:\SAS 실습파일\spearman.csv" /*경로 설정*/
    DBMS = CSV REPLACE; *불러올 파일 형식을 CSV로 지정;
    GETNAMES = YES; *첫 행에 입력된 값을 변수명으로 사용;
RUN;
```

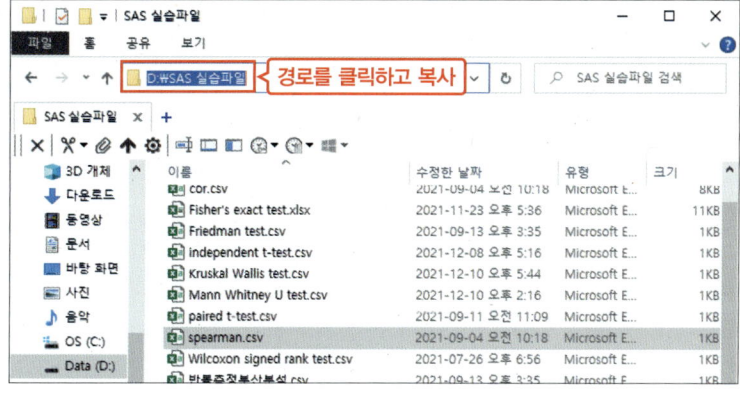

그림 7-12

로그 창에서 데이터셋이 제대로 생성되었는지 확인할 수 있습니다.

```
NOTE: WORK.SPEAR 데이터셋을 성공적으로 생성했습니다.
NOTE: 데이터셋 WORK.SPEAR은(는) 8개의 관측값과 3개의 변수를 가지고 있습니다
NOTE: 프로시저 IMPORT 실행(총 프로세스 시간):
      실행 시간           0.20 초
      cpu 시간            0.18 초
```

그림 7-13

**2** 분석할 변수를 간단히 확인하기 위해 PROC CONTENTS 명령어를 사용합니다.

```
변수명 확인하기

PROC CONTENTS DATA=SPEAR; *데이터셋 지정;
RUN;
```

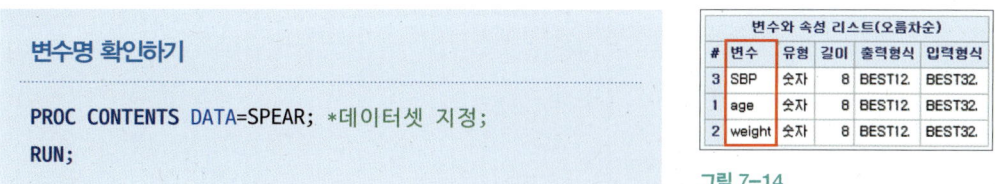

그림 7-14

## 09 » 분석 진행하기

PROC CORR 명령어를 통해 기술통계량과 스피어만 상관계수 값 결과를 확인할 수 있습니다. 여기서는 산점도까지 그리기 위해 ODS GRAPHICS 명령어를 추가하였고, 수축기 혈압(SBP)을 맨 뒤에 입력했습니다.

### 상관분석 실행하기 & 산점도 출력하기

```
ODS GRAPHICS ON; *그래픽 옵션 시작하기;
PROC CORR DATA=SPEAR /*데이터셋 명칭 설정*/
    SPEARMAN PLOTS=MATRIX; *산출 결과를 표로 설정;
    VAR age weight SBP; *분석 변수 지정;
RUN;
ODS GRAPHICS OFF; *그래픽 옵션 끝내기;
```

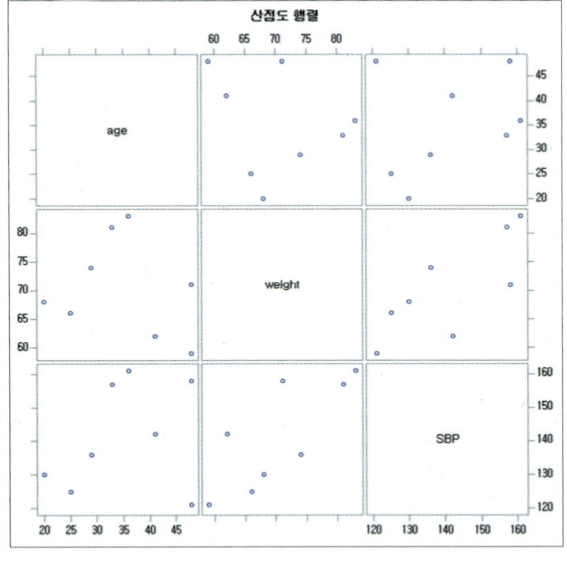

그림 7-15

## 10 » 결과표 작성하기

**1** 한글에서 다음과 같이 결과표 틀을 만듭니다. [그림 7-15]의 **스피어만 상관 계수** 결과표를 참조하여 표기된 순서대로 변수를 입력합니다.

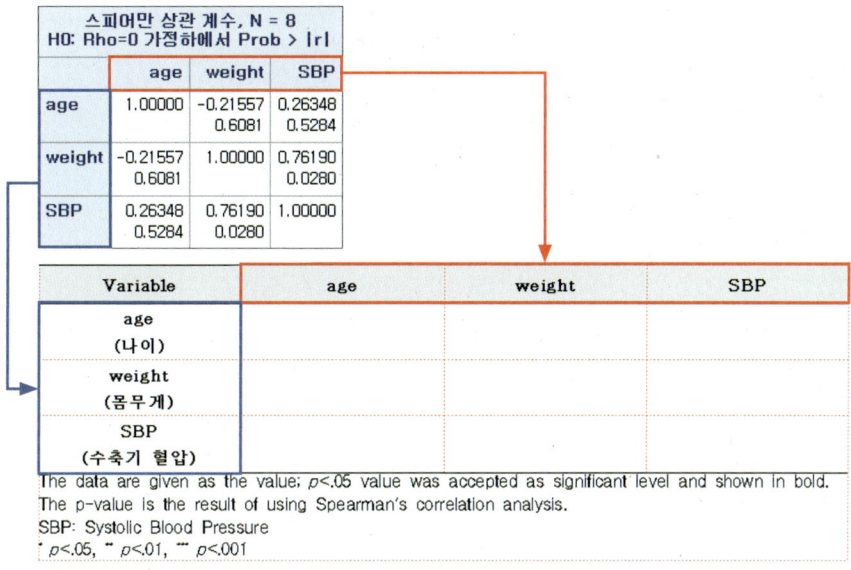

그림 7-16

**2** [그림 7-15]의 **스피어만 상관 계수** 결과표를 참조하여, 변수 간 상관관계에 해당하는 상관계수와 유의확률을 입력합니다.

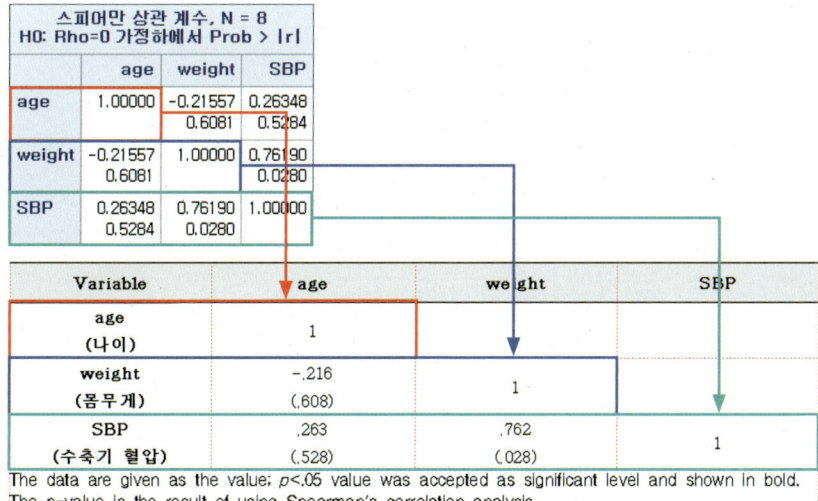

그림 7-17

**3** 유의한 상관이 나타난 상관계수에 별(*)표를 위첨자로 달아주고 필요에 따라 볼드체(진하게)를 적용합니다.

| Variable | age | weight | SBP |
|---|---|---|---|
| age (나이) | 1 | | |
| weight (몸무게) | -.216 (.608) | 1 | |
| SBP (수축기 혈압) | .263 (.528) | .762* (.028) | 1 |

The data are given as the value; *p*<.05 value was accepted as significant level and shown in bold.
The p-value is the result of using Spearman's correlation analysis.
SBP: Systolic Blood Pressure
* *p*<.05, ** *p*<.01, *** *p*<.001

그림 7-18

## 11 » 분석 결과 해석하기

상관분석은 회귀분석을 하기 위한 사전 단계로 많이 사용합니다. 분석을 위한 조건이 없으므로, 곧바로 상관분석 결과를 출력한 [그림 7-15]를 확인합니다.

**1** 다음 그림과 같이 총 네 가지 표가 제시되었습니다. 위쪽부터 분석한 변수, 기술통계량, 피어슨 상관분석 결과표, 스피어만 상관분석 결과표입니다.

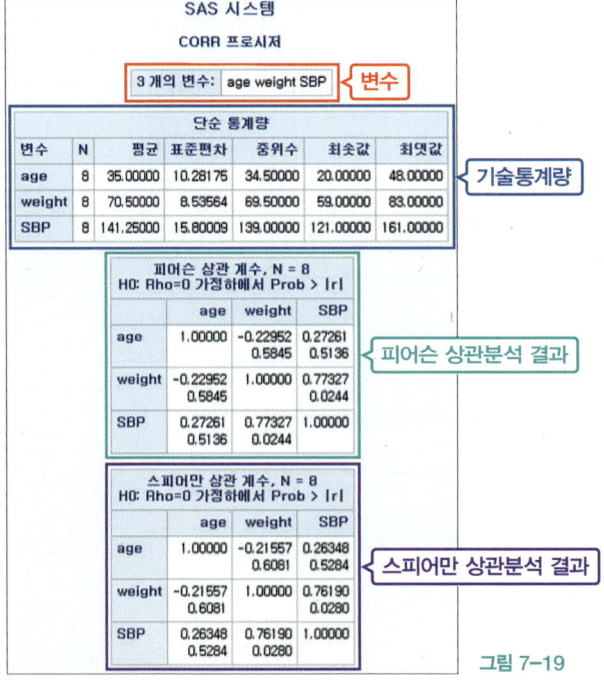

그림 7-19

기술통계량 표에서 N(표본 수)값이 8로 매우 적기 때문에, 비모수로 분석해야 합니다. 따라서 2개의 상관분석 결과표 중 스피어만 상관분석 결과표를 기반으로 해석합니다. 수축기 혈압은 몸무게($r$=.762, $p$=.028)와 유의한 정(+)적 상관관계를 보였지만, 수축기 혈압과 나이 간에는 유의한 상관관계를 보이지 않았습니다($p$>.05).

**2** 다음으로 산점도 그래프를 확인합니다. 두 변수 간의 산점도를 표현하는 **산점도 행렬** 그래프인 경우에도 수축기 혈압을 기준으로 한 부분만 확인합니다.

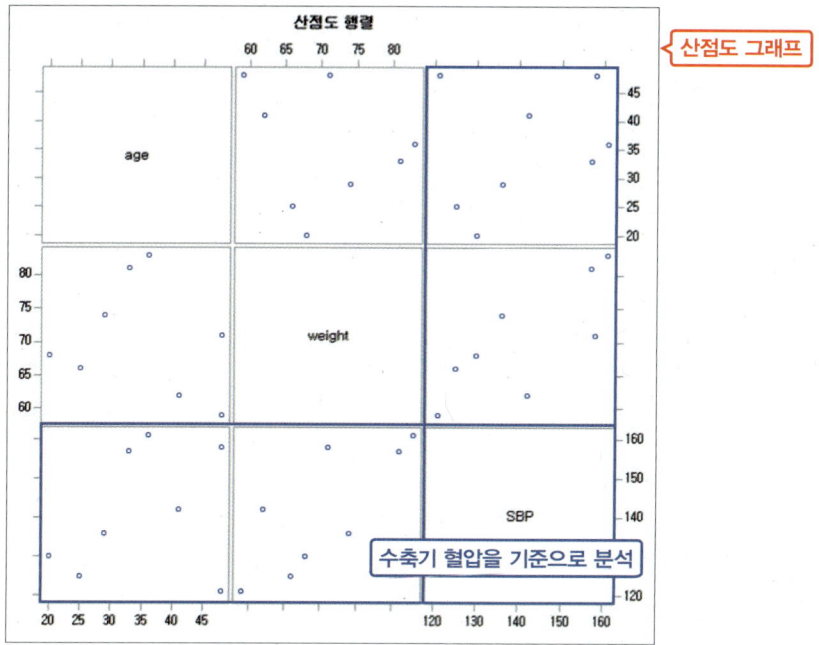

그림 7-20

산점도 그래프에서도 종속변수를 기반으로 한 부분만 확인합니다. 그런데 이번 분석에서는 표본 수가 적어 상관관계를 보이는지 시각적으로 확인하기가 어렵습니다. 즉, 산점도 그래프는 주로 표본 수가 충분할 때 시각적으로 보여주는 용도로 활용합니다.

## 12 » 논문 결과 작성하기

Spearman's correlation 결과표에 대한 해석은 다음 3단계로 작성합니다.

**❶ 분석 내용과 분석법 설명**
"주요 변수 간 상관관계를 확인하기 위해 Spearman' correlation(분석법)을 실시하였다."

❷ **유의한 결과 설명**
유의한 상관관계를 보인 변수 간 상관과 상관계수 값을 나열한다.

❸ **유의하지 않은 결과 설명**
"변수 간 유의한 상관관계를 보이지 않았다($p>.05$)."로 마무리한다.

위의 3단계에 맞춰 앞에서 실습한 출력 결과 값을 작성하면 다음과 같습니다.

❶ 본 연구의 주요 변수인 나이, 몸무게, 수축기 혈압 간 상관관계를 확인하기 위해 Spearman's correlation을 실시하였다.
❷ 그 결과 수축기 혈압은 몸무게($r=.762$, $p=.028$)와 유의한 정(+)적 상관관계를 보였다.
❸ 반면 수축기 혈압과 나이 간에는 유의한 상관관계를 보이지 않았다($p>.05$).

**[Spearman's correlation 논문 결과표 완성 예시]**

〈table〉 수축기 혈압과 주요 변수 간 상관분석

| Variable | age | weight | SBP |
|---|---|---|---|
| age(나이) | 1 | | |
| weight (몸무게) | −.216 (.608) | 1 | |
| SBP (수축기 혈압) | .263 (.528) | .762* (.028) | 1 |

The data are given as the value; $p<.05$ value was accepted as significant level and shown in bold.
The p-value is the result of using Spearman's correlation analysis.
SBP: Systolic Blood Pressure
\* $p<.05$, \*\* $p<.01$, \*\*\* $p<.001$

본 연구의 주요 변수인 나이, 몸무게, 수축기 혈압 간 상관관계를 확인하기 위해 Spearman's correlation analysis를 실시하였다. 그 결과 수축기 혈압은 몸무게($r=.762$, $p=.028$)와 유의한 정(+)적 상관관계를 보였다. 반면 수축기 혈압과 나이 간에는 유의한 상관관계를 보이지 않았다($p>.05$).

# 변수 간 상관성 검정

# SECTION 08 단순회귀분석

## 01 » 기본 개념과 연구 문제

회귀분석은 **독립변수가 종속변수에 미치는 영향을 확인하기 위해 사용하는 분석 방법**입니다. 단순회귀분석은 두 변수 간의 관계를 함수로 표현할 수 있어 상관분석과 비슷하다고 할 수 있습니다. 다만 상관분석은 두 변수 간의 관계가 얼마나 직선에 가까운지를 확인하는 것이고, 회귀분석은 그러한 직선의 기울기를 확인한다는 차이가 있습니다.

회귀분석은 독립변수(x)와 종속변수(y)가 선형의 관계에 있을 때 $y = \alpha x + \beta$($\alpha$: 기울기, $\beta$: 절편)의 선형회귀식을 추정하는 것을 목적으로 합니다. 이 식은 독립변수가 1단위 증가할 때 종속변수가 몇 단위 증가하는가를 의미합니다.

먼저 어떤 상황에서 단순회귀분석을 실시하는지 살펴보겠습니다. 이어서 SAS에서는 어떻게 분석하는지, 결과 해석은 어떻게 진행하는지 파악해보겠습니다.

> **문제 8-1** 몸무게가 혈압에 미치는 영향
> 실습파일 : regression.csv
>
> 몸무게가 혈압에 미치는 변화를 연구하고자 한다. 고지대에서 도시로 이주해온 사람들을 대상으로 측정한 몸무게가 혈압에 영향을 끼치는지 검정한다.
> - weight : 몸무게
> - bp : 혈압

환경 변화를 겪은 사람들의 몸무게가 혈압에 영향을 끼치는지 예측하기 위해 단순회귀분석을 실시합니다.

이를 가설 형태로 작성하면 다음과 같습니다.

> **가설 형태** : (독립변수)가 (종속변수)에 유의한 영향을 미칠 것이다.

독립변수와 종속변수 자리에 각각 '몸무게'와 '혈압'을 적용하면 가설은 다음과 같이 나타낼 수 있습니다.

> **가설** : (몸무게)가 (혈압)에 유의한 영향을 미칠 것이다.

## 02 » 파일 불러오기 & 확인하기

**1** 실습파일을 불러오기 위해 윈도우의 파일 탐색기에서 경로를 확인합니다. 경로 창을 클릭하여 복사한 뒤, 경로를 설정합니다. 단순회귀분석에 사용할 데이터 명칭은 **SRA**로 설정하겠습니다.

**CSV 파일 불러오기**

```
PROC IMPORT OUT = SRA /*데이터셋 명칭 설정*/
    DATAFILE = "D:\SAS 실습파일\regression.csv" /*경로 설정*/
    DBMS = CSV REPLACE; *불러올 파일 형식을 CSV로 지정;
    GETNAMES = YES; *첫 행에 입력된 값을 변수명으로 사용;
RUN;
```

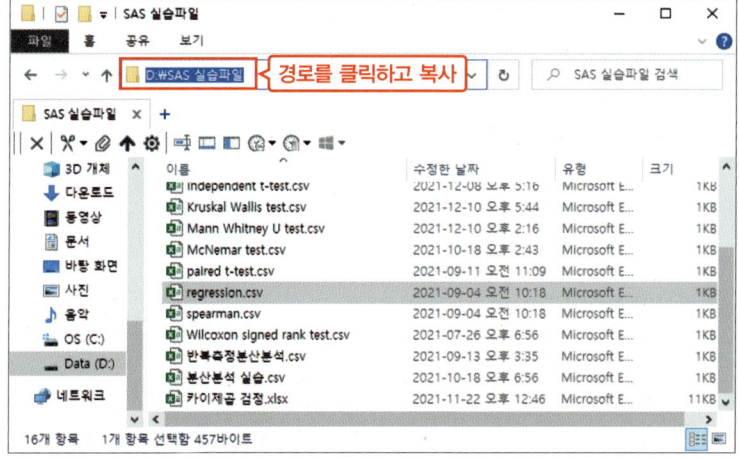

그림 8-1

로그 창에서 데이터셋이 제대로 생성되었는지 확인할 수 있습니다.

```
NOTE: WORK.SRA 데이터셋을 성공적으로 생성했습니다.
NOTE: 데이터셋 WORK.SRA은(는) 39개의 관측값과 3개의 변수를 가지고 있습니다.
NOTE: 프로시저 IMPORT 실행(총 프로세스 시간):
      실행 시간           0.19 초
      cpu 시간            0.17 초
```

그림 8-2

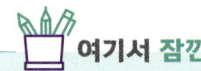

**여기서 잠깐**

데이터셋이 제대로 생성되지 않으면 붉은색 글자로 오류 메시지가 나타납니다. 파일 형식을 잘못 지정하거나 파일명을 잘못 입력하는 경우, 불러오려는 파일을 엑셀 등으로 열어놓은 경우에 오류가 발생합니다.

**2** 분석할 변수를 간단히 확인하기 위해 PROC CONTENTS 명령어를 사용합니다.

---

**변수명 확인하기**

PROC CONTENTS DATA=SRA; *데이터셋 지정;
RUN;

---

**변수와 속성 리스트(오름차순)**

| # | 변수 | 유형 | 길이 | 출력형식 | 입력형식 |
|---|------|------|------|----------|----------|
| 3 | bp | 숫자 | 8 | BEST12. | BEST32. |
| 1 | period | 숫자 | 8 | BEST12. | BEST32. |
| 2 | weight | 숫자 | 8 | BEST12. | BEST32. |

그림 8-3

## 03 » 분석 진행하기

회귀분석 명령어인 **PROC REG**를 통해 Durbin-Watson test를 실시할 수 있으며, 표준화 계수와 결정계수 등을 확인할 수 있습니다.

**단순회귀분석 실행하기**

```
PROC REG DATA=SRA;
    MODEL bp=weight/DW STB; *Durbin-Watson test와 표준화 계수;
RUN;
```

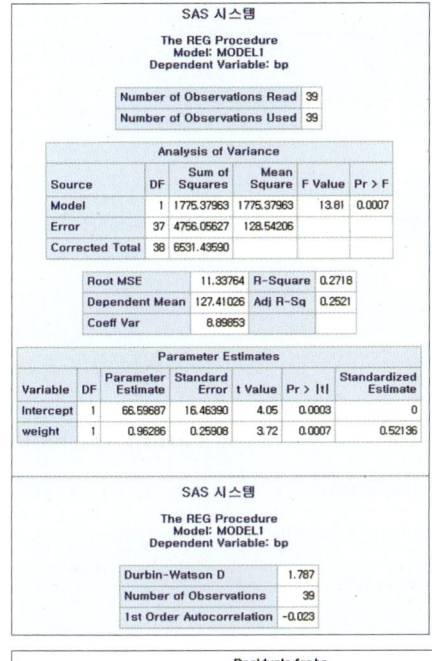
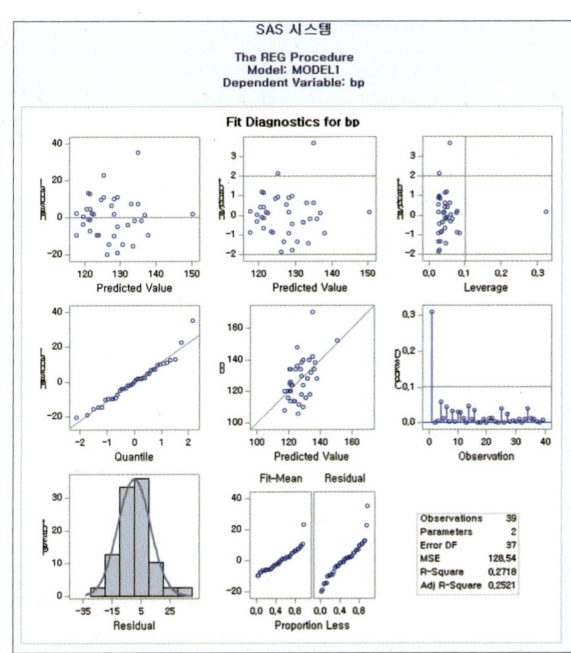
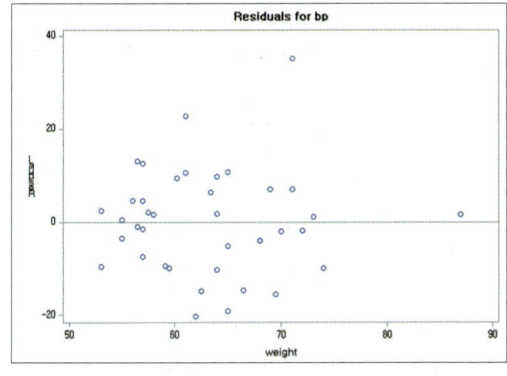
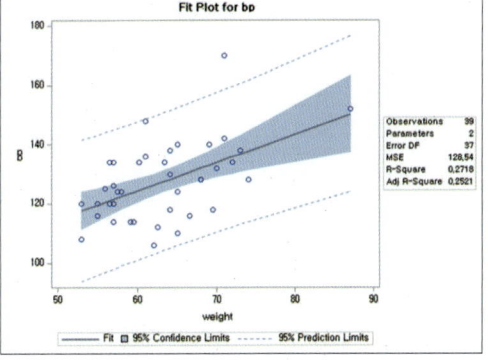

그림 8-4

## 04 » 결과표 작성하기

**1** 한글에서 다음과 같이 결과표 틀을 만듭니다. 연구 문제를 참조하여, 종속변수와 독립변수를 입력합니다.

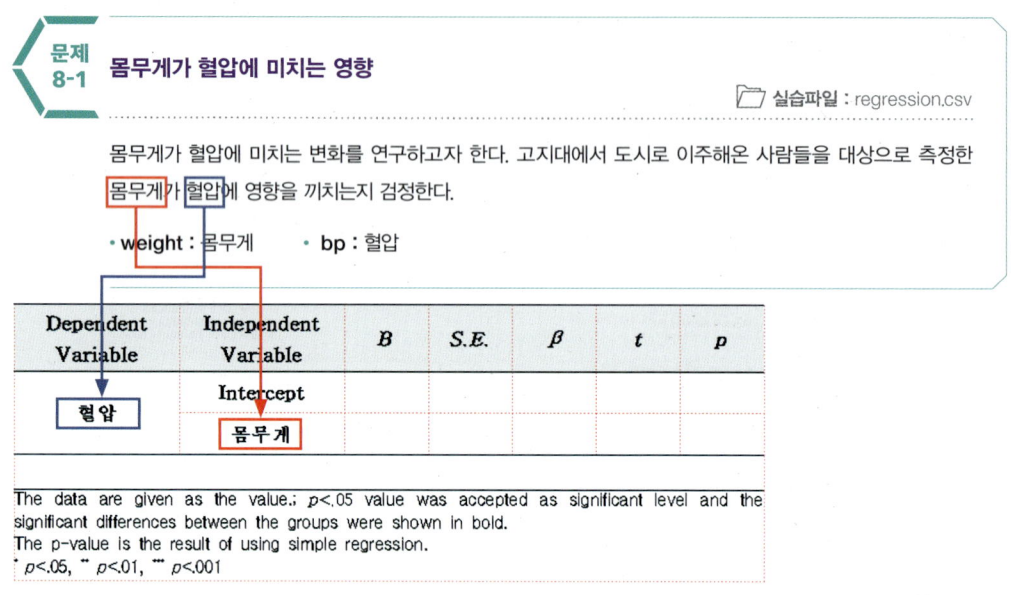

그림 8-5

**2** 단순회귀분석을 진행한 결과인 [그림 8-4]에 맞추어 각 항목(Parameter Estimate=$B$, Standerd Error=$S.E.$, Standardized Estimate=$β$, t Value=$t$, Pr > |t|=$p$)을 작성합니다. 모든 항목에서 소수점 아래 셋째 자리까지 반올림하되, t값은 소수점 아래 둘째 자리까지만 출력되어 있으므로 그대로 입력합니다.

| Parameter Estimates | | | | | | |
|---|---|---|---|---|---|---|
| Variable | DF | Parameter Estimate | Standard Error | t Value | Pr > |t| | Standardized Estimate |
| Intercept | 1 | 66.59687 | 16.46390 | 4.05 | 0.0003 | 0 |
| weight | 1 | 0.96286 | 0.25908 | 3.72 | 0.0007 | 0.52136 |

| Dependent Variable | Independent Variable | $B$ | $S.E.$ | $β$ | $t$ | $p$ |
|---|---|---|---|---|---|---|
| 혈압 | Intercept | 66.597 | 16.464 |  | 4.05 | <.001 |
|  | 몸무게 | 0.963 | 0.259 | .521 | 3.72 | <.001 |

The data are given as the value.; $p<.05$ value was accepted as significant level and the significant differences between the groups were shown in bold.
The p-value is the result of using simple regression.
* $p<.05$, ** $p<.01$, *** $p<.001$

그림 8-6

**3** 마찬가지로 [그림 8-4]를 참조하여 모형의 적합도를 입력합니다. 모형의 F값(F Value), p 값(Pr > F)과 $R^2$값(R-Square), D-W값(Durbin-Watson D)을 가져옵니다. 소수점 아래 셋째 자리까지 반올림하되, F값은 소수점 아래 둘째 자리까지만 출력되어 있으므로 그대로 입력합니다.

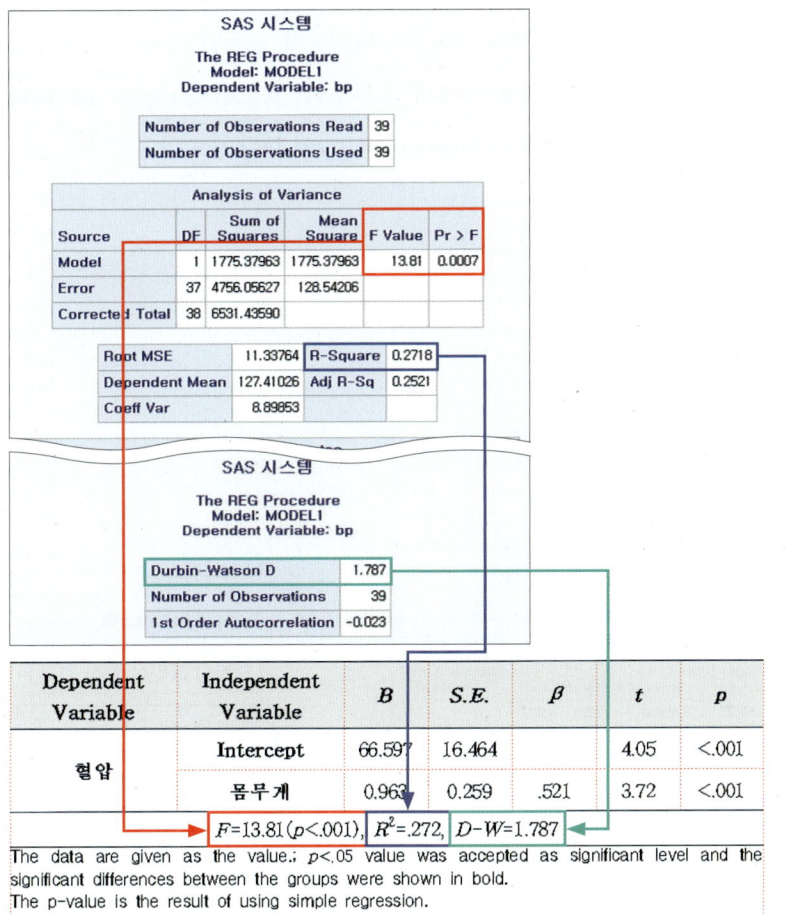

그림 8-7

**4** p값이 0.05 미만으로 유의한 경우, p값에 따라 t값에 별(*)표를 위첨자로 달아주고 표 아래에 별(*)표 기준을 제시합니다. 필요한 경우 p값에 볼드체(진하게)를 적용합니다.

| Dependent Variable | Independent Variable | B | S.E. | β | t | p |
|---|---|---|---|---|---|---|
| 혈압 | Intercept | 66.597 | 16.464 |  | 4.05*** | <.001 |
|  | 몸무게 | 0.963 | 0.259 | .521 | 3.72*** | <.001 |

$F=13.81(p<.001)$, $R^2=.272$, $D-W=1.787$

The data are given as the value.; p<.05 value was accepted as significant level and the significant differences between the groups were shown in bold.
The p-value is the result of using simple regression.
* p<.05, ** p<.01, *** p<.001

그림 8-8

## 05 » 분석 결과 해석하기

회귀분석을 진행하기 위해서는 회귀분석에서 도출된 직선과 실제 응답 값 간 잔차의 정규성, 잔차의 독립성, 모형의 적합도를 모두 만족해야 합니다. 결과표에 나타난 순서대로 모형의 적합도, 잔차의 독립성, 정규성 순으로 확인하겠습니다.

**1** 모형의 적합도는 회귀분석 결과표 중에서 분산분석 결과표(Analysis of Variance)를 통해 확인합니다. 잔차의 독립성은 Durbin-Watson D값으로 확인합니다.

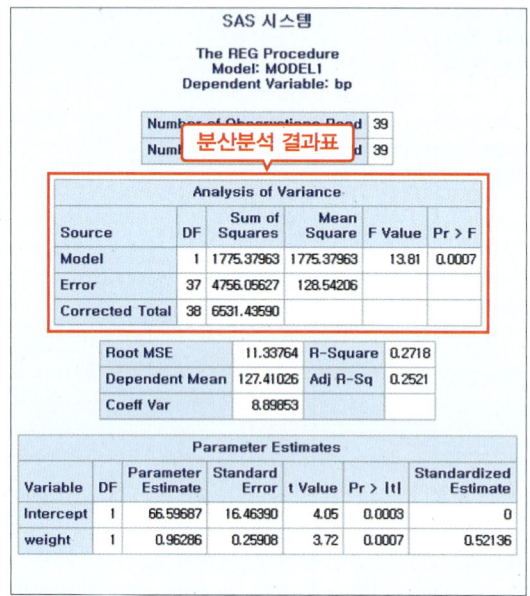
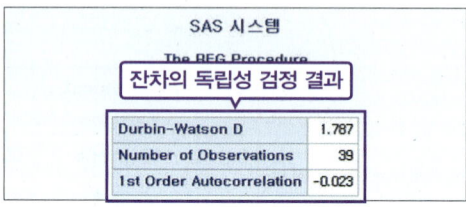

그림 8-9

분산분석 결과표에서 Model의 F값(**F Value**)과 p값(**Pr > F**)은 절편(Intercept)만 있는 모형에 비해 독립변수를 투입했을 때 더 적합한지를 나타내는 수치로, p값이 0.05 미만일 때 모형이 적합하다고 판단합니다. 다음으로 잔차의 독립성을 확인합니다. Durbin-Watson D값을 확인하여 2에 가까울수록 잔차의 독립성을 만족하는 것으로 판단합니다.

### 히든그레이스 데이터분석팀 생각

잔차의 독립성이란 추정한 회귀식이 각각의 독립변수와 종속변수에 대한 응답값을 x축, y축 좌표로 설정한 좌표계 분포의 가운데에 가깝게 통과하느냐를 의미합니다. 회귀식이 지나치게 위나 아래로 쏠리면 회귀계수의 유의성을 신뢰할 수 없습니다.

**2** 다음과 같이 도식화된 그래프를 통해 잔차의 등분산성과 잔차의 정규성을 확인합니다.

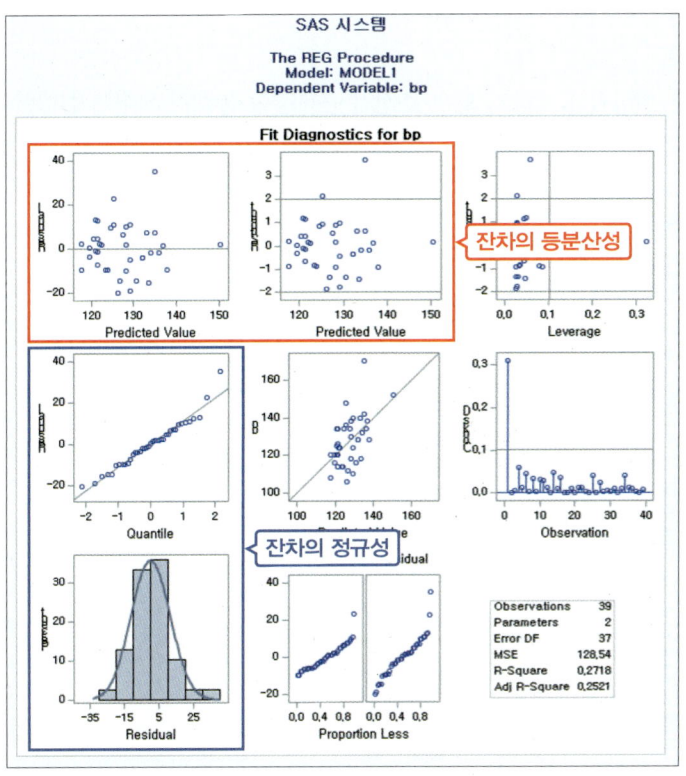

그림 8-10

첫째 줄의 **Predicted Value** 중 왼쪽 그래프는 예측값에 대한 잔차의 분포를 나타냅니다. 잔차의 분포가 특정한 경향을 보이지 않으면 잔차가 등분산성을 만족한다고 판단합니다. 오른쪽 그래프는 스튜던트화 잔차의 분포이며 대부분의 분포가 ±2 범위에 있을 경우 잔차가 등분산성을 만족한다고 판단합니다. **Leverage** 그래프로는 분포에서 크게 벗어난 이상치와 회귀계수에 영향을 미치는 영향점을 확인할 수 있습니다. 둘째 줄의 **Quantile** 그래프는 정규성을 나타내는 Q-Q Plot으로, 대각선 참조선을 따라 값들이 분포하면 정규성을 만족하는 것으로 판단합니다. 그 옆의 **Predicted Value** 그래프는 관측값에 대한 예측값의 분포를 나타내며, 회귀모형이 잘 맞을수록 점들이 대각선 참조선에 가깝게 분포합니다. **Observation** 그래프는 영향점을 나타내는 또 다른 그래프입니다. 셋째 줄의 **Residual** 그래프는 잔차의 히스토그램으로, 그래프가 좌우로 치우치지 않았는지, 지나치게 평평하거나 뾰족하지 않은지 확인하여 잔차의 정규성을 판단합니다. **Proportion Less** 그래프는 잔차 적합에 대한 산포도입니다.

그래프 해석에는 연구자의 주관이 개입됩니다. **Predicted Value** 그래프의 분포가 특정한 경향을 보이지 않고, **Qualtile** 그래프의 분포가 참조선을 따르는 경향이 있으며,

**Residual** 그래프가 지나치게 치우지지 않았다고 판단된다면 회귀모형이 등분산성과 정규성을 만족한다고 서술하면 됩니다.

**3** 다음 그림과 같이, 설명력 통계량과 모수 추정치 통계량을 통해서 모형의 설명력과 독립변수의 영향력을 확인할 수 있습니다.

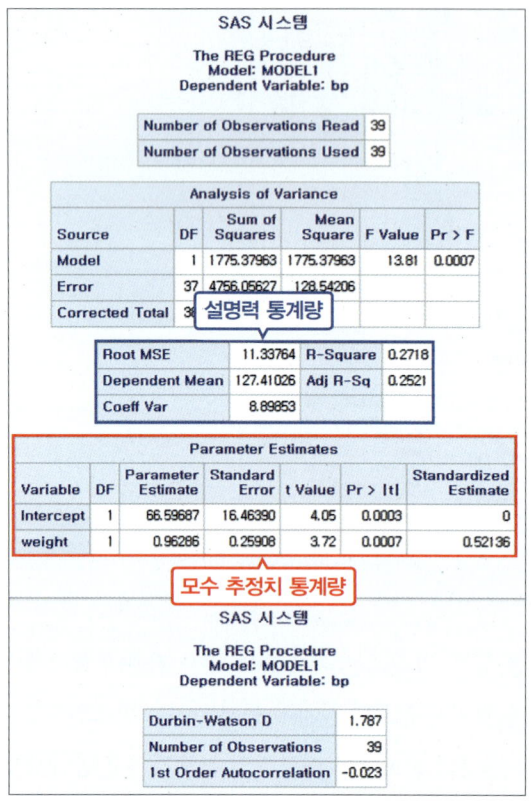

그림 8-11

모형의 설명력은 $R^2$값(**R-Square**)으로 제시합니다. 설명력은 종속변수에 영향을 미치는 많은 변수 중 투입한 독립변수가 어느 정도의 비중을 차지하는지를 나타내며, 여기서는 몸무게가 혈압을 27.18% 정도 설명한다고 할 수 있습니다. 모수 추정치에서는 독립변수가 종속변수에 미치는 영향이 통계적으로 유의한지를 p값(**Pr > |t|**)으로 알 수 있으며, 여기서는 몸무게가 혈압에 미치는 영향이 유의하게 나타났습니다($p<.001$). 비표준화 계수(**Parameter Estimates**)를 통해 몸무게가 1단위 증가할 때, 혈압은 0.96286 정도 높아진다고 판단할 수 있습니다. 논문에 참고 형태로 회귀식을 제시할 수 있지만, 회귀식보다는 독립변수의 영향이 유의한지, 정(+)의 영향 혹은 부(-)의 영향인지 판단하는 것이 더 중요합니다.

**4** 단순회귀분석 결과에서 마지막에 출력된 2개의 그래프를 확인합니다.

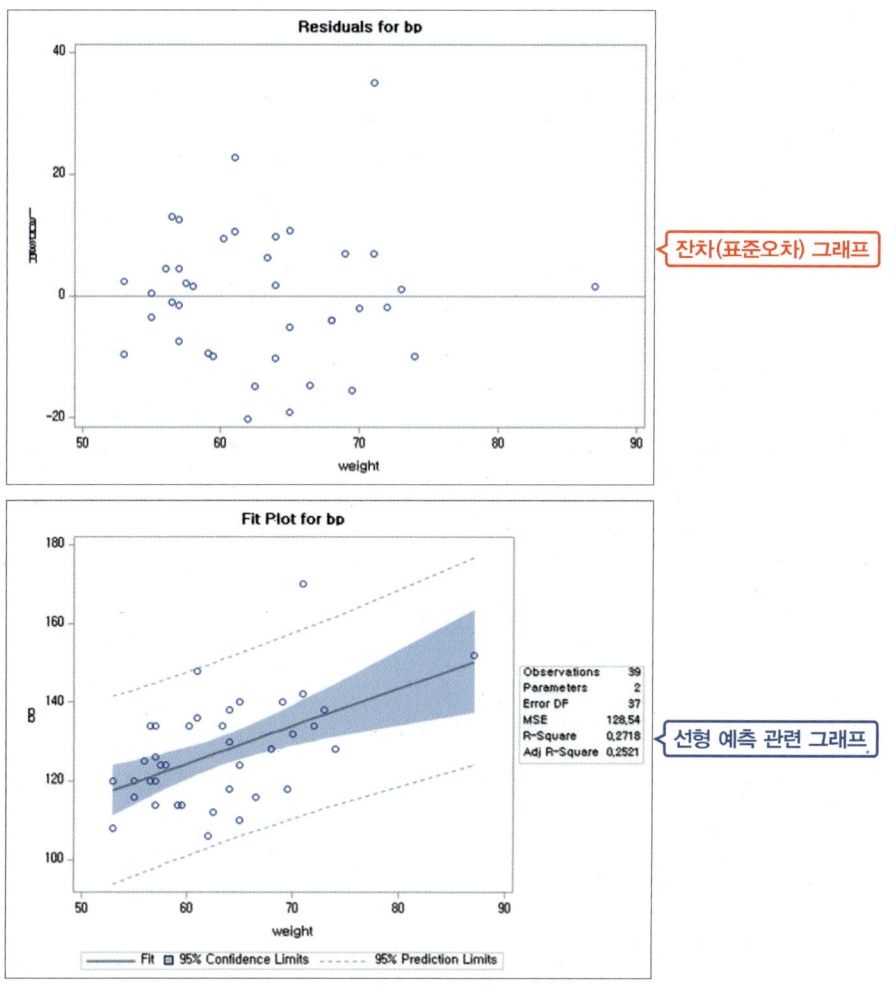

그림 8-12

두 그래프는 단순회귀분석에서 중요한 결과를 나타냅니다. 위쪽에 제시된 그래프가 잔차를 보여주는 그래프로, 회귀분석에서 도출한 직선(예측값)과 실제 응답 간의 차이를 나타냅니다. 수평선을 기준으로 각 점들이 랜덤하게 분포할 때 선형회귀모형은 적합하다고 판단합니다. 아래쪽에 제시된 그래프는 선형분석과 관련된 그래프입니다. 가운데 직선은 회귀식에서 도출한 것이며, 음영으로 표현된 부분은 95% 신뢰구간을 나타냅니다. 점선은 95% 신뢰구간의 상한값과 하한값이며, 점선을 벗어난 값은 이상치로 간주할 수 있습니다. 두 그래프 모두 선형성과 관련된 그래프입니다.

## 06 » 논문 결과 작성하기

단순회귀분석 결과표에 대한 해석은 다음 4단계로 작성합니다.

> **❶ 분석 내용과 분석법 설명**
> "몸무게(독립변수)가 혈압(종속변수)에 미치는 영향을 검증하기 위해, 단순회귀분석(분석법)을 실시하였다."
>
> **❷ 회귀모형이 유의한 경우($p<.05$)**
> F값과 유의확률로 회귀모형의 유의성을 설명하고, $R^2$값으로 설명력을, Durbin-Watson값으로 잔차의 독립성 가정 충족 여부에 관해 설명한다.
>
> **❸ 회귀모형이 유의하지 않은 경우($p>.05$)**
> "몸무게(독립변수)가 혈압(종속변수)에 영향을 미치지 않는 것으로 나타났다($p>.05$)."라고 서술한다.
>
> **❹ 독립변수의 유의성 검증 결과 설명**
> 독립변수가 종속변수에 미치는 영향이 유의한지를 $\beta$값과 유의확률로 설명한다.

위의 4단계에 맞춰 앞에서 실습한 출력 결과 값을 작성하면 다음과 같습니다.

❶ 고지대에서 도시로 이주한 사람들의 몸무게가 혈압에 미치는 영향을 검증하기 위해, 단순회귀분석을 실시하였다.

❷ 그 결과 회귀모형은 통계적으로 유의하게 나타났으며($F=13.81$, $p<.001$), 회귀모형의 설명력은 약 27.2%로 나타났다($R^2=.272$). 한편 Durbin-Watson 통계량은 1.787로 2에 근사한 값을 보여 잔차의 독립성 가정에는 문제는 없는 것으로 평가되었다.

❹ 회귀계수의 유의성 검증 결과, 고지대에서 도시로 이주한 사람들의 몸무게는 혈압에 유의한 정(+)의 영향을 미치는 것으로 나타났다($\beta=.521$, $p<.001$). 즉 몸무게가 증가할수록 혈압도 높아지는 것으로 나타났다.

## [단순회귀분석 논문 결과표 완성 예시]

⟨table⟩ 몸무게가 혈압에 미치는 영향

| Dependent variable | Independent variable | B | S.E. | β | t | p |
|---|---|---|---|---|---|---|
| 혈압 | Intercept | 66.597 | 16.464 |  | 4.05*** | **<.001** |
|  | 몸무게 | 0.963 | 0.259 | 0.521 | 3.72*** | **<.001** |
| | $F=13.81(p<.001)$, $R^2=.272$, D-W=1.787 | | | | | |

The data are given as the value.; $p<.05$ value was accepted as significant level and the significant differences between the groups were shown in bold.
The p-value is the result of using simple regression.
\* $p<.05$, \*\* $p<.01$, \*\*\* $p<.001$

고지대에서 도시로 이주한 사람들의 몸무게가 혈압에 미치는 영향을 검증하기 위해, 단순회귀분석을 실시하였다. 그 결과 회귀모형은 통계적으로 유의하게 나타났으며($F=13.81$, $p<.001$), 회귀모형의 설명력은 약 27.2%로 나타났다($R^2=.272$). 한편 Durbin-Watson 통계량은 1.787로 2에 근사한 값을 보여 잔차의 독립성 가정에는 문제는 없는 것으로 평가되었다.

회귀계수의 유의성 검증 결과, 고지대에서 도시로 이주한 사람들의 몸무게는 혈압에 유의한 정(+)의 영향을 미치는 것으로 나타났다($β=.521$, $p<.001$). 즉 몸무게가 증가할수록 혈압도 높아지는 것으로 나타났다.

 **히든그레이스 데이터분석팀 생각**

- 비표준화 계수, 표준오차, 표준화 계수는 한글로 표기해도 되지만 논문에서는 일반적으로 비표준화 계수는 $B$, 표준오차는 Standard Error의 약자인 S.E., 표준화 계수는 $β$(베타)로 표기합니다.

- 비표준화 계수를 사용하여 회귀식을 표현하면, 혈압=(0.963×몸무게)+66.597입니다.

표 8-1 비표준화 계수와 표준화 계수 비교

| 비표준화 계수($B$) | 표준화 계수($β$) |
|---|---|
| • 단위가 통일되지 않음<br>• 절대적인 영향력의 크기<br>• 변수끼리 영향력 크기를 비교할 수 없음<br>• 회귀식에 사용되는 계수<br> (독립변수 1 증가 시 종속변수 증가량) | • 단위가 통일됨<br>• 상대적인 영향력의 크기<br>• 변수끼리 영향력 크기를 비교할 수 있음 |

# SECTION 09 다중회귀분석

## 01 » 기본 개념과 연구 문제

다중회귀분석은 **2개 이상의 독립변수가 종속변수에 미치는 영향을 검정하는 방법**입니다. 독립변수가 높아질수록 종속변수가 높아지는지 낮아지는지를 검증한다는 점에서는 단순회귀분석과 같지만, 독립변수 여러 개가 동시에 종속변수에 미치는 영향을 검증한다는 점에서 차이가 있습니다. **여러 독립변수 중 어떤 변수가 종속변수에 가장 큰 영향을 미치는지도 확인**할 수 있습니다.

먼저 어떤 상황에서 다중회귀분석을 실시하는지 살펴보겠습니다. 이어서 SAS에서는 어떻게 분석하는지, 결과 해석은 어떻게 진행하는지 파악해보겠습니다.

---

**문제 9-1** **몸무게와 이주 후 경과기간이 혈압에 미치는 영향**

실습파일 : regression.csv

몸무게와 이주 후 경과기간이 혈압에 미치는 변화를 연구하고자 한다. 고지대에서 도시로 이주해온 사람들의 몸무게와 이주 후 경과기간이 혈압에 영향을 끼치는지 검정한다.

- **period** : 이주 후 경과기간
- **weight** : 몸무게
- **bp** : 혈압

---

몸무게와 이주 후 경과기간이 혈압에 영향을 끼치는지 예측하기 위해 다중회귀분석을 실시합니다.

이를 가설 형태로 작성하면 다음과 같습니다.

> **가설 형태 1** : (독립변수1)이 (종속변수)에 유의한 영향을 미칠 것이다.
> **가설 형태 2** : (독립변수2)가 (종속변수)에 유의한 영향을 미칠 것이다.

여기서 독립변수1과 독립변수2, 종속변수 자리에 각각 '몸무게'와 '이주 후 경과기간', '혈압'을 적용하여 가설을 다음과 같이 나타낼 수 있습니다.

> **가설 1** : (몸무게)가 (혈압)에 유의한 영향을 미칠 것이다.
> **가설 2** : (이주 후 경과기간)이 (혈압)에 유의한 영향을 미칠 것이다.

### 히든그레이스 데이터분석팀 생각

다중회귀분석을 연구·설계할 때 '독립변수 중 종속변수에 가장 큰 영향을 미치는 요인이 무엇인가?'라는 의문이 생길 수 있습니다. 그래서 이 문제의 경우 '독립변수 중 몸무게가 가장 큰 정(+)의 영향을 미칠 것이다'라는 가설을 세울 수 있습니다. 나머지 독립변수 요인도 영향력의 크기에 대한 가설을 세워 그 가설의 기각 또는 채택 여부를 다중회귀분석을 통해 알아볼 수 있습니다.

## 02 » 파일 불러오기 & 확인하기

 실습파일을 불러오기 위해 윈도우의 파일 탐색기에서 경로를 확인합니다. 경로 창을 클릭하여 복사한 뒤, 경로를 설정합니다. 다중회귀분석에 사용할 데이터 명칭은 **MRA**로 설정하겠습니다.

**CSV 파일 불러오기**

```
PROC IMPORT OUT = MRA /*데이터셋 명칭 설정*/
      DATAFILE = "D:\SAS 실습파일\regression.csv" /*경로 설정*/
      DBMS = CSV REPLACE; *불러올 파일 형식을 CSV로 지정;
      GETNAMES = YES; *첫 행에 입력된 값을 변수명으로 사용;
RUN;
```

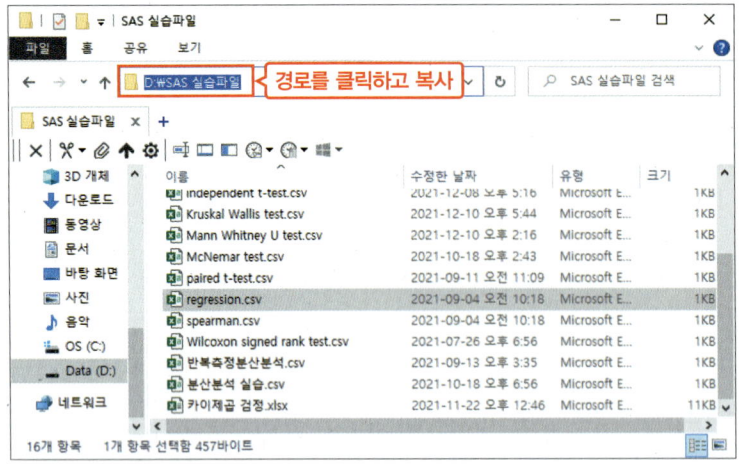

그림 9-1

로그 창에서 데이터셋이 제대로 생성되었는지 확인할 수 있습니다.

```
NOTE: WORK.MRA 데이터셋을 성공적으로 생성했습니다.
NOTE: 데이터셋 WORK.MRA은(는) 39개의 관측값과 3개의 변수를 가지고 있습니다.
NOTE: 프로시저 IMPORT 실행(총 프로세스 시간):
      실행 시간           0.22 초
      cpu 시간            0.15 초
```

그림 9-2

**2** 분석할 변수를 간단히 확인하기 위해 PROC CONTENTS 명령어를 사용합니다.

---

**변수명 확인하기**

PROC CONTENTS DATA=MRA; *데이터셋 지정;
RUN;

---

| 변수와 속성 리스트(오름차순) | | | | | |
|---|---|---|---|---|---|
| # | 변수 | 유형 | 길이 | 출력형식 | 입력형식 |
| 3 | bp | 숫자 | 8 | BEST12. | BEST32. |
| 1 | period | 숫자 | 8 | BEST12. | BEST32. |
| 2 | weight | 숫자 | 8 | BEST12. | BEST32. |

그림 9-3

## 03 » 분석 진행하기

회귀분석 명령어인 PROC REG를 통해 Durbin-Watson test, 표준화 계수, 다중공선성 등을 확인할 수 있습니다.

---

**다중회귀분석 실행하기**

```
PROC REG DATA=MRA;
    MODEL bp=weight period/DW STB VIF; *Durbin-Watson test, 표준화 계수, 다중공선성;
RUN;
```

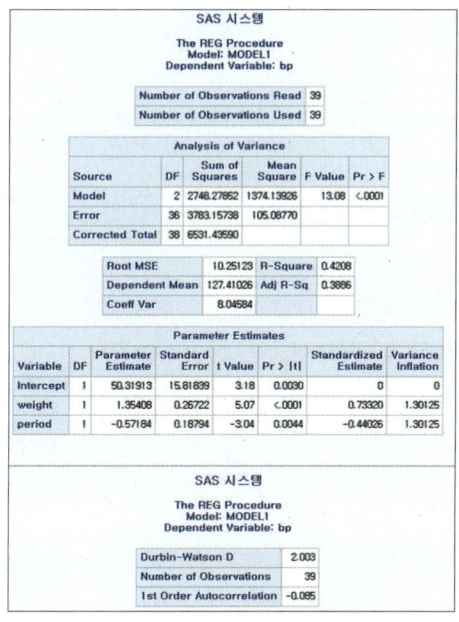
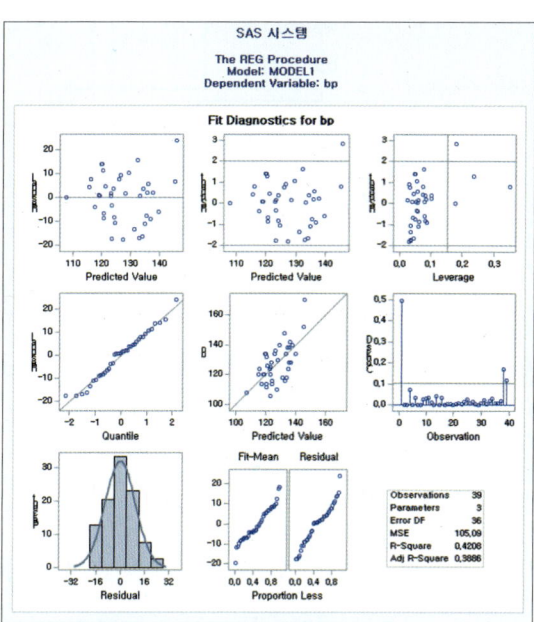
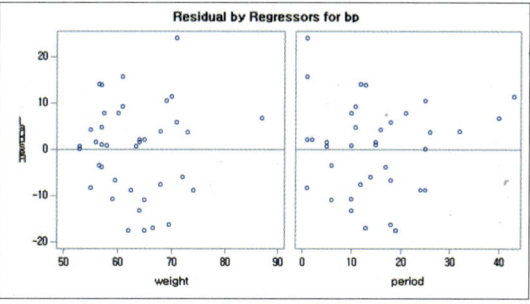

그림 9-4

## 04 » 결과표 작성하기

**1** 한글에서 다음과 같이 결과표 틀을 만듭니다. 연구 문제를 참조하여, 종속변수와 독립변수를 입력합니다.

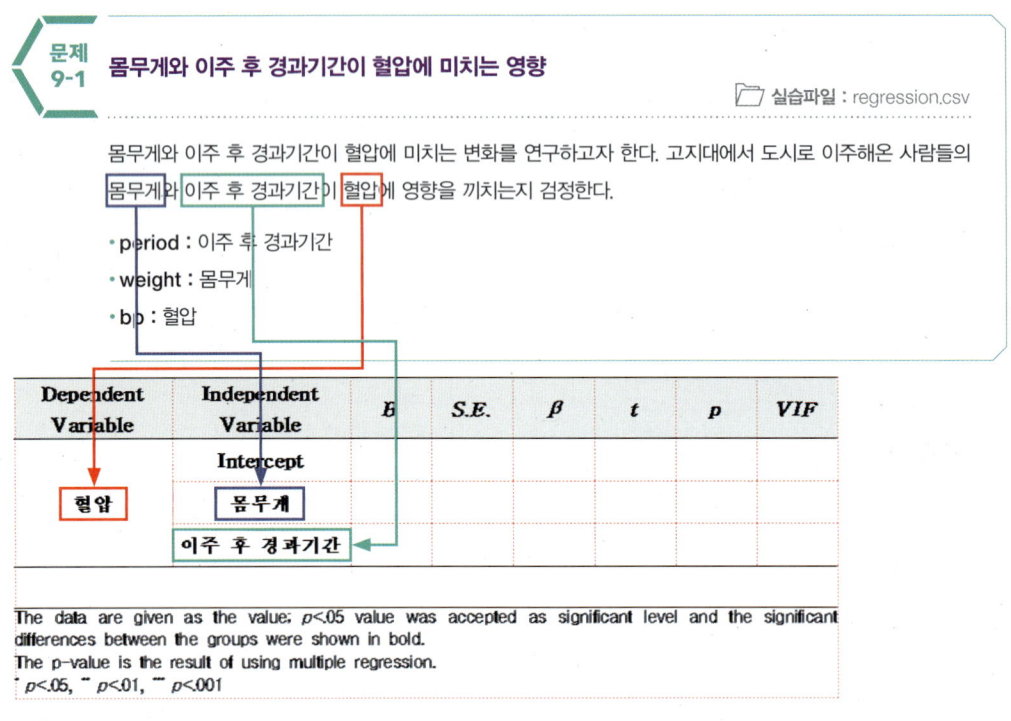

> **문제 9-1** 몸무게와 이주 후 경과기간이 혈압에 미치는 영향
>
> 실습파일 : regression.csv
>
> 몸무게와 이주 후 경과기간이 혈압에 미치는 변화를 연구하고자 한다. 고지대에서 도시로 이주해온 사람들의 몸무게와 이주 후 경과기간이 혈압에 영향을 끼치는지 검정한다.
>
> - period : 이주 후 경과기간
> - weight : 몸무게
> - bp : 혈압

| Dependent Variable | Independent Variable | B | S.E. | β | t | p | VIF |
|---|---|---|---|---|---|---|---|
|  | Intercept |  |  |  |  |  |  |
| 혈압 | 몸무게 |  |  |  |  |  |  |
|  | 이주 후 경과기간 |  |  |  |  |  |  |

The data are given as the value; *p*<0.05 value was accepted as significant level and the significant differences between the groups were shown in bold.
The p-value is the result of using multiple regression.
\* *p*<.05, \*\* *p*<.01, \*\*\* *p*<.001

그림 9-5

**2** 다중회귀분석을 진행한 결과인 [그림 9-4]에 맞추어 각 항목(Parameter Estimate=*B*, Standerd Error=*S.E.*, Standardized Estimate=*β*, t Value=*t*, Pr > |t|=*p*, Variance Inflation=*VIF*)을 작성합니다. 모든 항목에서 소수점 아래 셋째 자리까지 반올림하되, t값은 소수점 아래 둘째 자리까지만 출력되어 있으므로 그대로 입력합니다.

| Parameter Estimates | | | | | | | |
|---|---|---|---|---|---|---|---|
| Variable | DF | Parameter Estimate | Standard Error | t Value | Pr > \|t\| | Standardized Estimate | Variance Inflation |
| Intercept | 1 | 50.31913 | 15.81839 | 3.18 | 0.0030 | 0 | 0 |
| weight | 1 | 1.35408 | 0.26722 | 5.07 | <.0001 | 0.73320 | 1.30125 |
| period | 1 | -0.57184 | 0.18794 | -3.04 | 0.0044 | -0.44026 | 1.30125 |

| Dependent Variable | Independent Variable | B | S.E. | β | t | p | VIF |
|---|---|---|---|---|---|---|---|
|  | Intercept | 50.319 | 15.818 |  | 3.18 | .003 |  |
| 혈압 | 몸무게 | 1.354 | 0.267 | .733 | 5.07 | <.001 | 1.301 |
|  | 이주 후 경과기간 | -0.572 | 0.188 | -.440 | -3.04 | .004 | 1.301 |

그림 9-6

**3** 마찬가지로 [그림 9-4]를 참조하여 모형의 적합도를 입력합니다. 모형의 F값(**F Value**), p 값(**Pr > F**)과 $R^2$값(**R-Square**), 수정된 $R^2$값(**Adj R-Sq**), D-W값(**Durbin-Watson D**)을 가져옵니다. F값을 제외하고 소수점 아래 셋째 자리까지 반올림합니다.

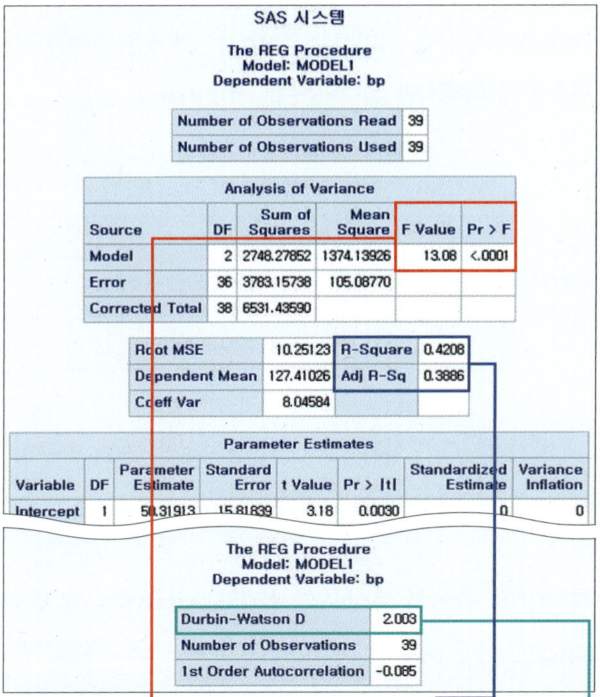

| Dependent Variable | Independent Variable | B | S.E. | β | t | p | VIF |
|---|---|---|---|---|---|---|---|
| 혈압 | Intercept | 50.319 | 15.818 | | 3.18 | .003 | |
| | 몸무게 | 1.354 | 0.267 | .733 | 5.07 | <.001 | 1.301 |
| | 이주 후 경과기간 | -0.572 | 0.188 | -.440 | -3.04 | .004 | 1.301 |

$F=13.08(p<.001)$, $R^2=.421$, $_{adj}R^2=.389$, $D-W=2.003$

그림 9-7

**4** p값이 0.05 미만으로 유의한 경우, p값에 따라 t값에 별(*)표를 위첨자로 달아주고 표 아래에 별(*)표 기준을 제시합니다. 필요한 경우 p값에 볼드체(진하게)를 적용합니다.

| Dependent Variable | Independent Variable | B | S.E. | β | t | p | VIF |
|---|---|---|---|---|---|---|---|
| 혈압 | Intercept | 50.319 | 15.818 | | 3.18** | **.003** | |
| | 몸무게 | 1.354 | 0.267 | .733 | 5.07*** | **<.001** | 1.301 |
| | 이주 후 경과기간 | -0.572 | 0.188 | -.440 | -3.04** | **.004** | 1.301 |

$F=13.08(p<.001)$, $R^2=.421$, $_{adj}R^2=.389$, $D-W=2.003$

The data are given as the value; $p<.05$ value was accepted as significant level and the significant differences between the groups were shown in bold.
The p-value is the result of using multiple regression.
* $p<.05$, ** $p<.01$, *** $p<.001$

그림 9-8

# 05 » 분석 결과 해석하기

다중회귀분석 결과를 해석하기 전에 결과표에서 확인할 수 있는 R제곱 값과 수정된 R제곱 값에 대해서 알아보겠습니다. R제곱 값과 수정된 R제곱 값 간에는 큰 차이가 있습니다. R제곱 값은 투입된 모든 독립변수가 종속변수의 분산을 설명하는 값입니다. 수정된 R제곱 값은 실제로 종속변수에 영향을 주는 독립변수들에 의해서만 설명되는 분산의 비율을 설명하는 값입니다.

표 9-1 R제곱과 수정된 R제곱 비교

| R제곱($R^2$) | 수정된 R제곱(adjusted $R^2$) |
|---|---|
| • 불필요한 독립변수가 추가되어도 감소하지 않음 | • 불필요한 독립변수가 추가되면 감소함 |
| • 단순회귀분석, 다중회귀분석에서 모두 표기 | • 다중회귀분석에서만 표기 |
| • $R^2$, R-square 등으로 표기 | • $_{adj}R^2$, $_{adj}$R-square 등으로 표기 |

다중회귀분석도 단순회귀분석과 마찬가지로 모형의 적합도와 잔차의 독립성, 정규성이라는 전제 조건을 만족해야 합니다. 결과가 출력된 순서대로 확인하겠습니다.

**1** 모형의 적합도는 회귀분석 결과표 중에서 분산분석 결과표(Analysis of Variance)를 통해 Model의 F값(F Value)에 대한 p값(Pr > F)이 0.05 미만으로 유의한지 확인하여 판단합니다. 잔차의 독립성은 Durbin-Watson D값이 2에 가까운지 확인하여 판단합니다.

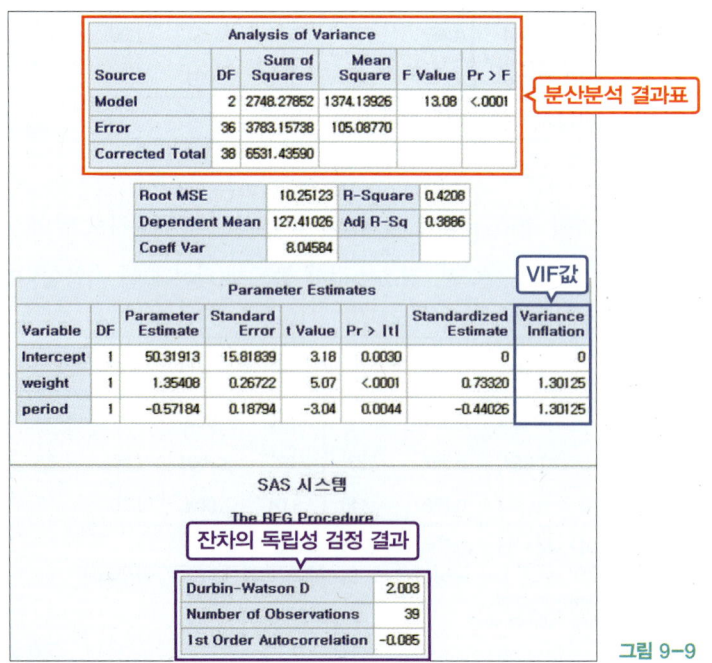

그림 9-9

분산분석 결과표에서 Model의 F값(**F Value**)에 대한 p값(**Pr > F**)이 <0.0001로 0.05 보다 작게 나타났으므로 모형이 적합하다고 판단합니다. 또한 **Durbin-Watson D**값이 2.003으로 2에 근사한 값을 보여 잔차의 독립성 가정에 문제가 없는 것으로 평가할 수 있습니다. 다중회귀분석에서는 독립변수들 간 상관관계가 지나치게 높게 나타나면, 해당 독립변수가 종속변수에 실제로 유의한 영향력을 미치더라도 회귀계수의 영향력이 유의하지 않은 것으로 나타날 수 있습니다. 즉, 모수 추정치 결과표의 값을 신뢰할 수 없게 됩니다. 독립변수 간의 관계는 상관분석에서 확인할 수 있지만, 다중회귀분석의 VIF(**Variance Inflation**)값을 통해 확인할 수도 있습니다. **Parameter Estimates** 표에서 **Variance Inflation**값이 10 미만일 때 다중공선성 문제가 없다고 판단합니다. 여기서는 모든 변수의 VIF값이 10 미만인 1.30125로 나타나 다중공선성 문제는 없는 것으로 판단됩니다. 만약 VIF값이 10을 넘은 변수가 있다면, 해당 변수를 제외하고 재분석해야 합니다.

**2** 다음으로 도식화된 그래프에서 잔차의 등분산성과 잔차의 정규성을 확인합니다.

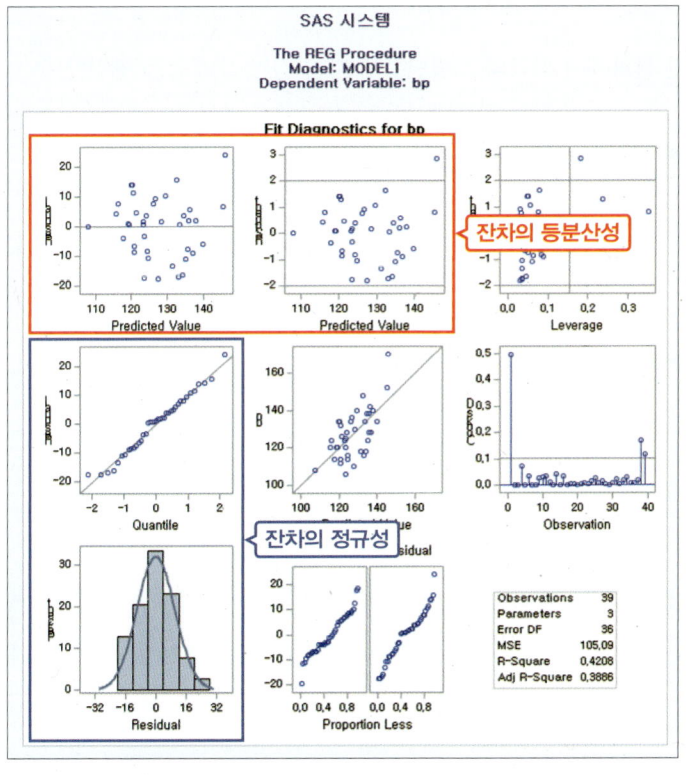

그림 9-10

첫째 줄의 **Predicted Value** 중 왼쪽 그래프는 예측값에 대한 잔차의 분포를 나타냅니다. 잔차의 분포가 특정한 경향을 보이지 않으면 잔차가 등분산성을 만족한다고 판단합니다. 오른쪽 그래프는 스튜던트화 잔차의 분포이며 대부분의 분포가 ±2 범위에 있을 경우 잔차가 등분산성을 만족한다고 판단합니다. **Leverage** 그래프로는 분포에서 크게 벗어난 이상치와 회귀계수에 영향을 미치는 영향점을 확인할 수 있습니다. 둘째 줄의 **Quantile** 그래프는 정규성을 나타내는 Q-Q Plot으로, 대각선 참조선을 따라 값들이 분포하면 정규성을 만족하는 것으로 판단합니다. 그 옆의 **Predicted Value** 그래프는 관측값에 대한 예측값의 분포를 나타내며, 회귀모형이 잘 맞을수록 점들이 대각선 참조선에 가깝게 분포합니다. **Observation** 그래프는 영향점을 나타내는 또 다른 그래프입니다. 셋째 줄의 **Residual** 그래프는 잔차의 히스토그램으로, 그래프가 좌우로 치우치지 않았는지, 지나치게 평평하거나 뾰족하지 않은지 확인하여 잔차의 정규성을 판단합니다. **Proportion Less** 그래프는 잔차 적합에 대한 산포도입니다.

그래프의 해석에는 연구자의 주관이 개입됩니다. **Predicted Value** 그래프의 분포가 특정한 경향을 보이지 않고, **Qualtile** 그래프의 분포가 참조선을 따르는 경향이 있으며, **Residual** 그래프가 지나치게 치우치지 않았다고 판단된다면 회귀모형이 등분산성과 정규성을 만족한다고 서술하면 됩니다.

**3** 마지막으로 출력된 결과에서 각각의 독립변수에 따른 잔차 그래프를 확인할 수 있습니다.

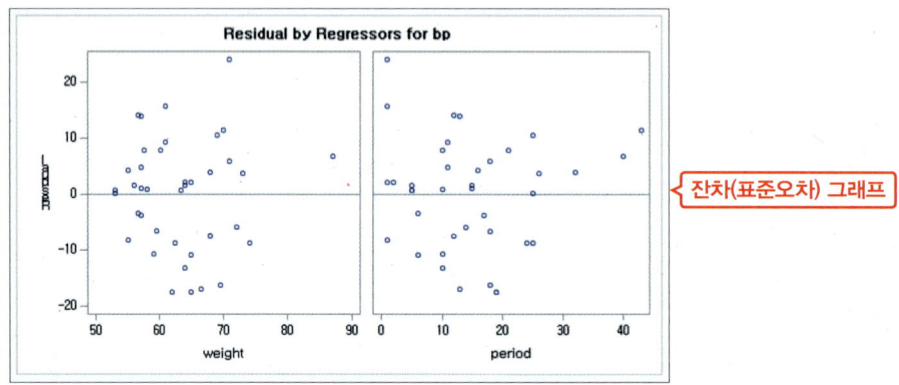

그림 9-11

수평선을 기준으로 각 점이 랜덤하게 분포할 때 선형회귀모형이 적합하다고 판단합니다. 따라서 몸무게(weight)와 이주 후 경과기간(period) 모두 경향성 없이 골고루 분포한 것으로 판단합니다.

**4** 다음 그림에서 설명력 통계량과 모수 추정치 결과표를 확인할 수 있습니다. 설명력은 R-Square($R^2$)값을 통해 확인할 수 있으며, 종속변수에 영향을 미치는 많은 변수 중, 분석에 투입한 독립변수의 영향력을 나타냅니다. **Adj R-Sq**(수정된 $R^2$)값을 사용할 수도 있지만, 일반적으로 $R^2$을 사용합니다. 모수 추정치 결과표에서는 p값(**Pr > |t|**)을 통해 각 독립변수의 영향력이 유의한지 판단합니다. 끝으로 **Standardized Estimate**(표준화 계수)값의 절댓값 크기를 비교함으로써 유의한 영향을 미치는 독립변수 중에서 어떤 독립변수가 가장 큰 영향을 미치는지 혹은 가장 작은 영향을 미치는지 확인합니다.

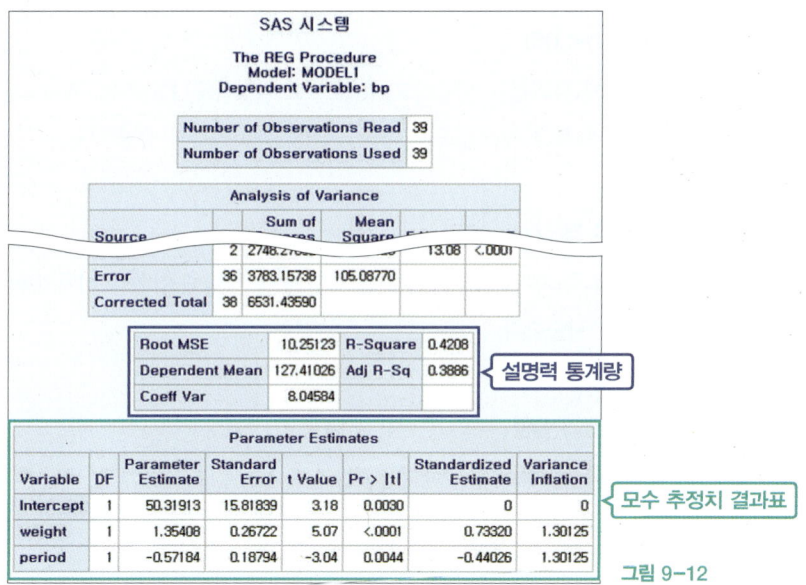

그림 9-12

설명력 통계량의 **R-Square**값이 0.421로 나타났으므로 독립변수가 종속변수를 42.1% 설명한다고 할 수 있습니다. 이는 종속변수에 영향을 미치는 많은 변수들 중 분석에 투입한 독립변수들의 설명력이 42.1%라는 의미입니다. 모수 추정치에서는 종속변수에 따라 독립변수의 변화가 일어나는지를 p값으로 알 수 있습니다. 분석 결과, 몸무게($p<.001$)와 이주 후 경과기간($p=.004$)에 따른 혈압의 변화는 유의하게 나타났습니다. 비표준화 계수(**Parameter Estimate**=B)를 통해 몸무게가 1kg 증가하면 혈압은 1.354mmHg 정도 높아지며, 이주 후 경과기간이 한 달 길어질수록 혈압이 0.572mmHg 정도 낮아진다고 판단할 수 있습니다. 논문에 회귀식을 제시할 수 있지만, 회귀식보다는 독립변수의 영향이 유의한지, 정(+)의 영향인지 혹은 부(-)의 영향인지 판단하는 것이 더 중요합니다. 마지막으로 표준화 계수(**Standardized Estimate**=$\beta$)의 절댓값을 비교한 결과, 몸무게($|\beta|=.733$)가 이주 후 경과기간($|\beta|=.440$)보다 큰 것으로 나타나, 고지대에서 도시로 이주한 사람들의 혈압에는 몸무게가 이주 후 경과기간보다 더 큰 영향을 미치는 것으로 해석합니다.

## 06 » 논문 결과 작성하기

다중회귀분석 결과표에 대한 해석은 다음 4단계로 작성합니다.

### ❶ 분석 내용과 분석법 설명
"몸무게(독립변수1)와 이주 후 경과기간(독립변수2)이 혈압(종속변수)에 미치는 영향을 검증하기 위해, 다중회귀분석(분석법)을 실시하였다."

### ❷ 회귀모형이 유의한 경우($p<.05$)
F값과 유의확률로 회귀모형의 유의성을 설명하고, $R^2$값으로 설명력을, Durbin-Watson값으로 잔차의 독립성 가정 충족 여부를, VIF값으로 다중공선성 문제 여부를 설명한다.

### ❸ 회귀모형이 유의하지 않은 경우($p>.05$)
"몸무게(독립변수1)와 이주 후 경과기간(독립변수2)은 혈압(종속변수)에 영향을 미치지 않는 것으로 나타났다($p>.05$)."라고 서술한다.

### ❹ 독립변수의 유의성 검증 결과 설명
독립변수가 종속변수에 미치는 영향이 유의한지를 $\beta$값과 유의확률로 설명하고, 독립변수의 $\beta$값으로 영향력 순위를 나열한다.

위의 4단계에 맞춰 앞에서 실습한 출력 결과 값을 작성하면 다음과 같습니다.

❶ 몸무게와 이주 후 경과기간이 혈압에 미치는 영향을 검증하기 위해, 다중회귀분석을 실시하였다.

❷ 그 결과 회귀모형은 통계적으로 유의하게 나타났으며($F=13.08$, $p<.001$), 회귀모형의 설명력은 약 42.1%로 나타났다($R^2=.421$). 한편 Durbin-Watson 통계량은 2.003으로 2에 근사한 값을 보여 잔차의 독립성 가정에는 문제는 없는 것으로 평가되었고, 분산팽창지수(VIF)도 모두 10 미만으로 나타나 다중공선성 문제는 없는 것으로 판단되었다.

❹ 회귀계수의 유의성 검증 결과, 몸무게는 혈압에 유의한 정(+)의 영향을 미치는 것으로 나타났고($\beta=.733$, $p<.001$), 이주 후 경과기간은 유의한 부(-)의 영향을 미치는 것으로 나타났다($\beta=-.440$, $p=.004$). 즉 몸무게가 증가할수록 혈압이 높아지고, 이주 후 경과기간이 길어질수록 혈압은 낮아지는 것으로 나타났다. 표준화 계수의 크기는 몸무게($\beta=.733$), 이주 후 경과 기간($\beta=-.440$) 순으로 혈압에 영향을 미치는 것으로 나타났다.

## [다중회귀분석 논문 결과표 완성 예시]

⟨table⟩ 몸무게와 이주 후 경과기간이 혈압에 미치는 영향

| Dependent Variable | Independent Variable | B | S.E. | β | t | p | VIF |
|---|---|---|---|---|---|---|---|
| 혈압 | Intercept | 50.319 | 15.818 |  | 3.18*** | .003 |  |
|  | 몸무게 | 1.354 | 0.267 | .733 | 5.07*** | **<.001** | 1.301 |
|  | 이주 후 경과기간 | −0.572 | 0.188 | −.440 | −3.04** | **.004** | 1.301 |
|  | $F=13.08(p<.001),\ R^2=.421,\ _{adj}R^2=.389,\ D\text{-}W=2.003$ ||||||||

The data are given as the value; $p<.05$ value was accepted as significant level and the significant differences between the groups were shown in bold.
The p-value is the result of using multiple regression.
* $p<.05$, ** $p<.01$, *** $p<.001$

몸무게와 이주 후 경과기간이 혈압에 미치는 영향을 검증하기 위해, 다중회귀분석을 실시하였다. 그 결과 회귀모형은 통계적으로 유의하게 나타났으며($F=13.08$, $p<.001$), 회귀모형의 설명력은 약 42.1%로 나타났다($R^2=.421$). 한편 Durbin-Watson 통계량은 2.003으로 2에 근사한 값을 보여 잔차의 독립성 가정에는 문제는 없는 것으로 평가되었고, 분산팽창지수(VIF)도 모두 10 미만으로 나타나 다중공선성 문제는 없는 것으로 판단되었다.

회귀계수의 유의성 검증 결과, 몸무게는 혈압에 유의한 정(+)의 영향을 미치는 것으로 나타났고($β=.733$, $p<.001$), 이주 후 경과기간은 유의한 부(−)의 영향을 미치는 것으로 나타났다($β=−.440$, $p=.004$). 즉 몸무게가 증가할수록 혈압이 높아지고, 이주 후 경과기간이 길어질수록 혈압은 낮아지는 것으로 나타났다. 표준화 계수의 크기는 몸무게($β=.733$), 이주 후 경과기간($β=−.440$) 순으로 혈압에 영향을 미치는 것으로 나타났다.

**여기서 잠깐**

비표준화 계수를 사용하여 회귀식으로 표현하면 다음과 같습니다.

혈압 = (1.354 × 몸무게) − (0.572 × 이주 후 경과기간) + 50.319

# SECTION 10 로지스틱 회귀분석

## 01 » 기본 개념과 연구 문제

로지스틱 회귀분석은 단순회귀분석, 다중회귀분석과 동일하게 **종속변수와 독립변수 간의 관계를 구체적인 함수식으로 나타내어** 분석하는 방법입니다. 다만 로지스틱 회귀분석은 **종속변수가 범주형인 데이터**이고, 독립변수에 의해 연구자가 관심 있는 종속변수의 특정 결과가 나타날 **확률을 추정**하기 위해 사용한다는 차이점이 있습니다.

먼저 어떤 경우에 로지스틱 회귀분석을 실시하는지 살펴보겠습니다. 이어서 SAS에서는 어떻게 분석하는지, 결과 해석은 어떻게 진행하는지 파악해보겠습니다.

> **문제 10-1  다양한 변수들이 저체중 출생에 미치는 위험 요인 분석**
>
>  실습파일 : logistic.csv
>
> 출산 경험이 있는 대상자의 임신 기간 중 음주 횟수, 흡연 여부, 나이, 결혼 기간, 출산 이전 자녀 여부, 신앙심, 교육 기간, 결혼생활 만족도가 저체중 출생에 어떠한 영향을 끼치는지 검정한다.
>
> - **drinking** : 음주 횟수
> - **age** : 나이
> - **children** : 출산 이전 자녀 여부(0: 없음, 1: 있음)
> - **education** : 교육 기간
> - **low** : 저체중 출생 여부(0: 정상, 1: 저체중)
> - **smoking** : 흡연 여부(0: 비흡연, 1: 흡연)
> - **yearsmarried** : 결혼 기간
> - **religiousness** : 신앙심(1~5점 평가)
> - **rating** : 결혼생활 만족도(1~5점 만족도)

다양한 변수들이 저체중 출생에 어떤 영향을 끼치는지 예측하기 위해 로지스틱 회귀분석을 실시합니다.

이를 가설 형태로 작성하면 다음과 같습니다.

> **가설 형태 1** : (독립변수1)이 (종속변수) 발생 가능성에 유의한 영향을 미칠 것이다.
> **가설 형태 2** : (독립변수2)가 (종속변수) 발생 가능성에 유의한 영향을 미칠 것이다.
>     ⋮
> **가설 형태 n** : (독립변수n)이 (종속변수) 발생 가능성에 유의한 영향을 미칠 것이다.

여기서 독립변수 자리에 '음주 횟수', '흡연 여부', '나이', '결혼 기간', '출산 이전 자녀 여부', '신앙심', '교육 기간', '결혼생활 만족도'를 적용하고, 종속변수 자리에 '저체중 출생'을 적용하면 가설은 다음과 같이 나타낼 수 있습니다.

> **가설 형태 1** : (음주 횟수)가 (저체중 출생) 발생 가능성에 유의한 영향을 미칠 것이다.
> **가설 형태 2** : (흡연 여부)가 (저체중 출생) 발생 가능성에 유의한 영향을 미칠 것이다.
> **가설 형태 3** : (나이)가 (저체중 출생) 발생 가능성에 유의한 영향을 미칠 것이다.
> **가설 형태 4** : (결혼 기간)이 (저체중 출생) 발생 가능성에 유의한 영향을 미칠 것이다.
> **가설 형태 5** : (출산 이전 자녀 여부)가 (저체중 출생) 발생 가능성에 유의한 영향을 미칠 것이다.
> **가설 형태 6** : (신앙심)이 (저체중 출생) 발생 가능성에 유의한 영향을 미칠 것이다.
> **가설 형태 7** : (교육 기간)이 (저체중 출생) 발생 가능성에 유의한 영향을 미칠 것이다.
> **가설 형태 8** : (결혼생활 만족도)가 (저체중 출생) 발생 가능성에 유의한 영향을 미칠 것이다.

## 02 » 파일 불러오기 & 확인하기

**1** 실습파일을 불러오기 위해 윈도우의 파일 탐색기에서 경로를 확인합니다. 경로 창을 클릭하여 복사한 뒤, 경로를 설정합니다. 로지스틱 회귀분석에 사용할 데이터 명칭은 LOGI로 설정하겠습니다.

**CSV 파일 불러오기**

```
PROC IMPORT OUT = LOGI /*데이터셋 명칭 설정*/
     DATAFILE = "D:\SAS 실습파일\logistic.csv" /*경로 설정*/
     DBMS = CSV REPLACE; *불러올 파일 형식을 CSV로 지정;
     GETNAMES = YES; *첫 행에 입력된 값을 변수명으로 사용;
RUN;
```

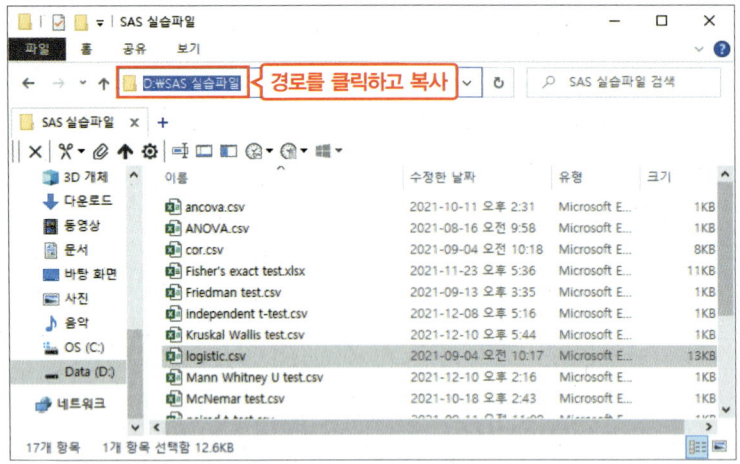

그림 10-1

로그 창에서 데이터셋이 제대로 생성되었는지 확인할 수 있습니다.

```
NOTE: WORK.LOGI 데이터셋을 성공적으로 생성했습니다.
NOTE: 데이터셋 WORK.LOGI은(는) 601개의 관측값과 9개의 변수를 가지고 있습니다.
NOTE: 프로시저 IMPORT 실행(총 프로세스 시간):
      실행 시간           0.42 초
      cpu 시간            0.28 초
```

그림 10-2

**2** 분석할 변수를 간단히 확인하기 위해 PROC CONTENTS 명령어를 사용합니다.

---

**변수명 확인하기**

PROC CONTENTS DATA=LOGI; *데이터셋 지정;
RUN;

---

변수와 속성 리스트(오름차순)

| # | 변수 | 유형 | 길이 | 출력형식 | 입력형식 |
|---|------|------|------|----------|----------|
| 3 | age | 숫자 | 8 | BEST12. | BEST32. |
| 5 | children | 숫자 | 8 | BEST12. | BEST32. |
| 1 | drinking | 숫자 | 8 | BEST12. | BEST32. |
| 7 | education | 숫자 | 8 | BEST12. | BEST32. |
| 9 | low | 숫자 | 8 | BEST12. | BEST32. |
| 8 | rating | 숫자 | 8 | BEST12. | BEST32. |
| 6 | religiousness | 숫자 | 8 | BEST12. | BEST32. |
| 2 | smoking | 숫자 | 8 | BEST12. | BEST32. |
| 4 | yearsmarried | 숫자 | 8 | BEST12. | BEST32. |

그림 10-3

## 03 » 분석 진행하기

로지스틱 회귀분석 명령어인 **PROC LOGISTIC**을 통해 Hosmer-Lemeshow 적합도 검정을 할 수 있으며, 회귀계수 및 오즈비 그래프와 설명력($R^2$) 등을 확인할 수 있습니다.

### 로지스틱 회귀분석 실행하기

```
PROC LOGISTIC DATA=LOGI DESCENDING; *데이터셋 지정;
    CLASS smoking(REF='0') children(REF='0') /PARAM=REF; *범주형 변수들의 기준값 설정;
        MODEL low(EVENT = '1')= drinking smoking age yearsmarried children
religiousness education rating/LINK=LOGIT LACKFIT STB CLODDS=PL RSQUARE;
*Hosmer-Lemeshow 적합도 검정, 회귀계수, 오즈비 그래프, 설명력 출력;
RUN;
```

 **히든그레이스 데이터분석팀 생각**

여기서 주의할 점은 데이터셋을 지정할 때 DESCENDING(내림차순) 옵션을 사용하는 것입니다. 실습파일에서는 모든 범주형 변수(명목변수)가 '0=해당하지 않음, 1=해당함'으로 코딩되어 있습니다. 따라서 저체중 출생이 발생하지 않을 경우에 비해 발생할 확률이 어느 정도로 나타나는지가 출력됩니다. 만약 '1=해당함, 2=해당하지 않음'으로 코딩된 자료를 분석한다면 해석 방향이 반대로 되어야 합니다. 즉, 저체중 출산이 발생할 확률에 비해 발생하지 않을 확률이 어느 정도인가로 해석해야 합니다. 패널 데이터가 '1=해당함, 2=해당하지 않음'으로 코딩된 경우가 많습니다. SAS에서 1, 2로 코딩된 자료를 분석할 때는 '2=해당하지 않음'을 '0=해당하지 않음'으로 코딩값을 변경하여 분석해주세요.

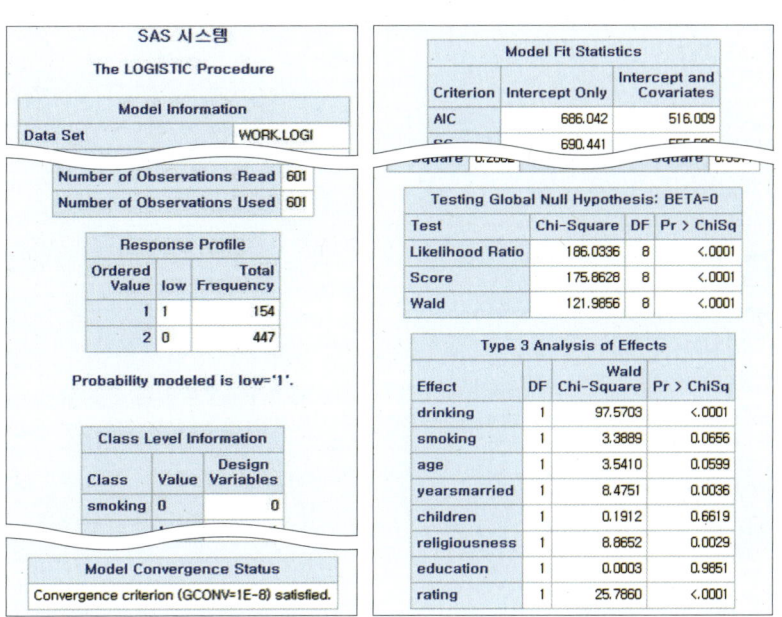

## Analysis of Maximum Likelihood Estimates

| Parameter | | DF | Estimate | Standard Error | Wald Chi-Square | Pr > ChiSq | Standardized Estimate |
|---|---|---|---|---|---|---|---|
| Intercept | | 1 | 0.4813 | 0.9951 | 0.2340 | 0.6286 | |
| drinking | | 1 | 0.7418 | 0.0751 | 97.5703 | <.0001 | 0.6420 |
| smoking | 1 | 1 | 0.4608 | 0.2503 | 3.3889 | 0.0656 | 0.1270 |
| age | | 1 | -0.0380 | 0.0202 | 3.5410 | 0.0599 | -0.1863 |
| yearsmarried | | 1 | 0.1077 | 0.0370 | 8.4751 | 0.0036 | 0.3084 |
| children | 1 | 1 | 0.1358 | 0.3107 | 0.1912 | 0.6619 | 0.0338 |
| religiousness | | 1 | -0.3013 | 0.1012 | 8.8652 | 0.0029 | -0.1939 |
| education | | 1 | -0.00096 | 0.0512 | 0.0003 | 0.9851 | -0.00127 |
| rating | | 1 | -0.5257 | 0.1035 | 25.7860 | <.0001 | -0.3197 |

### Association of Predicted Probabilities and Observed Responses

| | | | |
|---|---|---|---|
| Percent Concordant | 83.7 | Somers' D | 0.674 |
| Percent Discordant | 16.3 | Gamma | 0.674 |
| Percent Tied | 0.0 | Tau-a | 0.257 |
| Pairs | 68838 | c | 0.837 |

### Odds Ratio Estimates and Profile-Likelihood Confidence Intervals

| Effect | Unit | Estimate | 95% Confidence Limits | |
|---|---|---|---|---|
| drinking | 1.0000 | 2.100 | 1.820 | 2.444 |
| smoking 1 vs 0 | 1.0000 | 1.585 | 0.973 | 2.600 |
| age | 1.0000 | 0.963 | 0.925 | 1.001 |
| yearsmarried | 1.0000 | 1.114 | 1.036 | 1.198 |
| children 1 vs 0 | 1.0000 | 1.146 | 0.625 | 2.121 |
| religiousness | 1.0000 | 0.740 | 0.605 | 0.901 |
| education | 1.0000 | 0.999 | 0.904 | 1.105 |
| rating | 1.0000 | 0.591 | 0.481 | 0.723 |

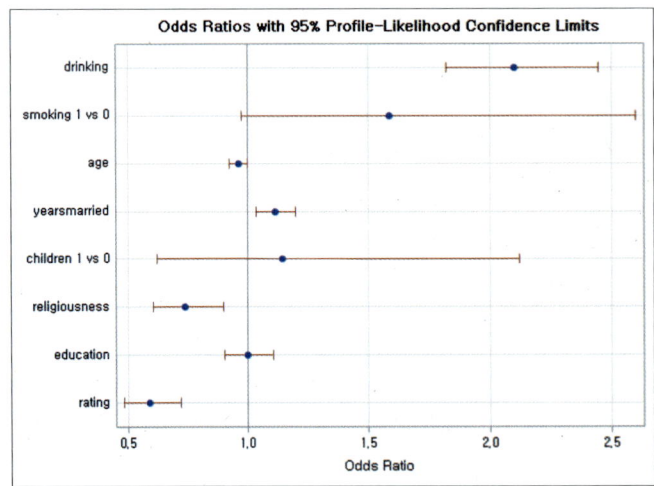

### Partition for the Hosmer and Lemeshow Test

| Group | Total | low = 1 Observed | low = 1 Expected | low = 0 Observed | low = 0 Expected |
|---|---|---|---|---|---|
| 1 | 60 | 1 | 1.62 | 59 | 58.38 |
| 2 | 60 | 3 | 2.74 | 57 | 57.26 |
| 8 | 60 | 26 | 23.20 | 34 | 36.80 |
| 9 | 61 | 28 | 33.30 | 33 | 27.70 |
| 10 | 60 | 50 | 48.08 | 10 | 11.92 |

### Hosmer and Lemeshow Goodness-of-Fit Test

| Chi-Square | DF | Pr > ChiSq |
|---|---|---|
| 4.1101 | 8 | 0.8471 |

그림 10-4

## 04 » 결과표 작성하기

**1** 한글에서 다음과 같이 결과표 틀을 만듭니다. 연구 문제를 참조하여, 종속변수와 독립변수를 입력합니다.

> **문제 10-1** 다양한 변수들이 저체중 출생에 미치는 위험 요인 분석
>
> 실습파일 : logistic.csv
>
> 출산 경험이 있는 대상자의 임신 기간 중 음주 횟수, 흡연 여부, 나이, 결혼 기간, 출산 이전 자녀 여부, 신앙심, 교육 기간, 결혼생활 만족도가 저체중 출생에 어떠한 영향을 끼치는지 검정한다.
>
> - **drinking** : 음주 횟수
> - **age** : 나이
> - **children** : 출산 이전 자녀 여부(0: 없음, 1: 있음)
> - **education** : 교육 기간
> - **low** : 저체중 출생 여부(0: 정상, 1: 저체중)
> - **smoking** : 흡연 여부(0: 비흡연, 1: 흡연)
> - **yearsmarried** : 결혼 기간
> - **religiousness** : 신앙심(1~5점 평가)
> - **rating** : 결혼생활 만족도(1~5점 만족도)

| Dependent Variable | Independent Variable | B | S.E. | OR | 95% CI | p |
|---|---|---|---|---|---|---|
| | Intercept | 0.000 | 0.000 | | | .000 |
| 저체중 출생 | 음주 횟수 | 0.000 | 0.000 | 0.000 | 0.000 | .000 |
| | 흡연 여부 | 0.000 | 0.000 | 0.000 | 0.000 | .000 |
| | 나이 | 0.000 | 0.000 | 0.000 | 0.000 | .000 |
| | 결혼 기간 | 0.000 | 0.000 | 0.000 | 0.000 | .000 |
| | 출산 이전 자녀 여부 | 0.000 | 0.000 | 0.000 | 0.000 | .000 |
| | 신앙심 | 0.000 | 0.000 | 0.000 | 0.000 | .000 |
| | 교육 기간 | 0.000 | 0.000 | 0.000 | 0.000 | .000 |
| | 결혼생활 만족도 | 0.000 | 0.000 | 0.000 | 0.000 | .000 |

The p-value is the result of using logistic regression.
* $p<.05$, ** $p<.01$, *** $p<.001$

그림 10-5

**2** [그림 10-4]의 회귀계수 검정 결과를 참조하여 각 항목(Estimate=*B*, Standard Error =*S.E*, Pr > ChiSq=*p*)을 작성합니다. 소수점 아래 셋째 자리까지 반올림합니다. p값이 0.001 미만일 때는 <.001로 표기하고 필요에 따라 볼드체(진하게)를 적용합니다.

### Analysis of Maximum Likelihood Estimates

| Parameter | DF | Estimate | Standard Error | Wald Chi-Square | Pr > ChiSq | Standardized Estimate |
|---|---|---|---|---|---|---|
| Intercept | 1 | 0.4813 | 0.9951 | 0.2340 | 0.6286 | |
| drinking | 1 | 0.7418 | 0.0751 | 97.5703 | <.0001 | 0.6420 |
| smoking 1 | 1 | 0.4608 | 0.2503 | 3.3889 | 0.0656 | 0.1270 |
| age | 1 | -0.0380 | 0.0202 | 3.5410 | 0.0599 | -0.1863 |
| yearsmarried | 1 | 0.1077 | 0.0370 | 8.4751 | 0.0036 | 0.3084 |
| children 1 | 1 | 0.1358 | 0.3107 | 0.1912 | 0.6619 | 0.0338 |
| religiousness | 1 | -0.3013 | 0.1012 | 8.8652 | 0.0029 | -0.1939 |
| education | 1 | -0.00096 | 0.0512 | 0.0003 | 0.9851 | -0.00127 |
| rating | 1 | -0.5257 | 0.1035 | 25.7860 | <.0001 | -0.3197 |

| Dependent Variable | Independent Variable | *B* | *S.E.* | *OR* | 95% CI | *p* |
|---|---|---|---|---|---|---|
| 저체중 출생 | Intercept | 0.481 | 0.995 | | | .629 |
| | 음주 횟수 | 0.742 | 0.075 | 0.000 | 0.000 | **<.001** |
| | 흡연 여부 | 0.461 | 0.250 | 0.000 | 0.000 | .066 |
| | 나이 | -0.038 | 0.020 | 0.000 | 0.000 | .060 |
| | 결혼 기간 | 0.108 | 0.037 | 0.000 | 0.000 | **.004** |
| | 출산 이전 자녀 여부 | 0.136 | 0.311 | 0.000 | 0.000 | .662 |
| | 신앙심 | -0.301 | 0.101 | 0.000 | 0.000 | **.003** |
| | 교육 기간 | -0.001 | 0.051 | 0.000 | 0.000 | .985 |
| | 결혼생활 만족도 | -0.526 | 0.104 | 0.000 | 0.000 | **<.001** |

The p-value is the result of using logistic regression.
\* *p*<.05, \*\* *p*<.01, \*\*\* *p*<.001

그림 10-6

**여기서 잠깐**

독립변수에 입력한 변수의 순서와 SAS 출력 결과의 변수 순서가 맞는지 확인하고, 해당하는 변수의 값을 입력해야 합니다.

**3** [그림 10-4]의 오즈비 결과를 참조하여 오즈비 수치와 95% 신뢰구간을 입력합니다.

| Odds Ratio Estimates and Profile-Likelihood Confidence Intervals | | | | |
|---|---|---|---|---|
| Effect | Unit | Estimate | 95% Confidence Limits | |
| drinking | 1.0000 | 2.100 | 1.820 | 2.444 |
| smoking 1 vs 0 | 1.0000 | 1.585 | 0.973 | 2.600 |
| age | 1.0000 | 0.963 | 0.925 | 1.001 |
| yearsmarried | 1.0000 | 1.114 | 1.036 | 1.198 |
| children 1 vs 0 | 1.0000 | 1.146 | 0.625 | 2.121 |
| religiousness | 1.0000 | 0.740 | 0.605 | 0.901 |
| education | 1.0000 | 0.999 | 0.904 | 1.105 |
| rating | 1.0000 | 0.591 | 0.481 | 0.723 |

| Dependent Variable | Independent Variable | B | S.E. | OR | 95% CI | p |
|---|---|---|---|---|---|---|
| | Intercept | 0.481 | 0.995 | | | .629 |
| | 음주 횟수 | 0.742 | 0.075 | 2.100 | 1.820-2.444 | <.001 |
| | 흡연 여부 | 0.461 | 0.250 | 1.585 | 0.973-2.600 | .066 |
| | 나이 | -0.038 | 0.020 | 0.963 | 0.925-1.001 | .060 |
| 저체중 출생 | 결혼 기간 | 0.108 | 0.037 | 1.114 | 1.036-1.198 | **.004** |
| | 출산 이전 자녀 여부 | 0.136 | 0.311 | 1.146 | 0.625-2.121 | .662 |
| | 신앙심 | -0.301 | 0.101 | 0.740 | 0.605-0.901 | **.003** |
| | 교육 기간 | -0.001 | 0.051 | 0.999 | 0.904-1.105 | .985 |
| | 결혼생활 만족도 | -0.526 | 0.104 | 0.591 | 0.481-0.723 | **<.001** |

The p-value is the result of using logistic regression.
\* $p<.05$, \** $p<.01$, \*** $p<.001$

그림 10-7

**4** [그림 10-4]를 참조하여 Max-rescaled R-Square값을 Nagelkerke $R^2$ 형태로 입력합니다. 소수점 아래 셋째 자리에서 반올림합니다.

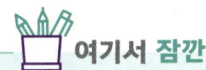
그림 10-8

### 여기서 잠깐

Nagelkerke $R^2$과 Max-rescaled R-Square는 같은 의미로 사용합니다.

**5** [그림 10-4]를 참조하여 Hosmer and Lemeshow Goodness-of-Fit Test의 로지스틱 회귀모형 검정 결과를 입력합니다. 소수점 아래 셋째 자리에서 반올림합니다. 이때 'Chi-Square(Pr > ChiSq)' 형식으로 작성합니다.

| Partition for the Hosmer and Lemeshow Test | | | | | |
|---|---|---|---|---|---|
| | | low = 1 | | low = 0 | |
| Group | Total | Observed | Expected | Observed | Expected |
| 1 | 60 | 1 | 1.62 | 59 | 58.38 |
| 2 | 60 | 3 | 2.74 | 57 | 57.26 |
| 3 | 60 | 3 | 3.79 | 57 | 56.21 |
| 7 | 60 | 17 | 16.23 | 43 | 43.77 |
| 8 | 60 | 26 | 23.20 | 34 | 36.80 |
| 9 | 61 | 28 | 33.30 | 33 | 27.70 |
| 10 | 60 | 50 | 48.08 | 10 | 11.92 |

| Hosmer and Lemeshow Goodness-of-Fit Test | | |
|---|---|---|
| Chi-Square | DF | Pr > ChiSq |
| 4.1101 | 8 | 0.8471 |

| Dependent Variable | Independent Variable | B | S.E. | OR | 95% CI | p |
|---|---|---|---|---|---|---|
| | Intercept | 0.481 | 0.995 | | | .629 |
| | 음주 횟수 | 0.742 | 0.075 | 2.100 | 1.820-2.444 | <.001 |
| | 신앙심 | -0.301 | 0.101 | 0.740 | 0.605-0.901 | .003 |
| | 교육 기간 | -0.001 | 0.051 | 0.999 | 0.904-1.105 | .985 |
| | 결혼생활 만족도 | -0.526 | 0.104 | 0.591 | 0.481-0.723 | <.001 |

Nagelkerke $R^2$=.392, Hosmer & Lemeshow Test: $\chi^2$=4.110($p$=.847)
The p-value is the result of using logistic regression.
* $p<.05$, ** $p<.01$, *** $p<.001$

그림 10-9

**6** 마지막으로 p값에 따라 OR값에 별(*)표를 위첨자로 달아줍니다.

| Dependent Variable | Independent Variable | B | S.E. | OR | 95% CI | p |
|---|---|---|---|---|---|---|
| | Intercept | 0.481 | 0.995 | | | .629 |
| | 음주 횟수 | 0.742 | 0.075 | 2.100*** | 1.820-2.444 | <.001 |
| | 흡연 여부 | 0.461 | 0.250 | 1.585 | 0.973-2.600 | .066 |
| | 나이 | -0.038 | 0.020 | 0.963 | 0.925-1.001 | .060 |
| 저체중 출생 | 결혼 기간 | 0.108 | 0.037 | 1.114** | 1.036-1.198 | .004 |
| | 출산 이전 자녀 여부 | 0.136 | 0.311 | 1.146 | 0.625-2.121 | .662 |
| | 신앙심 | -0.301 | 0.101 | 0.740** | 0.605-0.901 | .003 |
| | 교육 기간 | -0.001 | 0.051 | 0.999 | 0.904-1.105 | .985 |
| | 결혼생활 만족도 | -0.526 | 0.104 | 0.591*** | 0.481-0.723 | <.001 |

Nagelkerke $R^2$=.392, Hosmer & Lemeshow Test: $\chi^2$=4.110($p$=.847)
The p-value is the result of using logistic regression.
* $p<.05$, ** $p<.01$, *** $p<.001$

그림 10-10

SECTION 10 로지스틱 회귀분석

## 05 » 분석 결과 해석하기

**1** 로지스틱 회귀분석을 해석하기 전에 오른쪽 그림에서 투입한 변수를 먼저 확인합니다. 표본 수를 확인하고, 옵션에서 설정한 대로 종속변수의 집단과 범주형 독립변수가 제대로 분류되었는지 확인합니다.

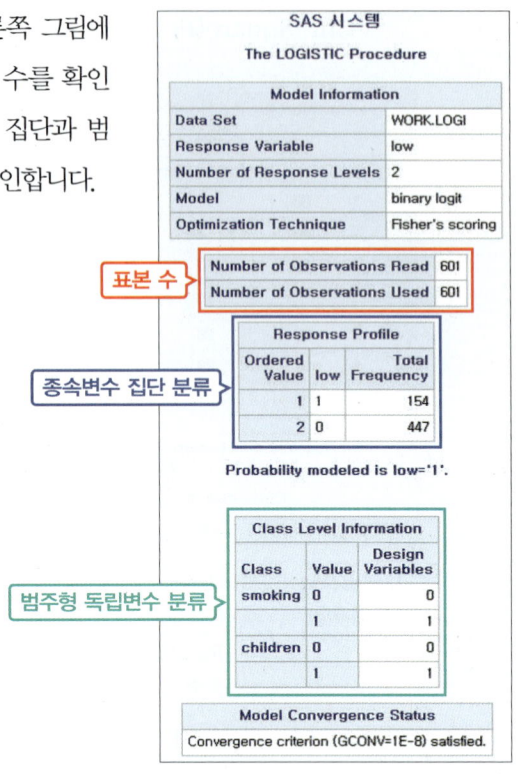

그림 10-11

**2** 다음 그림에서 Hosmer & Lemeshow Test를 통해 모형의 적합도를 판단할 수 있습니다.

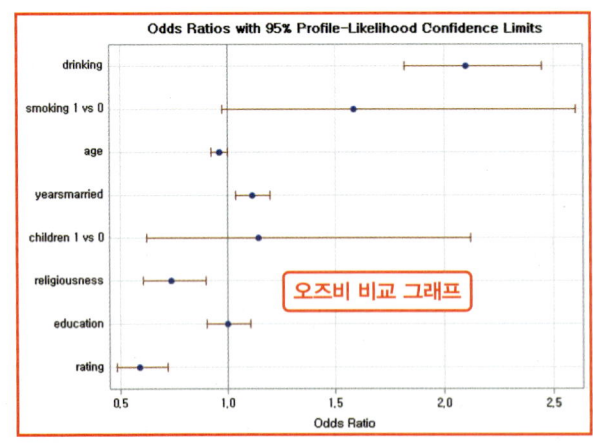

그림 10-12

오즈비 비교 그래프로는 **신뢰구간의 범위가 1을 포함하지 않는가**를 통해 유의성을 판단합니다. 흡연 여부, 나이, 출산 이전 자녀 여부, 교육 기간은 신뢰구간에 1이 포함되어 있으므로 종속변수 발생 가능성이 적다고 판단합니다. 맨 아래의 Hosmer and Lemeshow Goodness-of-Fit Test 표에서 p값(Pr > ChiSq)이 .05 이상이면 예측 모형과 실제 모형 간의 차이가 없어, 로지스틱 회귀모형은 적합하다고 판단할 수 있습니다.

> **히든그레이스 데이터분석팀 생각**
>
> 논문에서는 오즈비를 OR 또는 Exp(B)로 표기합니다. 오즈비는 독립변수가 한 단계 증가할수록 종속변수 발생 가능성이 몇 배 증가 혹은 감소하는가를 의미합니다. 오즈비가 1에 가까울수록 독립변수에 변화가 없다는 의미이고, 1에서 멀어질수록 변화가 크다는 의미입니다.

**3** 다음 그림에서 회귀모형의 설명력, 귀무가설, 독립변수의 영향력을 확인합니다. 설명력은 Max-rescaled R-Square값으로 확인할 수 있고, 귀무가설 결과의 p값이 0.05 미만일 때, 적합하다고 할 수 있습니다. **Likelihood Ratio**는 절편과 독립변수를 모두 고려한 모형의 적합도이며, **Score**는 전체적인 추정값과 실제 값을 비교한 결과이고, **Wald**는 각 설명변수의 유의성을 검정한 결과입니다. p값이 0.05 미만이면 귀무가설을 기각하고 대립 가설을 채택합니다. 마지막으로 **Type 3 Analysis of Effects** 표에서는 각각의 독립변수만 투입하였을 때의 유의성을 확인할 수 있습니다.

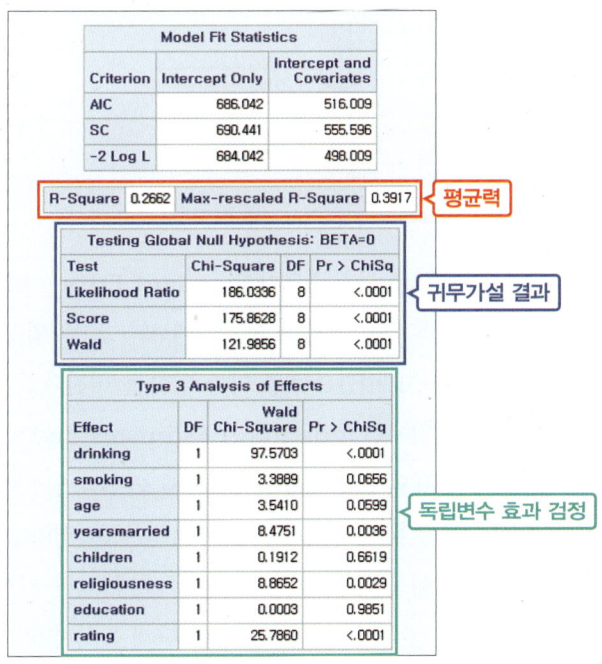

그림 10-13

설명력은 저체중 출생에 대한 영향력 중 음주 횟수, 흡연 여부, 나이, 결혼 기간, 출산 이전 자녀 여부, 신앙심, 교육 기간, 결혼생활 만족도가 39.2%의 영향력을 가지고 있다고 해석하고, 독립변수가 종속변수를 39.2% 설명한다고 표현합니다. 독립변수의 효과 검정 결과, 음주 횟수, 결혼 기간, 신앙심, 결혼생활 만족도는 단독으로도 영향을 미치는 것으로 나타났습니다.

**4** 유의한 모형인지를 먼저 확인한 뒤에, 다음 그림에서 회귀계수(추정치와 표준편차, p값)를 파악합니다. 각 독립변수의 p값을 확인하여, 유의한 변수만 결과 해석에 적용합니다.

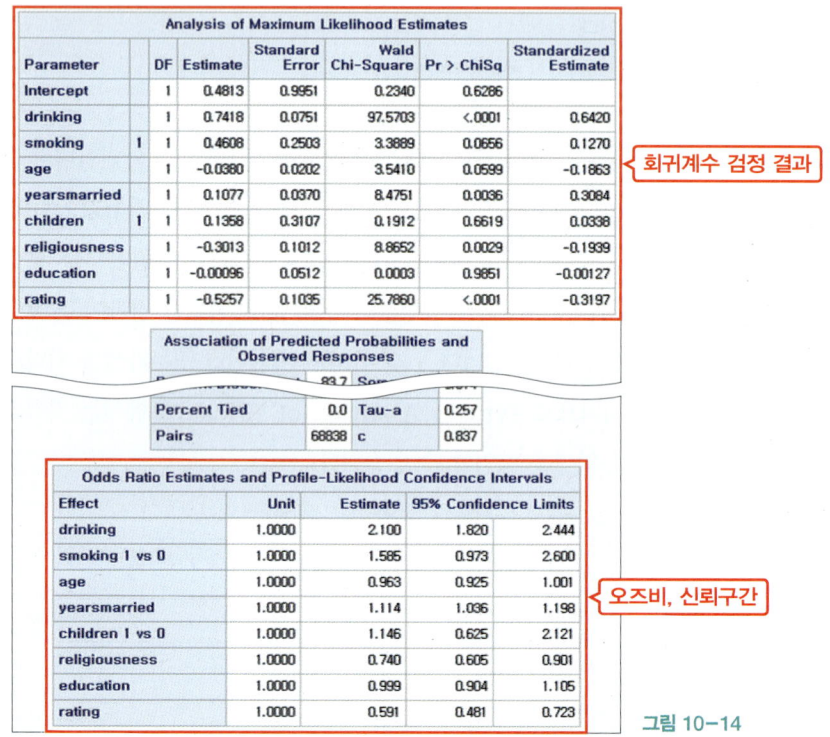

그림 10-14

회귀계수 검정 결과에서는 추정치(Estimate), 표준오차(Standard Error), p값(Pr > ChiSq)을 확인할 수 있습니다. 추정치의 부호와 p값을 확인해보면, 음주 횟수는 추정치가 0.742, 표준오차는 0.075, p값은 .001 미만으로 유의한 영향을 미친다고 할 수 있습니다. 각 변수의 유의확률을 확인한 뒤에, **Odds Ratio Estimates and Profile-Likelihood Confidence Intervals** 표의 Estimate값을 통해 변수의 영향력을 확인할 수 있습니다. 이 값은 오즈비(OR값)를 나타내며, 1보다 크면 정(+)의 영향을 미치고, 1보다 작으면 부(-)의 영향을 미친다고 해석할 수 있습니다. 음주 횟수가 한 단계 증가할 때 저체중 출생 가능성은 2.100배 정도 높아지고, 신앙심이 한 단계 높아지면 저체중 출생 가능성은 0.740배씩 감소하는 것으로 나타났습니다.

## 06 » 논문 결과 작성하기

로지스틱 회귀분석 결과표에 대한 해석은 다음 4단계로 작성합니다.

> **❶ 분석 내용과 분석법 설명**
> "음주 횟수, 흡연 여부, 나이, 결혼 기간, 출산 이전 자녀 여부, 신앙심, 교육 기간, 결혼생활 만족도(독립변수)가 저체중 출생(종속변수)에 미치는 영향을 검증하기 위해 로지스틱 회귀분석(분석법)을 실시하였다."

> **❷ 회귀모형이 유의할 경우($p > .05$)**
> Hosmer & Lemeshow Test의 유의확률(Pr > ChiSq)이 .05 이상이라면, 예측 모형과 실제 응답이 유사하여 적합하다고 설명한다.

> **❸ 회귀모형이 유의하지 않을 경우($p < .05$)**
> Hosmer & Lemeshow Test의 유의확률(Pr > ChiSq)이 .05 미만이라면, 예측 모형이 실제 응답과 다르다고 판단하여 더 이상 서술하지 않거나 독립변수를 수정해서 재분석해본다.

> **❹ 독립변수의 유의성 검증 결과 설명**
> 독립변수가 종속변수에 미치는 영향이 유의한지를 통계량 및 유의확률로 설명하고, 독립변수의 OR값으로 영향력의 크기를 설명한다.

위의 4단계에 맞춰 앞에서 실습한 출력 결과 값을 작성하면 다음과 같습니다.

❶ 음주 횟수, 흡연 여부, 나이, 결혼 기간, 출산 이전 자녀 여부, 신앙심, 교육 기간, 결혼생활 만족도가 저체중 출생에 미치는 영향을 검증하기 위해 로지스틱 회귀분석을 실시하였다.

❷ 그 결과 로지스틱 회귀모형은 적합한 것으로 나타났다(Hosmer & Lemeshow Test: $\chi^2 = 4.110$, $p = .847$).

❹ 회귀계수의 유의성 검증 결과, 음주 횟수($OR = 2.100$, $p < .001$), 결혼 기간($OR = 1.114$, $p = .004$), 신앙심($OR = 0.740$, $p = .003$), 결혼생활 만족도($OR = 0.591$, $p < .001$)는 저체중 출생에 유의한 영향을 미치는 것으로 나타났다. 음주 횟수가 한 단계 증가하면 저체중 출생은 약 2.100배 증가하고, 결혼 기간이 1년 증가하면 저체중 출생은 약 1.114배 증가하며, 신앙심이 한 단계 증가하면 저체중 출생 가능성은 0.740배 감소하고, 결혼생활 만족도가 한 단계 증가하면 저체중 출생 가능성은 0.591배 감소하는 것으로 평가되었다. 반면

흡연 여부, 나이, 출산 이전 자녀 여부, 교육 기간은 저체중 출생에 유의한 영향을 미치지 않는 것으로 나타났다($p>.05$).

### [로지스틱 회귀분석 논문 결과표 완성 예시]

⟨table⟩ 저체중 출생에 영향을 미치는 위험 요인

| Dependent Variable | Independent Variable | B | S.E. | OR | 95% CI | p |
|---|---|---|---|---|---|---|
| 저체중 출생 | Intercept | 0.481 | 0.995 | | | .629 |
| | 음주 횟수 | 0.742 | 0.075 | 2.100*** | 1.820–2.444 | **<.001** |
| | 흡연 여부 | 0.461 | 0.250 | 1.585 | 0.973–2.600 | .066 |
| | 나이 | −0.038 | 0.020 | 0.963 | 0.925–1.001 | .060 |
| | 결혼 기간 | 0.108 | 0.037 | 1.114** | 1.036–1.198 | **.004** |
| | 출산 이전 자녀 여부 | 0.136 | 0.311 | 1.146 | 0.625–2.121 | .662 |
| | 신앙심 | −0.301 | 0.101 | 0.740** | 0.605–0.901 | **.003** |
| | 교육 기간 | −0.001 | 0.051 | 0.999 | 0.904–1.105 | .985 |
| | 결혼생활 만족도 | −0.526 | 0.104 | 0.591*** | 0.481–0.723 | **<.001** |

Nagelkerke $R^2$=.392  Hosmer & Lemeshow Test: $x^2$=4.110($p$=.847)

The p-value is the result of using logistic regression.
\* $p<.05$, \*\* $p<.01$, \*\*\* $p<.001$

음주 횟수, 흡연 여부, 나이, 결혼 기간, 출산 이전 자녀 여부, 신앙심, 교육 기간, 결혼생활 만족도가 저체중 출생에 미치는 영향을 검증하기 위해, 로지스틱 회귀분석을 실시하였다. 그 결과 로지스틱 회귀모형은 적합한 것으로 나타났다(Hosmer & Lemeshow Test: $\chi^2$=4.110, $p$=.847).

회귀계수의 유의성 검증 결과, 음주 횟수($OR$=2.100, $p<.001$), 결혼 기간($OR$=1.114, $p$=.004), 신앙심($OR$=0.740, $p$=.003), 결혼생활 만족도($OR$=0.591, $p<.001$)는 저체중 출생에 유의한 영향을 미치는 것으로 나타났다. 음주 횟수가 한 단계 증가하면 저체중 출생은 약 2.100배 증가하고, 결혼 기간이 1년 증가하면 저체중 출생은 약 1.114배 증가하며, 신앙심이 한 단계 증가하면 저체중 출생 가능성은 0.740배 감소하고, 결혼생활 만족도가 한 단계 증가하면 저체중 출생 가능성은 0.591배 감소하는 것으로 평가되었다. 반면 흡연 여부, 나이, 출산 이전 자녀 여부, 교육 기간은 저체중 출생에 유의한 영향을 미치지 않는 것으로 나타났다($p>.05$).

# SECTION 11 포아송 회귀분석

## 01 » 기본 개념과 연구 문제

포아송 회귀분석은 **일정한 기간 동안 드물게 나타나는 특정 사건의 발생률을 추정하고 예측하는 분석 방법**입니다. 전체 집단의 5% 미만에서 특정 사건이 발생하였을 때, 포아송 회귀분석을 적용할 수 있으며, 독립변수들이 발생률에 미치는 영향 등을 함께 알 수 있습니다. 그리고 종속변수가 특정 사건의 발생 빈도이면서 오차가 정규분포, 등분산이 아닌 경우 포아송 회귀모형을 사용합니다.

먼저 어떤 상황에서 포아송 회귀분석을 살펴보겠습니다. 이어서 SAS에서는 어떻게 분석하는지, 결과 해석은 어떻게 진행하는지 파악해보겠습니다.

---

**문제 11-1** **성별, 음주 빈도에 따른 암 발생률 분석**

실습파일 : poisson.csv

병원에서 관찰한 다양한 암 발생에 대한 자료이다. 암 발생률에 독립변수들이 어떤 영향을 미쳤는지 검정한다.

- **case** : 암 발생 빈도
- **sex** : 성별(0: 남자, 1: 여자)
- **drinking** : 음주 빈도(일주일 기준)

---

성별과 음주 빈도가 암 발생률에 어떤 영향을 미치는지 확인하기 위해 포아송 회귀분석을 실시합니다.

이를 가설 형태로 작성하면 다음과 같습니다.

> 가설 형태 1 : (독립변수1)이 (종속변수)에 유의한 영향을 미칠 것이다.
> 가설 형태 2 : (독립변수2)가 (종속변수)에 유의한 영향을 미칠 것이다.

여기서 독립변수1과 독립변수2 자리에 각각 '성별', '음주 빈도'를 적용하고, 종속변수 자리에 '암 발생률'을 적용하면 가설은 다음과 같이 나타낼 수 있습니다.

> **가설 1** : (성별)이 (암 발생률)에 유의한 영향을 미칠 것이다.
> **가설 2** : (음주 빈도)가 (암 발생률)에 유의한 영향을 미칠 것이다.

## 02 » 파일 불러오기 & 확인하기

**1** 실습파일을 불러오기 위해 윈도우의 파일 탐색기에서 경로를 확인합니다. 경로 창을 클릭하여 복사한 뒤, 경로를 설정합니다. 로지스틱 회귀분석에 사용할 데이터 명칭은 POIS로 설정하겠습니다.

```
CSV 파일 불러오기

PROC IMPORT OUT = POIS /*데이터셋 명칭 설정*/
    DATAFILE = "D:\SAS 실습파일\poisson.csv" /*경로 설정*/
    DBMS = CSV REPLACE; *불러올 파일 형식을 CSV로 지정;
    GETNAMES = YES; *첫 행에 입력된 값을 변수명으로 사용;
RUN;
```

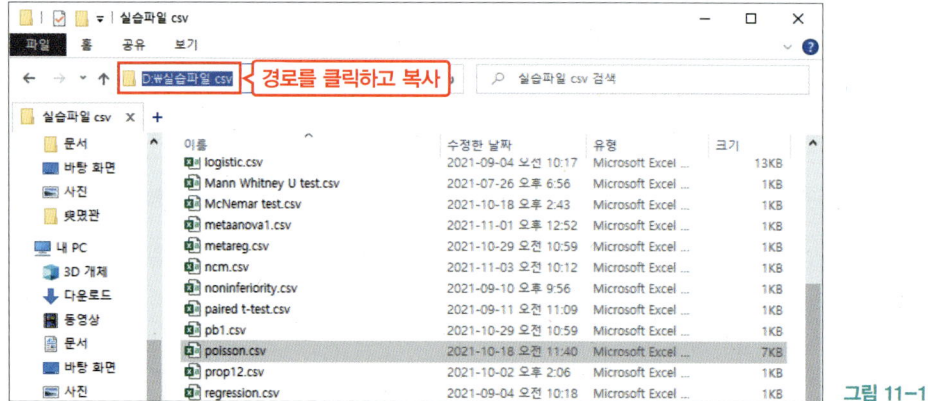

그림 11-1

로그 창에서 데이터 세트가 제대로 생성되었는지 확인할 수 있습니다.

```
NOTE: WORK.POIS 데이터셋을 성공적으로 생성했습니다.
NOTE: 데이터셋 WORK.POIS은(는) 915개의 관측값과 3개의 변수를 가지고 있습니다.
NOTE: 프로시저 IMPORT 실행(총 프로세스 시간):
      실행 시간           0.40 초
      cpu 시간            0.22 초
```

그림 11-2

**2** 분석할 변수를 간단히 확인하기 위해 PROC CONTENTS DATA 명령어를 사용하였습니다.

**변수명 확인하기**

```
PROC CONTENTS DATA=POIS; *데이터셋 지정;
RUN;
```

| # | 변수 | 유형 | 길이 | 출력형식 | 입력형식 |
|---|------|------|------|---------|---------|
| 1 | case | 숫자 | 8 | BEST12. | BEST32. |
| 3 | drinking | 숫자 | 8 | BEST12. | BEST32. |
| 2 | sex | 숫자 | 8 | BEST12. | BEST32. |

그림 11-3

## 03 » 분석 진행하기

**1** PROC UNIVARIATE 명령어로 히스토그램을 통해 종속변수의 분포를 확인할 수 있습니다.

**분포시각화 실행하기**

```
PROC UNIVARIATE DATA = POIS NOPRINT; *데이터셋 명칭 설정;
    HISTOGRAM case / MIDPOINTS = 0 TO 12 BY 3 VSCALE = COUNT;
    *0부터 12까지를 3씩 나누어 그래프로 산출;
RUN;
```

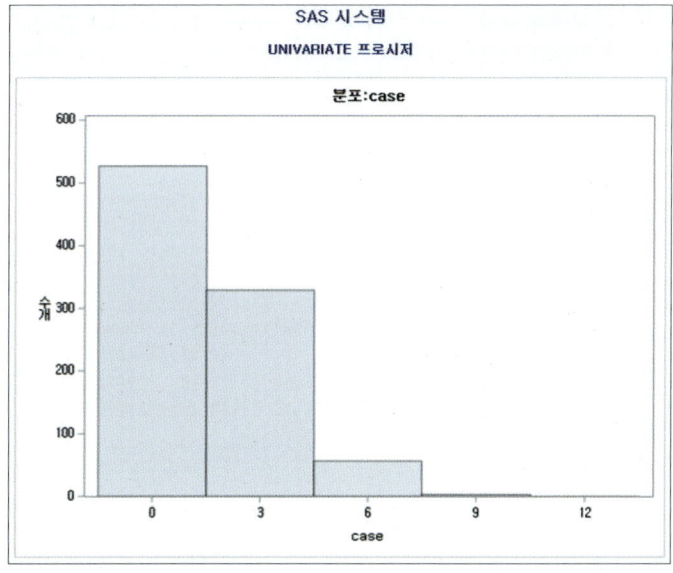

그림 11-4

 **히든그레이스 데이터분석팀 생각**

그래프에 제시된 히스토그램을 통해 종속변수 case는 0이 많음을 확인할 수 있습니다. 0이 많다는 것은 사건이 잘 안 일어난다는 의미입니다. 따라서 포아송 회귀분석을 적용하기에 적합하다는 것을 알 수 있습니다.

**2** PROC GENMOD 명령어로 포아송 회귀분석을 진행하고, 각 변수의 회귀계수 결과를 확인할 수 있습니다. 마지막 표에서 각 회귀계수의 위험도(Risk Ratio(=RR))도 확인할 수 있습니다.

### 포아송 회귀분석 실행하기

```
PROC GENMOD DATA = POIS; *데이터셋 명칭 설정;
    CLASS sex(REF='0')/PARAM=REF;
    MODEL case=sex drinking/DIST=POISSON LINK=LOG LRCI; *대상 지정;
    ESTIMATE "RISK RATIO" sex 1 -1/EXP; *sex의 Risk Ratio;
    ESTIMATE "RISK RATIO" drinking 1 -1/EXP; *drinking의 Risk Ratio;
RUN;
```

**SAS 시스템**

**The GENMOD Procedure**

| Model Information | |
|---|---|
| Data Set | WORK.POIS |
| Distribution | Poisson |
| Link Function | Log |
| Dependent Variable | case |

| Number of Observations Read | 915 |
|---|---|
| Number of Observations Used | 915 |

| Class Level Information | | |
|---|---|---|
| Class | Value | Design Variables |
| sex | 0 | 0 |
| | 1 | 1 |

| Parameter Information | | |
|---|---|---|
| Parameter | Effect | sex |
| Prm1 | Intercept | |
| Prm2 | sex | 1 |
| Prm3 | drinking | |

| Criteria For Assessing Goodness Of Fit | | | |
|---|---|---|---|
| Criterion | DF | Value | Value/DF |
| Deviance | 912 | 1363.2464 | 1.4948 |
| Scaled Deviance | 912 | 1363.2464 | 1.4948 |
| Pearson Chi-Square | 912 | 1212.3987 | 1.3294 |
| Scaled Pearson X2 | 912 | 1212.3987 | 1.3294 |
| Log Likelihood | | -637.8100 | |
| Full Log Likelihood | | -1504.2473 | |
| AIC (smaller is better) | | 3014.4947 | |
| AICC (smaller is better) | | 3014.5210 | |
| BIC (smaller is better) | | 3028.9514 | |

Algorithm converged.

| Analysis Of Maximum Likelihood Parameter Estimates | | | | | | | |
|---|---|---|---|---|---|---|---|
| Parameter | | DF | Estimate | Standard Error | Likelihood Ratio 95% Confidence Limits | | Wald Chi-Square | Pr > ChiSq |
| Intercept | | 1 | 0.2166 | 0.0416 | 0.1343 | 0.2975 | 27.09 | <.0001 |
| sex | 1 | 1 | -0.1098 | 0.0531 | -0.2142 | -0.0060 | 4.27 | 0.0388 |
| drinking | | 1 | 0.2831 | 0.0160 | 0.2513 | 0.3141 | 312.16 | <.0001 |
| Scale | | 0 | 1.0000 | 0.0000 | 1.0000 | 1.0000 | | |

Note: The scale parameter was held fixed.

| Contrast Estimate Results | | | | | | | | | | |
|---|---|---|---|---|---|---|---|---|---|---|
| Label | Mean Estimate | Mean Confidence Limits | | L'Beta Estimate | Standard Error | Alpha | L'Beta Confidence Limits | | Chi-Square | Pr > ChiSq |
| RISK RATIO | 0.8960 | 0.8074 | 0.9944 | -0.1098 | 0.0531 | 0.05 | -0.2139 | -0.0057 | 4.27 | 0.0388 |
| Exp(RISK RATIO) | | | | 0.8960 | 0.0476 | 0.05 | 0.8074 | 0.9944 | | |
| RISK RATIO | 1.3272 | 1.2862 | 1.3695 | 0.2831 | 0.0160 | 0.05 | 0.2517 | 0.3145 | 312.16 | <.0001 |
| Exp(RISK RATIO) | | | | 1.3272 | 0.0213 | 0.05 | 1.2862 | 1.3695 | | |

그림 11-5

## 04 » 결과표 작성하기

**1** 한글에서 다음과 같이 결과표 틀을 만듭니다. Independent Variable의 첫 행에 'Intercept(절편)'를 입력합니다.

| Independent Variable | B | S.E. | RR | 95% CI | p |
|---|---|---|---|---|---|
| Intercept | 0.000 | 0.000 | | | |
| | 0.000 | 0.000 | 0.000 | (0.000-0.000) | .000 |
| | 0.000 | 0.000 | 0.000 | (0.000-0.000) | .000 |

The data are given as the value; $p<.05$ value was accepted as significant level and shown in bold.
The p-value is the result of using poisson regression.
* $p<.05$, ** $p<.01$, *** $p<.001$

그림 11-6

**2** 연구 문제를 참조하여 독립변수를 작성합니다. 범주형 독립변수는 괄호 안에 결과를 제시할 항목을 함께 입력합니다. 여기에서 **성별(여자)**은 남자와 비교했을 때, 여자는 어떤 결과가 나타나는지를 제시하겠다는 의미입니다.

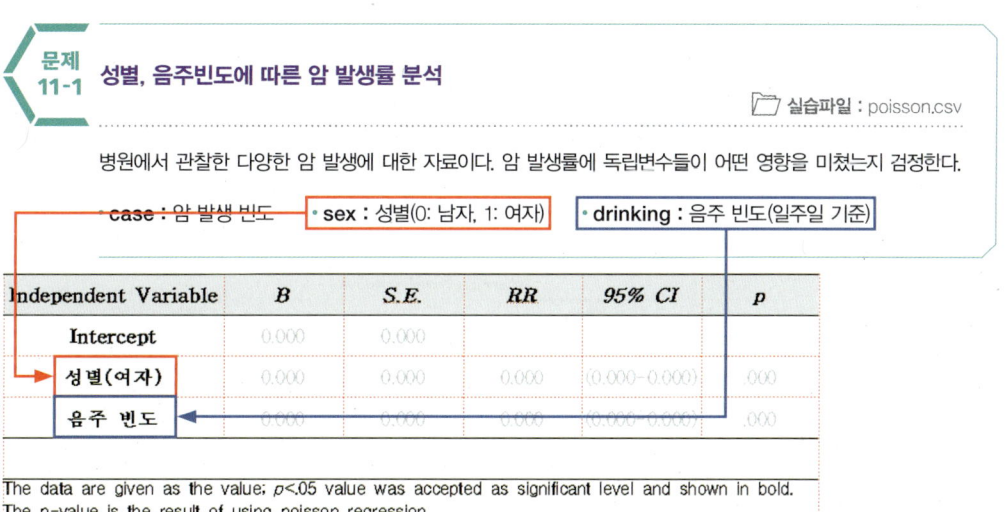

그림 11-7

**3** 포아송 회귀분석 결과인 [그림 11-5]를 참조하여 회귀계수의 추정치(Estimate)를 *B*에 입력합니다. 표준오차(Standard Error)는 *S.E.*에 입력합니다. 소수점 아래 셋째 자리에서 반올림합니다.

Analysis Of Maximum Likelihood Parameter Estimates

| Parameter | DF | Estimate | Standard Error | Likelihood Ratio 95% Confidence Limits | | Wald Chi-Square | Pr > ChiSq |
|---|---|---|---|---|---|---|---|
| Intercept | 1 | 0.2166 | 0.0416 | 0.1343 | 0.2975 | 27.09 | <.0001 |
| sex | 1 | -0.1098 | 0.0531 | -0.2142 | -0.0060 | 4.27 | 0.0388 |
| drinking | 1 | 0.2831 | 0.0160 | 0.2513 | 0.3141 | 312.16 | <.0001 |
| Scale | 0 | 1.0000 | 0.0000 | 1.0000 | 1.0000 | | |

| Independent Variable | *B* | *S.E.* | *RR* | 95% CI | *p* |
|---|---|---|---|---|---|
| Intercept | 0.217 | 0.042 | | | |
| 성별(여자) | -0.110 | 0.053 | 0.000 | (0.000-0.000) | .000 |
| 음주 빈도 | 0.283 | 0.016 | 0.000 | (0.000-0.000) | .000 |

The data are given as the value; *p*<.05 value was accepted as significant level and shown in bold.
The p-value is the result of using poisson regression.
* *p*<.05, ** *p*<.01, *** *p*<.001

그림 11-8

**4** [그림 11-5]에서 위험도를 분석한 마지막 표를 참조하여 위험도(RISK RATIO)를 *RR*에 입력합니다. 95% 신뢰구간(Mean Confidence Limits)을 *95% CI*에 입력합니다. 유의수준(Pr > ChiSq)을 *p*에 입력합니다. 소수점 아래 셋째 자리에서 반올림합니다. p값이 0.001 미만일 때는 <.001로 표기하고 p값에 따라 RR값에 별(*)표를 위첨자로 달아줍니다. 필요에 따라 볼드체(진하게)를 적용합니다.

Contrast Estimate Results

| Label | Mean Estimate | Mean Confidence Limits | | L'Beta Estimate | Standard Error | Alpha | L'Beta Confidence Limits | | Chi-Square | Pr > ChiSq |
|---|---|---|---|---|---|---|---|---|---|---|
| RISK RATIO | 0.8960 | 0.8074 | 0.9944 | -0.1098 | 0.0531 | 0.05 | -0.2139 | -0.0057 | 4.27 | 0.0388 |
| Exp(RISK RATIO) | | | | 0.8960 | 0.0476 | 0.05 | 0.8074 | 0.9944 | | |
| RISK RATIO | 1.3272 | 1.2862 | 1.3695 | 0.2831 | 0.0160 | 0.05 | 0.2517 | 0.3145 | 312.16 | <.0001 |
| Exp(RISK RATIO) | | | | 1.3272 | 0.0213 | 0.05 | 1.2862 | 1.3695 | | |

| Independent Variable | *B* | *S.E.* | *RR* | 95% CI | *p* |
|---|---|---|---|---|---|
| Intercept | 0.217 | 0.042 | | | |
| 성별(여자) | -0.110 | 0.053 | 0.896* | (0.807-0.994) | .039 |
| 음주 빈도 | 0.283 | 0.016 | 1.327*** | (1.286-1.370) | <.001 |

The data are given as the value; *p*<.05 value was accepted as significant level and shown in bold.
The p-value is the result of using poisson regression.
* *p*<.05, ** *p*<.01, *** *p*<.001

그림 11-9

**5** [그림 11-5]를 참조하여 모형의 적합도를 입력합니다. 소수점 아래 셋째 자리에서 반올림합니다.

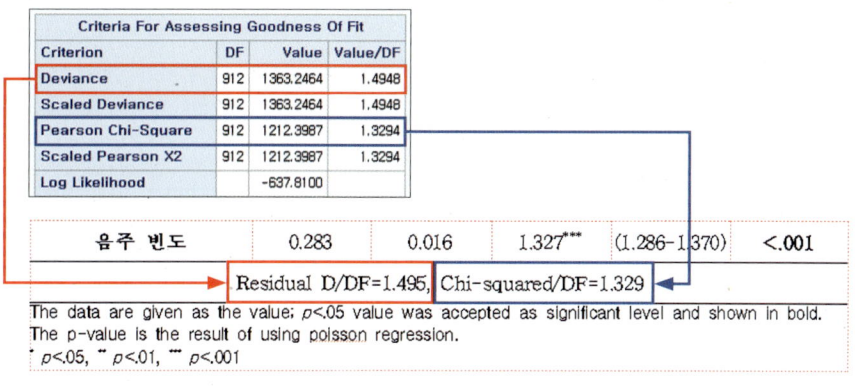

그림 11-10

## 05 » 분석 결과 해석하기

**1** 포아송 회귀분석은 드물게 나타나는 특정 사건의 원인을 분석하는 것이므로, 가장 먼저 발생하지 않을 확률(0)이 가장 높은지를 확인해야 합니다. 이를 확인하기 위해 PROC UNIVARIATE 명령어로 시각화하였습니다.

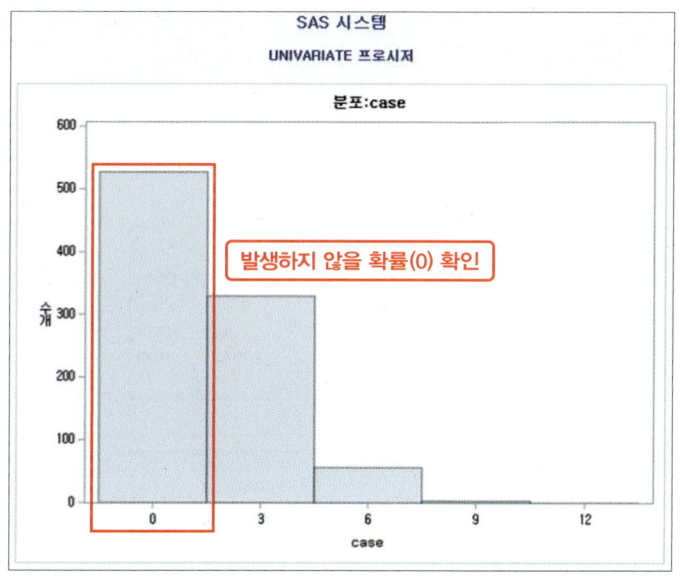

그림 11-11

이 그림의 분포도에서 발생하지 않을 확률(0)이 가장 많은 것을 확인하였으므로, 포아송 회귀분석을 진행합니다.

**2** 포아송 회귀분석은 총 7개의 표로 구성됩니다. 다음 그림과 같이 처음 4개의 표는 기본적인 옵션을 나타냅니다. 순서대로 분석 옵션, 표본 수, 범주형 데이터 종류 및 표본 구성을 나타내고 있습니다.

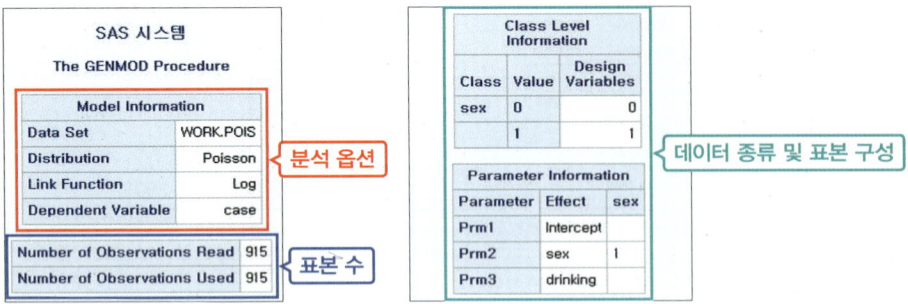

그림 11-12

분석 결과와 표본 수가 일치하는지 확인합니다. 데이터 종류 및 표본 구성을 나타내는 Parameter Information 표에서는 범주형 변수가 어떤 값에 대한 결과를 나타내는지 확인할 수 있습니다. 여기서는 성별(sex) 변수의 1(여자)에 대한 결과가 제시됩니다.

**3** 다음 그림과 같이 포아송 회귀분석의 나머지 3개 표는 분석 결과를 나타냅니다. 순서대로 검정 결과, 회귀계수, 위험도 통계량을 나타내고 있습니다.

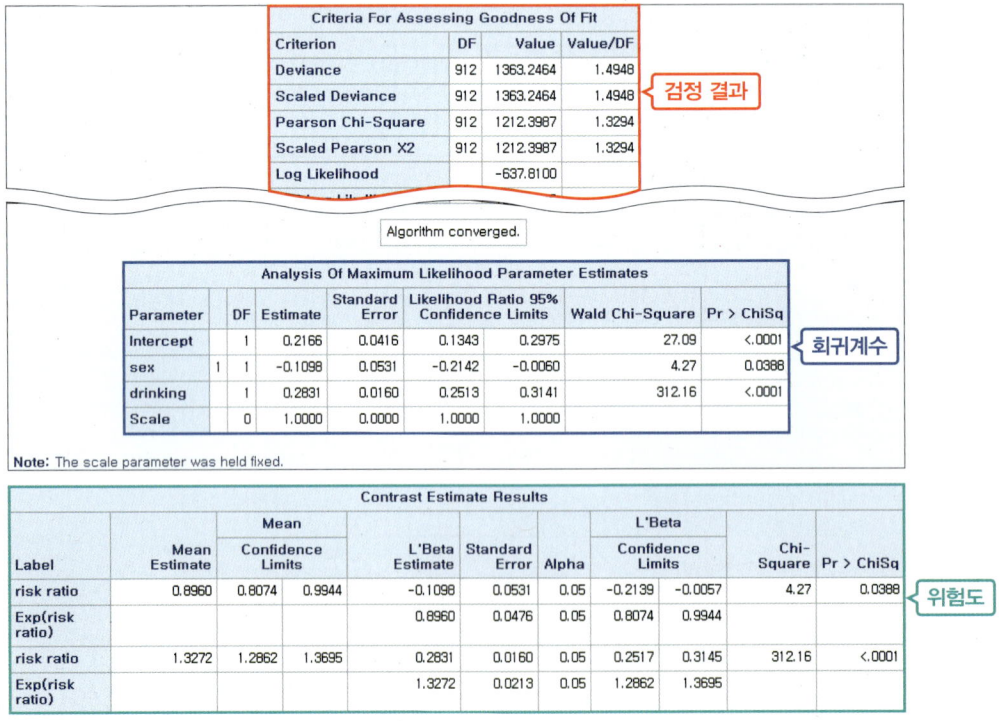

그림 11-13

한글 결과표를 작성할 때는 앞에 제시한 3개의 표를 참조합니다. 이 중 가장 중요한 결과는 검정 결과와 위험도입니다. 검정 결과에서 특히 **Value/DF** 열이 중요하며, 이 값이 1에 가까울 때만 모형이 적합하다고 판단합니다. 이번 분석에서 **Deviance**는 1.495, **Pearson Chi-Square**는 1.329로 나타나 1에 가깝다고 할 수 있습니다. 위험도 결과표는 독립변수가 종속변수에 어떤 영향을 미치는지 나타냅니다. **Pr > ChiSq**가 0.05 미만일 경우에 유의하다고 판단하는데, 여기서는 두 변수 모두 유의하게 나타났습니다. 영향의 정도는 **Mean Estimate** 열의 값으로 판단합니다. 즉, 성별은 여자(1)가 남자(0)에 비해 암 발생률이 0.8960배 낮아진다고 말할 수 있습니다. 음주 빈도는 일주일 동안 마시는 술의 잔 수를 측정했으므로, 일주일 동안 한 잔씩 증가할 때마다 1.3272배 증가한다고 말할 수 있습니다.

## 06 » 논문 결과 작성하기

포아송 회귀분석 결과표에 대한 해석은 다음 3단계로 작성합니다.

**❶ 분석 내용과 분석법 설명**
"성별, 음주 빈도(독립변수)가 암 발생(종속변수)에 미치는 영향을 검증하기 위해, 포아송 회귀분석(분석법)을 실시하였다."

**❷ 회귀모형의 적합도 설명**
Residual D/DF와 Chi-squared/DF값이 1에 가까울수록 모형이 적합하다고 설명한다.

**❸ 독립변수의 유의성 검증 결과 설명**
종속변수에 대한 독립변수의 영향이 유의한지를 RR값과 유의확률로 설명하고, 독립변수의 RR값으로 영향력의 크기를 설명한다.

위의 3단계에 맞춰 앞에서 실습한 출력 결과 값을 작성하면 다음과 같습니다.

❶ 성별, 음주 빈도가 암 발생에 미치는 영향을 검증하기 위해, 포아송 회귀분석을 실시하였다.

❷ 그 결과, 포아송 회귀모형의 적합도는 Residual D/DF와 Chi-squared/DF를 통해 값이 1에 근사하여 모형이 적합함을 확인하였다(Residual D/DF=1.495, Chi-squared/DF=1.329).

❸ 회귀계수의 유의성 검증 결과, 성별($RR$=0.896, $p$=.039), 음주 빈도($RR$=1.327, $p$<.001)는 암 발생에 유의한 영향을 미치는 것으로 나타났다. 성별의 경우 여자가 남자에 비해 암 발생이 약 0.896배로 감소하였으며, 음주 빈도의 경우 일주일 동안 한 잔 증가하면 암 발생은 약 1.327배 증가하는 것으로 평가되었다.

### [포아송 회귀분석 논문 결과표 완성 예시]

⟨table⟩ 성별, 음주 빈도가 암 발생에 미치는 영향

| Independent Variable | B | S.E. | PR | 95% CI | $p$ |
|---|---|---|---|---|---|
| Intercept | 0.217 | 0.042 | | | |
| 성별(여자) | −0.110 | 0.053 | 0.896* | (0.807–0.994) | **.039** |
| 음주빈도 | 0.283 | 0.016 | 1.327*** | (1.286–1.370) | **<.001** |
| Residual D/DF=1.495, Chi-squared/DF=1.329 | | | | | |

The data are given as the value; $p$<.05 value was accepted as significant level and shown in bold.
The p-value is the result of using poisson regression.
\* $p$<.05, \*\* $p$<.01, \*\*\*$p$<.001

성별, 음주 빈도가 암 발생 위험에 미치는 영향을 검증하기 위해, 포아송 회귀분석을 실시하였다. 그 결과 포아송 회귀모형의 적합도는 Residual D/DF와 Chi-squared/DF를 통해 값이 1에 근사하여 모형이 적합함을 확인하였다(Residual D/DF=1.495, Chi-squared/DF=1.329).

회귀계수의 유의성 검증 결과, 성별($RR$=0.896, $p$=.039), 음주 빈도($RR$=1.327, $p$<.001)는 암 발생에 유의한 영향을 미치는 것으로 나타났다. 성별의 경우 여자가 남자에 비해 암 발생이 약 0.896배 감소하였으며, 음주 빈도의 경우 일주일 동안 한 잔 증가하면 암 발생은 약 1.327배 증가하는 것으로 평가되었다.

# PART 02

## SAS를 활용한 의학보건통계 고급편

**CONTENTS**

- 12 ANCOVA(공분산분석)
- 13 McNemar's Test
- 14 이원배치 분산분석
- 15 생존분석(Kaplan-Meier & Log-Rank Test)
- 16 Cox 비례위험 회귀분석
- 17 진단검사 & ROC Curve
- 18 재현성 검사(Cohen's Kappa Coefficient)
- 19 동등성 & 비열등성 검정

PART 02에서는 의학보건통계에서 난이도가 높은 의학보건통계 방법을 설명합니다. 시중에 나온 의학보건통계 서적을 보면, 간단한 개념 및 분석 결과만 설명되어 있어 연구자가 자신의 연구에 적용하기 어려운 경우가 많습니다. 여기서는 연구 가설에 맞는 분석 방법을 자세하게 설명합니다. 또한 그 출력 결과를 어떻게 해석하고 연구에 기록하는지를 상세하게 설명하여, 연구자가 다양한 분석을 해볼 수 있도록 서술하였습니다.

기타 비교 분석

# SECTION 12
# ANCOVA(공분산분석)

## 01 » 기본 개념과 연구 문제

ANCOVA(공분산분석)는 분산분석과 회귀분석의 특징을 결합한 분석 방법입니다. 즉, 분산분석의 모형에서 종속변수에 영향을 미치는 1개 또는 여러 개의 공변량(외생변수의 영향력)을 통제했을 때 집단 간 차이가 있는지 분석하는 방법입니다. 공분산분석에서 통제한다는 말은 출발선을 일치시킨다는 의미로, 종속변수에 영향을 미치는 공변량 효과를 통제함으로써 독립변수에 따른 종속변수의 변화를 보다 정확하게 추정할 수 있습니다. 독립변수는 범주형, 종속변수와 외생변수는 연속형일 때 공분산분석을 진행할 수 있습니다.

먼저 어떤 상황에서 ANCOVA(공분산분석)를 실시하는지 살펴보겠습니다. 이어서 SAS에서는 어떻게 분석하는지, 결과 해석은 어떻게 진행하는지 파악해보겠습니다.

> **문제 12-1** 사전 통증 점수를 통제한 두통 치료 집단과 방치 집단의 사후 통증 점수 비교
> 
> 실습파일 : ancova.csv
>
> 두통 치료(기존 치료, 새로운 치료)한 환자 집단과 방치한 환자 집단을 대상으로 사후 통증 점수를 비교하고자 한다. 사전 통증 점수를 외생변수로 통제하고, 치료 방법에 따른 사후 통증 점수 차이를 검정해보자.
> - **group** : 치료 방법(1: 기존 치료, 2: 새로운 치료, 3: 방치)
> - **pre** : 사전 통증 점수
> - **post** : 사후 통증 점수

치료법에 따라 종속변수인 사후 통증 점수가 달라질 것으로 예상됩니다. 하지만 사람마다 사전 통증 정도가 다를 수 있으므로 사전 통증 점수를 통제하여 각 치료 방법의 효과를 검증하고자 합니다. 독립변수는 치료 방법으로 범주형이며, 종속변수와 외생변수는 모두 점수로 측정되는 연속형이기 때문에 공분산분석을 진행할 수 있습니다.

이를 가설 형태로 작성하면 다음과 같습니다.

> **가설 형태** : (외생변수)가 통제된 경우 (독립변수)에 따른 (종속변수)에는 유의한 차이가 있다.

여기서 외생변수와 독립변수, 종속변수 자리에 각각 '사전 통증 점수', '치료 방법', '사후 통증 점수'를 적용하면 가설은 다음과 같이 나타낼 수 있습니다.

> **가설** : (사전 통증 점수)가 통제된 경우 (치료 방법)에 따른 (사후 통증 점수)에는 유의한 차이가 있다.

## 02 » 파일 불러오기 & 확인하기

**1** 실습파일을 불러오기 위해 윈도우의 파일 탐색기에서 경로를 확인합니다. 경로 창을 클릭하여 복사한 뒤, 경로를 설정합니다. 공분산분석에 사용할 데이터 명칭은 ANCOVA로 설정하겠습니다.

```
CSV 파일 불러오기

PROC IMPORT OUT = ANCOVA /*데이터셋 명칭 설정*/
    DATAFILE = "D:₩SAS 실습파일₩ancova.csv" /*경로 설정*/
    DBMS = CSV REPLACE; *불러올 파일 형식을 CSV로 지정;
    GETNAMES = YES; *첫 행에 입력된 값을 변수명으로 사용;
RUN;
```

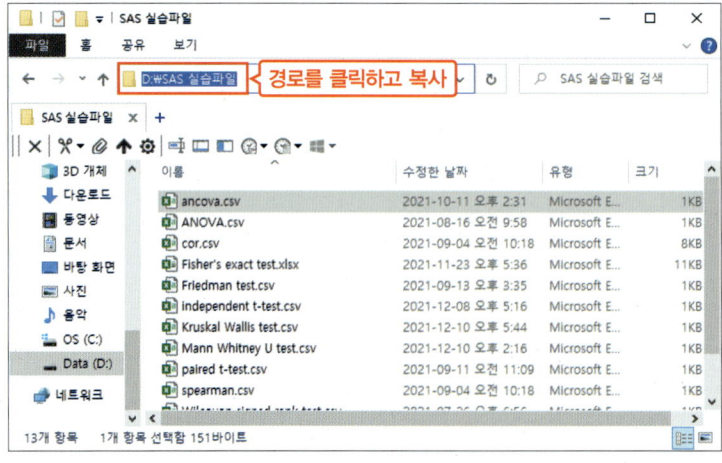

그림 12-1

로그 창에서 데이터셋이 제대로 생성되었는지 확인할 수 있습니다.

```
NOTE: WORK.ANCOVA 데이터셋을 성공적으로 생성했습니다.
NOTE: 데이터셋 WORK.ANCOVA은(는) 15개의 관측값과 3개의 변수를 가지고 있습니다.
NOTE: 프로시저 IMPORT 실행(총 프로세스 시간):
      실행 시간           0.20 초
      cpu 시간            0.18 초
```
그림 12-2

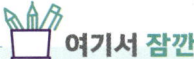 **여기서 잠깐**

데이터셋이 제대로 생성되지 않으면 붉은색 글자로 오류 메시지가 나타납니다. 파일 형식을 잘못 지정하거나 파일명을 잘못 입력하는 경우, 불러오려는 파일을 엑셀 등으로 열어놓은 경우에 오류가 발생합니다.

**2** 분석할 변수를 간단히 확인하기 위해 **PROC CONTENTS** 명령어를 사용합니다.

**변수명 확인하기**

```
PROC CONTENTS DATA=ANCOVA; *데이터셋 지정;
RUN;
```

변수와 속성 리스트(오름차순)

| # | 변수 | 유형 | 길이 | 출력형식 | 입력형식 |
|---|---|---|---|---|---|
| 1 | group | 숫자 | 8 | BEST12. | BEST32. |
| 3 | post | 숫자 | 8 | BEST12. | BEST32. |
| 2 | pre | 숫자 | 8 | BEST12. | BEST32. |

그림 12-3

## 03 » 분석 진행하기

**1** **PROC MEANS**와 **PROC FREQ** 명령어로 데이터의 정규성을 확인하기 위한 기술통계량과 백분율을 구합니다.

**기술통계량 확인하기**

```
PROC MEANS MEAN STD N SKEW KURT DATA=ANCOVA;
*평균, 표준편차, 표본 수, 왜도, 첨도를 출력 & 데이터셋 지정;
     BY group; *독립변수 지정;
     VAR post; *종속변수 지정;
RUN;
```

**백분율 확인하기**

```
PROC FREQ DATA=ANCOVA; *데이터셋 지정;
     TABLE group; *독립변수별 빈도표 산출;
RUN;
```

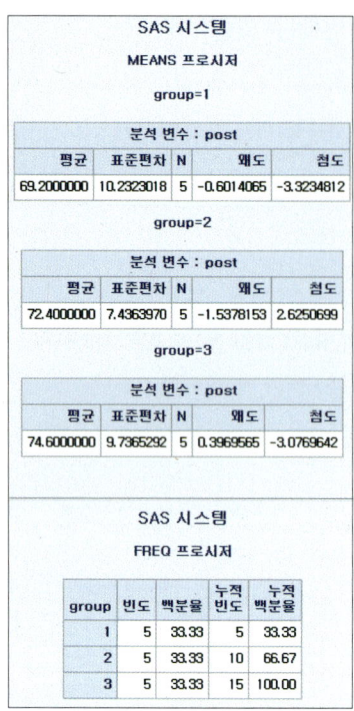

그림 12-4

**2** PROC GLM 명령어로 공분산분석 결과와 그래프를 확인할 수 있습니다. 사후검정 결과도 같이 출력됩니다.

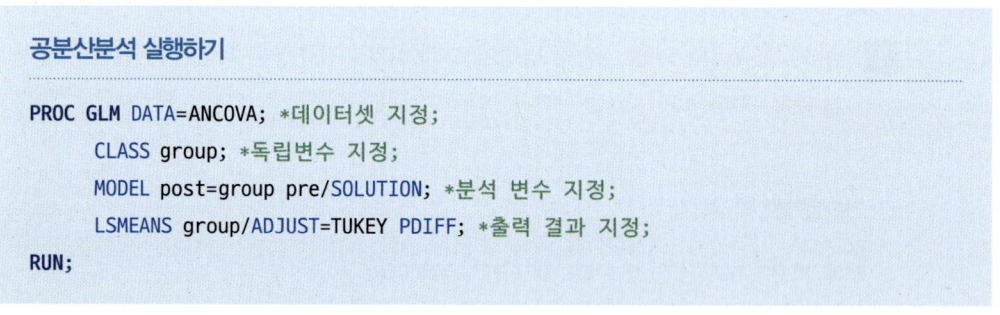

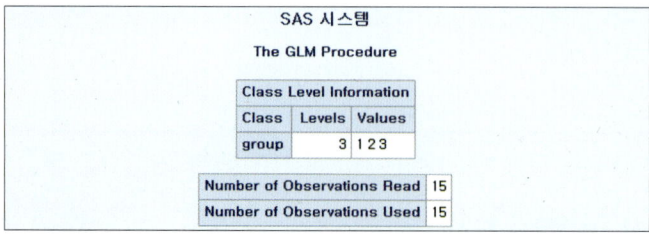

## SAS 시스템

### The GLM Procedure
#### Dependent Variable: post

| Source | DF | Sum of Squares | Mean Square | F Value | Pr > F |
|---|---|---|---|---|---|
| Model | 3 | 831.098532 | 277.032844 | 11.64 | 0.0010 |
| Error | 11 | 261.834801 | 23.803164 | | |
| Corrected Total | 14 | 1092.933333 | | | |

| R-Square | Coeff Var | Root MSE | post Mean |
|---|---|---|---|
| 0.760429 | 6.769910 | 4.878849 | 72.06667 |

| Source | DF | Type I SS | Mean Square | F Value | Pr > F |
|---|---|---|---|---|---|
| group | 2 | 73.7333333 | 36.8666667 | 1.55 | 0.2555 |
| pre | 1 | 757.3651989 | 757.3651989 | 31.82 | 0.0002 |

| Source | DF | Type III SS | Mean Square | F Value | Pr > F |
|---|---|---|---|---|---|
| group | 2 | 203.4371413 | 101.7185706 | 4.27 | 0.0423 |
| pre | 1 | 757.3651989 | 757.3651989 | 31.82 | 0.0002 |

| Parameter | Estimate | | Standard Error | t Value | Pr > \|t\| |
|---|---|---|---|---|---|
| Intercept | 21.97570604 | B | 9.58108709 | 2.29 | 0.0425 |
| group 1 | -8.58475554 | B | 3.13688357 | -2.74 | 0.0193 |
| group 2 | -1.29006985 | B | 3.08986857 | -0.42 | 0.6843 |
| group 3 | 0.00000000 | B | . | . | . |
| pre | 0.75827513 | | 0.13442854 | 5.64 | 0.0002 |

Note: The X'X matrix has been found to be singular, and a generalized inverse was used to solve the normal equations. Terms whose estimates are followed by the letter 'B' are not uniquely estimable.

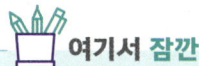

**여기서 잠깐**

왼쪽 결과표 하단의 Note는 "이번 행렬은 특이 행렬이며 뒤에 B라고 붙은 것은 독립적으로 추정할 수 없다"라는 뜻입니다. 즉, 하나의 집단만 따로 분석할 수 없음을 의미합니다.

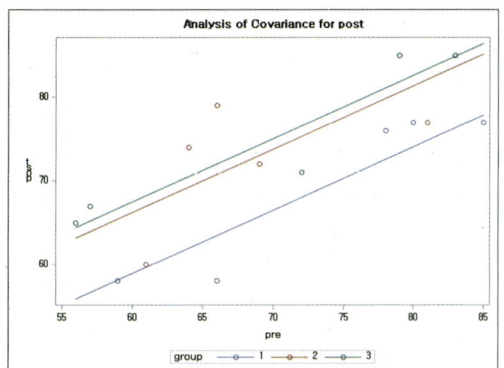

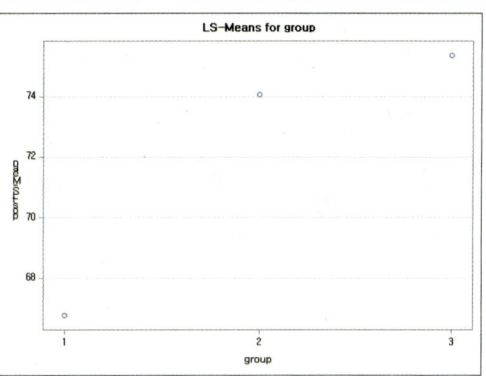

## SAS 시스템

### The GLM Procedure
### Least Squares Means
### Adjustment for Multiple Comparisons: Tukey-Kramer

| group | post LSMEAN | LSMEAN Number |
|---|---|---|
| 1 | 66.7735196 | 1 |
| 2 | 74.0682053 | 2 |
| 3 | 75.3582751 | 3 |

Least Squares Means for effect group
Pr > \|t\| for H0: LSMean(i)=LSMean(j)
Dependent Variable: post

| i/j | 1 | 2 | 3 |
|---|---|---|---|
| 1 | | 0.0976 | 0.0470 |
| 2 | 0.0976 | | 0.9092 |
| 3 | 0.0470 | 0.9092 | |

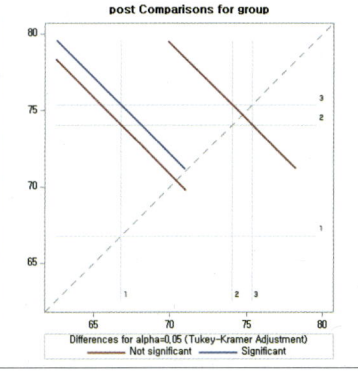

그림 12-5

## 04 » 결과표 작성하기

**1** 한글에서 다음과 같이 공분산분석 결과표와 사후검정 결과표 틀 2개를 만듭니다. 연구 문제를 참조하여, **공분산분석 결과표**의 변수에 **독립변수**인 '치료 방법'과 **외생변수**인 '사전 통증 점수'를 입력합니다. **사후검정 결과표**에는 독립변수의 집단별 치료 방법을 입력하고, **종속변수**인 '사후 통증 점수'를 Variable에 입력합니다.

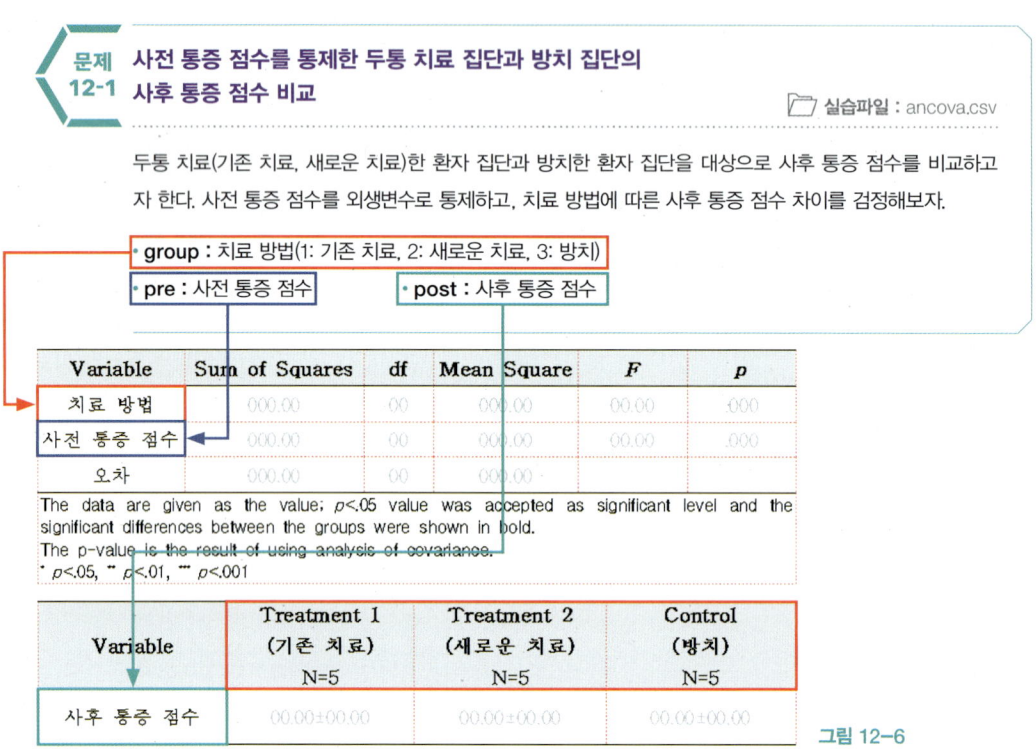

그림 12-6

**2** [그림 12-5]의 결과에서 치료 방법(group)과 사전 통증 점수(pre) 및 오차(Error)의 값과 Pr > F값을 입력합니다.

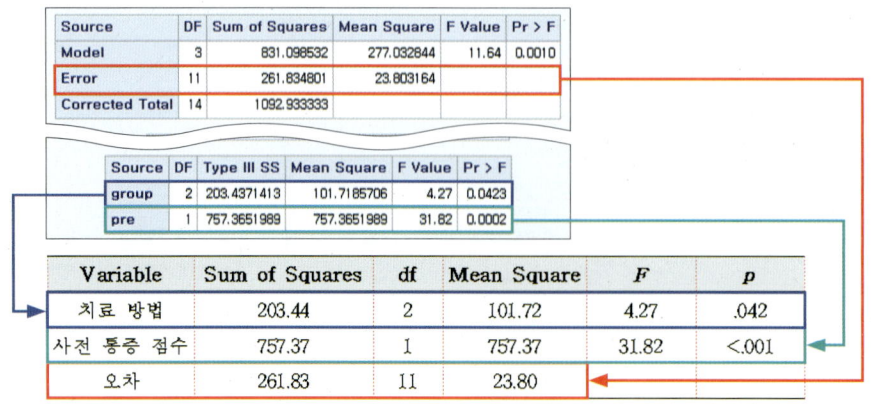

그림 12-7

**3** p값 범위에 따라 별(*)표를 위첨자로 달아주고 표 아래에 별(*)표 기준을 제시한 후에 필요에 따라 볼드체(진하게)를 적용합니다.

| Variable | Sum of Squares | df | Mean Square | F | p |
|---|---|---|---|---|---|
| 치료 방법 | 203.44 | 2 | 101.72 | 4.27* | .042 |
| 사전 통증 점수 | 757.37 | 1 | 757.37 | 31.82*** | <.001 |
| 오차 | 261.83 | 11 | 23.80 | | |

The data are given as the value; $p<.05$ value was accepted as significant level and the significant differences between the groups were shown in bold.
The p-value is the result of using analysis of covariance.
* $p<.05$, ** $p<.01$, *** $p<.001$

그림 12-8

**4** [그림 12-4]의 기술통계량 결과표에서 기존 치료(1)와 새로운 치료(2), 방치(3) 집단의 **평균**과 **표준편차** 값을 '평균±표준편차' 형태로 입력합니다. 빈도표를 참조하여 표본 수를 입력합니다.

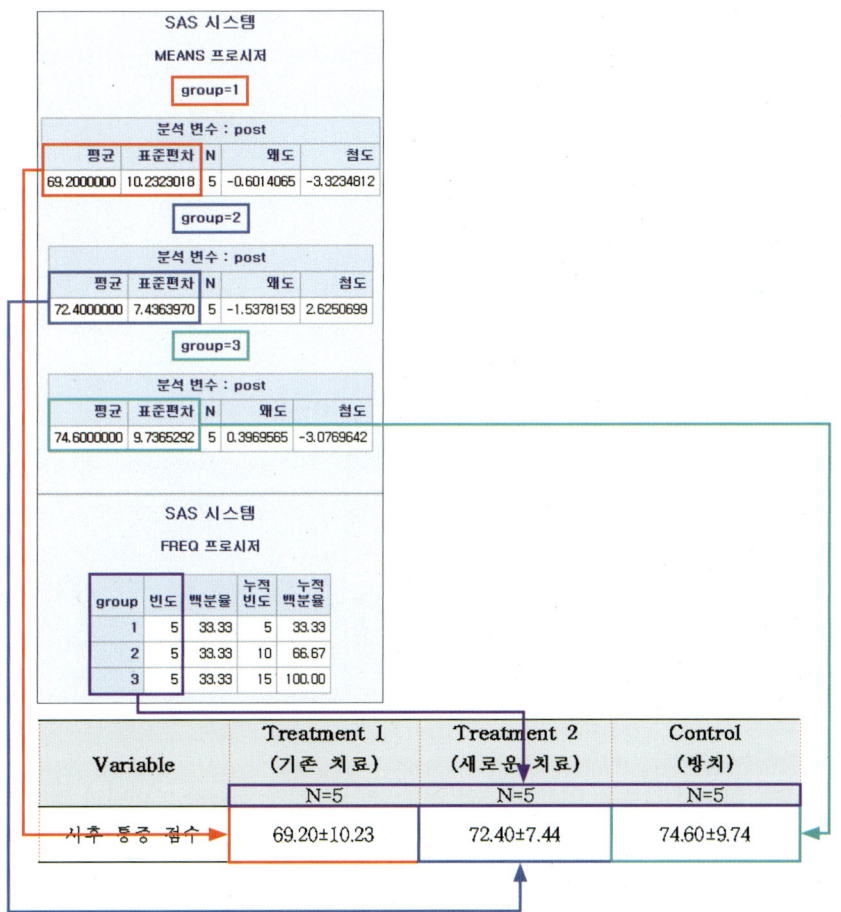

그림 12-9

**5** [그림 12-5]의 사후검정 결과표를 참조하여, 집단 간 차이가 유의하게 나타났으면 위첨자로 표시합니다. 위첨자의 의미는 표 아래 칸에 작성합니다.

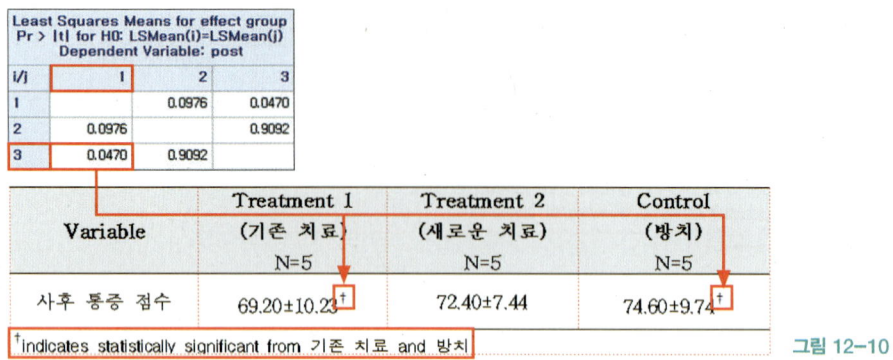

그림 12-10

## 05 » 분석 결과 해석하기

**1** 공분산분석도 분산분석(ANOVA)의 한 종류이기 때문에, 정규성 검증 후 분석을 진행해야 합니다. 기술통계량과 빈도표를 확인하여 왜도와 첨도를 통해 정규성을 검증합니다. 이후 평균, 표준편차를 확인합니다.

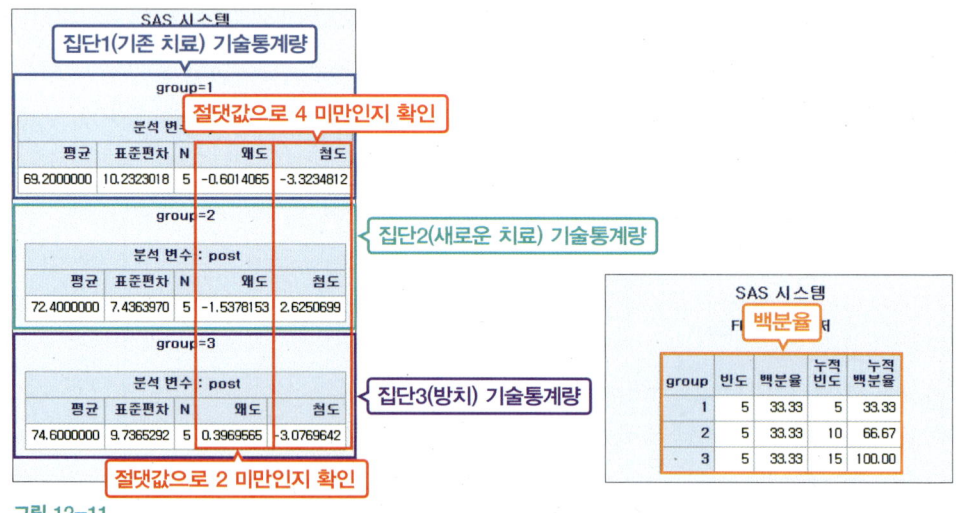

그림 12-11

그림을 보면, 정규성 검증을 위한 왜도와 첨도 조건은 각각 절댓값 2 미만과 절댓값 4 미만입니다. 3개의 집단 모두 이 조건을 만족하여 정규성이 검증되었습니다. 집단 1의 사후 통증 점수는 69.20±10.23, 집단 2의 사후 통증 점수는 72.40±7.44, 집단 3의 사후 통증 점수는 74.60±9.74로 나타났습니다.

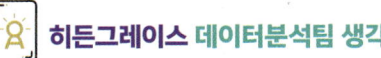

## 히든그레이스 데이터분석팀 생각

여기서 제시한 정규성 기준인 |왜도|<2, |첨도|<4는 Hong 외(2003)[1]가 제시한 것으로, 합의된 기준이 아닙니다. 학자들마다 정규성 기준을 다르게 보고 있어, 자신의 분석 결과에 맞는 기준을 인용하면 됩니다. West 외(1995)[2]는 정규분포 기준을 |왜도|<3, |첨도|<8로 제시하였고, Kline(2005)[3]은 |왜도|<3, |첨도|<10을 기준으로 제시하였습니다.

**2** 공분산분석 결과에서 전체 제곱합 결과를 확인합니다. 외생변수를 통제한 결과를 보면, 집단 간의 비교에서 공분산분석이 유효하다는 것을 확인할 수 있습니다. 단, 표 아래의 Note를 보면 집단의 분류가 모두 B로 통일되었으므로, 한 집단만 따로 분석할 수 없습니다.

SAS 시스템

The GLM Procedure

전체 제곱합 결과

| Source | DF | Sum of Squares | Mean Square | F Value | Pr > F |
|---|---|---|---|---|---|
| Model | 3 | 831.098532 | 277.032844 | 11.64 | 0.0010 |
| Error | 11 | 261.834801 | 23.803164 | | |
| Corrected Total | 14 | 1092.933333 | | | |

| R-Square | Coeff Var | Root MSE | post Mean |
|---|---|---|---|

외생변수를 통제한 제곱합 결과

| Source | DF | Type I SS | Mean Square | F Value | Pr > F |
|---|---|---|---|---|---|
| group | 2 | 73.7333333 | 36.8666667 | 1.55 | 0.2555 |
| pre | 1 | 757.3651989 | 757.3651989 | 31.82 | 0.0002 |

| Source | DF | Type III SS | Mean Square | F Value | Pr > F |
|---|---|---|---|---|---|
| group | 2 | 203.4371413 | 101.7185706 | 4.27 | 0.0423 |
| pre | 1 | 757.3651989 | 757.3651989 | 31.82 | 0.0002 |

| Parameter | Estimate | | Standard Error | t Value | Pr > \|t\| |
|---|---|---|---|---|---|
| Intercept | 21.97570604 | B | 9.58108709 | 2.29 | 0.0425 |
| group 1 | -8.58475554 | B | 3.13688357 | -2.74 | 0.0193 |
| group 2 | -1.29006985 | B | 3.08986857 | -0.42 | 0.6843 |
| group 3 | 0.00000000 | B | . | . | . |
| pre | 0.75827513 | | 0.13442854 | 5.64 | 0.0002 |

집단별 추정값, 유의수준

Note: The X'X matrix has be[...]ed inverse was used to solve the normal equations. Terms whose estimates are followed by the letter 'B' are not uniquely estimable.

집단별 공분산분석 결과 그래프

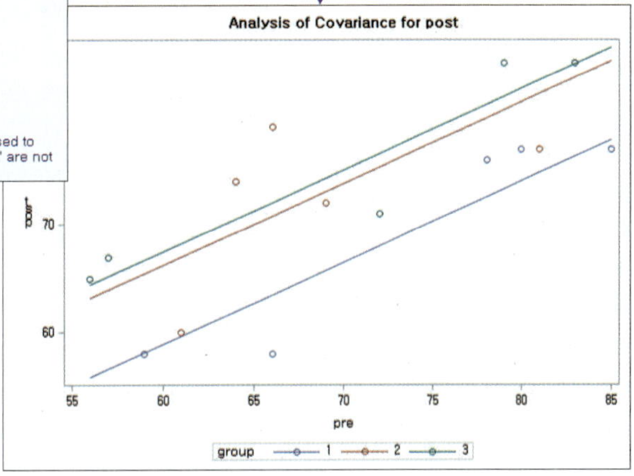


그림 12-12

1 Hong, S., Malik, M. L., & Lee, M. K. (2003). Testing configural, metric, scalar, and latent mean invariance across genders in sociotropy and autonomy using a non-Western sample. Educational and psychological measurement, 63(4), 636-654.

2 West, W., Hicks, A., Clements, L., & Dowling, J. (1995). The relationship between voluntary electromyogram, endurance time and intensity of effort in isometric handgrip exercise. European journal of applied physiology and occupational physiology, 71(4), 301-305.

3 Kline, R. B. (2005). Principles and practice of structural equation modeling(2nd ed). NewYork: Guilford Press.

**3** 사후검정 결과를 확인합니다.

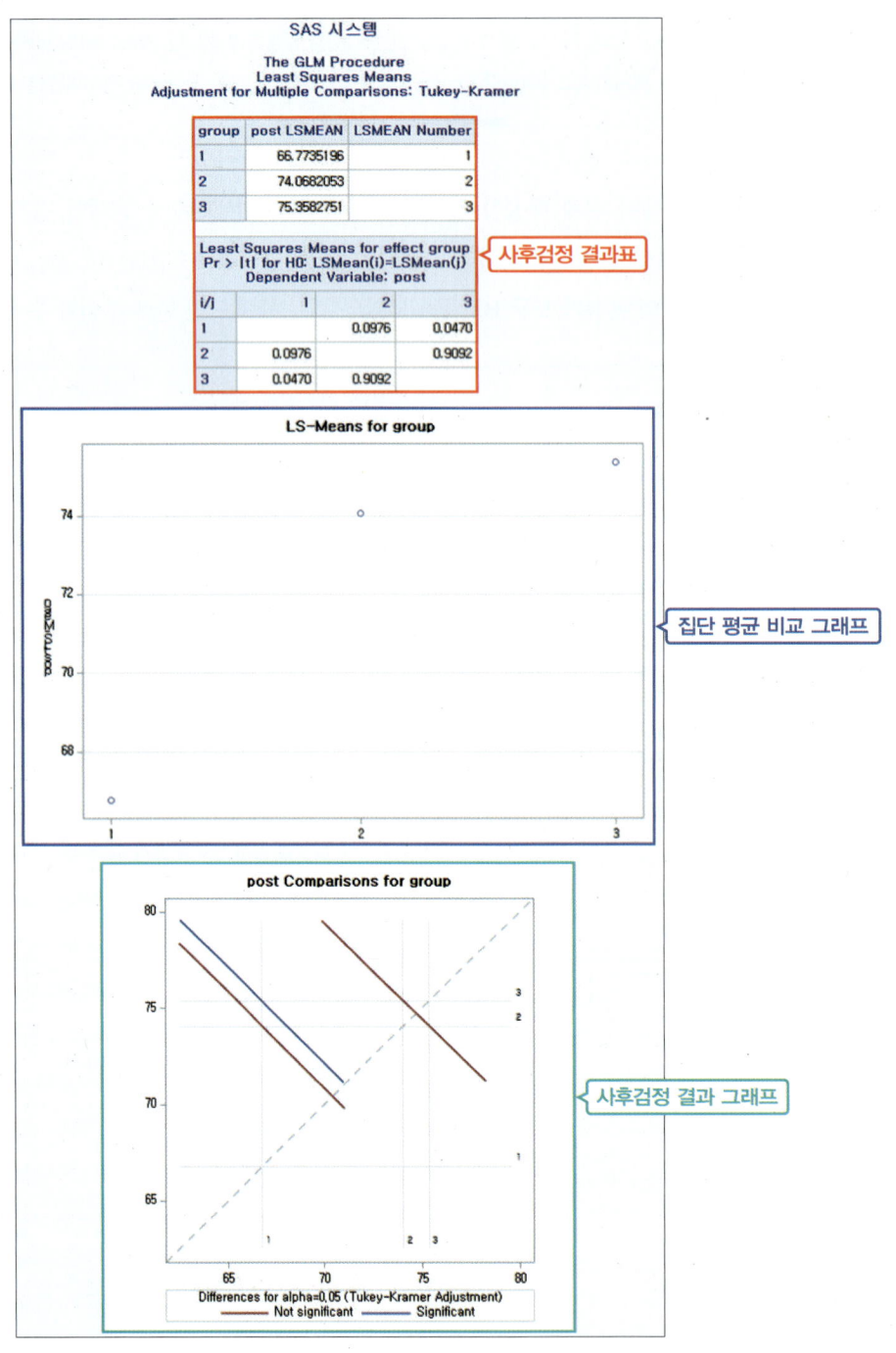

그림 12-13

이 그림의 사후검정 결과표에서는 집단 1(기존 치료)과 집단 3(방치) 간에만 유의한 차이가 나타났습니다($p=.047$).

## 06 » 논문 결과 작성하기

ANCOVA(공분산분석) 결과표에 대한 해석은 다음 4단계로 작성합니다.

> **① 분석 내용과 분석법 설명**
> "치료 방법(독립변수)에 따라 사후 통증 점수(종속변수)에 대한 유의한 차이를 보이는지 검증하고자 ANCOVA(공분산분석)(분석법)를 실시하였다. 사전 통증 점수를 공변량으로 투입하여 사전 통증 점수의 영향력을 통제하고, 치료 방법에 따른 사후 통증 점수 차이를 검증하였다."

> **② p값이 유의한 경우($p<.05$)**
> "치료 방법에 따라 사후 통증 점수는 유의한 차이를 보였다."로 작성하고, F값과 유의확률을 기술한다.

> **③ 사후검정 결과 설명**
> ANCOVA(공분산분석) 결과가 유의할 경우 치료 방법(독립변수)에 따라 사후 통증 점수(종속변수)가 유의한 차이를 보이는 변수에 따른 종속변수의 사후검정 차이가 유의한지 설명한다.

> **④ p값이 유의하지 않은 경우($p>.05$)**
> "치료 방법(독립변수)에 따라 사후 통증 점수는 유의한 차이를 보이지 않았다($p>.05$)."로 마무리한다.

위의 4단계에 맞춰 앞에서 실습한 출력 결과 값을 작성하면 다음과 같습니다.

① 치료 방법에 따라 사후 통증 점수에 대한 유의한 차이를 보이는지 검증하고자 ANCOVA(공분산분석)를 실시하였다. 사전 통증 점수를 공변량으로 투입하여 사전 통증 점수의 영향력을 통제하고, 치료 방법에 따른 사후 통증 점수 차이를 검증하였다.

② 그 결과 치료 방법에 따라 사후 통증 점수는 유의한 차이를 보이는 것으로 나타났다 ($F=4.27$, $p=.042$).

③ 유의한 차이를 보이는 변수에 대해 사후검정을 실시한 결과, 기존 치료 집단보다 방치 집단의 사후 통증 점수가 높게 나타났다.

## [ANCOVA 논문 결과표 완성 예시]

치료 방법에 따라 사후 통증 점수에 대한 유의한 차이를 보이는지 검증하고자 ANCOVA(공분산분석)를 실시하였다. 사전 통증 점수를 공변량으로 투입하여 사전 통증 점수의 영향력을 통제하고, 치료 방법에 따른 사후 통증 점수 차이를 검증하였다. 그 결과 치료 방법에 따라 사후 통증 점수는 유의한 차이를 보이는 것으로 나타났다($F=4.27$, $p=.042$).

⟨table1⟩ 사전 통증 점수를 통제한 치료 방법에 따른 사후 통증 점수(ANCOVA)

| Variable | Sum of Squares | df | Mean Square | F | p |
|---|---|---|---|---|---|
| 치료 방법 | 203.44 | 2 | 101.72 | 4.27* | .042 |
| 사전 통증 점수 | 757.37 | 1 | 757.37 | 31.82*** | <.001 |
| 오차 | 261.83 | 11 | 23.80 | | |

The data are given as the value; $p<.05$ value was accepted as significant level and the significant differences between the groups were shown in bold.
The p-value is the result of using analysis of covariance.
* $p<.05$ ** $p<.01$ *** $p<.001$

유의한 차이를 보이는 변수에 대해 사후검정을 실시한 결과, 기존 치료 집단보다 방치 집단의 사후 통증 점수가 높게 나타났다.

⟨table2⟩ 사전 통증 점수를 통제한 치료 방법에 따른 사후 통증 점수의 사후검정

| Variable | Treatment 1(기존 치료)<br>N=5 | Treatment 2(새로운 치료)<br>N=5 | Control(방치)<br>N=5 |
|---|---|---|---|
| 사후 통증 점수 | 69.20±10.23† | 72.40±7.44 | 74.60±9.74† |

† indicates statistically significant from 기존 치료 and 방치

# SECTION 13 McNemar's Test

## 01 » 기본 개념과 연구 문제

McNemar's Test는 **독립변수와 종속변수가 범주형일 때, 같은 집단에 대하여 두 번 측정한 자료의 비율 차이를 검증하는 분석 방법**입니다. 범주형 자료의 대응표본 t-검정이라고도 할 수 있으며, 짝지어진 자료에서 전후 비율을 비교하고자 할 때 사용합니다. 사전변수와 사후변수는 측정에 따라 두 가지 결과로 구분되어야 합니다.

먼저 어떤 상황에서 McNemar's Test를 실시하는지 살펴보겠습니다. 이어서 SAS에서는 어떻게 분석하는지, 결과 해석은 어떻게 진행하는지 파악해보겠습니다.

---

**문제 13-1** **치료제 투약 전과 투약 후의 발작 발생 여부에 대한 차이 검증**

📁 실습파일 : McNemar test.csv

환자 32명을 대상으로 치료제를 투약하기 전과 투약한 후의 발작 발생 여부를 조사하였다. 치료제 투약 전후의 발작 발생 비율에 차이가 있는지 알아보자.

- **before** : 투약 전 발작 발생 여부(1: 발작, 2: 미발작)
- **after** : 투약 후 발작 발생 여부(1: 발작, 2: 미발작)

---

투약 전-투약 후와 같이 대응하는 범주형 자료를 검증하고자 할 때에는 McNemar's Test로 실시합니다.

이를 가설 형태로 작성하면 다음과 같습니다.

> **가설 형태** : (사전변수 비율)과 (사후변수 비율)에는 유의한 차이가 있다.

여기서 사전변수 비율과 사후변수 비율 자리에 각각 '투약 전 발작 발생 여부 비율'과 '투약 후 발작 발생 여부 비율'을 적용하면 가설은 다음과 같이 나타낼 수 있습니다.

> **가설** : (투약 전 발작 발생 여부 비율)과 (투약 후 발작 발생 여부 비율)에는 유의한 차이가 있다.

## 02 » 파일 불러오기 & 확인하기

**1** 실습파일을 불러오기 위해 윈도우의 파일 탐색기에서 경로를 확인합니다. 경로 창을 클릭하여 복사한 뒤, 경로를 설정합니다. McNemar's Test에 사용할 데이터 명칭은 **MCNE**로 설정하겠습니다.

```
CSV 파일 불러오기

PROC IMPORT OUT = MCNE /*데이터셋 명칭 설정*/
    DATAFILE = "D:\SAS 실습파일\McNemar test.csv" /*경로 설정*/
    DBMS = CSV REPLACE; *불러올 파일 형식을 CSV로 지정;
    GETNAMES = YES; *첫 행에 입력된 값을 변수명으로 사용;
RUN;
```

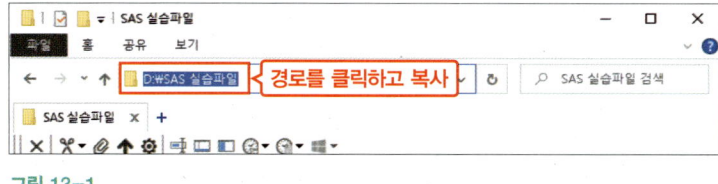

그림 13-1

로그 창에서 데이터셋이 제대로 생성되었는지 확인할 수 있습니다.

```
NOTE: WORK.MCNE 데이터셋을 성공적으로 생성했습니다.
NOTE: 데이터셋 WORK.MCNE은(는) 32개의 관측값과 2개의 변수를 가지고 있습니다.
NOTE: 프로시저 IMPORT 실행(총 프로세스 시간):
     실행 시간           0.41 초
     cpu 시간            0.20 초
```

그림 13-2

**2** 분석할 변수를 간단히 확인하기 위해 PROC CONTENTS 명령어를 사용합니다.

**변수명 확인하기**

```
PROC CONTENTS DATA=MCNE;  *데이터셋 지정;
RUN;
```

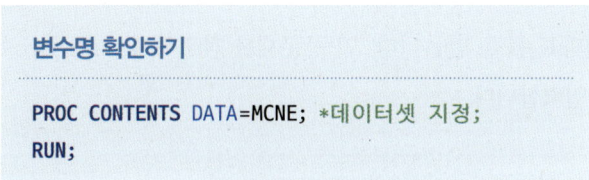

그림 13-3

## 03 » 분석 진행하기

McNemar's Test는 빈도 명령어인 PROC FREQ에 EXACT MCNEM을 추가하여 확인할 수 있습니다.

**McNemar's Test 실행하기**

```
PROC FREQ DATA=MCNE;  *데이터셋 지정;
     TABLES before*after;  *분석할 변수 지정;
     EXACT MCNEM;  *McNemar's test;
RUN;
```

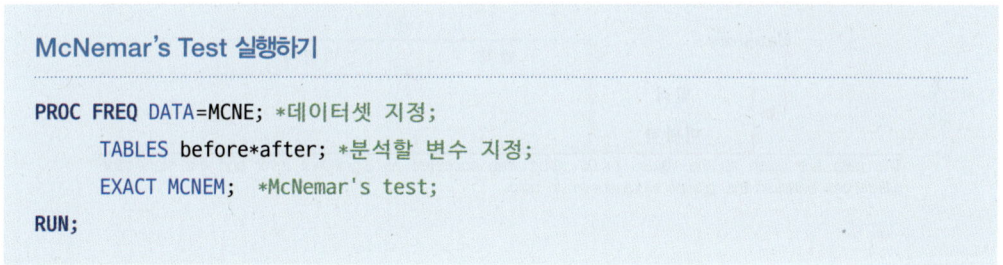

그림 13-4

## 04 » 결과표 작성하기

**1** 한글에서 다음과 같이 결과표 틀을 만듭니다. 연구 문제를 참조하여 Category에 종속변수인 '발작'과 '미발작'을 입력합니다.

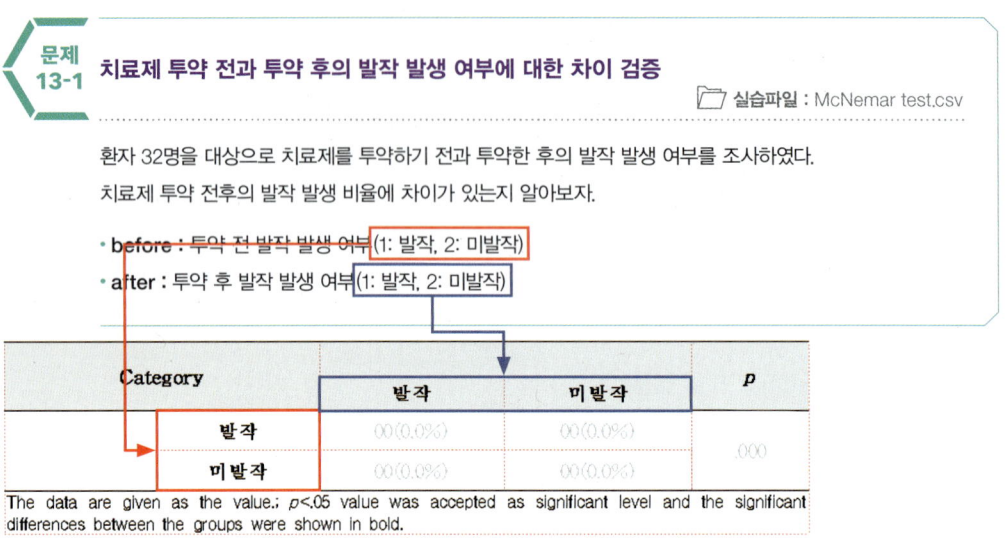

그림 13-5

**2** [그림 13-4]의 McNemar's Test 출력 결과에서 빈도표와 동일하게 행과 열을 입력합니다.

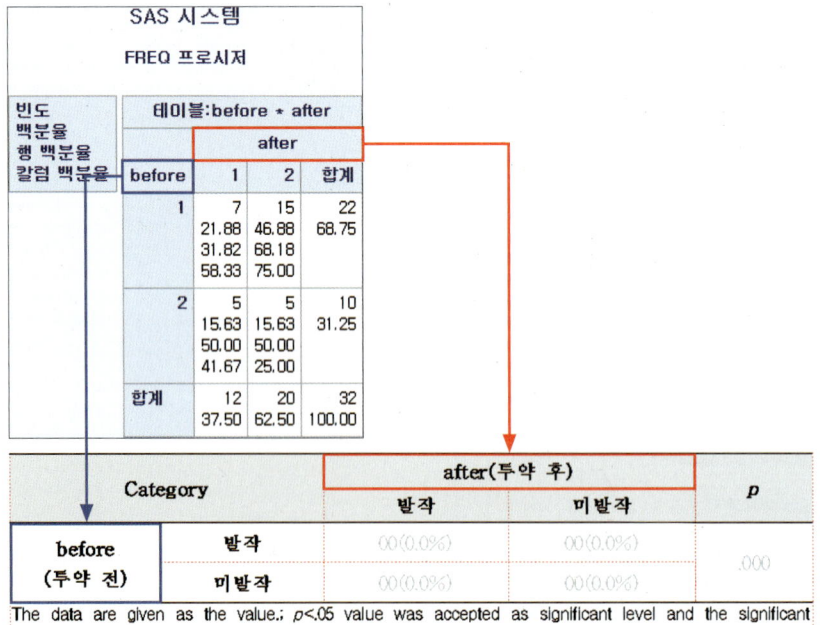

그림 13-6

**3** [그림 13-4]의 빈도표에서 출력한 결과 중 **표본 수**와 **백분율**을 입력합니다.

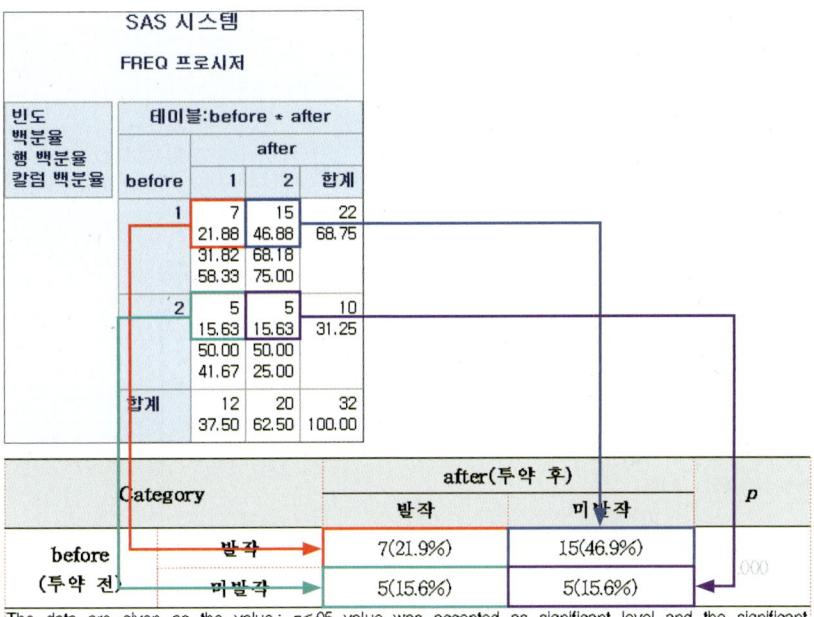

그림 13-7

 **여기서 잠깐**

- SAS에서 출력하는 빈도표에는 표본 수와 여러 가지 백분율이 표시됩니다. 따라서 각 줄의 백분율 값이 무엇을 의미하는지 알아야 합니다.

  - 첫째 줄 : 표본 수
  - 둘째 줄 : 전체 표본에서의 백분율
  - 셋째 줄 : 행 백분율
  - 넷째 줄 : 열 백분율

- McNemar's Test에서는 사전변수의 집단과 사후변수의 집단이 동일한 대상자이고, 상태가 유지된 표본 수와 상태가 변한 표본 수를 한 번에 표시하기 때문에 표본 수만 제시하거나 전체 표본에서의 백분율을 제시합니다.

**4** [그림 13-4]의 McNemar's Test 출력 결과에서 **점근적인 Pr > S**값의 일의 자릿수인 0을 삭제한 다음 소수점 아래 셋째 자리까지 반올림하여 ***p***에 입력합니다. 필요한 경우 볼드체(진하게)를 적용합니다.

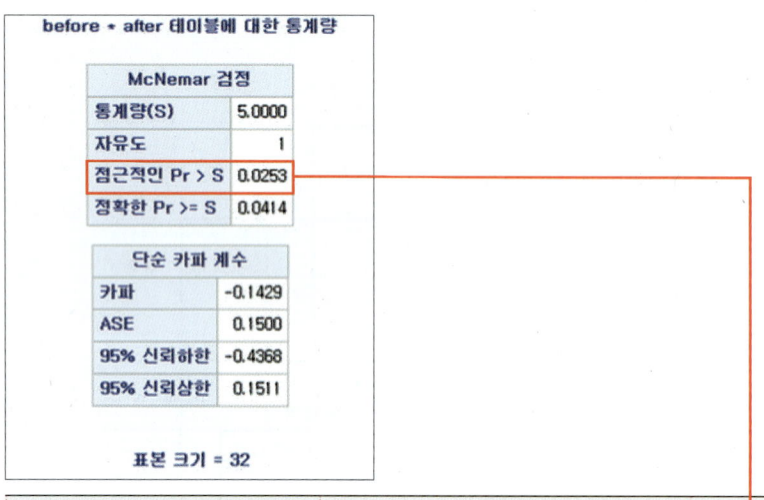

그림 13-8

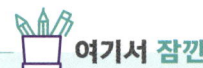 **여기서 잠깐**

표본 수에 따라 McNemar's Test 출력 결과의 p값 중 어느 것을 확인할지가 결정됩니다. 사전 결과와 사후 결과가 서로 다르게 나타난 경우의 수가 25 이상이면 표본이 충분한 것으로 보아 점근적인 p값을 확인하며, 25 미만이면 표본 수가 적은 것으로 보아 정확한 p값을 확인합니다.

# 05 » 분석 결과 해석하기

McNemar's Test 결과는 총 3개의 표로 이루어져 있습니다. 다음 그림에서 첫 번째 표는 빈도표, 두 번째 표는 검정 통계량, 세 번째 표는 카파 계수와 계수의 신뢰구간을 나타냅니다.

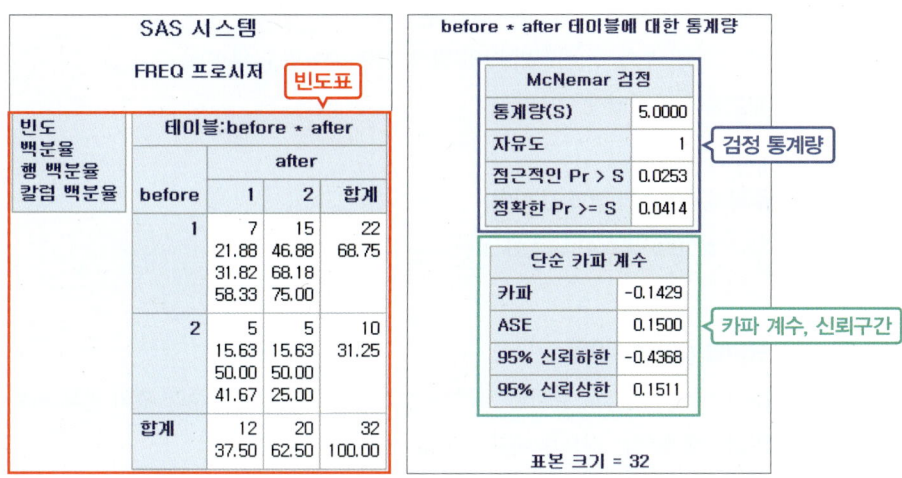

그림 13-9

먼저 빈도표를 확인합니다. 투약 전후의 발작 발생 비율 변화를 알아보기 위해 사전에 발작한 인원이 사후에도 발작한 비율(before=1 & after=1)과 사전에 발작했으나 사후에 발작하지 않은 비율(before=1 & after=2)의 차이를 확인하고, 사전에 발작하지 않았으나 사후에 발작한 비율(before=2 & after=1)과 사전에 발작하지 않은 인원이 사후에도 발작하지 않은 비율(before=2 & after=2) 등을 확인하여 차이가 두드러진 경우를 확인합니다. 여기서는 발작이 유지된 비율(21.9%)보다 발작이 사라진 비율(46.9%)이 더 크고, 발작하지 않았다가 발작하게 된 비율(15.6%)도 낮게 나타난 것으로 보입니다.

이러한 차이가 통계적으로 유의한지 확인하기 위해 McNemar 검정 결과표에서 2개의 p값을 확인합니다. 표본 수가 충분할 때는 점근적인 p값을 확인하고, 표본 수가 적을 때 정확한 p값을 확인합니다. 점근적인 Pr > S값이 0.025로 0.05 미만으로 나타났으므로, 앞에서 확인한 비율 차이는 통계적으로 유의한 것으로 판단됩니다. 카파 계수는 측정 범주 값에 대한 일치도를 통해 비율 차이를 확인하는 또 다른 분석 방법으로 값이 1에 가까울수록 일치도가 높고 −1에 가까울수록 일치도가 낮으며, 일치도가 낮을수록 차이가 크게 나타남을 의미합니다. McNemar's Test 결과표에는 카파 계수를 포함시키지 않지만, 분석 결과의 차이 여부를 확인하는 데 카파 계수를 참고할 수 있습니다. 해당 분석에서는 카파 계수의 값이 음수로 나타났으므로 투약 전후의 발작 발생 비율에 차이가 있는 것으로 해석할 수 있습니다. 카파 계수에 대한 더 자세한 설명은 SECTION 18 재현성 검사에서 다루도록 하겠습니다.

## 06 » 논문 결과 작성하기

McNemar's Test 결과표에 대한 해석은 다음 4단계로 작성합니다.

> **❶ 분석 내용과 분석법 설명**
> "투약 전(사전변수)과 투약 후(사후변수)의 발작 여부(종속변수)의 비율 차이를 검증하기 위해 교차표(분석법)를 산출하였다."
>
> **❷ 사전변수와 종속변수의 결과 값 나열**
> 투약 전과 투약 후 발작 여부의 빈도와 퍼센트를 나열한다.
>
> **❸ $p$값이 유의한 경우($p<.05$)**
> 유의확률(p)이 0.05 미만으로 유의한 차이가 있을 때는 "투약 전과 투약 후의 발작 여부의 비율이 유의한 차이를 보이는 것으로 나타났다($p<.05$)."로 설명한다.
>
> **❹ $p$값이 유의하지 않은 경우($p>.05$)**
> 유의확률(p)이 0.05 이상으로 유의하지 않을 때는 "투약 전과 투약 후의 발작 여부의 비율이 유의한 차이를 보이지 않는 것으로 나타났다($p>.05$)."라고 마무리한다.

위의 4단계에 맞춰 앞에서 실습한 출력 결과 값을 작성하면 다음과 같습니다.

❶ 투약 전과 투약 후의 발작 여부 비율 차이를 검증하기 위해 교차표를 산출하였다.

❷ 그 결과 투약 전 발작한 경우가 투약 후에도 발작한 경우는 7명(21.9%)으로 나타났고, 투약 전 발작한 경우가 투약 후 미발작한 경우는 15명(46.9%)으로 나타났다. 투약 전 미발작한 경우가 투약 후 발작한 경우는 5명(15.6%)으로 나타났고, 투약 전 미발작한 경우가 투약 후 미발작한 경우는 5명(15.6%)으로 나타났다.

❸ 투약 전과 투약 후의 발작 여부 비율 차이의 통계적 유의성 여부를 판단하기 위해 McNemar's Test를 실시한 결과, 투약 전과 투약 후의 발작 여부의 비율이 유의한 차이를 보이는 것으로 나타났다($p=.025$).

### [McNemar's Test 논문 결과표 완성 예시]

〈Table〉 투약 전과 투약 후에 따른 발작 여부 비율 차이(N=32)

| Category | | after(투약 후) | | p |
|---|---|---|---|---|
| | | 발작 | 미발작 | |
| before (투약 전) | 발작 | 7(21.9%) | 15(46.9%) | .025 |
| | 미발작 | 5(15.6%) | 5(15.6%) | |

The data are given as the value.; *p*<.05 value was accepted as significant level and the significant differences between the groups were shown in bold.

투약 전과 투약 후의 발작 여부 비율 차이를 검증하기 위해 교차표를 산출하였다. 그 결과 투약 전 발작한 경우가 투약 후에도 발작한 경우는 7명(21.9%)으로 나타났고, 투약 전 발작한 경우가 투약 후 미발작한 경우는 15명(46.9%)으로 나타났다. 투약 전 미발작한 경우가 투약 후 발작한 경우는 5명(15.6%)으로 나타났고, 투약 전 미발작한 경우가 투약 후 미발작한 경우는 5명(15.6%)으로 나타났다.

투약 전과 투약 후의 발작 여부 비율 차이의 통계적 유의성 여부를 판단하기 위해 McNemar's Test를 실시한 결과, 투약 전과 투약 후의 발작 여부의 비율이 유의한 차이를 보이는 것으로 나타났다($p = .025$).

# SECTION 14 이원배치 분산분석

## 01 » 기본 개념과 연구 문제

이원배치 분산분석은 **2개의 독립변수에 따른 종속변수의 평균 차이를 검증하고, 2개의 독립변수 간 상호작용 효과를 검증하는 분석 방법**입니다. 상호작용 효과는 종속변수에 영향을 미치는 두 독립변수 간의 시너지 효과입니다. 즉, 독립변수가 2개의 범주형 자료이고 종속변수가 연속형 자료인 경우 이원배치 분산분석을 활용할 수 있습니다. **의학통계에서는 일반적으로 치료 방법에 따른 차이를 검증함과 동시에 치료 방법 외의 다른 요인에 의한 차이를 확인하기 위해 실시합니다.**

먼저 어떤 상황에서 이원배치 분산분석과 사후검정을 실시하는지 살펴보겠습니다. 이어서 SAS에서는 어떻게 분석하는지, 결과 해석은 어떻게 진행하는지 파악해보겠습니다.

**문제 14-1** 치료 방법과 직업 유무에 따른 우울증 정도의 차이 검증

실습파일 : 분산분석 실습.csv

새로운 항우울제의 효과를 확인하기 위해 우울증 환자 45명을 15명씩 무작위 배정하여 첫 번째 집단에는 아무런 약을 투여하지 않았고, 두 번째 집단에는 기존 항우울제를 투여하였으며, 세 번째 집단에는 새로 개발한 항우울제를 투여하였다. 우울증 정도는 약물을 복용한 후 한 달 뒤에 측정하였다. 치료 방법과 직업 유무에 따라 우울증 정도에 차이가 있는지 검정한다.

- 치료 방법(Group: 1=방치, 2=기존 약, 3=새로운 약)
- 직업 유무(Job: 1=직업 있음, 2=직업 없음)
- 우울증 정도(점수)

독립변수 2개(치료 방법, 직업 유무)는 집단을 분류하는 범주형 자료이고, 종속변수는 우울증 정도를 점수로 측정하는 연속형 자료입니다. 따라서 치료 방법과 직업 유무에 따른 우울증 정도의 차이를 알아보기 위해 이원배치 분산분석을 실시합니다.

이를 가설 형태로 작성하면 다음과 같습니다.

> **가설 형태 1** : (독립변수1)에 따라 (종속변수)는 유의한 차이가 있다.
> **가설 형태 2** : (독립변수2)에 따라 (종속변수)는 유의한 차이가 있다.
> **가설 형태 3** : (종속변수)에 대해서 (독립변수1)과 (독립변수2) 간에는 유의한 상호작용 효과를 보일 것이다.

여기서 독립변수 자리에 '치료 방법'과 '직업 유무'를 적용하고, 종속변수 자리에 '우울증 정도'를 적용하면 가설은 다음과 같이 나타낼 수 있습니다.

> **가설 1** : (치료 방법)에 따라 (우울증 정도)에는 유의한 차이가 있다.
> **가설 2** : (직업 유무)에 따라 (우울증 정도)에는 유의한 차이가 있다.
> **가설 3** : (우울증 정도)에 대해서 (치료 방법)과 (직업 유무) 간에는 유의한 상호작용 효과가 있다.

### 히든그레이스 데이터분석팀 생각

이원배치 분산분석을 사용하는 연구 문제에는 '주효과'와 '상호작용 효과'라는 개념이 등장합니다. 주효과는 독립변수에 따라 종속변수에 차이가 나는 것을 의미합니다. 상호작용 효과는 2개 이상의 독립변수 간에 나타나는 시너지 효과로, 독립변수에 따라 종속변수에 차이가 나는 정도가 다를 때 이런 독립변수들에 의해 효과가 더 커지거나 작아지는 것을 의미합니다.

[문제 14-1]을 예로 들면, 가설 1은 우울증 정도에 대한 치료 방법의 주효과를 뜻하고, 가설 2는 우울증 정도에 대한 직업 유무의 주효과를 뜻합니다. 마지막으로 가설 3은 우울증 정도에 대해 치료 방법과 직업 유무의 상호작용 효과를 검증하는 것으로, 치료 방법에 따른 우울증 정도의 차이가 직업 유무에 의해 더 커지거나 작아지는지를 알아보기 위해 세운 가설입니다.

## 02 » 파일 불러오기 & 확인하기

**1** 실습파일을 불러오기 위해 윈도우의 파일 탐색기에서 경로를 확인합니다. 경로 창을 클릭하여 복사한 뒤, 경로를 설정합니다. 이원배치 분산분석에 사용할 데이터셋 명칭은 **TWA**로 설정하겠습니다.

```
CSV 파일 불러오기

PROC IMPORT OUT = TWA /*데이터셋 명칭 설정*/
    DATAFILE = "D:\SAS 실습파일\분산분석 실습.csv" /*경로 설정*/
    DBMS = CSV REPLACE; *불러올 파일 형식을 CSV로 지정;
    GETNAMES = YES; *첫 행에 입력된 값을 변수명으로 사용;
RUN;
```

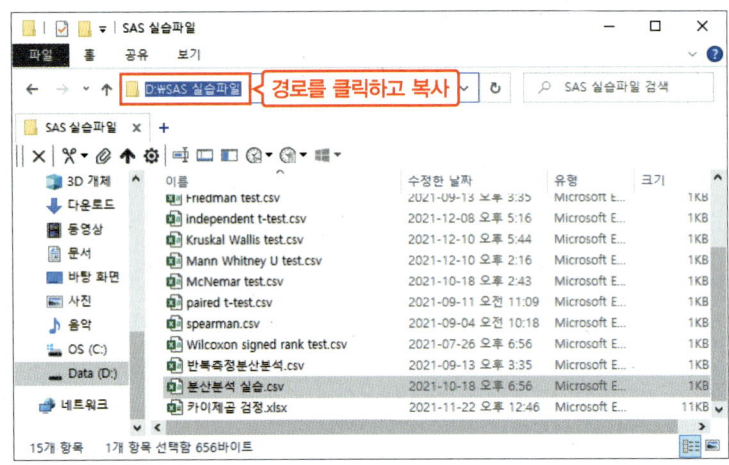

그림 14-1

로그 창에서 데이터셋이 제대로 생성되었는지 확인할 수 있습니다.

```
NOTE: WORK.TWA 데이터셋을 성공적으로 생성했습니다.
NOTE: 데이터셋 WORK.TWA은(는) 45개의 관측값과 5개의 변수를 가지고 있습니다.
NOTE: 프로시저 IMPORT 실행(총 프로세스 시간):
      실행 시간           0.21 초
      cpu 시간            0.18 초
```

그림 14-2

**2** 분석할 변수를 간단히 확인하기 위해 PROC CONTENTS 명령어를 사용합니다.

**변수명 확인하기**

```
PROC CONTENTS DATA=TWA;  *데이터셋 지정;
RUN;
```

| | 변수와 속성 리스트(오름차순) | | | | |
|---|---|---|---|---|---|
| # | 변수 | 유형 | 길이 | 출력형식 | 입력형식 |
| 4 | Post | 숫자 | 8 | BEST12. | BEST32. |
| 5 | Post2 | 숫자 | 8 | BEST12. | BEST32. |
| 3 | Pre | 숫자 | 8 | BEST12. | BEST32. |
| 1 | group | 숫자 | 8 | BEST12. | BEST32. |
| 2 | job | 숫자 | 8 | BEST12. | BEST32. |

그림 14-3

## 03 » 분석 진행하기

**1** PROC TABULATE 명령어로 기술통계량을 출력하여, 표본 수, 평균, 표준편차를 확인합니다.

**기술통계량 확인하기**

```
PROC TABULATE DATA=TWA;  *데이터셋 지정;
      CLASS group job;  *독립변수 지정;
      VAR Post2;  *종속변수 지정;
      TABLE group*job group, Post2*(N MEAN STD);  *결과표 모양과 출력값 지정;
RUN;
```

| | | SAS 시스템 | | |
|---|---|---|---|---|
| | | | Post2 | |
| | | N | Mean | Std |
| group | job | | | |
| 1 | 1 | 8 | 22.13 | 1.46 |
| | 2 | 7 | 23.57 | 2.37 |
| 2 | 1 | 7 | 17.29 | 1.11 |
| | 2 | 8 | 20.88 | 2.03 |
| 3 | 1 | 8 | 16.13 | 3.27 |
| | 2 | 7 | 15.43 | 2.76 |
| group | | | | |
| 1 | | 15 | 22.80 | 2.01 |
| 2 | | 15 | 19.20 | 2.46 |
| 3 | | 15 | 15.80 | 2.96 |

그림 14-4

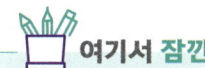 **여기서 잠깐**

PROC TABULATE 명령어에서 TABLE 옵션을 사용하면 기술통계량을 표로 출력할 수 있습니다.

**2** **PROC ANOVA** 명령어로 이원배치 분산분석 결과를 확인합니다.

### 이원배치 분산분석 실행하기

```
PROC ANOVA DATA=TWA; *데이터셋 지정;
    CLASS group job; *독립변수 지정;
    MODEL Post2=group job group*job; *종속변수와 상호작용항 지정;
    MEANS group; *치료 방법에 따른 평균 출력;
    MEANS group*job; *치료 방법과 직업 유무에 따른 평균 출력;
RUN;
```

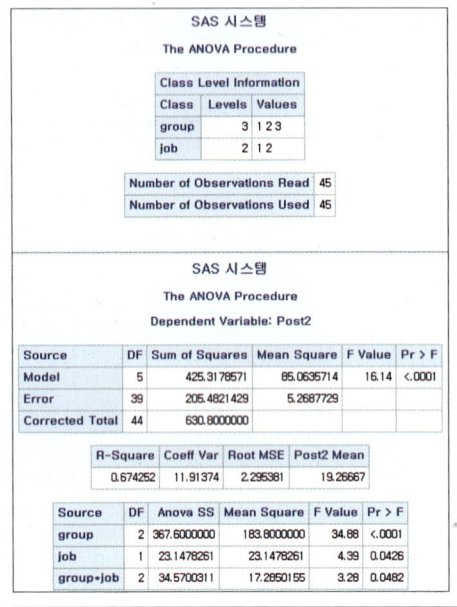

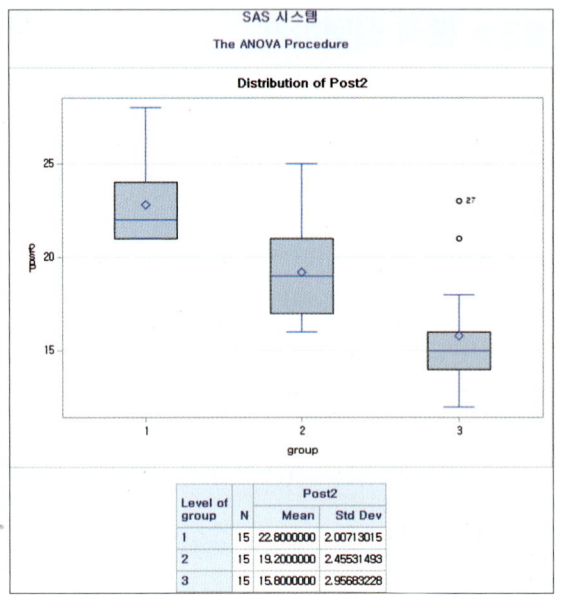

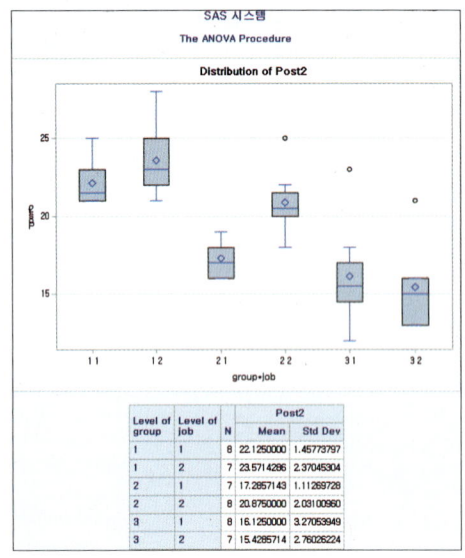

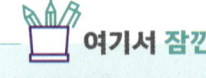

**여기서 잠깐**

**PROC ANOVA** 명령어로 출력한 분산분석 결과는 Type I SS(Sum of Squares, 제곱합)입니다. 일반적으로 분산분석 결과는 Type III SS의 값으로 제시합니다. 따라서 **3**단계에서는 사후검정을 포함하는 **PROC GLM** 명령어를 사용하여 결과를 출력하고, 이 출력 결과에서 Type III SS의 값을 참조하여 분석 결과를 제시하겠습니다.

그림 14-5

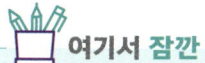
 여기서 잠깐

- **Type Ⅰ SS(제1유형 제곱합)** : 순차 제곱합으로, 변수를 1개씩 순차적으로 추가하면서 계산하는 방식입니다. 순차적으로 추가하기 때문에 변수의 순서가 바뀌면 이 수치도 변화합니다.
- **Type Ⅱ SS(제2유형 제곱합)** : 투입한 변수만으로 이루어진 제곱합으로, 상호작용항을 고려하지 않은 순수한 제곱합을 계산합니다.
- **Type Ⅲ SS(제3유형 제곱합)** : 수정 제곱합으로, 다른 모든 변수가 이미 모형에 들어가 있다고 가정하고 마지막에 새로 추가되는 변수에 따른 변동을 계산한 제곱합입니다. 따라서 변수의 순서에 따라 변화하지 않습니다. 가장 일반적으로 사용하는 제곱합입니다.

일원배치 분산분석에서는 이 세 가지 수치에 차이가 없습니다. 그러나 이원배치 분산분석에서는 집단 간의 표본 수가 다를 경우에 차이가 있을 수 있습니다.

**3** PROC GLM 명령어에 Tukey 사후검정 옵션을 추가하여 집단별 비교 결과를 확인합니다.

**이원배치 분산분석 Tukey 사후검정 실행하기**

```
PROC GLM DATA=TWA;  *데이터셋 지정;
    CLASS group job;  *독립변수 지정;
    MODEL Post2=group job group*job;  *종속변수와 상호작용항 지정;
    MEANS group/TUKEY CLDIFF;  *Tukey 사후검정;
RUN;
```

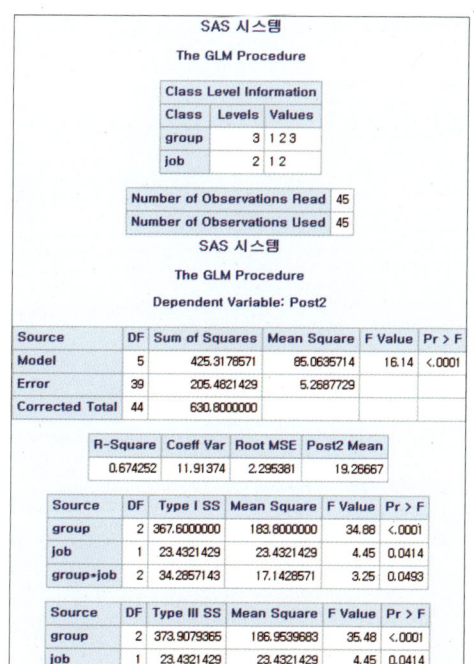

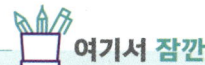 여기서 잠깐

SAS에서 이원배치 분산분석 분산의 동질성 검정은 가중치가 없는 일원 모형에 대해서만 사용할 수 있습니다. 동질성 검정이 필요한 경우 R과 jamovi 등으로 분석할 수 있습니다.

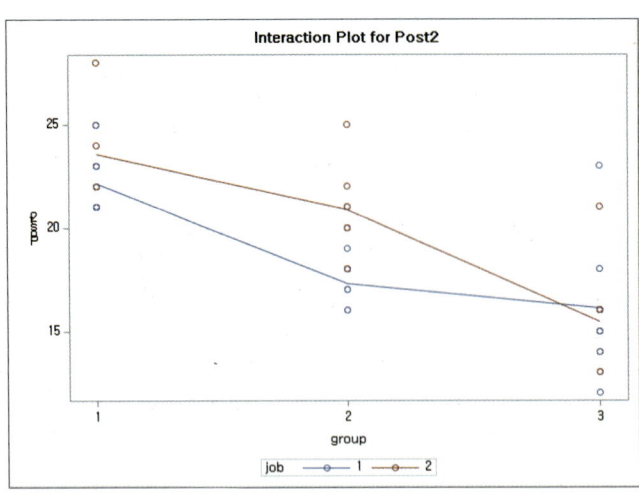

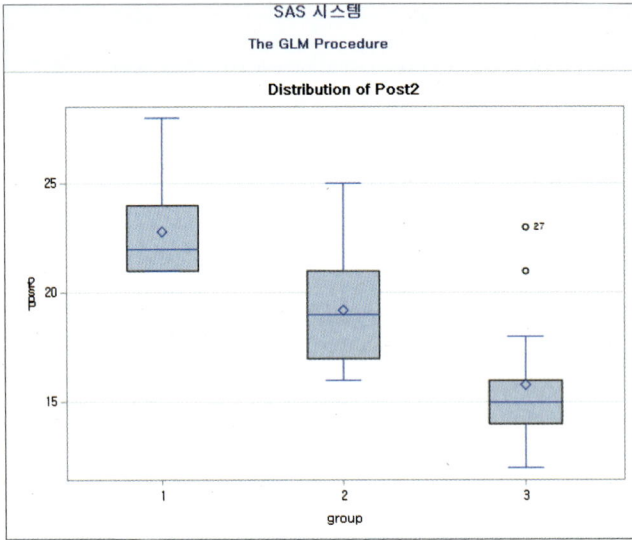

그림 14-6

## 04 » 결과표 작성하기

**1** [그림 14-6]을 참고하여 한글에서 다음과 같이 결과표 틀을 만듭니다. Type Ⅲ SS 결과표에 제시된 순서대로 변수를 입력하고, 마지막 행은 '오차'로 고정합니다.

**SAS 시스템**

**The GLM Procedure**

**Dependent Variable: Post2**

| Source | DF | Sum of Squares | Mean Square | F Value | Pr > F |
|---|---|---|---|---|---|
| Model | 5 | 425.3178571 | 85.0635714 | 16.14 | <.0001 |
| Error | 39 | 205.4821429 | 5.2687729 | | |
| Corrected Total | 44 | 630.8000000 | | | |

| R-Square | Coeff Var | Root MSE | Post2 Mean |
|---|---|---|---|
| 0.674252 | 11.91374 | 2.295381 | 19.26667 |

| Source | DF | Type I SS | Mean Square | F Value | Pr > F |
|---|---|---|---|---|---|
| group | 2 | 367.6000000 | 183.8000000 | 34.88 | <.0001 |
| job | 1 | 23.4321429 | 23.4321429 | 4.45 | 0.0414 |
| group*job | 2 | 34.2857143 | 17.1428571 | 3.25 | 0.0493 |

| Source | DF | Type III SS | Mean Square | F Value | Pr > F |
|---|---|---|---|---|---|
| group | 2 | 373.9079365 | 186.9539683 | 35.48 | <.0001 |
| job | 1 | 23.4321429 | 23.4321429 | 4.45 | 0.0414 |
| group*job | 2 | 34.2857143 | 17.1428571 | 3.25 | 0.0493 |

| Variable | Sum of Squares | df | Mean Square | F | p |
|---|---|---|---|---|---|
| 치료 방법 | 00.00 | 00 | 00.00 | 00.00 | .000 |
| 직업 유무 | 00.00 | 00 | 00.00 | 00.00 | .000 |
| 치료 방법*직업 유무 | 00.00 | 00 | 00.00 | 00.00 | .000 |
| 오차 | 00.00 | 00 | 00.00 | | |

The data are given as the value.; $p<.05$ value was accepted as significant level and the significant differences between the groups were shown in bold.
The p-value is the result of using two way ANOVA.
* $p<.05$, ** $p<.01$, *** $p<.001$

그림 14-7

**2** [그림 14-6]의 이원배치 분산분석 결과표를 참고하여, 필요한 결과를 변수명과 항목에 맞춰 소수점 아래 자릿수를 통일하여 입력합니다. p값은 소수점 아래 셋째 자리까지 반올림하여 가져옵니다.

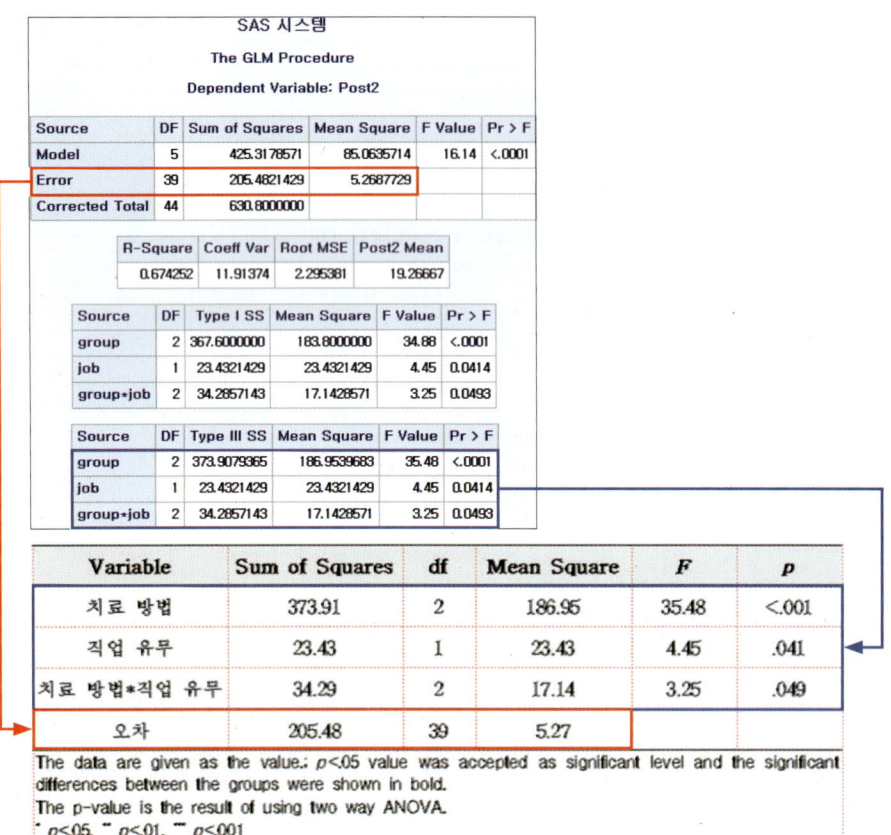

그림 14-8

**3** p값에 따라 별(*)표를 위첨자로 달아주고 양식에서 요구하는 경우 볼드체(진하게)를 적용합니다.

| Variable | Sum of Squares | df | Mean Square | F | p |
|---|---|---|---|---|---|
| 치료 방법 | 373.91 | 2 | 186.95 | 35.48*** | **<.001** |
| 직업 유무 | 23.43 | 1 | 23.43 | 4.45* | **.041** |
| 치료 방법*직업 유무 | 34.29 | 2 | 17.14 | 3.25* | **.049** |
| 오차 | 205.48 | 39 | 5.27 | | |

The data are given as the value.; p<.05 value was accepted as significant level and the significant differences between the groups were shown in bold.
The p-value is the result of using two way ANOVA.
* p<.05, ** p<.01, *** p<.001

그림 14-9

**4** [그림 14-4]를 참고하여 두 번째 표를 작성합니다. Variable과 치료 방법을 다음과 같이 입력합니다.

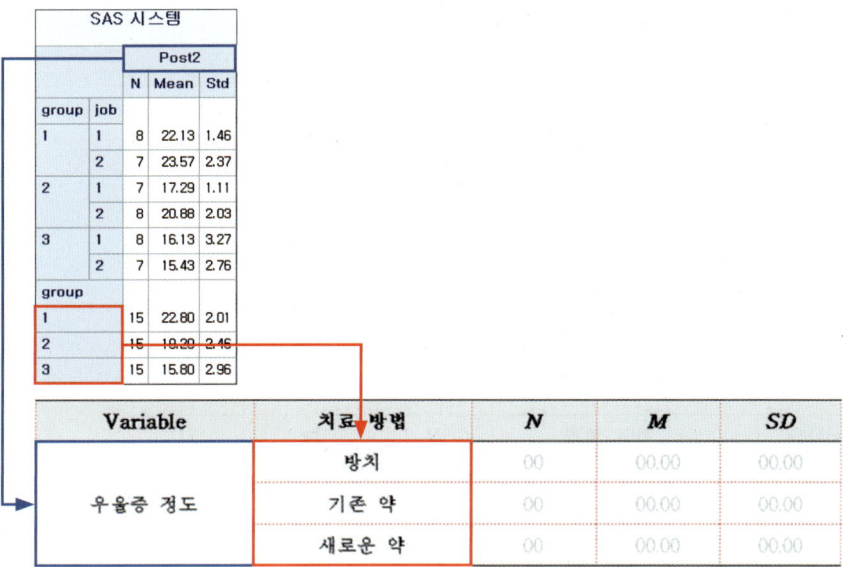

| Variable | 치료 방법 | N | M | SD |
|---|---|---|---|---|
| 우울증 정도 | 방치 | 00 | 00.00 | 00.00 |
| | 기존 약 | 00 | 00.00 | 00.00 |
| | 새로운 약 | 00 | 00.00 | 00.00 |

그림 14-10

**5** [그림 14-4]의 빈도표를 참고하여 각 치료 방법의 표본 수, 평균, 표준편차를 입력합니다.

| Variable | 치료 방법 | N | M | SD |
|---|---|---|---|---|
| 우울증 정도 | 방치 | 15 | 22.80 | 2.01 |
| | 기존 약 | 15 | 19.20 | 2.46 |
| | 새로운 약 | 15 | 15.80 | 2.96 |

그림 14-11

**6** [그림 14-6]에서 치료 방법을 비교한 결과표를 참고하여, 유의한 차이를 보인 치료 방법의 부호를 위첨자로 달아줍니다. 치료 방법별 부호에 대한 설명은 표 아래에 서술합니다.

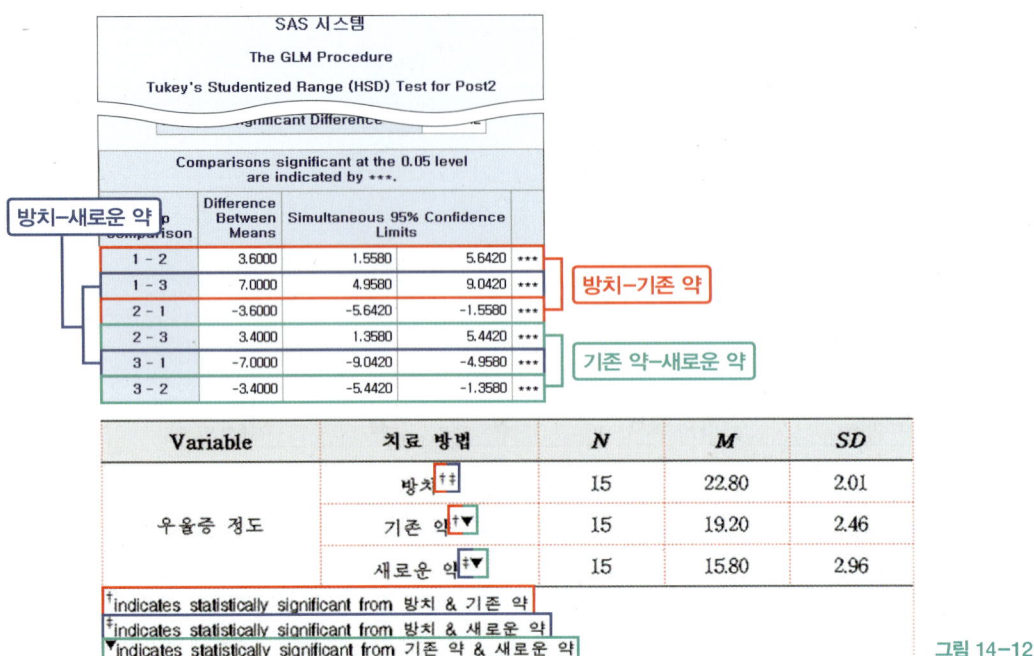

그림 14-12

## 05 » 분석 결과 해석하기

빈도표로 평균과 표준편차를 확인합니다. 이후 분산분석 결과를 통해 주효과와 상호작용 효과를 확인합니다. 사후검정에서는 치료 방법과 직업 유무의 두 집단을 비교하여 유의한 차이가 나타났는지 확인합니다.

**1** 다음 그림에서 빈도표를 확인하여 집단별 기술통계량을 확인합니다.

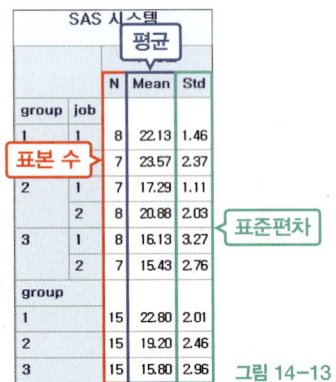

그림 14-13

**2** 분산분석 결과로 여러 가지 표가 출력됩니다. 그중에서 Type Ⅲ SS가 입력된 표를 확인하여 각각의 집단별 차이가 유의한지, 집단 간 상호작용항의 차이가 유의한지 확인할 수 있습니다.

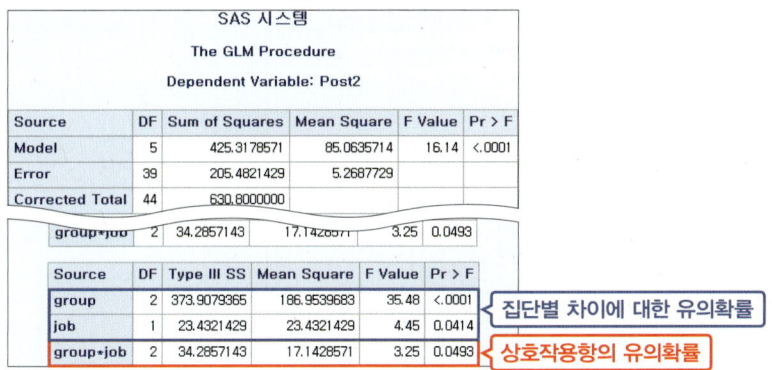

그림 14-14

위 그림을 보면, 모든 집단에 대한 차이가 유의수준 0.05 미만으로 나타났습니다. 따라서 치료 방법에 따라 우울증 정도에 차이가 있고, 직업 유무에 따라서도 우울증 정도에 차이가 있으며, 치료 방법과 직업 유무를 모두 고려한 경우에도 우울증 정도에 차이가 있다고 해석됩니다.

**3** 다음 그림에서 치료 방법에 따른 우울증 정도를 시각적·수치적으로 확인할 수 있습니다.

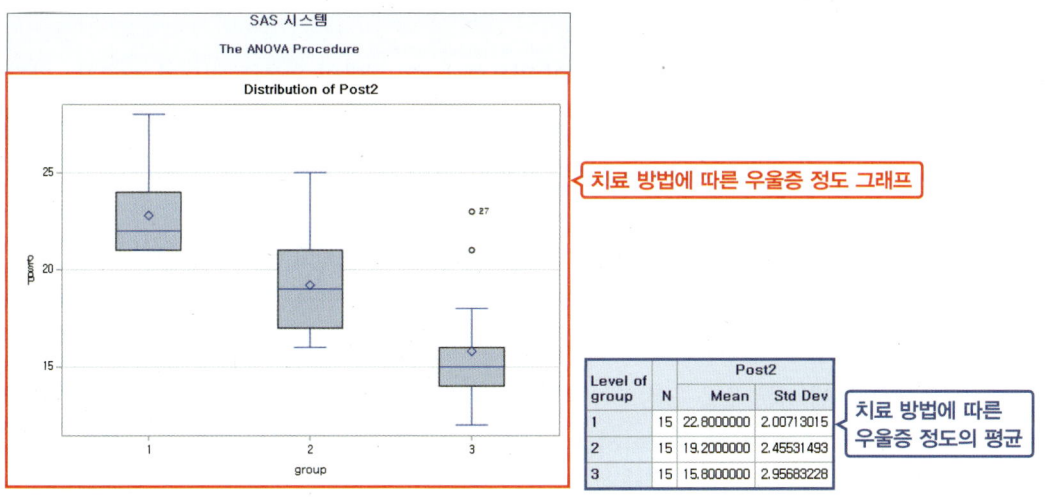

그림 14-15

방치(group=1)군의 우울증 정도(22.80)보다 기존 약(group=2)을 투여한 집단의 우울증 정도(19.20)가 낮고, 새로운 약(group=3)을 투여한 집단의 우울증 정도(15.80)가 가장 낮게 나타났습니다.

SECTION 14 이원배치 분산분석 **245**

**4** 다음 그림은 치료 방법과 직업 유무를 모두 고려한 우울증 정도 비교 그래프와 비교 결과 값입니다.

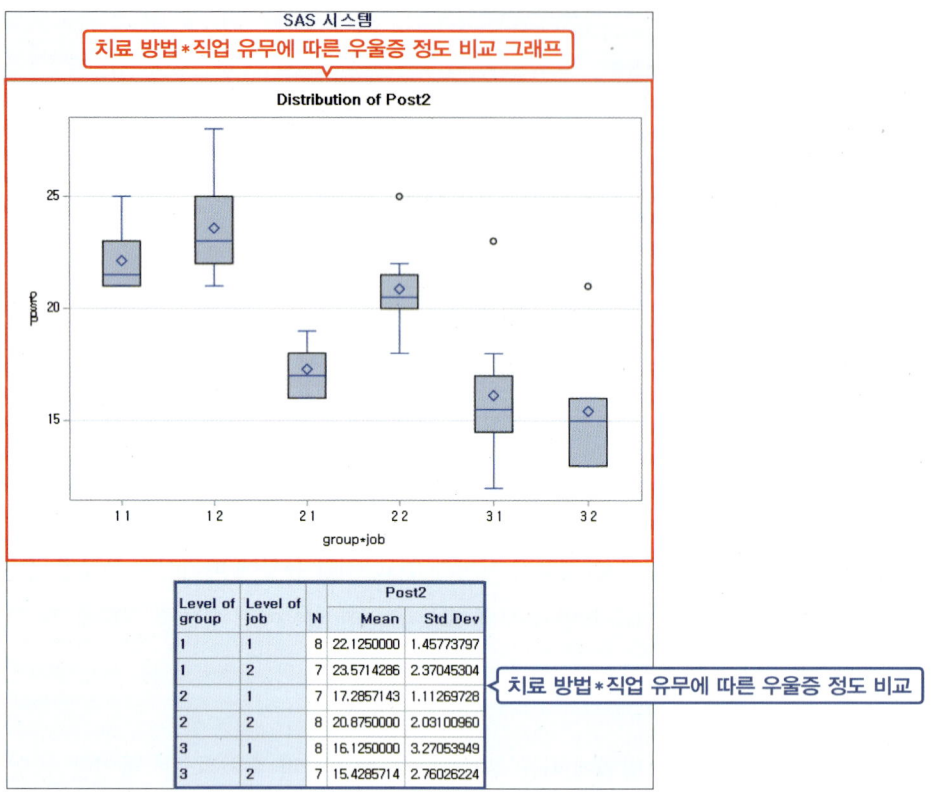

그림 14-16

방치(group=1)이면서 직업이 없는(job=2) 집단의 우울증 정도가 23.57로 가장 높게 나타났고, 새로운 약(group=3)을 투약하였으며 직업이 없는(job=2) 집단의 우울증 정도가 15.43으로 가장 낮게 나타났습니다.

그래프에서는 각 집단의 분포를 표시하여 비교할 수 있습니다. p값이 매우 낮으면 [그림 14-15]의 '치료 방법에 따른 우울증 정도 그래프'처럼 분포 차이가 확연하게 납니다. 반면에 p값이 0.05 이상이거나 0.05에 가까운 경우에는 [그림 14-16]의 '치료 방법*직업 유무에 따른 우울증 정도 비교 그래프'처럼 분포가 확연한 차이를 보이지는 않습니다. 따라서 그래프는 확연한 차이를 보이는 경우에만 제시하는 것이 좋습니다.

**5** 사후검정 옵션을 추가한 **PROC GLM** 명령어는 많은 결과표를 출력합니다. 다음 그림에서 Interaction Plot for Post2 그래프 하단의 범례를 보면, 파란색과 빨간색 선은 직업 여부를 구분하는 것임을 확인할 수 있습니다.

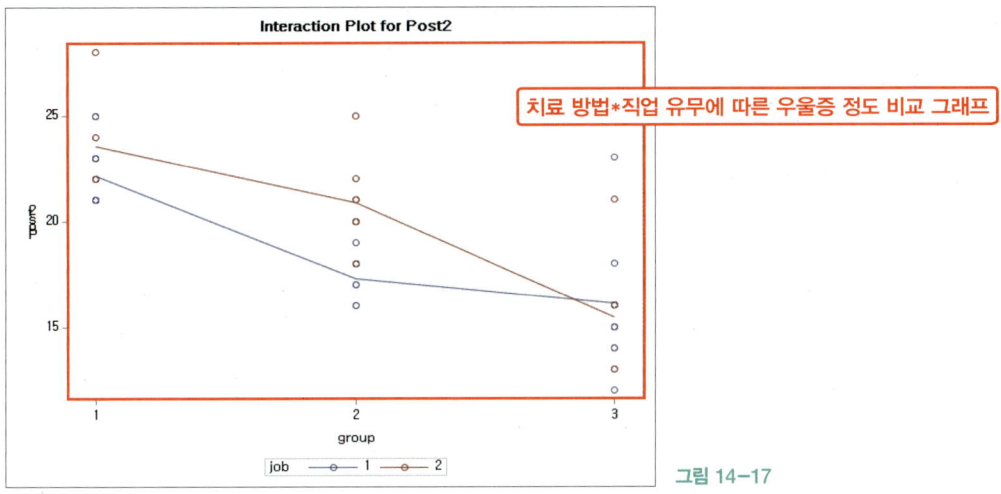

그림 14-17

직업이 있는 집단(job=1)은 직업이 없는 집단(job=2)에 비해 방치에서 기존 약으로 향하는 **기울기**가 더 크기 때문에 기존 약이 더 효과를 본다고 해석할 수 있지만, 직업이 없는 집단은 기존 약보다 새로운 약으로 향하는 기울기가 더 크게 나타나 새로운 약이 더 효과를 본다고 해석할 수 있습니다.

**6** 다음 그림의 집단 간 비교에 대한 사후검정 결과표에서 모든 집단 간에 유의한 차이(*)가 있음을 확인할 수 있습니다.

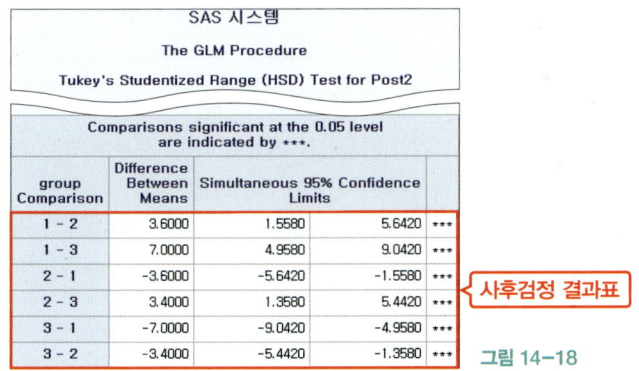

그림 14-18

group Comparison에 표기된 순서대로 평균값의 차이를 비교하였으므로, Difference Between Means값이 양수(+)이면 **앞에 표기된 집단의 평균이 더 높은 것**으로, 음수(−)이면 **뒤에 표기된 집단의 평균이 더 높은 것**으로 해석할 수 있습니다.

## 06 » 논문 결과 작성하기

이원배치 분산분석 결과표에 대한 해석은 다음 5단계로 작성합니다.

**❶ 분석 내용과 분석법 설명**

"우울증 정도(종속변수)에 대한 치료 방법(독립변수1)과 직업 유무(독립변수2) 각각의 주효과, 치료 방법과 직업 유무의 상호작용 효과를 검증하기 위해 이원배치 분산분석(분석법)을 실시하였다."

**❷ 이원배치 분산분석이 유의한 경우($p<.05$)**

치료 방법(독립변수1)과 직업 유무(독립변수2) 각각의 주효과와 치료 방법과 직업 유무 간 상호작용 효과의 유의성을 검정한 결과를 나열한다.

"우울증 정도에 대한 독립변수의 주효과는 유의하게 나타났다($p<.001$).", "우울증 정도에 대한 치료 방법($p=.041$)과 직업 유무의 상호작용 효과는 유의하게 나타났다($p=.049$)."라고 기술한다.

**❸ 이원배치 분산분석이 유의하지 않은 경우($p>.05$)**

"우울증 정도에 대한 독립변수의 주효과는 유의하지 않았다($p>.05$).", "우울증 정도에 대한 치료 방법과 직업 유무의 상호작용 효과는 유의하지 않았다($p>.05$)."라고 기술한다.

**❹ 주효과의 사후검정 결과 설명**

사후검정 방법을 제시하고 사후검정 결과로 나온 유의한 결과를 모두 기술한다. 즉 "방치와 기존 약 집단 간 우울증 정도에 유의한 차이가 있다."와 같은 형식으로 기술한다.

**❺ 상호작용 효과의 사후분석 결과 설명**

그래프를 확인하여 치료 방법과 직업 유무에 대한 기울기의 변화에 따라 "새로운 약은 기존 약에 비해 직업이 없는 집단의 우울증 정도를 더 낮추는 것으로 나타났다."라고 기술한다.

위의 5단계에 맞춰 앞에서 실습한 출력 결과 값을 작성하면 다음과 같습니다.

❶ 우울증 정도에 대한 치료 방법과 직업 유무 각각의 주효과, 치료 방법과 직업 유무 간 상호작용 효과를 검증하고자 이원배치 분산분석을 실시하였다.

❷ 그 결과 우울증 정도에 대해 치료 방법의 주효과는 유의하게 나타났으며($p<.001$), 직업 유무의 주효과도 유의하게 나타났고($p=.041$), 치료 방법과 직업 유무의 상호작용도 유의하게 나타났다($p=.049$).

❹ 이원배치 분산분석 결과 우울증 정도에 대한 치료 방법의 주효과는 유의한 것으로 나타났으며, Tukey의 사후검정을 실시한 결과, 방치와 기존 약 간의 우울증 정도는 유의한 차이가 있고, 방치와 새로운 약 간의 우울증 정도에도 유의한 차이가 있었으며, 기존 약과 새로운 약 간의 우울증 정도에도 유의한 차이가 있다.

❺ 상호작용 효과가 어떻게 나타났는지 Tukey의 사후검정을 통해 확인한 결과, 새로운 약은 기존 약에 비해 직업이 없는 집단의 우울증 정도를 더 낮추는 것으로 나타났다.

**[이원배치 분산분석 논문 결과표 완성 예시]**

우울증 정도에 대한 치료 방법과 직업 유무 각각의 주효과, 치료 방법과 직업 유무 간 상호작용 효과를 검증하고자 이원배치 분산분석을 실시하였다.

그 결과 우울증 정도에 대해 치료 방법의 주효과는 유의하게 나타났으며($p<.001$), 직업 유무의 주효과도 유의하게 나타났고($p=.041$), 치료 방법과 직업 유무의 상호작용도 유의하게 나타났다($p=.049$).

⟨table1⟩ 치료 방법과 직업 유무에 따른 우울증 정도의 차이

| Variable | Sum of Squares | df | Mean Square | F | p |
|---|---|---|---|---|---|
| 치료 방법 | 373.91 | 2 | 186.95 | 35.48*** | **<.001** |
| 직업 유무 | 23.43 | 1 | 23.43 | 4.45* | **.041** |
| 치료 방법*직업 유무 | 34.29 | 2 | 17.14 | 3.25* | **.049** |
| 오차 | 205.48 | 39 | 5.27 | | |

The data are given as the value.; $p<.05$ value was accepted as significant level and the significant differences between the groups were shown in bold.
The p-value is the result of using two way ANOVA.
* $p<.05$ ** $p<.01$ *** $p<.001$

이원배치 분산분석 결과 우울증 정도에 대한 치료 방법의 주효과는 유의한 것으로 나타났으며, Tukey의 사후검정을 실시한 결과, 방치와 기존 약 간의 우울증 정도는 유의한 차이가 있고, 방치와 새로운 약 간의 우울증 정도에도 유의한 차이가 있었으며, 기존 약과 새로운 약 간의 우울증 정도에도 유의한 차이가 있다.

상호작용 효과가 어떻게 나타났는지 Tukey의 사후검정을 통해 확인한 결과, 새로운 약은 기존 약에 비해 직업이 없는 집단의 우울증 정도를 더 낮추는 것으로 나타났다.

〈table2〉 치료 방법에 따른 우울증 정도의 사후검정

| Variable | 치료 방법 | N | M | SD |
|---|---|---|---|---|
| 우울증 정도 | 방치†† | 15 | 22.80 | 2.01 |
| | 기존 약†▼ | 15 | 19.20 | 2.46 |
| | 새로운 약†▼ | 15 | 15.80 | 2.96 |

† indicates statistically significant from 방치 & 기존 약
†† indicates statistically significant from 방치 & 새로운 약
▼ indicates statistically significant from 기존 약 & 새로운 약

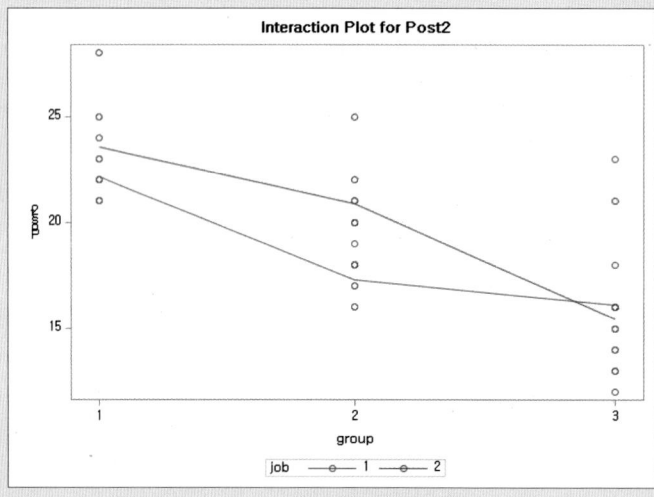

우울증 정도에 대한 치료 방법과 직업 유무의 상호작용 효과

고급 분석

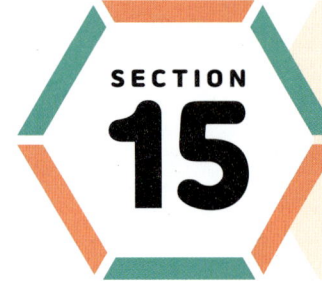

# SECTION 15. 생존분석 (Kaplan-Meier & Log-Rank Test)

## 01 » 기본 개념과 연구 문제

생존분석은 생존 기간을 분석하여 생존함수 또는 생존곡선을 추정하는 통계 기법으로, 의학 분야에서 새로운 치료 방법이나 신약이 생존에 미치는 효과 등을 추정하는 데 활용합니다. 생존자료는 어떤 정해진 시작점에서부터 사건 발생 시점까지의 기간으로 구성되며, 생존시간은 치료 시작부터 사망이란 사건이 발생한 시점까지의 기간으로 구성되어 있습니다. 생존분석에서는 이러한 시간과 사건(사망이나 질병 발생)이라는 두 변수가 종속변수로 사용됩니다. Kaplan-Meier & Log-Rank Test는 이 같은 종속변수를 활용한 분석 방법입니다.

먼저 어떤 상황에서 생존분석(Kaplan-Meier & Log-Rank Test)을 실시하는지 살펴보겠습니다. 이어서 SAS에서는 어떻게 분석하는지, 결과 해석은 어떻게 진행하는지 파악해보겠습니다.

**문제 15-1** 기존 치료법과 새 치료법의 생존율 차이 분석

실습파일 : survival1.csv

65세 이상의 피부암 환자 24명을 대상으로 새 치료법과 기존 치료법의 생존율 차이를 비교하고자 한다. 65세 이상의 피부암 환자의 생존시간 데이터로 두 집단의 생존율 차이를 검정해보자.

- **time** : 치료 후 관찰 기간(개월)
- **status** : 사망 여부(1: 사망, 0: 생존)
- **treatment** : 치료법(1: 기존 치료법, 2: 새 치료법)

기존 치료법과 새 치료법의 생존율 차이를 검정하기 위해 생존분석(Kaplan-Meier & Log-Rank Test)을 실시하겠습니다.

이를 가설로 나타내면 다음과 같습니다.

> **가설 형태** : (독립변수)에 따라 (종속변수)에 차이가 있을 것이다.

여기서 독립변수 자리에 '치료법'을 적용하고, 종속변수 자리에 '생존율'을 적용하면 가설은 다음과 같이 나타낼 수 있습니다.

> **가설** : (치료법)에 따라 (생존율)에 차이가 있을 것이다.

## 02 » 파일 불러오기 & 확인하기

**1** 실습파일을 불러오기 위해 윈도우의 파일 탐색기에서 경로를 확인합니다. 경로 창을 클릭하여 복사한 뒤, 경로를 설정합니다. 생존분석에 사용할 데이터 명칭은 **SURV**로 설정하겠습니다.

```
CSV 파일 불러오기

PROC IMPORT OUT = SURV /*데이터셋 명칭 설정*/
    DATAFILE = "D:\SAS 실습파일\survival1.csv" /*경로 설정*/
    DBMS = CSV REPLACE; *불러올 파일 형식을 CSV로 지정;
    GETNAMES = YES; *첫 행에 입력된 값을 변수명으로 사용;
RUN;
```

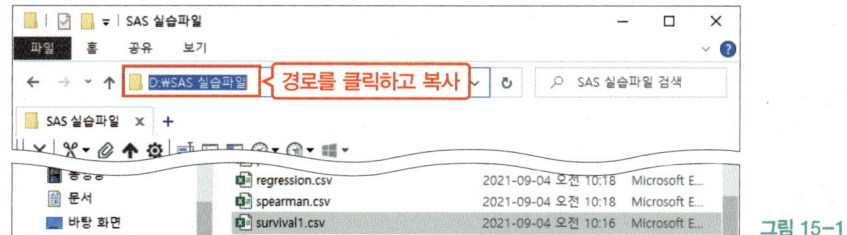

그림 15-1

로그 창에서 데이터셋이 제대로 생성되었는지 확인할 수 있습니다.

```
NOTE: WORK.SURV 데이터셋을 성공적으로 생성했습니다.
NOTE: 데이터셋 WORK.SURV은(는) 24개의 관측값과 3개의 변수를 가지고 있습니다.
NOTE: 프로시저 IMPORT 실행(총 프로세스 시간):
      실행 시간           0.22 초
      cpu 시간            0.17 초
```

그림 15-2

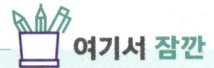

> **여기서 잠깐**
>
> 데이터셋이 제대로 생성되지 않으면 붉은색 글자로 오류 메시지가 나타납니다. 파일 형식을 잘못 지정하거나 파일명을 잘못 입력하는 경우, 불러오려는 파일을 엑셀 등으로 열어놓은 경우에 오류가 발생합니다.

**2** 분석할 변수를 간단히 확인하기 위해 PROC CONTENTS 명령어를 사용합니다.

**변수명 확인하기**

```
PROC CONTENTS DATA=SURV; *데이터셋 지정;
RUN;
```

| 변수와 속성 리스트(오름차순) | | | | |
|---|---|---|---|---|
| # | 변수 | 유형 | 길이 | 출력형식 | 입력형식 |
| 2 | status | 숫자 | 8 | BEST12. | BEST32. |
| 1 | time | 숫자 | 8 | BEST12. | BEST32. |
| 3 | treatment | 숫자 | 8 | BEST12. | BEST32. |

그림 15-3

## 03 » 분석 진행하기

PROC LIFETEST 명령어를 사용하여 생존분석(Kaplan-Meier & Log-Rank Test) 결과를 확인합니다. 그림에서 시간의 흐름에 따른 생존빈도와 Log-Rank Test의 p값(Pr > Chi-Square)을 확인할 수 있습니다. p값은 0.0446으로 나타나 치료법에 따른 생존율의 차이가 유의한 것으로 나타났습니다.

**Kaplan-Meier & Log-Rank Test 실행하기**

```
PROC LIFETEST DATA=SURV /*데이터셋 지정*/
      PLOTS=SURVIVAL(NOCENSOR TEST ATRISK(ATRISKTICKONLY MAXLEN=6)=0 TO 30 BY 5);
*그래프 출력;
      TIME time*status(0);
      STRATA treatment/TEST=LOGRANK ORDER=INTERNAL; *Log-Rank Test 진행;
RUN;
```

> **히든그레이스 데이터분석팀 생각**
>
> Kaplan-Meier는 모수의 특성에 대한 고려 없이 사건이 발생할 때마다 생존율을 계산하여 생존곡선을 그리는 비모수적인 생존함수입니다. Log-Rank Test는 집단별 Kaplan-Meier 생존곡선 사이에 유의한 차이가 있는지 검정하는 분석 방법입니다. 이번 분석에서는 치료법에 따른 생존율을 비교하여, 치료법별 시간에 따른 생존율을 파악할 수 있습니다.

### SAS 시스템
### The LIFETEST Procedure
### Stratum 1: treatment = 1

**Product-Limit Survival Estimates**

| time | Survival | Failure | Survival Standard Error | Number Failed | Number Left |
|---|---|---|---|---|---|
| 0.0000 | 1.0000 | 0 | 0 | 0 | 12 |
| 4.5000 | 0.9167 | 0.0833 | 0.0798 | 1 | 11 |
| 5.6000 * | . | . | . | 1 | 10 |
| 8.1000 | 0.8250 | 0.1750 | 0.1128 | 2 | 9 |
| 8.6000 * | . | . | . | 2 | 8 |
| 9.2000 | 0.7219 | 0.2781 | 0.1380 | 3 | 7 |
| 10.7000 * | . | . | . | 3 | 6 |
| 14.4000 | 0.6016 | 0.3984 | 0.1590 | 4 | 5 |
| 14.5000 | 0.4813 | 0.5188 | 0.1666 | 5 | 4 |
| 16.2000 | 0.3609 | 0.6391 | 0.1627 | 6 | 3 |
| 18.1000 | 0.2406 | 0.7594 | 0.1463 | 7 | 2 |
| 18.2000 | 0.1203 | 0.8797 | 0.1122 | 8 | 1 |
| 19.5000 * | 0.1203 | . | . | 8 | 0 |

Note: The marked survival times are censored observations.

**Summary Statistics for Time Variable time**

Quartile Estimates

| Percent | Point Estimate | Transform | 95% Confidence Interval [Lower | Upper) |
|---|---|---|---|---|
| 75 | 18.1000 | LOGLOG | 14.4000 | . |
| 50 | 14.5000 | LOGLOG | 8.1000 | 18.2000 |
| 25 | 9.2000 | LOGLOG | 4.5000 | 14.5000 |

| Mean | Standard Error |
|---|---|
| 14.0494 | 1.4647 |

### SAS 시스템
### The LIFETEST Procedure
### Stratum 2: treatment = 2

**Product-Limit Survival Estimates**

| time | Survival | Failure | Survival Standard Error | Number Failed | Number Left |
|---|---|---|---|---|---|
| 0.0000 | 1.0000 | 0 | 0 | 0 | 12 |
| 5.4000 * | . | . | . | 0 | 11 |
| 5.4000 * | . | . | . | 0 | 10 |
| 7.3000 * | . | . | . | 0 | 9 |
| 8.6000 * | . | . | . | 0 | 8 |
| 8.8000 * | . | . | . | 0 | 7 |
| 10.9000 | 0.8571 | 0.1429 | 0.1323 | 1 | 6 |
| 11.2000 * | . | . | . | 1 | 5 |
| 16.2000 * | . | . | . | 1 | 4 |
| 16.3000 | 0.6429 | 0.3571 | 0.2104 | 2 | 3 |
| 18.3000 * | . | . | . | 2 | 2 |
| 20.3000 | 0.3214 | 0.6786 | 0.2505 | 3 | 1 |
| 26.4000 * | 0.3214 | . | . | 3 | 0 |

Note: The marked survival times are censored observations.

**Summary Statistics for Time Variable time**

Quartile Estimates

| Percent | Point Estimate | Transform | 95% Confidence Interval [Lower | Upper) |
|---|---|---|---|---|
| 75 | . | LOGLOG | 16.3000 | . |
| 50 | 20.3000 | LOGLOG | 10.9000 | . |
| 25 | 16.3000 | LOGLOG | 10.9000 | 20.3000 |

| Mean | Standard Error |
|---|---|
| 18.1000 | 1.6364 |

**Summary of the Number of Censored and Uncensored Values**

| Stratum | treatment | Total | Failed | Censored | Percent Censored |
|---|---|---|---|---|---|
| 1 | 1 | 12 | 8 | 4 | 33.33 |
| 2 | 2 | 12 | 3 | 9 | 75.00 |
| Total | | 24 | 11 | 13 | 54.17 |

**Rank Statistics**

| treatment | Log-Rank |
|---|---|
| 1 | 3.1603 |
| 2 | -3.1603 |

**Covariance Matrix for the Log-Rank Statistics**

| treatment | 1 | 2 |
|---|---|---|
| 1 | 2.47646 | -2.47646 |
| 2 | -2.47646 | 2.47646 |

**Test of Equality over Strata**

| Test | Chi-Square | DF | Pr > Chi-Square |
|---|---|---|---|
| Log-Rank | 4.0331 | 1 | 0.0446 |

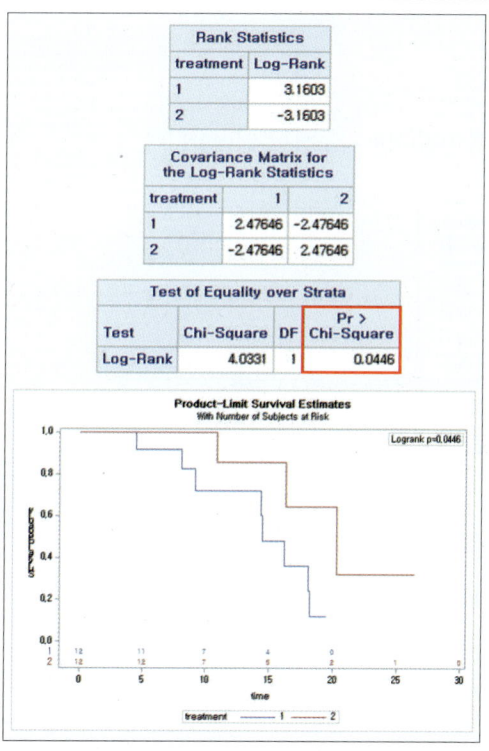

그림 15-4

## 04 » 결과표 작성하기

**1** 한글에서 다음과 같이 결과표 틀을 만듭니다. 연구 문제를 참조하여 독립변수와 집단명을 입력합니다.

> **문제 15-1** 기존 치료법과 새 치료법의 생존율 차이 분석
> 
> 실습파일 : survival1.csv
> 
> 65세 이상의 피부암 환자 24명을 대상으로 새 치료법과 기존 치료법의 생존율 차이를 비교하고자 한다. 65세 이상의 피부암 환자의 생존시간 데이터로 두 집단의 생존율 차이를 검정해보자.
> 
> - **time** : 치료 후 관찰 기간(개월)
> - **status** : 사망 여부(1: 사망, 0: 생존)
> - **treatment** : 치료법(1: 기존 치료법, 2: 새 치료법)

| Independent Variable | Category | N | Median | Censoring rate (%) | Log-Rank Test | p |
|---|---|---|---|---|---|---|
| 치료법 | 기존 치료법 | 00 | 00.00 | 00.00 | 0.000 | .000 |
|  | 새 치료법 | 00 | 00.00 | 00.00 |  |  |

The data are given as the value.; p<.05 value was accepted as significant level and the significant differences between the groups were shown in bold.
The p-value is the result of using Kaplan-Meier and Log-Rank Test.
* p<.05, ** p<.01, *** p<.001

그림 15-5

**2** [그림 15-4]에서 각 치료법에 대한 총인원수만 참조하여 입력합니다.

**Summary of the Number of Censored and Uncensored Values**

| Stratum | treatment | Total | Failed | Censored | Percent Censored |
|---|---|---|---|---|---|
| 1 | 1 | 12 | 8 | 4 | 33.33 |
| 2 | 2 | 12 | 3 | 9 | 75.00 |
| Total |  | 24 | 11 | 13 | 54.17 |

| Independent Variable | Category | N | Median | Censoring rate (%) | Log-Rank Test | p |
|---|---|---|---|---|---|---|
| 치료법 | 기존 치료법 | 12 | 00.00 | 00.00 | 0.000 | .000 |
|  | 새 치료법 | 12 | 00.00 | 00.00 |  |  |

The data are given as the value.; p<.05 value was accepted as significant level and the significant differences between the groups were shown in bold.
The p-value is the result of using Kaplan-Meier and Log-Rank Test.
* p<.05, ** p<.01, *** p<.001

그림 15-6

**3** [그림 15-4]의 결과표에서 기존 치료법(treatment = 1)에 따른 최종 생존율과 생존 기간에 대한 중위수를 가져옵니다.

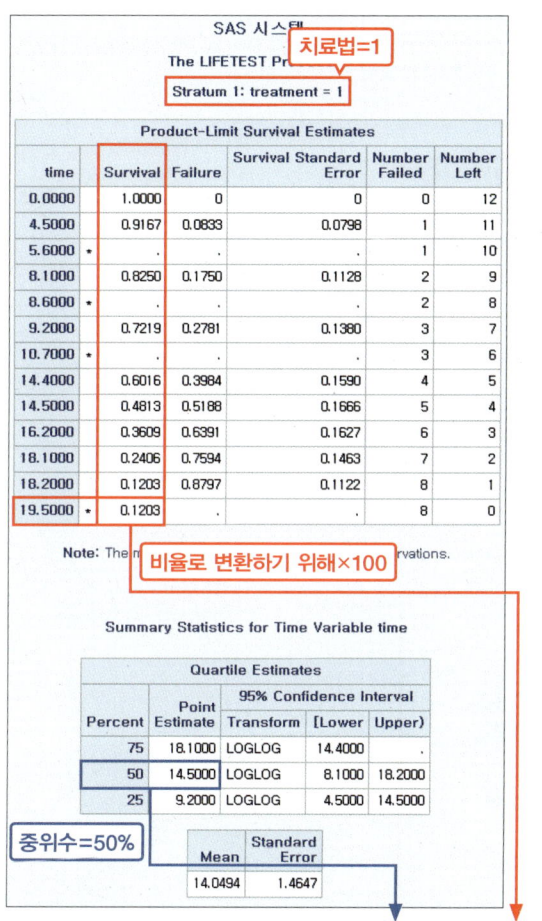

그림 15-7

**4** [그림 15-4]의 결과표에서 새 치료법(treatment=2)에 따른 최종 생존율과 생존 기간에 대한 중위수를 가져옵니다.

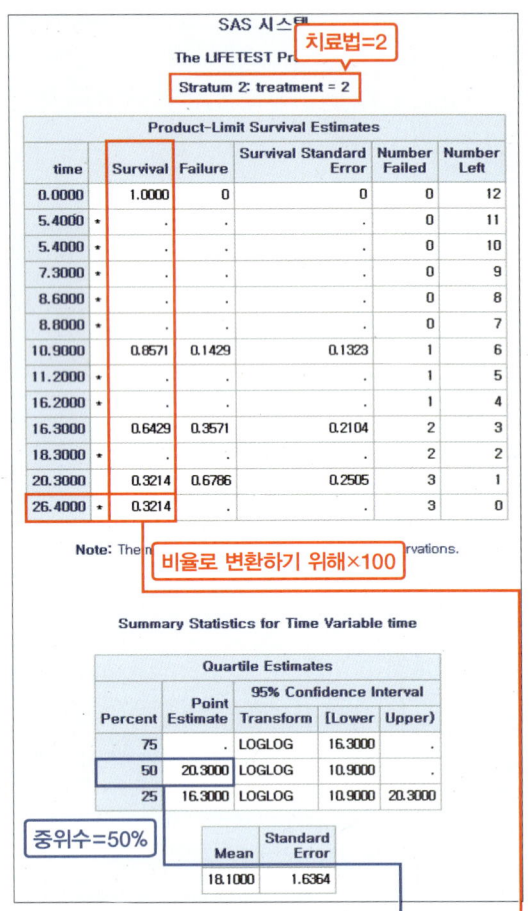

그림 15-8

**5** [그림 15-4]의 결과표를 참조하여 Log-Rank(Chi-Square)를 Log-Rank Test에 입력합니다. 유의확률(Pr > Chi-Square)을 $p$에 입력합니다. 소수점 아래 셋째 자리까지 반올림합니다. p값에 따라 Log-Rank Test값에 별(*)표를 위첨자로 달아줍니다. 필요에 따라 볼드체(진하게)를 적용합니다.

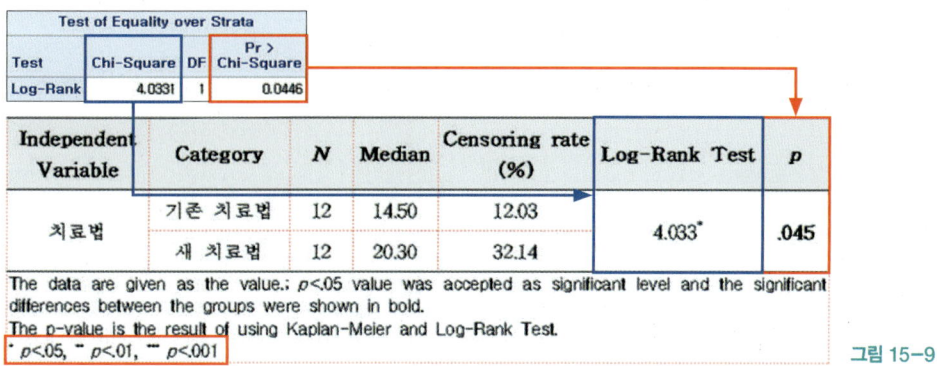

그림 15-9

## 05 » 분석 결과 해석하기

**1** 생존분석 결과는 치료법(treatment)으로 구분됩니다. 다음 그림에서 기존 치료법(treatment=1)의 결과를 확인합니다.

첫 번째 표에서 최종 생존비율은 12.03%(마지막 Survival값=0.1203)로 나타났고, 두 번째 표에서 생존 기간의 중위수(Percent=50)는 14.5000, 세 번째 표에서 표준오차(Standard Error)는 1.4647로 확인할 수 있습니다.

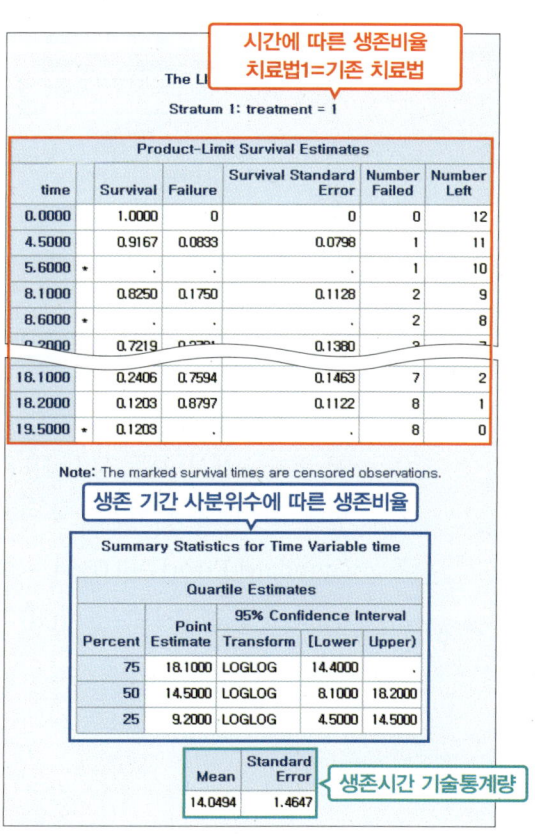

그림 15-10

**2** 다음 그림에서 새로운 치료법(treatment = 2)의 결과를 확인합니다.

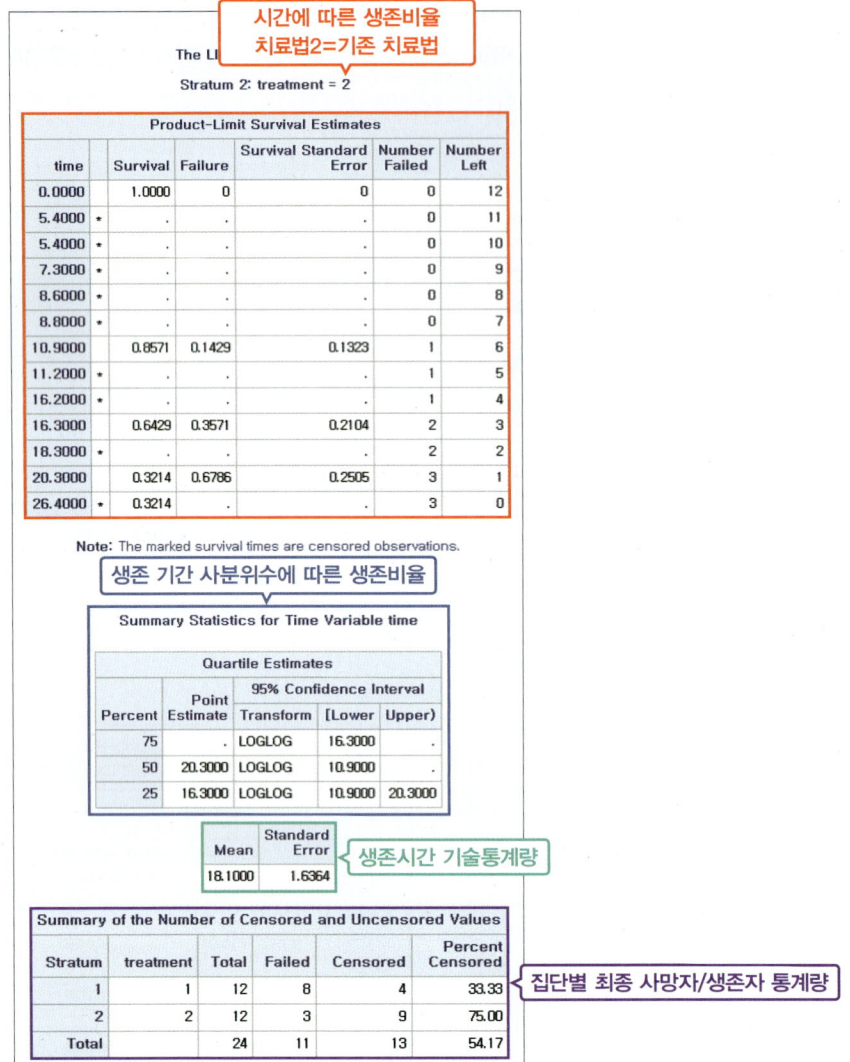

그림 15-11

첫 번째 표에서 최종 생존비율은 32.14%(마지막 Survival값=0.3214)로 나타났고, 두 번째 표에서 생존 기간의 중위수(Percent=50)는 20.3000, 세 번째 표에서 표준오차(Standard Error)는 1.6364로 확인되었습니다. 네 번째 요약표는 각 집단의 최종 사망자(Failed) 및 생존자(Censored) 수에 따른 통계량을 제시합니다.

**3** 다음 그림에서 집단별·집단 간 로그순위법을 통한 결과를 확인합니다.

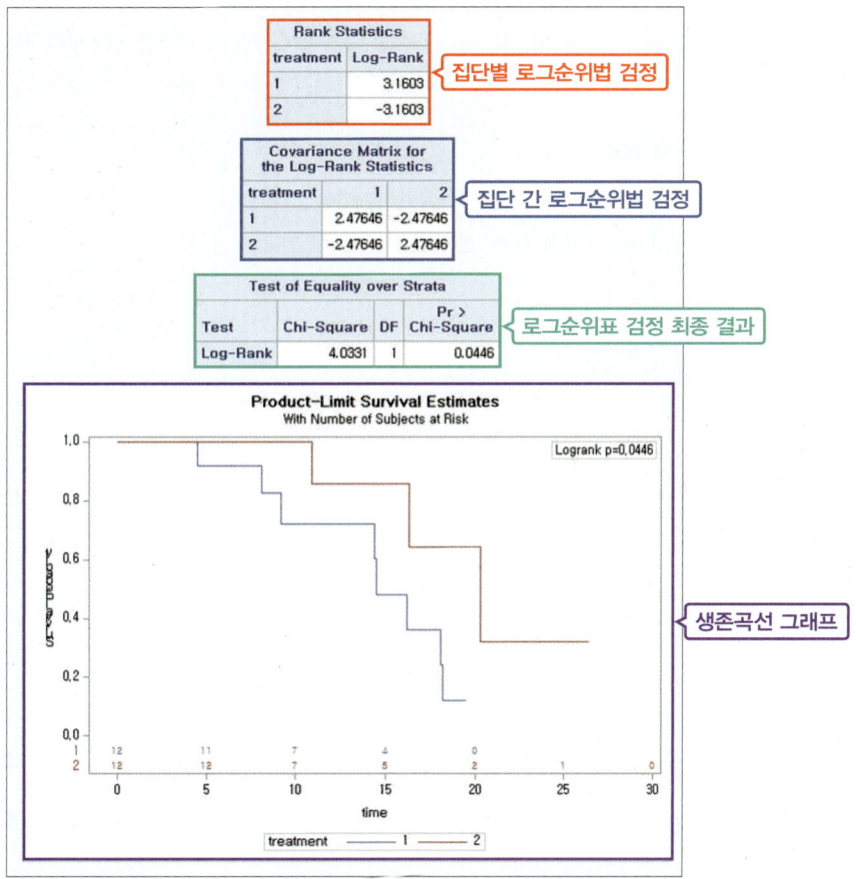

그림 15-12

세 번째 표인 로그순위표 검정 최종 결과를 보면 카이제곱 검정 값이 4.0331, 유의확률이 0.0446으로 0.05 미만으로 나타났습니다. 따라서 두 집단의 생존곡선 간에 유의한 차이가 있음을 확인할 수 있습니다.

## 06 » 논문 결과 작성하기

생존분석(Kaplan-Meier & Log-Rank Test) 결과표에 대한 해석은 다음 3단계로 작성합니다.

> **❶ 분석 내용과 분석법 설명**
> "치료법(독립변수)에 따른 생존율 차이를 검증하기 위해, 카플란 마이어 생존분석(Kaplan-Meier)과 로그순위법(Log-Rank Test)(분석법)을 실시하였다."
>
> **❷ Kaplan-Meier의 생존율 설명**
> 카플란 마이어 생존분석 결과에 나타난 치료법(독립변수)에 따른 생존율을 제시한다.
>
> **❸ 독립변수의 차이 검증 결과 설명**
> 로그순위법의 결과에서 치료법(독립변수)에 따른 생존곡선 차이를 유의확률로 설명한다.

위의 3단계에 맞춰 앞에서 실습한 출력 결과 값을 작성하면 다음과 같습니다.

❶ 65세 이상의 피부암 환자의 치료법에 따른 생존율 차이를 검증하기 위해, 생존분석 방법 중 카플란 마이어 생존분석(Kaplan-Meier)과 로그순위법(Log-Rank Test)을 실시하였다.

❷ 카플란 마이어 생존분석 결과, 기존 치료법의 생존율은 12.03%로 나타났고, 새로운 치료법의 생존율은 32.14%로 확인되었다.

❸ 로그순위법 결과, 두 치료법에 따른 생존곡선의 차이가 통계적으로 유의하게 나타났다 ($p = .045$).

## [생존분석(Kaplan-Meier & Log-Rank Test) 논문 결과표 완성 예시]

⟨table⟩ 치료법에 따른 65세 피부암 환자의 생존율 차이

| Independent Variable | Category | N | Median | Censoring rate (%) | Log-Rank Test | p |
|---|---|---|---|---|---|---|
| 치료법 | 기존 치료법 | 12 | 14.50 | 12.03 | 4.033* | **.045** |
| | 새 치료법 | 12 | 20.30 | 32.14 | | |

The data are given as the value.; $p<.05$ value was accepted as significant level and the significant differences between the groups were shown in bold.
The p-value is the result of using Kaplan-Meier and Log-Rank Test.
* $p<.05$, ** $p<.01$, *** $p<.001$

65세 이상의 피부암 환자의 치료법에 따른 생존율 차이를 검증하기 위해, 생존분석 방법 중 카플란 마이어 생존분석(Kaplan-Meier)과 로그순위법(Log-Rank Test)을 실시하였다. 카플란 마이어 생존분석 결과, 기존 치료법의 생존율은 12.03%로 나타났고, 새로운 치료법의 생존율은 32.14%로 확인되었다. 로그순위법 결과, 두 치료법에 따른 생존곡선의 차이가 통계적으로 유의하게 나타났다($p = .045$).

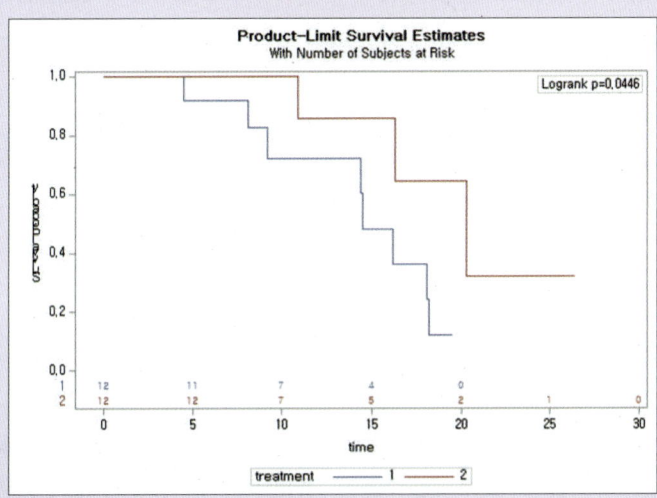

피부암 환자의 치료법에 따른 생존율 분석

# SECTION 16 Cox 비례위험 회귀분석

## 01 » 기본 개념과 연구 문제

Cox 비례위험 회귀분석은 **여러 요인이 사건 발생률에 미치는 영향을 설명할 수 있는 분석 방법**입니다. 비모수 분석 중 하나이며, 주로 의학 분야에서 **임상실험 결과 분석 시 많이 사용**됩니다. 생존분석은 사망이나 질병 등 특정 사건이 발생하기까지 걸리는 시간을 분석하는 반면, Cox 비례위험 회귀분석은 여러 요인이 특정 사건의 발생 가능성에 미치는 영향을 분석한다는 차이가 있습니다.

먼저 어떤 경우에 Cox 비례위험 회귀분석을 실시하는지 살펴보겠습니다. 이어서 SAS에서는 어떻게 분석하는지, 결과 해석은 어떻게 진행하는지 파악해보겠습니다.

> **문제 16-1** 폐암 수술 후 다양한 요인이 사망 위험에 미치는 영향 분석
> 
> 실습파일: cox1.csv
>
> 폐암 수술 후 다양한 요인이 생존율에 미치는 영향을 비교하고자 한다. 이 자료에는 치료 방법, 성별, 연령, 폐활량 테스트, 흡연 여부 정보가 포함되어 있다. 폐암 수술 후 다양한 요인이 사망에 어떠한 영향을 끼치는지 검정해보자.
>
> - **clinic** : 치료 방법(1: 관찰, 2: 약 투여)
> - **time** : 관찰 기간(일)
> - **lungtest** : 폐활량 테스트(100점 만점)
> - **smoking** : 흡연 여부(0: 비흡연 1: 흡연)
> - **event** : 사망 여부(0: 생존, 1: 사망)
> - **sex** : 성별(0: 남자 1: 여자)
> - **age** : 연령

폐암 수술 후 다양한 요인이 사망률에 어떤 영향을 미치는지 Cox 비례위험 회귀분석으로 확인해보겠습니다.

이를 가설로 형태로 작성하면 다음과 같습니다.

> **가설 형태 1** : (독립변수1)이 (종속변수)에 유의한 영향을 미칠 것이다.
> **가설 형태 2** : (독립변수2)가 (종속변수)에 유의한 영향을 미칠 것이다.
> ⋮
> **가설 형태 n** : (독립변수n)이 (종속변수)에 유의한 영향을 미칠 것이다.

여기서 독립변수 자리에 '치료 방법', '성별', '폐활량 테스트', '연령', '흡연 여부'를 넣고 종속변수 자리에 '폐암 수술 후 사망 발생'을 적용하면 가설은 다음과 같이 나타낼 수 있습니다.

> **가설 1** : (치료 방법)이 (폐암 수술 후 사망 발생)에 유의한 영향을 미칠 것이다.
> **가설 2** : (성별)이 (폐암 수술 후 사망 발생)에 유의한 영향을 미칠 것이다.
> **가설 3** : (폐활량 테스트)가 (폐암 수술 후 사망 발생)에 유의한 영향을 미칠 것이다.
> **가설 4** : (연령)이 (폐암 수술 후 사망 발생)에 유의한 영향을 미칠 것이다.
> **가설 5** : (흡연 여부)가 (폐암 수술 후 사망 발생)에 유의한 영향을 미칠 것이다.

## 02 » 파일 불러오기 & 확인하기

**1** 실습파일을 불러오기 위해 윈도우의 파일 탐색기에서 경로를 확인합니다. 경로 창을 클릭하여 복사한 뒤, 경로를 설정합니다. Cox 비례위험 회귀분석에 사용할 데이터 명칭은 COX로 설정하겠습니다.

**CSV 파일 불러오기**

```
PROC IMPORT OUT = COX /*데이터셋 명칭 설정*/
    DATAFILE = "D:\SAS 실습파일\cox1.csv" /*경로 설정*/
    DBMS = CSV REPLACE; *불러올 파일 형식을 CSV로 지정;
    GETNAMES = YES; *첫 행에 입력된 값을 변수명으로 사용;
RUN;
```

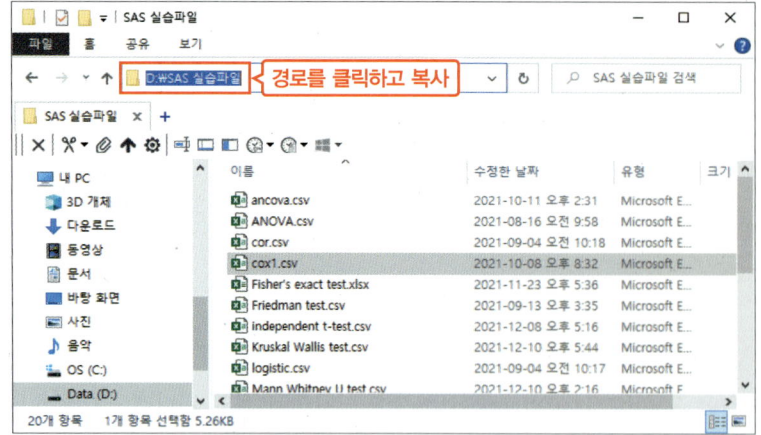

그림 16-1

로그 창에서 데이터 세트가 제대로 생성되었는지 확인할 수 있습니다.

```
NOTE: WORK.COX 데이터셋을 성공적으로 생성했습니다.
NOTE: 데이터셋 WORK.COX은(는) 238개의 관측값과 8개의 변수를 가지고 있습니다.
NOTE: 프로시저 IMPORT 실행(총 프로세스 시간):
      실행 시간           0.22 초
      cpu 시간            0.18 초
```

그림 16-2

**2** 분석할 변수를 간단히 확인하기 위해 PROC CONTENTS 명령어를 사용합니다.

---
**변수명 확인하기**

PROC CONTENTS DATA=COX;  *데이터셋 지정;
RUN;
---

| # | 변수 | 유형 | 길이 | 출력형식 | 입력형식 |
|---|------|------|------|----------|----------|
| 1 | ID | 숫자 | 8 | BEST12. | BEST32. |
| 7 | age | 숫자 | 8 | BEST12. | BEST32. |
| 2 | clinic | 숫자 | 8 | BEST12. | BEST32. |
| 3 | event | 숫자 | 8 | BEST12. | BEST32. |
| 6 | lungtest | 숫자 | 8 | BEST12. | BEST32. |
| 5 | sex | 숫자 | 8 | BEST12. | BEST32. |
| 8 | smoking | 숫자 | 8 | BEST12. | BEST32. |
| 4 | time | 숫자 | 8 | BEST12. | BEST32. |

변수와 속성 리스트(오름차순)

그림 16-3

## 03 » 분석 진행하기

**1** PROC PHREG 명령어를 사용하여, 각 변수의 회귀계수와 위험비(Hazard Ratio), 신뢰구간 및 p값을 확인합니다. 범주형 변수일 경우에는 기준값을 설정하고, 시간에 따른 결과를 고려하기 위해 분석 모형에 time 변수를, 생존율을 확인하기 위해 event 명령어에 0(생존)을 입력합니다.

---

**일변량 분석 실행하기_치료 방법에 따른 사망률**

```
PROC PHREG DATA=COX;  *데이터셋 지정;
        CLASS clinic(REF='1') /PARAM=REF;  *범주형 대상 지정;
        MODEL time*event(0)=clinic / RL;  *분석 방법 지정;
RUN;
```

---

**일변량 분석 실행하기_성별에 따른 사망률**

```
PROC PHREG DATA=COX;  *데이터셋 지정;
        CLASS sex(REF='0') /PARAM=REF;  *범주형 대상 지정;
        MODEL time*event(0)=sex / RL;  *분석 방법 지정;
RUN;
```

---

**일변량 분석 실행하기_연령에 따른 사망률**

```
PROC PHREG DATA=COX;  *데이터셋 지정;
        MODEL time*event(0)=age / RL;  *연속형 대상 지정;
RUN;
```

---

**일변량 분석 실행하기_흡연 여부에 따른 사망률**

```
PROC PHREG DATA=COX;  *데이터셋 지정;
        CLASS smoking(REF='0') /PARAM=REF;  *범주형 대상 지정;
        MODEL time*event(0)=smoking / RL;  *분석 방법 지정;
RUN;
```

---

**일변량 분석 실행하기_폐활량 테스트 결과에 따른 사망률**

```
PROC PHREG DATA=COX;  *데이터셋 지정;
        MODEL time*event(0)=lungtest / RL;  *연속형 대상 지정;
RUN;
```

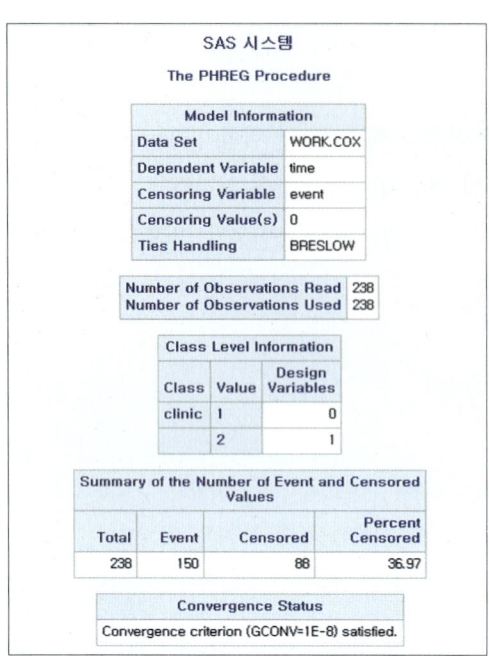

그림 16-4 치료 방법에 따른 사망률

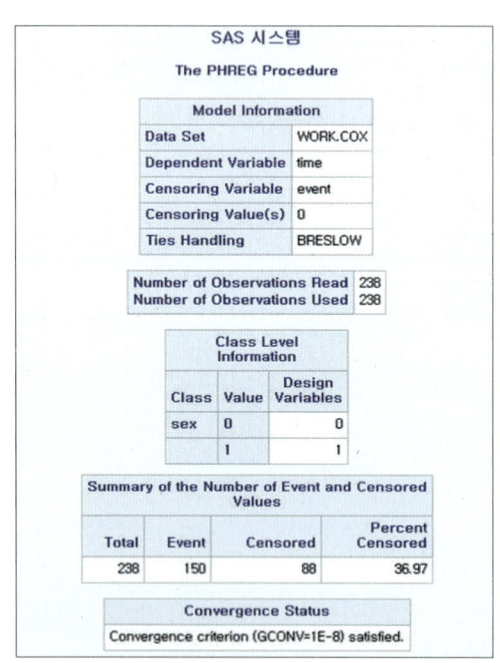

그림 16-5 성별에 따른 사망률

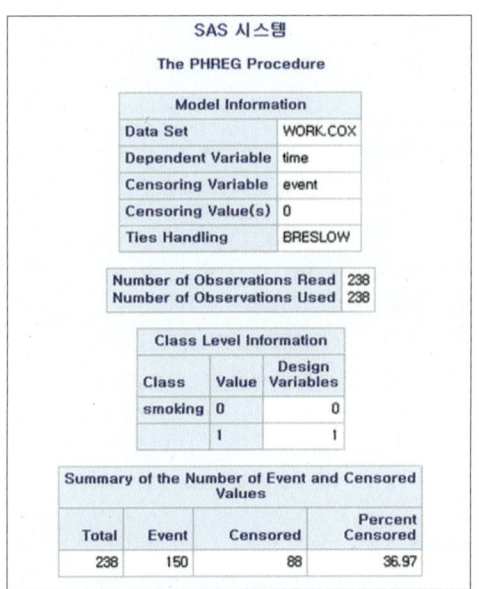

그림 16-6 연령에 따른 사망률

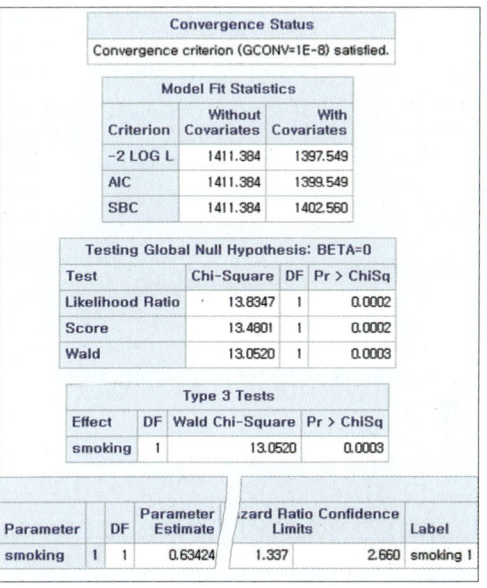

그림 16-7 흡연 여부에 따른 사망률

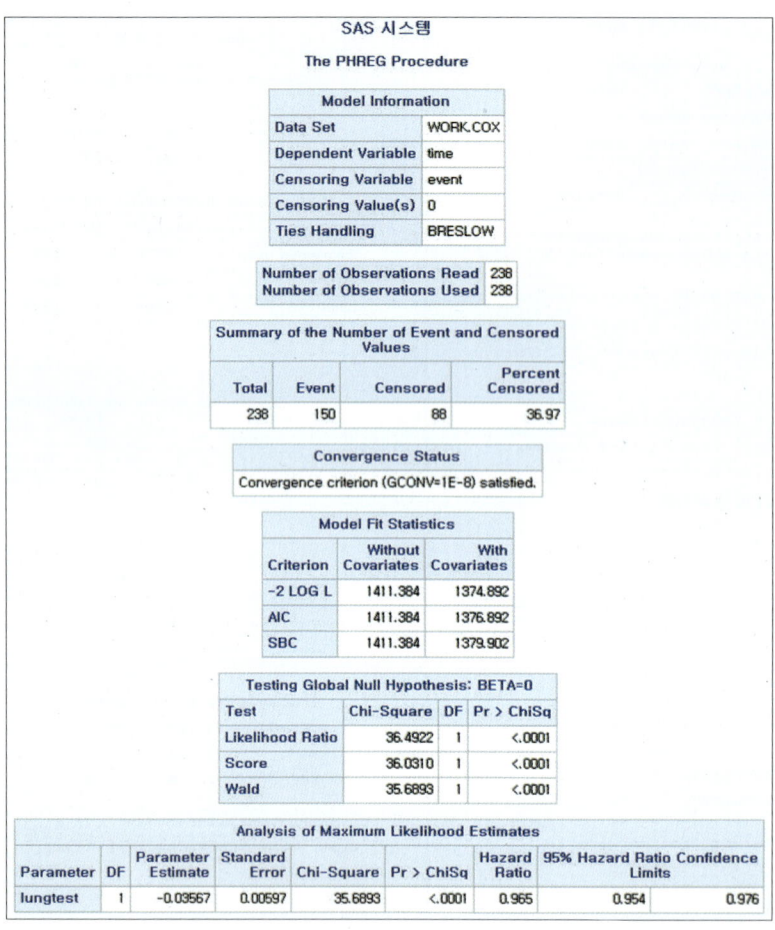

그림 16-8 폐활량 테스트 결과에 따른 사망률

### 히든그레이스 데이터분석팀 생각

- **위험비(Hazard Ratio)** : 실험군의 위험률을 대조군의 위험률로 나눈 값입니다. 비율이기 때문에 1을 기준으로 해석합니다.

  - 위험비가 1일 경우 : 실험군과 대조군이 동일한 위험률을 가졌다고 해석합니다.
  - 위험비가 1보다 클 경우 : 실험군의 위험도가 증가한다고 해석합니다.
  - 위험비가 1보다 작을 경우 : 실험군의 위험도가 감소한다고 해석합니다.

- **위험률(Hazard Rate)** : 연구를 시작한 시점부터 종료 시점까지 사건이 발생할 확률을 일정한 간격(시간, 기간)으로 나눈 값입니다. 위험률은 시간 간격이 짧을 경우 사건이 발생할 순간 확률로 구할 수 있습니다.

**2** PROC PHREG 명령으로 다변량 분석을 진행하여, 모든 변수의 회귀계수와 위험비(Hazard Ratio), 신뢰구간 및 p값, 생존곡선 그래프를 확인합니다.

### 다변량 분석 실행하기

```
PROC PHREG DATA=COX PLOTS=SURVIVAL; *데이터셋 지정;
    CLASS clinic(REF='1') sex(REF='0') smoking(REF='0')/PARAM=REF;
    *범주형 변수의 기준 설정;
    MODEL time*event(0)=clinic sex age smoking lungtest / RL;
    *다변량 분석의 대상 지정;
    BASELINE COVARIATES=COX SURVIVAL=ALL/DIRADJ GROUP=clinic;
    *공변량을 포함한 생존추정치를 집단별로 생존곡선 시각화;
RUN;
```

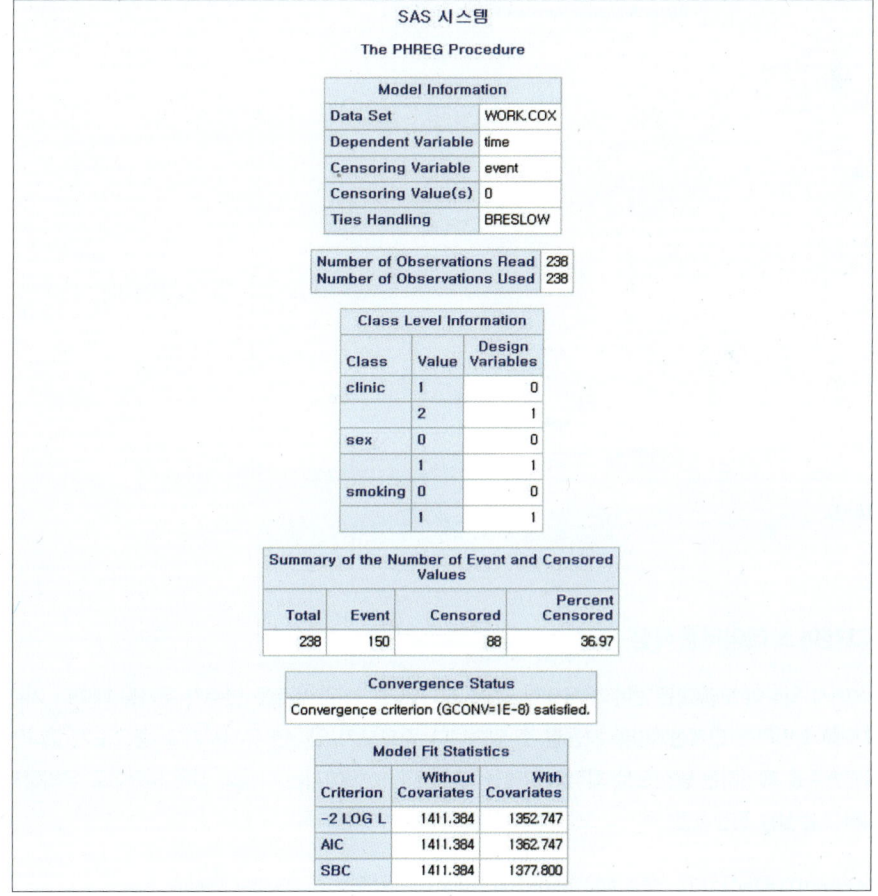

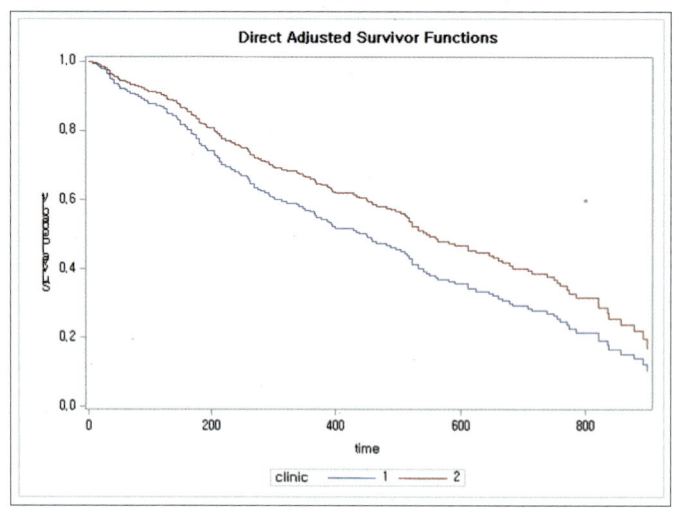

### Testing Global Null Hypothesis: BETA=0

| Test | Chi-Square | DF | Pr > ChiSq |
|---|---|---|---|
| Likelihood Ratio | 58.6373 | 5 | <.0001 |
| Score | 54.7274 | 5 | <.0001 |
| Wald | 54.7610 | 5 | <.0001 |

### Type 3 Tests

| Effect | DF | Wald Chi-Square | Pr > ChiSq |
|---|---|---|---|
| clinic | 1 | 3.9037 | 0.0482 |
| sex | 1 | 2.2259 | 0.1357 |
| age | 1 | 5.2332 | 0.0222 |
| smoking | 1 | 4.3343 | 0.0374 |
| lungtest | 1 | 31.8115 | <.0001 |

### Analysis of Maximum Likelihood Estimates

| Parameter | | DF | Parameter Estimate | Standard Error | Chi-Square | Pr > ChiSq | Hazard Ratio | 95% Hazard Ratio Confidence Limits | | Label |
|---|---|---|---|---|---|---|---|---|---|---|
| clinic | 2 | 1 | -0.35409 | 0.17922 | 3.9037 | 0.0482 | 0.702 | 0.494 | 0.997 | clinic 2 |
| sex | 1 | 1 | 0.25026 | 0.16774 | 2.2259 | 0.1357 | 1.284 | 0.924 | 1.784 | sex 1 |
| age | | 1 | 0.01471 | 0.00643 | 5.2332 | 0.0222 | 1.015 | 1.002 | 1.028 | |
| smoking | 1 | 1 | 0.38235 | 0.18366 | 4.3343 | 0.0374 | 1.466 | 1.023 | 2.101 | smoking 1 |
| lungtest | | 1 | -0.03492 | 0.00619 | 31.8115 | <.0001 | 0.966 | 0.954 | 0.977 | |

그림 16-9

### 히든그레이스 데이터분석팀 생각

다중회귀분석에서 최적의 모델(모든 변수가 유의한 값)을 찾아야 할 경우, 새로운 변수가 추가될 때마다 기존 독립변수의 중요도를 확인하는 단계선택법을 사용할 수 있습니다. 중요도가 있다면 유지시키고, 중요도가 없다면 다음 단계에서 독립변수를 제거하는 방식으로 최적의 모델을 찾습니다. SAS에서는 다음과 같은 명령어로 유의하지 않은 변수를 제거하고 분석을 진행하면, 최적의 모델 결과 값을 확인할 수 있습니다.

```
MODEL time*event(0)=clinic sex age smoking lungtest/SELECTION=BACKWARD RL;
```

## 04 » 결과표 작성하기

**1** 한글에서 다음과 같이 결과표 틀을 만듭니다. 독립변수가 범주형이면 기준을 무엇으로 설정했는지도 표시합니다. Univariate에는 독립변수를 **각각** 투입한 결과를, Multivariate에는 독립변수를 **함께** 투입한 결과를 입력합니다.

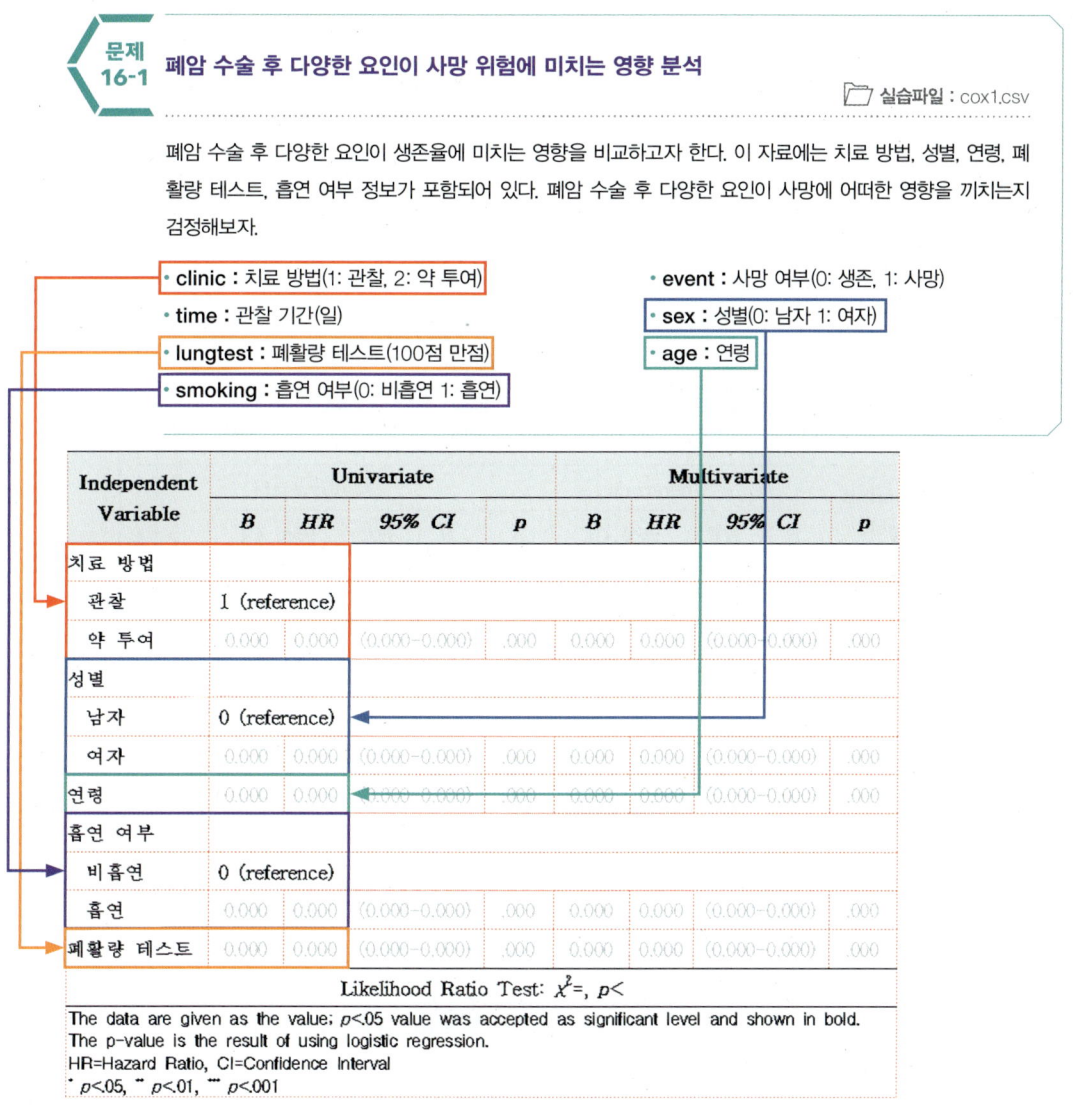

그림 16-10

**2** [그림 16-4]~[그림 16-8]은 **각 독립변수**에 대한 분석 결과를 나타냅니다. 이 분석 결과에서 Parameter Estimate, Hazard Ratio, 95% Hazard Ratio Confidence Limits, Pr > ChiSq값을 각각 Univariate의 *B*, *HR*, *95% CI*, *p*에 입력합니다.

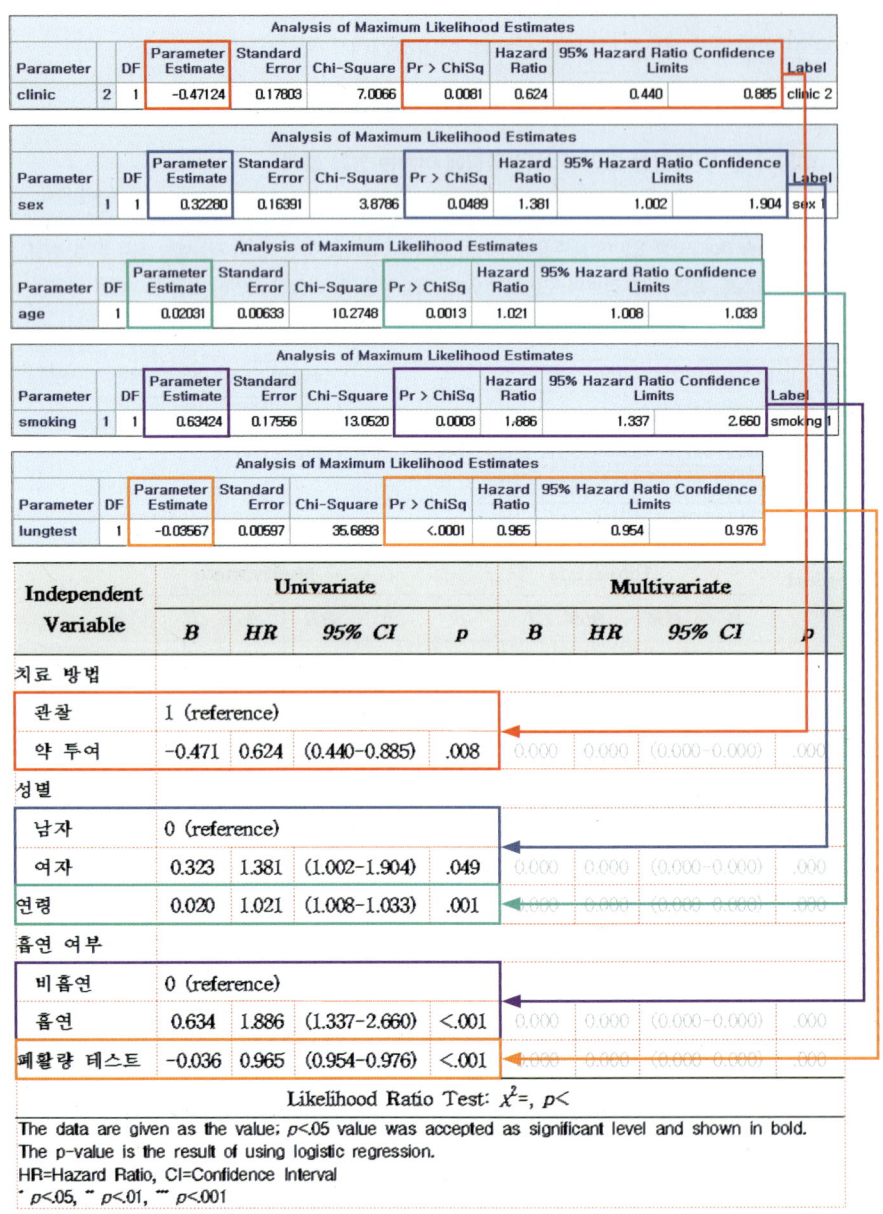

그림 16-11

**3** [그림 16-9]는 **전체 독립변수**에 대한 분석 결과를 나타냅니다. 이 중 Analysis of Maximum Likelihood Estimates 표에서 **Parameter Estimate, Hazard Ratio, 95% Hazard Ratio Confidence Limits, Pr > ChiSq**값을 각각 Multivariate의 *B, HR, 95% CI, p*에 입력합니다.

### Analysis of Maximum Likelihood Estimates

| Parameter | | DF | Parameter Estimate | Standard Error | Chi-Square | Pr > ChiSq | Hazard Ratio | 95% Hazard Ratio Confidence Limits | | Label |
|---|---|---|---|---|---|---|---|---|---|---|
| clinic | 2 | 1 | -0.35409 | 0.17922 | 3.9037 | 0.0482 | 0.702 | 0.494 | 0.997 | clinic 2 |
| sex | 1 | 1 | 0.25026 | 0.16774 | 2.2259 | 0.1357 | 1.284 | 0.924 | 1.784 | sex 1 |
| age | | 1 | 0.01471 | 0.00643 | 5.2332 | 0.0222 | 1.015 | 1.002 | 1.028 | |
| smoking | 1 | 1 | 0.38235 | 0.18366 | 4.3343 | 0.0374 | 1.466 | 1.023 | 2.101 | smoking 1 |
| lungtest | | 1 | -0.03492 | 0.00619 | 31.8115 | <.0001 | 0.966 | 0.954 | 0.977 | |

| Independent Variable | Univariate | | | | Multivariate | | | |
|---|---|---|---|---|---|---|---|---|
| | *B* | *HR* | *95% CI* | *p* | *B* | *HR* | *95% CI* | *p* |
| 치료 방법 | | | | | | | | |
| 관찰 | 1 (reference) | | | | | | | |
| 약 투여 | -0.471 | 0.624 | (0.440-0.885) | .008 | -0.354 | 0.702 | (0.494-0.997) | .048 |
| 성별 | | | | | | | | |
| 남자 | 0 (reference) | | | | | | | |
| 여자 | 0.323 | 1.381 | (1.002-1.904) | .049 | 0.250 | 1.284 | (0.924-1.784) | .136 |
| 연령 | 0.020 | 1.021 | (1.008-1.033) | .001 | 0.015 | 1.015 | (1.002-1.028) | .022 |
| 흡연 여부 | | | | | | | | |
| 비흡연 | 0 (reference) | | | | | | | |
| 흡연 | 0.634 | 1.886 | (1.337-2.660) | <.001 | 0.382 | 1.466 | (1.023-2.101) | .037 |
| 폐활량 테스트 | -0.036 | 0.965 | (0.954-0.976) | <.001 | -0.035 | 0.966 | (0.954-0.977) | <.001 |
| Likelihood Ratio Test: $x^2$=, $p<$ | | | | | | | | |

The data are given as the value; $p<.05$ value was accepted as significant level and shown in bold.
The p-value is the result of using logistic regression.
HR=Hazard Ratio, CI=Confidence Interval
* $p<.05$, ** $p<.01$, *** $p<.001$

그림 16-12

**4** p값에 따라 95% CI에 별(*)표를 위첨자로 달아주고, 필요한 경우 p값에 볼드체(진하게)를 적용합니다.

| Independent Variable | Univariate | | | | Multivariate | | | |
|---|---|---|---|---|---|---|---|---|
| | B | HR | 95% CI | p | B | HR | 95% CI | p |
| 치료 방법 | | | | | | | | |
| 관찰 | 1 (reference) | | | | | | | |
| 약 투여 | -0.471 | 0.624 | (0.440-0.885)** | **.008** | -0.354 | 0.702 | (0.494-0.997)* | **.048** |
| 성별 | | | | | | | | |
| 남자 | 0 (reference) | | | | | | | |
| 여자 | 0.323 | 1.381 | (1.002-1.904)* | **.049** | 0.250 | 1.284 | (0.924-1.784) | .136 |
| 연령 | 0.020 | 1.021 | (1.008-1.033)** | **.001** | 0.015 | 1.015 | (1.002-1.028)* | **.022** |
| 흡연 여부 | | | | | | | | |
| 비흡연 | 0 (reference) | | | | | | | |
| 흡연 | 0.634 | 1.886 | (1.337-2.660)*** | **<.001** | 0.382 | 1.466 | (1.023-2.101)* | **.037** |
| 폐활량 테스트 | -0.036 | 0.965 | (0.954-0.976)*** | **<.001** | -0.035 | 0.966 | (0.954-0.977)*** | **<.001** |
| Likelihood Ratio Test: $\chi^2$=, $p$< | | | | | | | | |

The data are given as the value; $p$<.05 value was accepted as significant level and shown in bold.
The p-value is the result of using logistic regression.
HR=Hazard Ratio, CI=Confidence Interval
* $p$<.05, ** $p$<.01, *** $p$<.001

그림 16-13

**5** 모든 독립변수를 투입한 [그림 16-9]의 결과에서 모형의 적합도인 Likelihood Ratio Test값을 입력합니다.

| Testing Global Null Hypothesis: BETA=0 | | | |
|---|---|---|---|
| Test | Chi-Square | DF | Pr > ChiSq |
| Likelihood Ratio | 58.6373 | 5 | <.0001 |
| Score | 54.7274 | 5 | <.0001 |
| Wald | 54.7610 | 5 | <.0001 |

| Independent Variable | Univariate | | | | Multivariate | | | |
|---|---|---|---|---|---|---|---|---|
| | B | HR | 95% CI | p | B | HR | 95% CI | p |
| 치료 방법 | | | | | | | | |
| 관찰 | 1 (reference) | | | | | | | |
| 약 투여 | -0.471 | 0.624 | (0.440-0.885)** | .008 | -0.354 | 0.702 | (0.494-0.997)* | .048 |
| 흡연 | 0.634 | 1.886 | (1.337-2.660)*** | <.001 | 0.382 | 1.466 | (1.023-2.101)* | .037 |
| 폐활량 테스트 | -0.036 | 0.965 | (0.954-0.976)*** | <.001 | -0.035 | 0.966 | (0.954-0.977)*** | <.001 |
| Likelihood Ratio Test: $\chi^2$=58.637, $p$<.001 | | | | | | | | |

The data are given as the value; $p$<.05 value was accepted as significant level and shown in bold.
The p-value is the result of using logistic regression.
HR=Hazard Ratio, CI=Confidence Interval
* $p$<.05, ** $p$<.01, *** $p$<.001

그림 16-14

## 05 » 분석 결과 해석하기

Cox 비례위험 회귀분석에서는 변수별로 분석한 일변량 분석 결과를 확인한 후, 모든 변수를 포함한 다변량 분석 결과를 확인합니다. 독립변수에 범주형 변수와 연속형 변수가 있으므로 각각 해석하겠습니다.

**1** 범주형 변수는 총 세 가지입니다. 투입된 변수 순서대로 치료 방법(clinic)의 결과부터 확인하겠습니다. 다음 그림에 제시된 9개의 표를 보면, 앞의 5개는 모두 분석 옵션에 관련된 것이며, 뒤의 4개가 분석 결과입니다. 4개의 결과 중 변수 회귀분석 결과를 결과표에 입력했습니다.

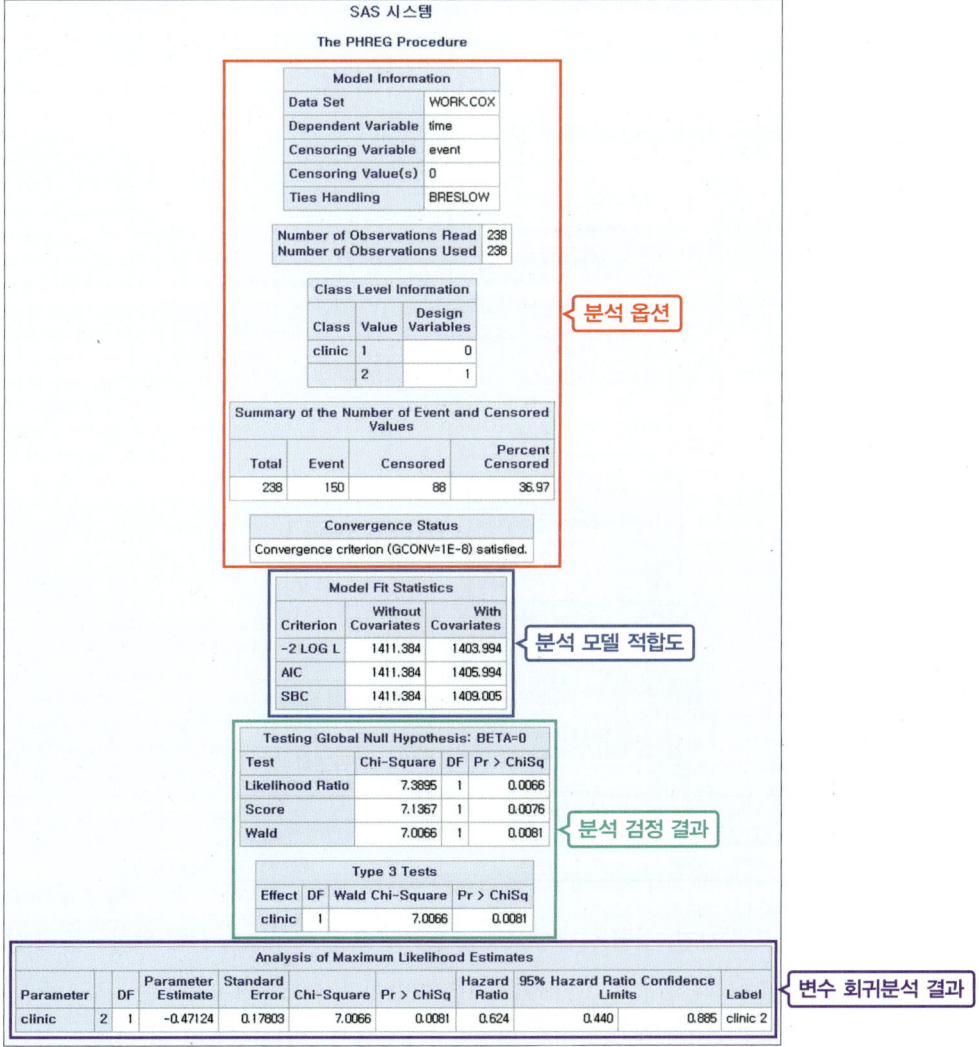

그림 16-15

치료 방법의 데이터는 범주형 변수로 관찰이 1, 약 투여가 2를 의미합니다. 범주형 변수는 기준을 확인해야 하는데, 마지막 표에서 맨 끝 열의 Label을 확인하면 clinic 2에 대한 결과임을 알 수 있으므로, 기준값은 여기에 나타나지 않은 1임을 유추할 수 있습니다. 눈여겨볼 열은 **Pr > ChiSq**와 **Hazard Ratio**이며, 각각 유의확률과 위험도를 의미합니다. Pr > ChiSq는 p값으로, 0.05 미만일 경우 위험비가 유의하다고 해석합니다.

이 분석 결과를 통해 **새로운 치료 방법(clinic 2)은 기존 치료 방법(clinic 1)에 비해 0.624배로 위험도가 감소하며, 이 비율은 유의하다**($p = .008$)고 해석할 수 있습니다.

> **히든그레이스 데이터분석팀 생각**
>
> Hazard Ratio는 비율이므로 1을 기준으로 해석합니다. 즉, Hazard Ratio값이 1보다 작다면 '위험도가 ~배로 감소했다'고 해석하고, Hazard Ratio값이 1보다 크다면 '위험도가 ~배로 증가했다'고 해석합니다.

**2** 다음 그림은 성별(**sex**)에 대한 분석 결과입니다.

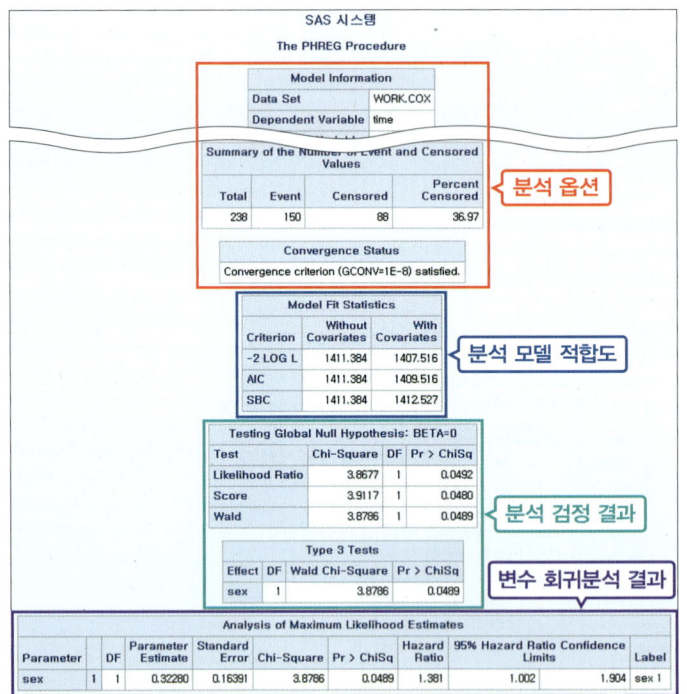

그림 16-16

마지막 표를 보면, 성별은 남성(sex 0)을 기준으로 여성(sex 1)의 위험도를 측정하였음을 알 수 있습니다. p값은 0.0489로 0.05 미만이며, Hazard Ratio는 1.381로 나타났습니다. 따라서 **여성이 남성에 비해 위험도가 1.381배 증가하였으며 이 비율은 유의하다**($p = .049$)고 해석할 수 있습니다.

**3** 다음 그림은 흡연 여부(smoking)에 대한 분석 결과입니다.

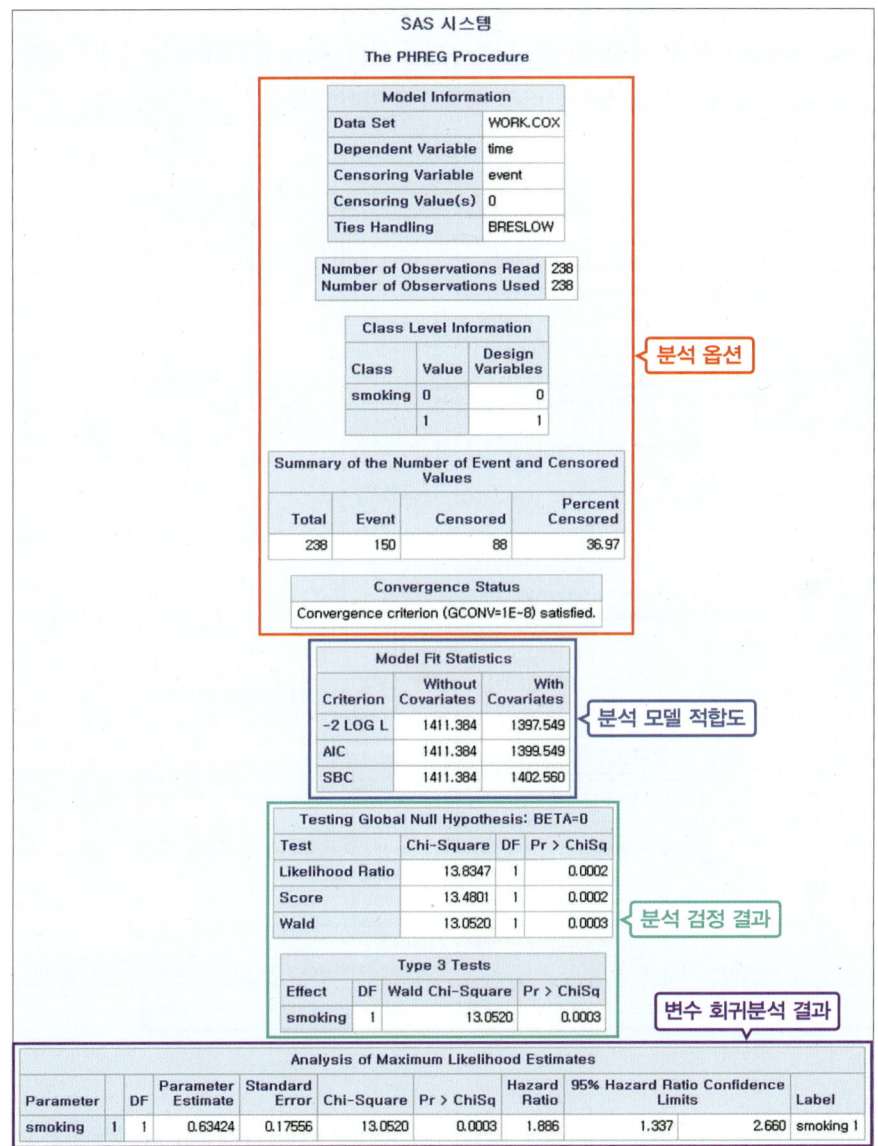

그림 16-17

마지막 표를 보면, 흡연 여부는 비흡연(smoking 0)을 기준으로 흡연(smoking 1)의 위험도를 측정하였음을 알 수 있습니다. Pr > ChiSq가 0.0003으로 0.05 미만이고, Hazard Ratio는 1.886으로 나타났습니다. 따라서 **흡연이 비흡연에 비해 위험도가 1.886배 증가했으며 이 비율은 유의하다**($p<.001$)고 해석할 수 있습니다.

**4** 연속형 변수는 연령과 폐활량 테스트입니다. 연속형 범주의 결과는 범주형 변수와 유사합니다. 먼저, 연령(age)에 대한 결과를 확인하겠습니다. 다음 그림에 제시된 7개의 표 중 앞의 4개는 모두 분석 옵션이고 뒤쪽 3개의 표가 분석 결과입니다. 마지막 표인 회귀분석 결과를 중점적으로 해석하며, 이를 결과표에 입력합니다.

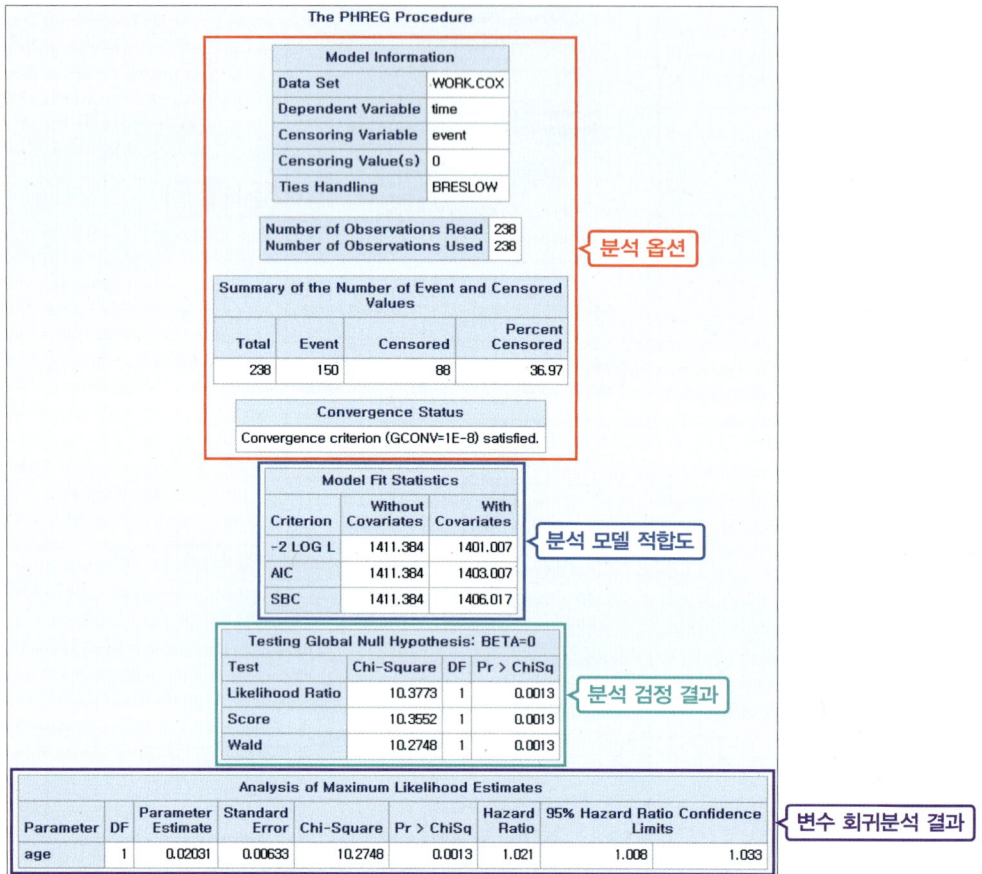

그림 16-18

연속형 변수의 경우 기준을 두지 않고, 1이 증가할 때의 위험도로 확인합니다. 여기에서도 Pr > ChiSq와 Hazard Ratio를 보며, 각각 0.0013과 1.021로 나타났습니다. 따라서 **연령이 1단위(세) 증가할 때마다 위험도가 1.021배 증가하였으며 이 비율은 유의하다**($p =$ .001)고 해석할 수 있습니다.

**5** 다음 그림은 폐활량 테스트(lungtest)에 대한 분석 결과입니다.

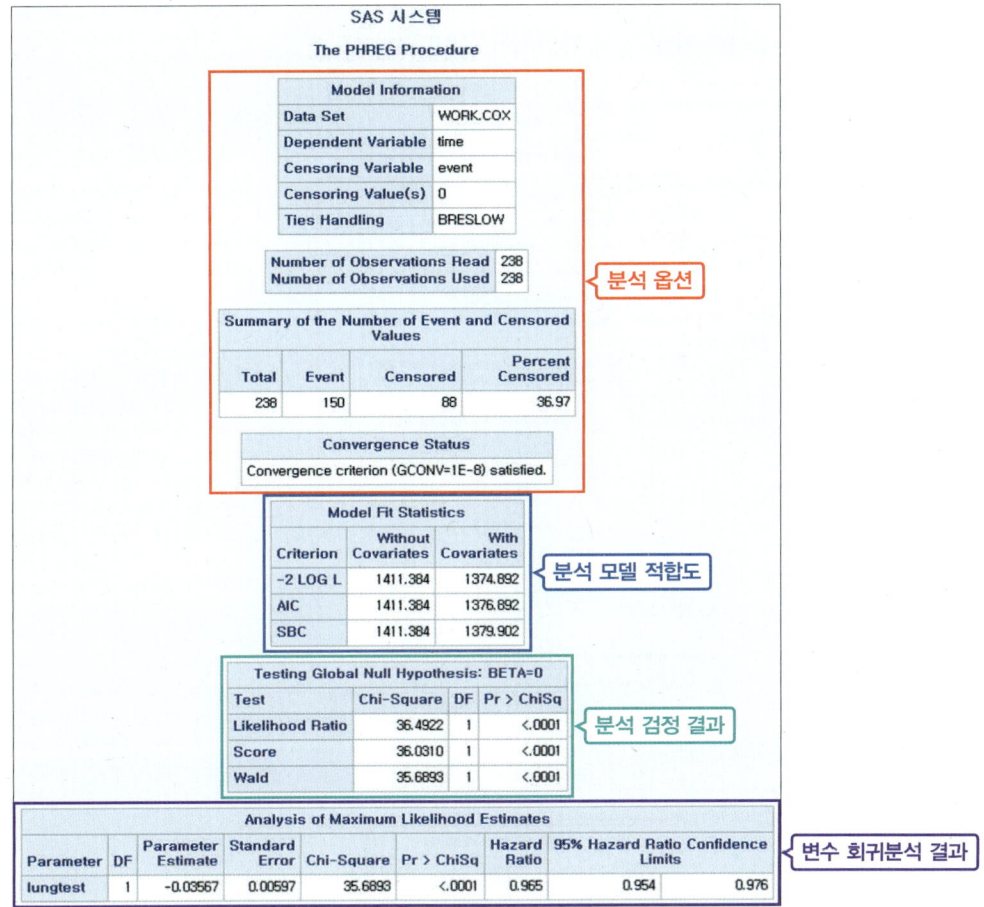

그림 16-19

마지막 표에서 **Pr > ChiSq**와 **Hazard Ratio**를 보면, 각각 <.001과 0.965로 나타났습니다. 따라서 **폐활량 테스트 점수가 1 증가할 때마다 위험도가 0.965배 감소하였으며 이 비율은 유의하다**($p<.001$)고 해석할 수 있습니다.

**6** 마지막으로, 다변량 분석 결과를 해석합니다. 다음 그림과 같이 다변량 분석은 9개 표로 나타나며, 일변량 분석과 동일하게 마지막 표를 해석합니다. 다만, 다변량 분석에서는 분석 검정 결과를 제일 먼저 확인해야 합니다.

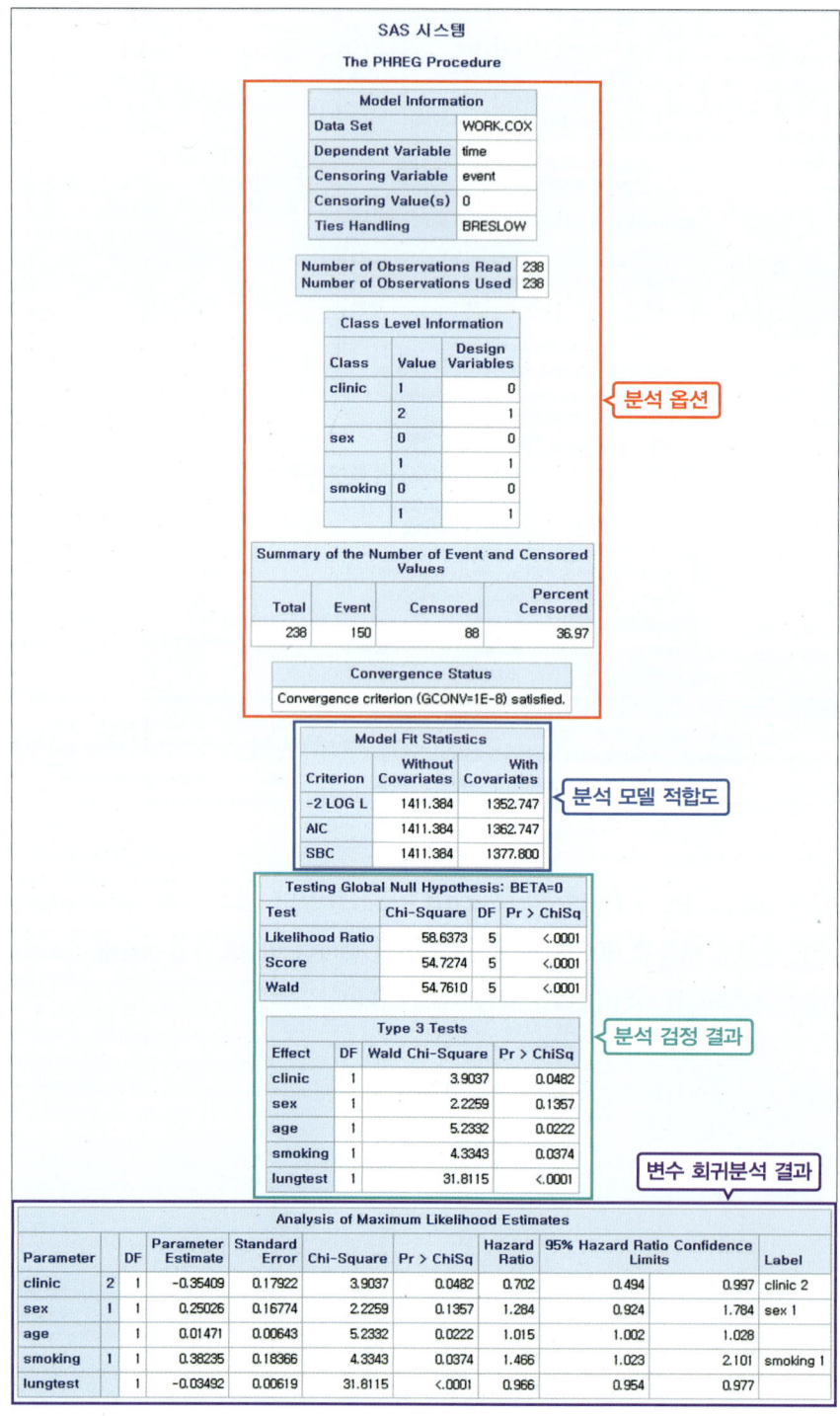

그림 16-20

세 번째 범주인 분석 검정 결과에서 Likelihood Ratio 행을 확인합니다. 이 행의 값을 통해 회귀모형의 적합도를 확인합니다. 특히, Chi-square는 **높을수록**, Pr > ChiSq는 **낮을수록** 유의합니다. 정확히 말하면, Pr > ChiSq이 0.05 미만인 경우에만 **적합**하다고 판단하여, 다변량 분석과 일변량 분석을 해석할 수 있습니다. 또한 이렇게 유의할 경우에, "Likelihood Ratio Test를 통해 회귀모형의 적합도가 통계적으로 유의하게 나타났다 (Likelihood Ratio Test: $\chi^2 = 58.637$, $p < .001$)."로 작성합니다.

회귀분석 다변량 분석은 일변량 분석과 마찬가지로 마지막 표에서 Pr > ChiSq와 Hazard Ratio를 확인하여 해석합니다. "다변량 분석에서 치료 방법에 따른 사망 위험도는 약 투여가 관찰에 비해 0.702배 감소하였으며($HR = 0.702$, $p = .048$), 연령의 경우 1세 증가할 때마다 1.015배 사망 위험도가 증가하였다($HR = 1.015$, $p = .022$). 흡연 여부의 경우 흡연이 비흡연에 비해 1.466배 사망 위험도가 증가하였으며($HR = 1.466$, $p = .037$), 폐활량 테스트는 점수가 1점 증가할수록 사망 위험도가 0.966배 감소하였다($HR = 0.966$, $p < .001$)."로 서술할 수 있습니다.

**7** 다변량 분석에서는 추가로 그래프를 출력할 수 있습니다. 다음 그래프를 보면 집단 간 생존곡선을 비교하고 있습니다.

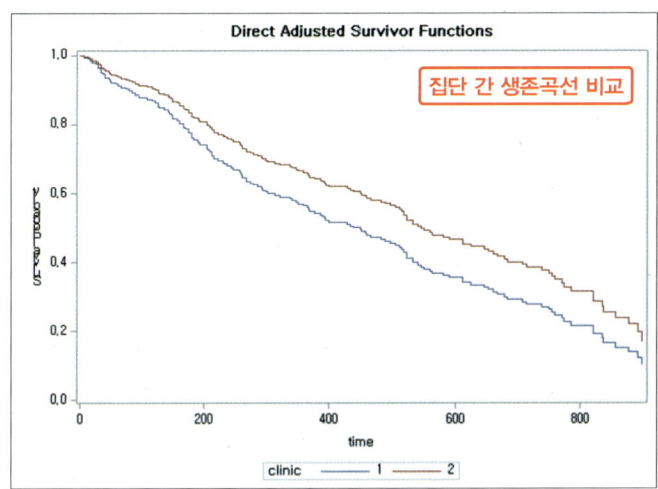

그림 16-21

clinic 1 집단이 clinic 2 집단에 비해 감소하고 있음을 눈으로 확인할 수 있습니다. 그렇지만 정확한 차이를 확인하려면 앞 단계에서 언급한 유의도를 확인하여 차이를 통계적으로 검증해야 합니다.

## 06 » 논문 결과 작성하기

Cox 비례위험 회귀분석 결과표에 대한 결과 작성은 다음 4단계로 작성합니다.

**❶ 분석 내용과 분석법 설명**
"폐암 수술 후 치료 방법, 성별, 연령, 폐활량 테스트, 흡연 여부(독립변수)가 폐암 수술 후 사망 발생(종속변수)에 미치는 위험을 검증하기 위해, Cox 비례위험 회귀분석(분석법)을 실시하였다."

**❷ 회귀모형의 적합도가 유의할 경우($p<.05$)**
Likelihood Ratio Test의 p값이 0.05 미만일 경우 회귀모형의 적합도를 설명한다.

**❸ 회귀모형의 적합도가 유의하지 않을 경우($p>.05$)**
Likelihood Ratio Test의 p값이 0.05 이상일 경우 "회귀모형은 적합하지 않았다($p>.05$)."로 서술한다.

**❹ 독립변수의 유의성 검증 결과 설명**
종속변수에 대한 독립변수의 영향이 유의한지를 HR값과 유의확률로 설명하되, 일변량(Univariate) 분석 결과를 먼저 제시하고, 다변량(Multivariate) 분석 결과를 나중에 제시한다.

위의 4단계에 맞춰 앞에서 실습한 출력 결과 값을 작성하면 다음과 같습니다.

❶ 폐암 수술 후 치료 방법, 성별, 연령, 폐활량 테스트, 흡연 여부가 폐암 수술 후 사망 발생에 미치는 위험을 검증하기 위해, Cox 비례위험 회귀분석을 실시하였다.

❷ 그 결과 Likelihood Ratio Test를 통해 회귀모형의 적합도가 통계적으로 유의하게 나타났다(Likelihood Ratio Test: $\chi^2=58.637$, $p<.001$).

❹ Cox 비례위험 일변량 회귀분석 결과, 치료 방법에 따른 폐암 수술 후 사망 위험도는 약 투여가 관찰에 비해 0.624배 감소하였으며($HR=0.624$, $p=.008$), 성별의 경우 여자가 남자에 비해 사망 위험도가 1.381배 증가하였고($HR=1.381$, $p=.049$), 연령은 1세 증가할 때마다 사망 위험도가 1.021배 증가하였다($HR=1.021$, $p=.001$). 흡연 여부의 경우 흡연이 비흡연에 비해 사망 위험도가 1.886배 증가하며($HR=1.886$, $p<.001$), 폐활량 테스트의 경우 1점 증가할수록 사망 위험도가 0.965배 감소하는 것을 확인할 수 있었다($HR=0.965$, $p<.001$).

Cox 비례위험 다변량 회귀분석 결과, 치료 방법에 따른 폐암 수술 후 사망 위험도는 약 투여가 관찰에 비해 0.702배 감소하였으며($HR=0.702$, $p=.048$), 연령의 경우 1세 증가할 때마다 사망 위험도가 1.015배 증가하였다($HR=1.015$, $p=.022$). 흡연 여부의 경우 흡연이 비흡연에 비해 사망 위험도가 1.466배 증가하였으며($HR=1.466$, $p=.037$), 폐활량 테스트는 1점 증가할수록 사망 위험도가 0.966배 감소하였다($HR=0.966$, $p<.001$). 다변량 분석에서 성별은 유의하지 않았다($p>.05$).

**[Cox 비례위험 회귀분석 논문 결과표 완성 예시]**

⟨Table⟩ 폐암 수술 후 다양한 요인들이 사망에 미치는 영향

| Independent Variable | Univariate | | | | Multivariate | | | |
|---|---|---|---|---|---|---|---|---|
| | B | HR | 95% CI | p | B | HR | 95% CI | p |
| 치료 방법 | | | | | | | | |
| 관찰 | 1 (reference) | | | | | | | |
| 약 투여 | −0.471 | 0.624 | (0.440–0.885)** | .008 | −0.354 | 0.702 | (0.494–0.997)* | **.048** |
| 성별 | | | | | | | | |
| 남자 | 0 (reference) | | | | | | | |
| 여자 | 0.323 | 1.381 | (1.002–1.904)* | **.049** | 0.250 | 1.284 | (0.924–1.784) | .136 |
| 연령 | 0.020 | 1.021 | (1.008–1.033)** | **.001** | 0.015 | 1.015 | (1.002–1.028)* | **.022** |
| 흡연 여부 | | | | | | | | |
| 비흡연 | 0 (reference) | | | | | | | |
| 흡연 | 0.634 | 1.886 | (1.337–2.660)*** | **<.001** | 0.382 | 1.466 | (1.023–2.101)* | **.037** |
| 폐활량 테스트 | −0.036 | 0.965 | (0.954–0.976)*** | **<.001** | −0.035 | 0.966 | (0.954–0.977)*** | **<.001** |
| Likelihood Ratio Test: $\chi^2=58.637$, $p<.001$ | | | | | | | | |

The data are given as the value; $p<.05$ value was accepted as significant level and shown in bold.
The p-value is the result of using logistic regression.
HR=Hazard Ratio, CI=Confidence Interval
* $p<.05$, ** $p<.01$, *** $p<.001$

폐암 수술 후 치료 방법, 성별, 연령, 폐활량 테스트, 흡연 여부가 폐암 수술 후 사망 발생에 미치는 위험을 검증하기 위해, Cox 비례위험 회귀분석을 실시하였다. 그 결과 Likelihood Ratio Test를 통해 회귀모형의 적합도가 통계적으로 유의하게 나타나 적합하다는 것을 확인할 수 있다(Likelihood Ratio Test: $\chi^2=58.637$, $p<.001$).

Cox 비례위험 일변량 회귀분석 결과, 치료 방법에 따른 폐암 수술 후 사망 위험도는 약 투여가 관찰에 비해 0.624배 감소하였으며($HR=0.624$, $p=.008$), 성별의 경우 여자가 남자에 비해 사망 위험도가 1.381배 증가하였고($HR=1.381$, $p=.049$), 연령은 1세 증가할 때마다 사망 위험도가 1.021배 증가하였다($HR=1.021$, $p=.001$). 흡연 여부의 경우 흡연이 비흡연에 비해 사망

위험도가 1.886배 증가하며($HR=1.886$, $p<.001$), 폐활량 테스트는 1점 증가할수록 사망 위험도가 0.965배 감소하는 것을 확인할 수 있었다($HR=0.965$, $p<.001$).

Cox 비례위험 다변량 회귀분석 결과, 치료 방법에 따른 폐암 수술 후 사망 위험도는 약 투여가 관찰에 비해 0.702배 감소하였으며($HR=0.702$, $p=.048$), 연령의 경우 1세 증가할 때마다 사망 위험도가 1.015배 증가하였다($HR=1.015$, $p=.022$). 흡연 여부의 경우 흡연이 비흡연에 비해 사망 위험도가 1.466배 증가하였으며($HR=1.466$, $p=.037$), 폐활량 테스트는 1점 증가할수록 사망 위험도가 0.966배 감소하였다($HR=0.966$, $p<.001$). 다변량 분석에서 성별은 유의하지 않았다($p>.05$).

# SECTION 17 진단검사 & ROC Curve

## 01 » 기본 개념과 연구 문제

진단검사는 어떤 질병을 진단하기 위해 검사를 실시했을 때, 그 검사 결과가 얼마나 정확하게 질병을 예측하고 진단하는지를 확인하는 방법입니다. 진단검사 결과는 [표 17-1]과 같이 요약할 수 있습니다. 정확한 검사라면 실제 질병이 있는 모든 사람을 양성으로 진단하고, 모든 건강한 사람(실제 질병이 없는 사람)을 음성으로 진단해야 합니다. 하지만 현실에서 정확한 검사는 존재하지 않으며, 모든 검사에는 어느 정도 오류가 날 가능성이 있습니다.

표 17-1 진단검사 결과

| 구분 | | 실제 질병 | |
|---|---|---|---|
| | | 양성 (Positive) | 음성 (Negative) |
| 검사 결과 | 양성(Positive) | 진양성 (TP, True Positive) | 위양성 (FP, False Positive) [1종 오류] |
| | 음성(Negative) | 위음성 (FN, False Negative) [2종 오류] | 진음성 (TN, True Negative) |

진단검사 결과에서 오류는 크게 두 종류입니다. 첫 번째 오류는 실제 질병이 음성이지만, 검사 결과를 양성으로 진단하는 위양성(FP)입니다. 위양성은 거짓 양성, 1종 오류, 알파 오류 등으로 부릅니다. 두 번째 오류는 실제 질병이 양성이지만, 검사 결과를 음성으로 진단하는 위음성(FN)입니다. 위음성은 거짓 음성, 2종 오류, 베타 오류 등으로 부릅니다. 정확한 검사를 위해서는 1종 오류와 2종 오류를 최대한 줄여야 합니다.

1종 오류가 높은 검사는 모든 사람을 양성으로 진단하는 검사처럼 비특이적으로 확진율을 올리는 검사입니다. 1종 오류와 관련된 정확도는 실제 질병이 음성이고 검사 결과도 음성으로 진단할 확률로, 이를 특이도(Specificity)라고 합니다. 2종 오류와 관련된 정확도는 실제 질병이 양성이고 검사 결과도 양성으로 진단할 확률로, 이를 민감도(Sensitivity)라고 합니다. 따라서 정확한 검사라면, 특이도와 민감도가 모두 높아야 합니다.

[표 17-2]에는 진단검사 결과를 바탕으로 한 검사법 계산식을 정리했습니다. 정확도(Accuracy)는 전체 진단검사 결과에서 실제 질병이 양성일 때 검사 결과를 양성으로 진단하고, 실제 질병이 음성일 때 검사 결과를 음성으로 진단한 확률입니다. 민감도(Sensitivity)는 실제 질병이 양성인 것들 중 검사 결과를 양성으로 진단한 확률이고, 특이도(Specificity)는 실제 질병이 음성인 것들 중 검사 결과를 음성으로 진단한 확률입니다.

진단하는 사람의 관점에서 검사 결과가 양성일 때 실제 질병이 양성일 확률을 양성 예측도(Positive Predictive Value)라고 하고, 검사 결과가 음성일 때 실제 질병이 음성일 확률을 음성 예측도(Negative Predictive Value)라고 합니다. 양성 예측도와 음성 예측도는 실제 임상에서 중요하고, 민감도 및 특이도와 달리 유병률에 영향을 많이 받습니다.

표 17-2 검사법의 계산식

| 개념 | 계산식 |
|---|---|
| 정확도 (Accuracy) | $\dfrac{TP+FN}{FP+FN+TP+TN}$ |
| 민감도 (Sensitivity) | $\dfrac{TP}{TP+FN}$ |
| 특이도 (Specificity) | $\dfrac{TN}{TN+FP}$ |
| 양성 예측도 (PPV, Positive Predictive Value) | $\dfrac{TP}{TP+FP}$ |
| 음성 예측도 (NPV, Negative Predictive Value) | $\dfrac{TN}{TN+FN}$ |

**ROC(Receiver Operating Characteristic) Curve**는 민감도와 1-특이도로 그려지는 곡선을 의미하며 ROC Curve 분석은 검사 도구의 유용성을 판단할 때, 검사의 정확도를 평가할 때, 질병 검사의 Cut-off 지점을 파악할 때 사용합니다. 그래프를 그리면 x축은 1-특이도, y축은 민감도로 구성됩니다. ROC Curve에 그려지는 곡선의 면적을 AUC(Area Under Curve)라고 하며 최소 0.5에서 최대 1의 범위를 가집니다. AUC 면적이 클수록 해당 검사 도

구의 정확도가 높다고 할 수 있고, 일반적으로 0.7 이상이면 수용할 만한 수준이라고 평가할 수 있습니다.

먼저 어떤 경우에 진단검사와 ROC Curve를 실시하는지 살펴보겠습니다. 이어서 SAS에서는 어떻게 분석하는지, 결과 해석은 어떻게 진행하는지 파악해보겠습니다.

> **문제 17-1** 체내 니코틴 지수에 따른 실제 흡연 여부의 진단검사 및 ROC Curve
>
> 실습파일 : roc1.csv
>
> 100명의 대상자에게서 체내 니코틴 지수를 측정하였다. 체내 니코틴 지수를 바탕으로 실제 흡연 여부의 진단 결과를 검정해보자.
> - **smoking** : 실제 흡연 여부(0: 비흡연, 1: 흡연)
> - **test** : 체내 니코틴 지수

체내 니코틴 지수를 바탕으로 실제 흡연 여부를 진단하겠습니다. 체내 니코틴 지수는 연속형 변수이며, 실제 흡연 여부는 범주형 변수입니다. 이런 경우 로지스틱 회귀분석을 진행하지만, 진단 가치를 검정하는 경우에는 진단의 유의성을 확인할 수 있는 진단검사와 ROC Curve로 분석을 진행해야 합니다.

진단검사를 가설 형태로 작성하면 다음과 같습니다.

> **가설 형태 :** (독립변수)가 (종속변수)를 유의하게 진단할 것이다.

여기서 독립변수와 종속변수 자리에 각각 '체내 니코틴 지수'와 '실제 흡연 여부'를 적용하면 가설은 다음과 같이 나타낼 수 있습니다.

> **가설 :** (체내 니코틴 지수)가 (실제 흡연 여부)를 유의하게 진단할 것이다.

## 02 » 파일 불러오기 & 확인하기

**1** 실습파일을 불러오기 위해 윈도우의 파일 탐색기에서 경로를 확인합니다. 경로 창을 클릭하여 복사한 뒤, 경로를 설정합니다. 진단검사와 ROC Curve에 사용할 데이터 명칭은 **ROC1**로 설정하겠습니다.

**CSV 파일 불러오기**

```
PROC IMPORT OUT = ROC1 /*데이터셋 명칭 설정*/
    DATAFILE = "D:\SAS 실습파일\roc1.csv" /*경로 설정*/
    DBMS = CSV REPLACE; *불러올 파일 형식을 CSV로 지정;
    GETNAMES = YES; *첫 행에 입력된 값을 변수명으로 사용;
RUN;
```

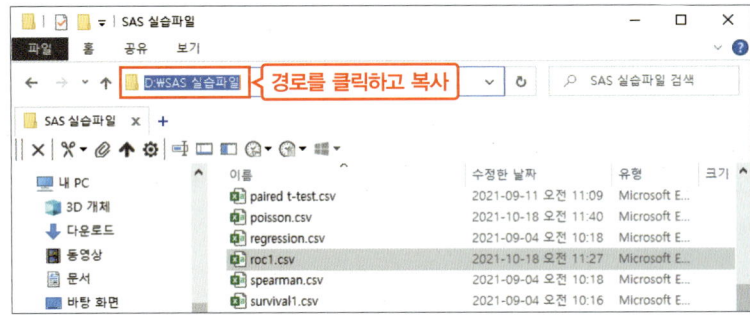

그림 17-1

로그 창에서 데이터셋이 제대로 생성되었는지 확인할 수 있습니다.

```
NOTE: WORK.ROC1 데이터셋을 성공적으로 생성했습니다.
NOTE: 데이터셋 WORK.ROC1은(는) 200개의 관측값과 2개의 변수를 가지고 있습니다.
NOTE: 프로시저 IMPORT 실행(총 프로세스 시간):
      실행 시간           0.20 초
      cpu 시간            0.15 초
```

그림 17-2

**2** 분석할 변수를 간단히 확인하기 위해 **PROC CONTENTS** 명령어를 사용합니다.

**변수명 확인하기**

```
PROC CONTENTS DATA=ROC1; *데이터셋 지정;
RUN;
```

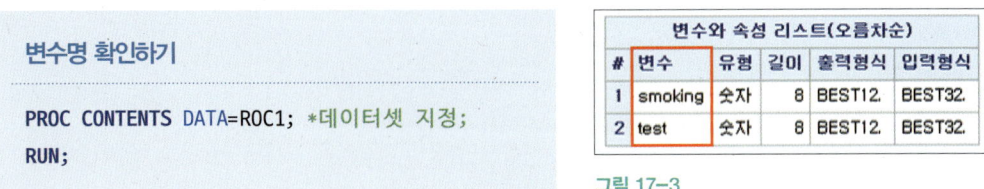

그림 17-3

# 03 » 분석 진행하기

**1** **PROC LOGISTIC** 명령어를 사용하여 로지스틱 회귀분석을 실시합니다. ROC Curve의 AUC값과 Estimate값을 확인합니다.

### 로지스틱 회귀분석 실행하기 & ROC Curve 생성하기

```
PROC LOGISTIC DATA=ROC1;
    MODEL smoking(EVENT='1')= test /OUTROC=ROC; *흡연자(smoking=1)를 ROC로 예측;
    ROC "Nicotine test" test; *그래프 곡선 범주명 설정;
RUN;
```

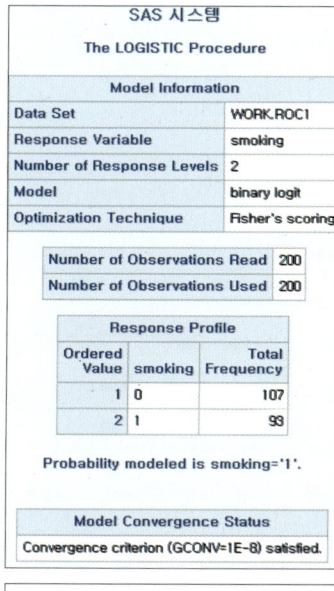

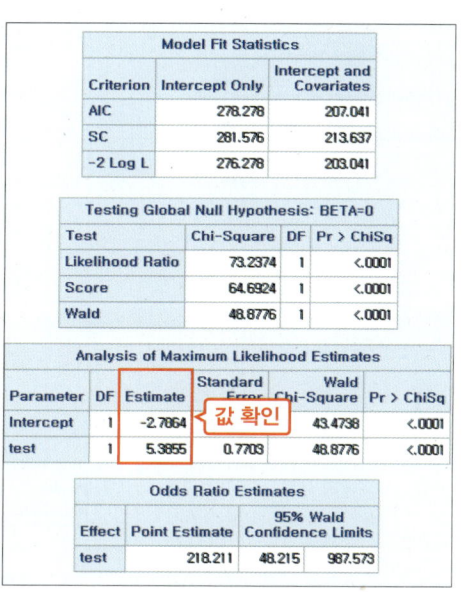

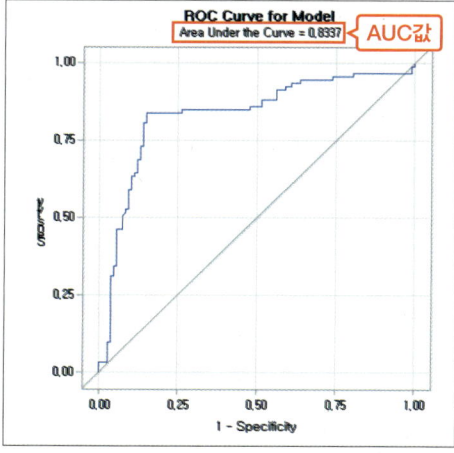

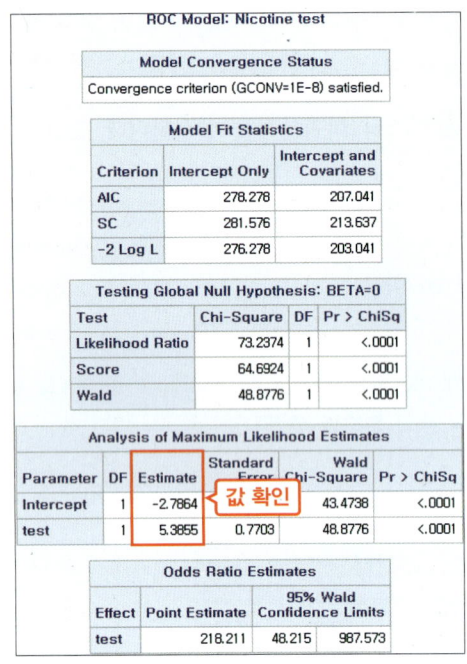
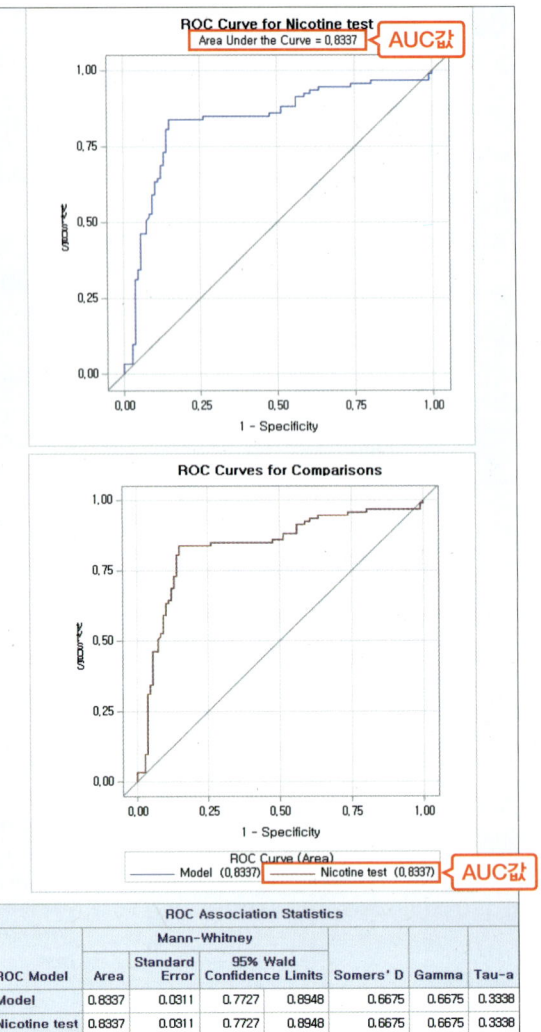

그림 17-4

> **여기서 잠깐**
>
> Analysis of Maximum Likelihood Estimates 표의 **Estimate**값이 회귀계수로 사용됩니다.

**2** ROC Curve의 Cut-off값을 찾기 위해 로짓 공식으로 **민감도** 및 **특이도**, **정확도**를 산출합니다. Youden index 결과를 내림차순으로 정렬하여 **최고값**에서의 **PROB**값을 확인합니다.

### Cut-off값과 민감도 산출하기

```
DATA ROC(KEEP=CUTOFF PROB SENSITIVITY SPECIFICITY ACC YOUDEN); *Cut-off point를 찾
기 위해 Youden index 사용;
    SET ROC; *위의 KEEP에 해당하는 변수만 추출;
    LOGIT=LOG(_PROB_/(1-_PROB_)); *로짓 공식;
    CUTOFF=(LOGIT+2.7864)/5.3855; *Intercept와 독립변수의 회귀계수 입력;
    PROB=_PROB_;
    SENSITIVITY=_SENSIT_;
    SPECIFICITY=1-_1MSPEC_;
    ACC=(SENSITIVITY+SPECIFICITY)/2;
    YOUDEN=SENSITIVITY+SPECIFICITY-1;
RUN;
```

### Youden값 기준 내림차순 정렬하기

```
PROC SORT DATA=ROC;
    BY DESENDING Youden;
RUN;
```

### 결과 출력하기

```
PROC PRINT;
RUN;
```

**SAS 시스템**

| OBS | CUTOFF | PROB | SENSITIVITY | SPECIFICITY | ACC | YOUDEN |
|---|---|---|---|---|---|---|
| 1 | 0.50100 | 0.47795 | 0.83871 | 0.85047 | 0.84459 | 0.68918 |
| 2 | 0.50100 | 0.47795 | 0.83871 | 0.85047 | 0.84459 | 0.68918 |
| 3 | 0.50900 | 0.47551 | 0.83871 | 0.84112 | 0.83992 | 0.67983 |
| 4 | 0.50900 | 0.47551 | 0.83871 | 0.84112 | 0.83992 | 0.67983 |
| 5 | 0.51300 | 0.49409 | 0.82796 | 0.85047 | 0.83921 | 0.67842 |
| 6 | 0.51300 | 0.49409 | 0.82796 | 0.85047 | 0.83921 | 0.67842 |
| 7 | 0.49700 | 0.47258 | 0.83871 | 0.83178 | 0.83524 | 0.67049 |
| ... | | | | | | |
| 361 | 0.00801 | 0.06047 | 0.98925 | 0.00000 | 0.49462 | -0.01075 |
| 362 | 0.00801 | 0.06047 | 0.98925 | 0.00000 | 0.49462 | -0.01075 |
| 363 | 0.01501 | 0.06264 | 0.97849 | 0.00935 | 0.49392 | -0.01216 |
| 364 | 0.01501 | 0.06264 | 0.97849 | 0.00935 | 0.49392 | -0.01216 |
| 365 | 0.01901 | 0.06392 | 0.96774 | 0.01869 | 0.49322 | -0.01357 |
| 366 | 0.01901 | 0.06392 | 0.96774 | 0.01869 | 0.49322 | -0.01357 |
| 367 | 0.01701 | 0.06328 | 0.96774 | 0.00935 | 0.48854 | -0.02291 |
| 368 | 0.01701 | 0.06328 | 0.96774 | 0.00935 | 0.48854 | -0.02291 |

Youden index 최고값에서의 PROB값

그림 17-5

### 여기서 잠깐

- 표가 빈칸으로 산출되었다면 **2** 단계의 명령어를 한 번에 실행하거나, **1** 단계와 **2** 단계의 명령어를 한 번에 입력하여 분석해 보세요.

- **Youden index**는 Cut-off값을 구하기 위한 방법으로 ROC Curve의 각 점에서 기울기가 1인 직선을 그렸을 때 y절편이 가장 큰 값입니다.

- Cut-off값을 구하기 위한 계산식에서 입력한 -2.7864와 5.3855는 [그림 17-4]의 Analysis of Maximum Likelihood Estimates 표에 있는 Intercept와 test의 **Estimate**값입니다.

**3** 로지스틱 회귀분석을 통해 Classification Table에서 진단검사의 **예측과 진단** 간의 차이를 확인합니다.

### 로지스틱 회귀분석으로 검증하기

```
PROC LOGISTIC DATA=ROC1;
    MODEL smoking(EVENT='1')=test /OUTROC=ROC CTABLE PPROB=0.47795; *Cut-off의
PROB값 입력;
RUN;
```

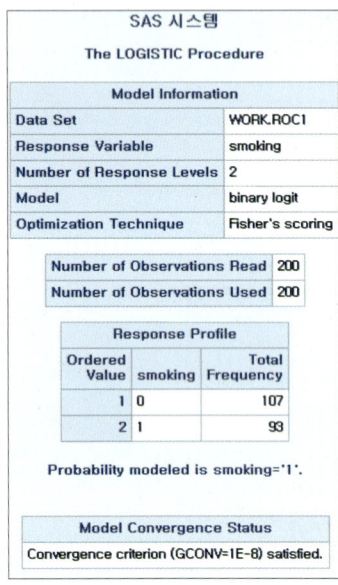

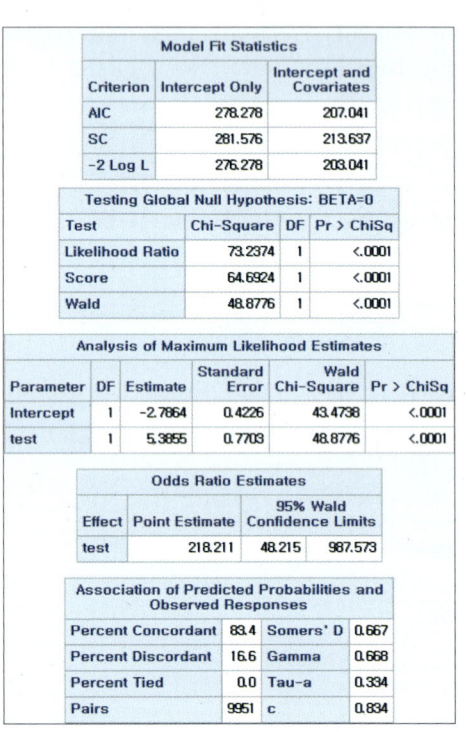

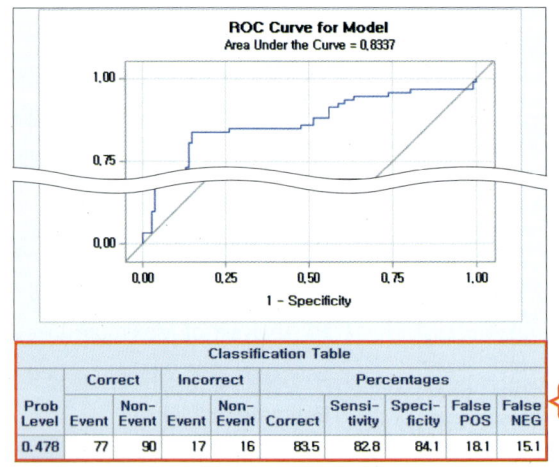

민감도, 특이도 작성 시 참조 값

그림 17-6

### 히든그레이스 데이터분석팀 생각

ROC Curve 분석을 하기 위해서는 최소한 2개 이상의 변수가 있어야 하고, 두 변수 중 하나는 반드시 검사 결과 또는 진단(확진) 결과를 나타낸 이분형 변수여야 합니다. 임상적으로 측정된 연속형 변수를 범주형 변수인 질병의 유무처럼 두 가지 분류로 나누어야 할 경우 어떤 특정한 값을 기준으로 나눌 수 있습니다. 이 기준값을 'Cut-off point'라고 합니다. 분석에서 사용한 Youden index 공식은 **Cut-off point = 민감도 + 특이도 − 1**입니다. ROC 그래프에 제시된 값을 Cut-off로 사용하였습니다.

**4** [그림 17-6]의 Classification Table 결과표를 참조하여 TABLE이라는 명칭의 새로운 데이터를 작성하겠습니다. 작성한 데이터로 민감도와 특이도를 산출합니다.

#### TABLE 데이터 작성하기

```
DATA TABLE;
    INPUT TEST RESPONSE COUNT;
    DATALINES;
    0 0 90
    0 1 16
    1 0 17
    1 1 77
*Classification Table의 Correct의 Non-event, Incorrect의 Non-event, Incorrect의
Event, Correct의 Event 순으로 작성;
```

#### 민감도와 그 신뢰도 산출하기

```
PROC FREQ DATA=TABLE; *데이터셋 지정;
    WHERE RESPONSE=1; *측정을 위한 대상 지정;
    WEIGHT COUNT;
    TABLES TEST / BINOMIAL(LEVEL="1"); *측정 방법 지정1;
    EXACT BINOMIAL; *측정 방법 지정2;
RUN;
```

#### 특이도와 그 신뢰도 산출하기

```
PROC FREQ DATA=TABLE; *데이터셋 지정;
    WHERE RESPONSE=0; *측정을 위한 대상 지정;
    WEIGHT COUNT;
    TABLES TEST / BINOMIAL(LEVEL="0"); *측정 방법 지정1;
    EXACT BINOMIAL;
RUN;
```

**히든그레이스 데이터분석팀 생각**

[그림 17-6]의 마지막에 제시된 **Classification Table** 표를 참조하여 TABLE 데이터를 만듭니다. Event는 흡연자, Non-Event는 비흡연자를 의미합니다. Correct는 흡연자와 비흡연자를 정확하게 예측한 경우(TP, TN), Incorrect는 흡연자와 비흡연자를 잘못 예측한 경우(FN, FP)를 의미합니다. TABLE 데이터에서 첫 번째 열에는 흡연자와 비흡연자(Non-event = 0, Event = 1), 두 번째 열에는 예측 적중 여부(Correct = 0, Incorrect = 1)를 입력하고, 세 번째 열에는 실제 해당하는 사례 수를 입력합니다. 그러면 다음과 같은 TABLE 데이터가 만들어집니다.

0 0 90 (Non-event - Correct - N)
0 1 16 (Non-event - Incorrect - N)
1 0 17 (Event - Correct - N)
1 1 77 (Event - Incorrect - N)

탐색기 탭에서 데이터가 제대로 만들어졌는지 확인할 수 있습니다. ❶ **탐색기** 탭에서 ❷ **라이브러리**를 더블클릭하고 ❸ **Work** 항목을 더블클릭하면 ❹ 방금 생성한 **Table** 데이터가 보입니다. Table 데이터를 더블클릭하면 입력한 내용을 확인할 수 있습니다.

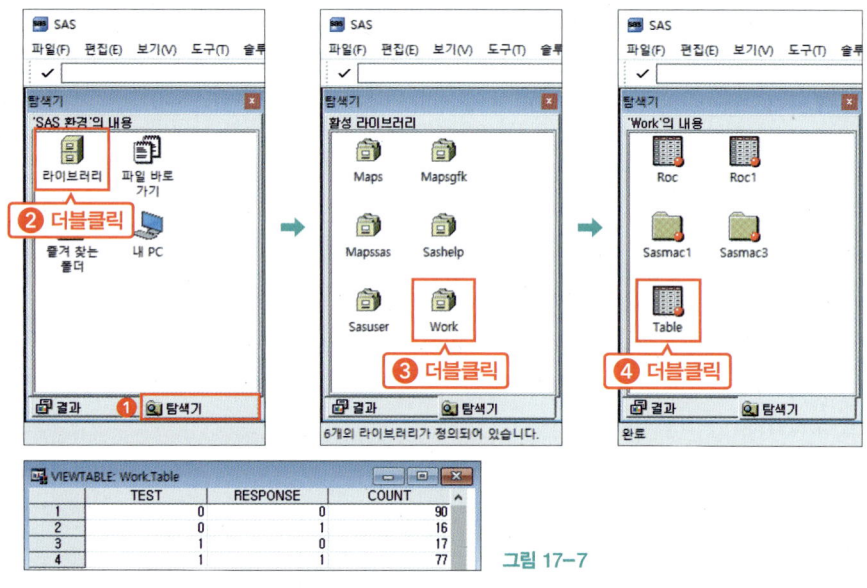

그림 17-7

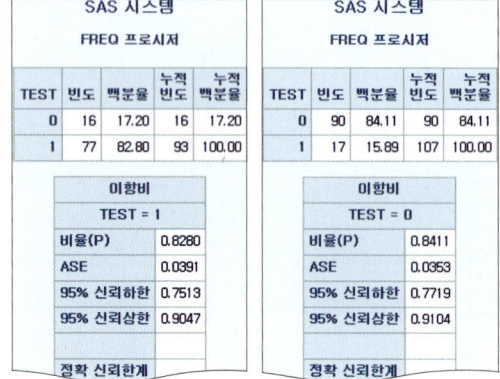

그림 17-8

**5** [그림 17-7]에서 생성한 TABLE 데이터를 활용해서 양성 예측도, 음성 예측도, 정확도와 각각의 신뢰도 값을 확인합니다.

### 양성 예측도와 그 신뢰도 산출하기

```
PROC FREQ DATA=TABLE; *데이터셋 지정;
    WHERE test=1; *양성 판정 대상 지정;
    WEIGHT COUNT;
    TABLES RESPONSE / BINOMIAL(LEVEL="1"); *양성 예측 대상 지정;
    EXACT BINOMIAL; *이분형 변수;
RUN;
```

### 음성 예측도와 그 신뢰도 산출하기

```
PROC FREQ DATA=TABLE; *데이터셋 지정;
    WHERE test=0; *음성 판정 대상 지정;
    WEIGHT COUNT;
    TABLES RESPONSE / BINOMIAL(LEVEL="0"); *음성 예측 대상 지정;
    EXACT BINOMIAL; *이분형 변수;
RUN;
```

### 정확도와 그 신뢰도 산출하기

```
DATA ACC;
    SET TABLE; *데이터셋 지정;
    ACC = (TEST = RESPONSE); *실제 결과와 예측값 비교;
RUN;

PROC FREQ;
    WEIGHT COUNT;
    TABLES ACC / BINOMIAL(LEVEL="1"); *실제 결과와 예측값이 일치하는 경우 지정;
    EXACT BINOMIAL; *이분형 변수;
RUN;
```

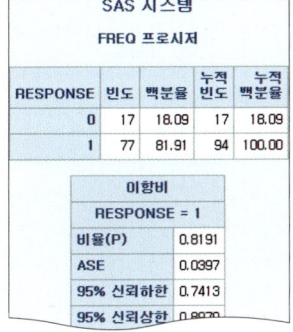
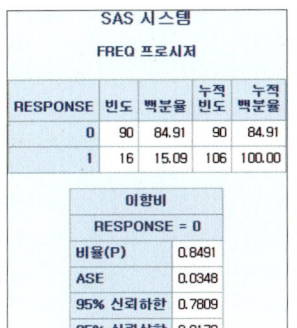
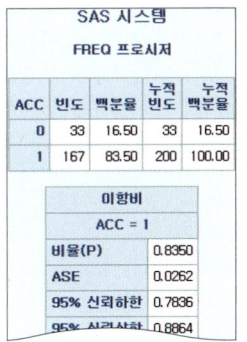

그림 17-9

# 04 » 결과표 작성하기

**1** 한글에서 다음과 같이 결과표 틀을 만듭니다. 연구 문제의 변수에 맞춰 흡연 여부를 작성합니다.

> **문제 17-1** 체내 니코틴 지수에 따른 실제 흡연 여부의 진단검사 및 ROC Curve
>
> 실습파일 : roc1.csv
>
> 100명의 대상자에게서 체내 니코틴 지수를 측정하였다. 체내 니코틴 지수를 바탕으로 실제 흡연 여부의 진단 결과를 검정해보자.
>
> - **smoking** : 실제 흡연 여부(0: 비흡연, 1: 흡연)
> - **test** : 체내 니코틴 지수

|  | 흡연 여부 | | $p$ |
|---|---|---|---|
|  | Smoking | Non-Smoking |  |
| Smoking(N) |  |  |  |
| Non-Smoking(N) |  |  |  |
|  |  |  |  |
|  |  |  |  |
|  |  |  |  |
|  |  |  |  |

The data are given as the value; $p<.05$ value was accepted as significant level and shown in bold.
The p-value is the result of using ROC Curve.

그림 17-10

**2** [그림 17-4]의 ROC Curve 및 로지스틱 회귀분석 결과를 참조하여, 진단검사의 **유의확률**과 **AUC**값을 입력합니다. p값은 소수점 아래 셋째 자리까지 반올림하며, AUC값은 소수점 아래 첫째 자리까지 반올림합니다.

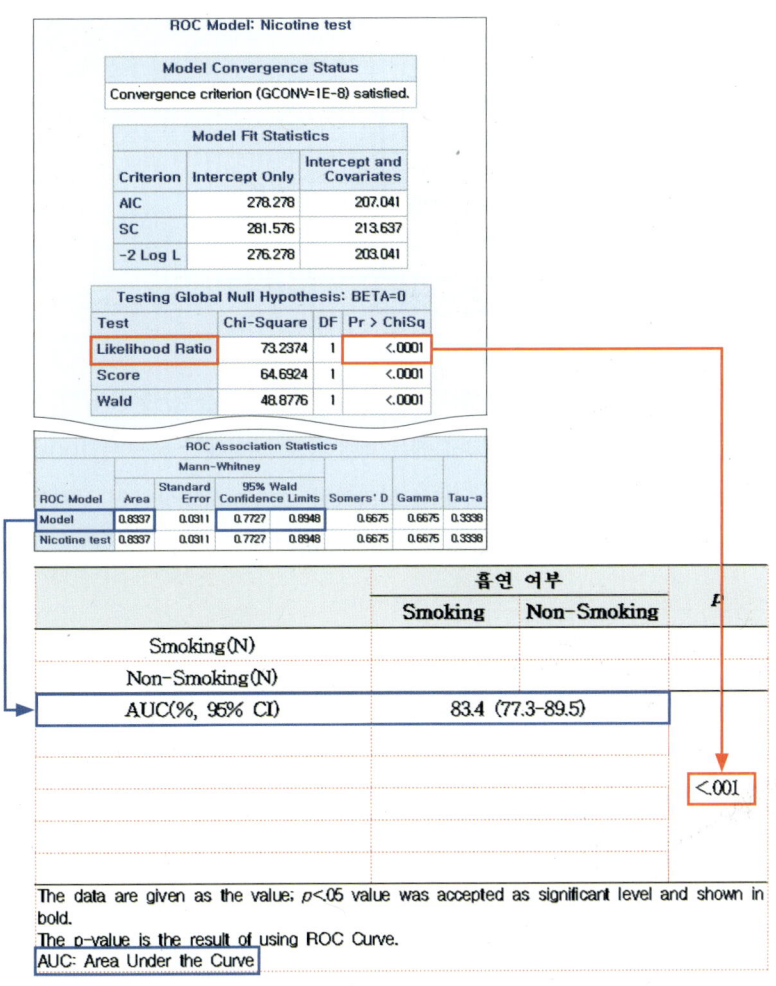

그림 17-11

**3** [그림 17-6]의 진단검사표를 확인하여 진단검사와 실제 사례에 해당하는 수치를 입력합니다. **Correct**는 흡연자(Event)와 비흡연자(Non-Event)를 정확하게 예측한 경우(TP, TN), **Incorrect**는 흡연자와 비흡연자를 잘못 예측한 경우(FN, FP)입니다.

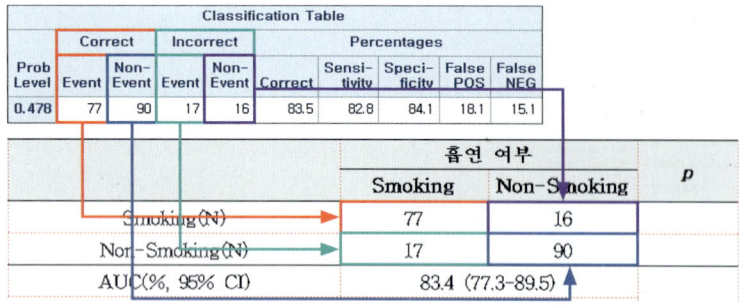

그림 17-12

**4** [그림 17-8]에서 민감도(진단검사=양성)와 특이도(진단검사=음성)를 포함한 진단 결과를 참조하여 **비율(P)**을 입력합니다. 결과표에는 백분율로 작성해야 하므로 100을 곱하여 입력합니다. 백분율 뒤에는 괄호로 묶어 **95% 신뢰하한−95% 신뢰상한**인 **신뢰구간(95% CI)**을 입력합니다. 소수점 아래 첫째 자리까지 반올림합니다.

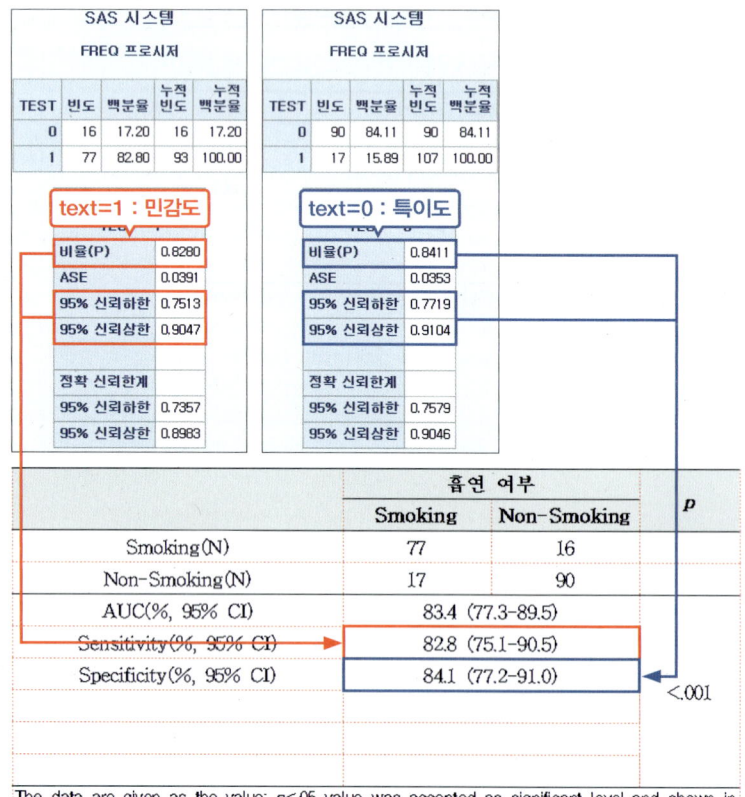

그림 17-13

**5** [그림 17-9]에서 양성 예측도(PPV), 음성 예측도(NPV), 정확도(Accuracy)에 해당하는 값을 백분율(95% 신뢰구간) 형태로 입력합니다. 소수점 아래 첫째 자리까지 반올림합니다.

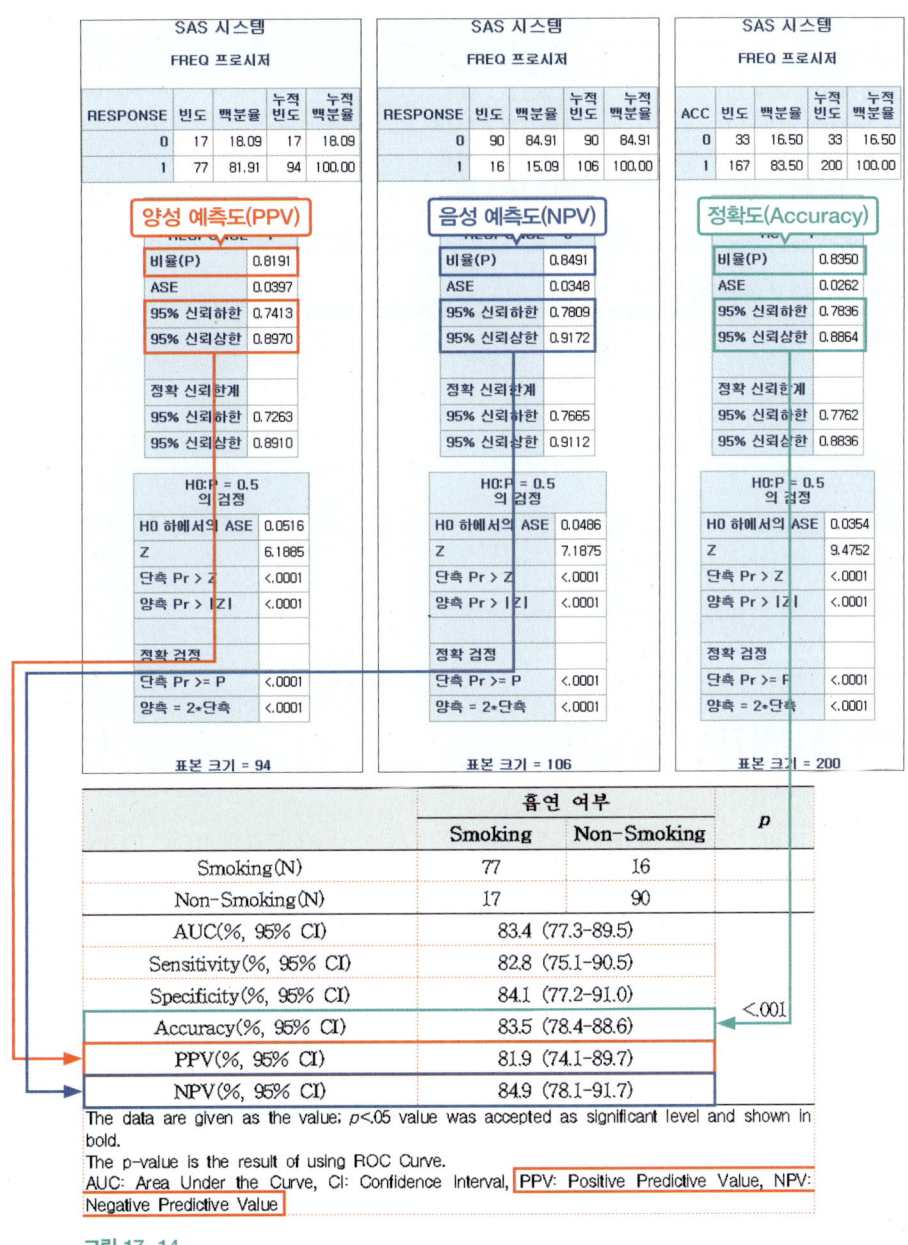

그림 17-14

**6** p값이 유의한 경우 p값에 볼드체(진하게)를 적용합니다.

|  | 흡연 여부 | | p |
|---|---|---|---|
|  | Smoking | Non-Smoking | |
| Smoking(N) | 77 | 16 | |
| Non-Smoking(N) | 17 | 90 | |
| AUC(%, 95% CI) | 83.4 (77.3-89.5) | | |
| Sensitivity(%, 95% CI) | 82.8 (75.1-90.5) | | |
| Specificity(%, 95% CI) | 84.1 (77.2-91.0) | | **<.001** |
| Accuracy(%, 95% CI) | 83.5 (78.4-88.6) | | |
| PPV(%, 95% CI) | 81.9 (74.1-89.7) | | |
| NPV(%, 95% CI) | 84.9 (78.1-91.7) | | |

The data are given as the value; *p*<.05 value was accepted as significant level and shown in bold.
The p-value is the result of using ROC Curve.
AUC: Area Under the Curve, CI: Confidence Interval, PPV: Positive Predictive Value, NPV: Negative Predictive Value

그림 17-15

> **여기서 잠깐**
>
> 표 오른쪽에 표기된 p값은 **AUC**에 대한 유의수준입니다. 나머지 지표에 대한 유의수준은 [그림 17-8], [그림 17-9]의 **양측 Pr > |Z|**값에서 확인할 수 있습니다.

## 05 » 분석 결과 해석하기

 진단검사와 ROC Curve 결과표를 출력한 다음 그림에서 **AUC값과 ROC Curve**를 확인합니다. SAS의 로지스틱 회귀분석은 모형과 실제 데이터를 비교하는 형식으로 진행됩니다.

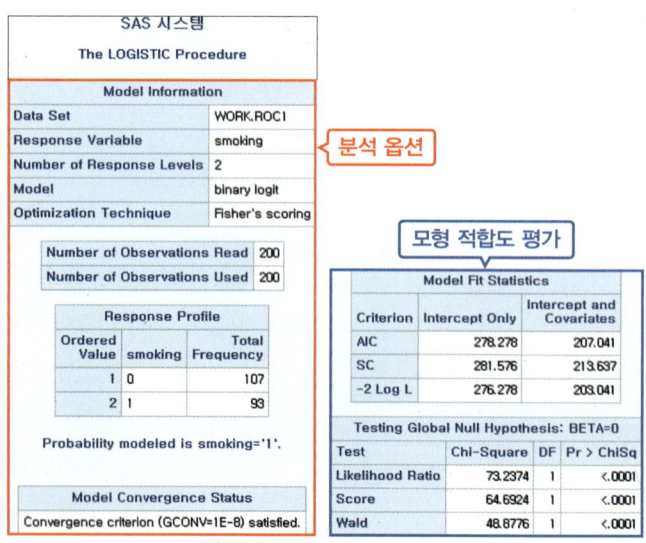

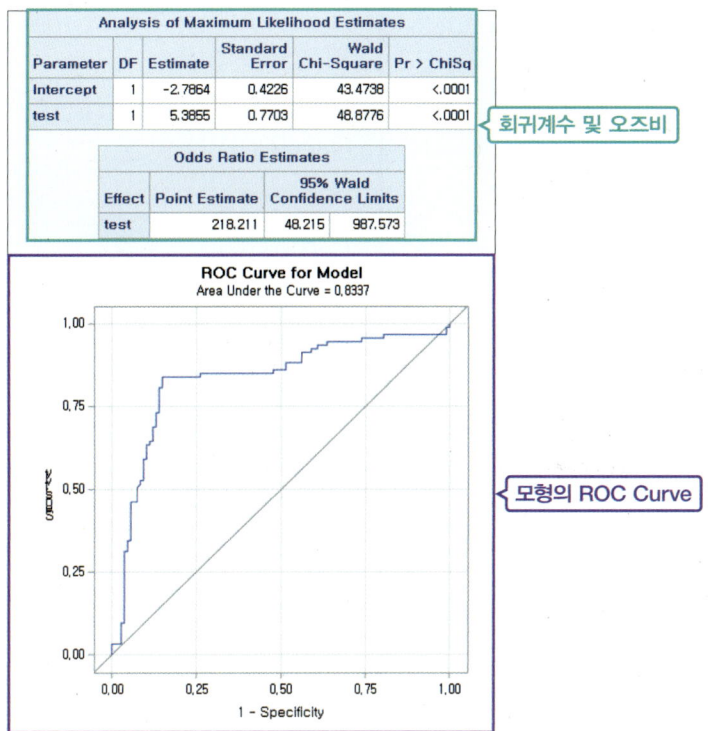

그림 17-16 모형의 데이터 결과

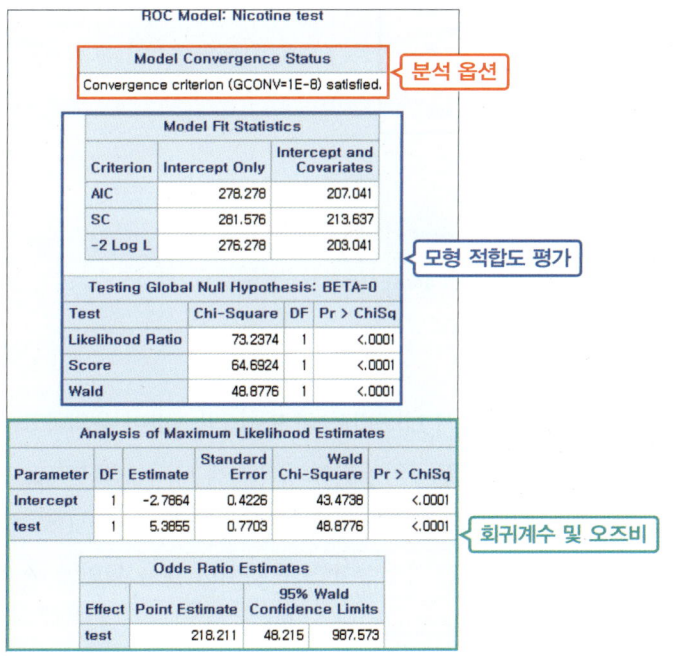

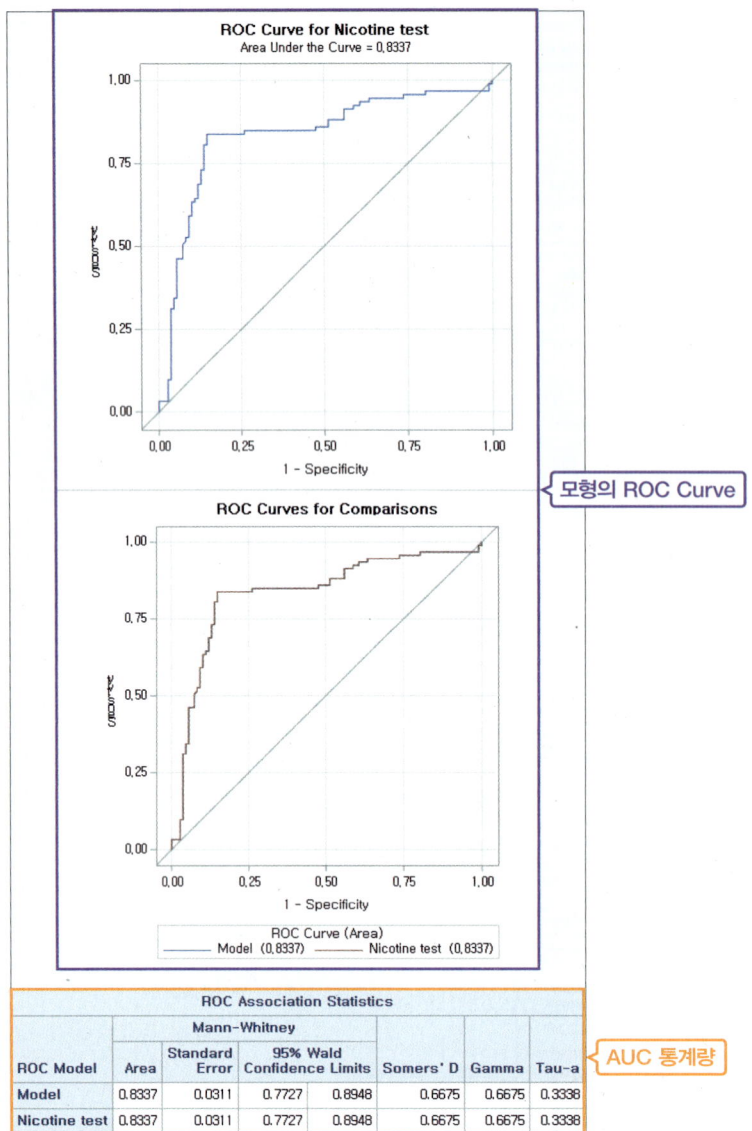

그림 17-17 실제 데이터 결과

[그림 17-17]의 모형 적합도 평가표에서 Likelihood Ratio의 p값이 유의하고($p<.001$), 회귀계수 및 오즈비 결과표에서 진단 도구의 p값이 유의하게 나타났습니다($p<.001$). 마지막 표인 AUC 통계량 표는 모형(Model)과 실제 데이터(Nicotine test)로 산출한 결과입니다. 모형과 실제 데이터로 산출한 통계량이 모두 동일한 것을 확인할 수 있습니다. AUC는 83.4(77.3-89.5)로 양호한 것으로 나타났습니다.

**2** 다음 그림에서 최상단의 CUTOFF 수치는 0.501로 나타났습니다. Cut-off는 결과 해석에서 중요한 수치입니다. 임상적으로 측정된 연속형 변수를 범주형 변수인 질병의 유무처럼 두 가지 분류로 나누어야 할 경우 어떤 특정한 값을 기준으로 나눌 수 있습니다. 이 기준값을 'Cut-off point'라고 합니다.

| OBS | CUTOFF | PROB | SENSITIVITY | SPECIFICITY | ACC | YOUDEN |
|---|---|---|---|---|---|---|
| 1 | 0.50100 | 0.47795 | 0.83871 | 0.85047 | 0.84459 | 0.68918 |
| 2 | 0.50100 | 0.47795 | 0.83871 | 0.85047 | 0.84459 | 0.68918 |
| 3 | 0.50000 | 0.47661 | 0.83871 | 0.84112 | 0.83992 | 0.67983 |
| 4 | 0.50000 | 0.47661 | 0.83871 | 0.84112 | 0.83992 | 0.67983 |
| 5 | 0.51300 | 0.49409 | 0.82796 | 0.85047 | 0.83921 | 0.67842 |
| 6 | 0.51300 | 0.49409 | 0.82796 | 0.85047 | 0.83921 | 0.67842 |
| 7 | 0.49700 | 0.47258 | 0.83871 | 0.83178 | 0.83524 | 0.67049 |
| 8 | 0.49700 | 0.47258 | 0.83871 | 0.83178 | 0.83524 | 0.67049 |
| 9 | 0.51700 | 0.49948 | 0.81720 | 0.85047 | 0.83384 | 0.66767 |
| 10 | 0.51700 | 0.49948 | 0.81720 | 0.85047 | 0.83384 | 0.66767 |

**그림 17-18**

앞에서 분석을 진행할 때 Cut-off를 구하기 위한 방법으로 **Youden index**를 사용하였습니다. 이 방법은 ROC Curve의 각 점에서 기울기가 1인 직선을 그렸을 때 y절편이 가장 큰 점을 기준으로 하는 것입니다. '민감도+특이도-1'을 모든 점에서 계산한 후에, 그중에서 최댓값에 해당하는 값을 Cut-off로 선택합니다. Youden index값을 내림차순으로 정렬하면 가장 높은 값이 위에 위치합니다. 이때의 Cut-off값과 prob를 분석에 사용합니다. 여기서 선택된 Cut-off값은 0.50100, prob는 0.47795입니다.

**3** 다음 그림은 로지스틱 분석에서 prob=0.47795를 적용한 분석 결과입니다.

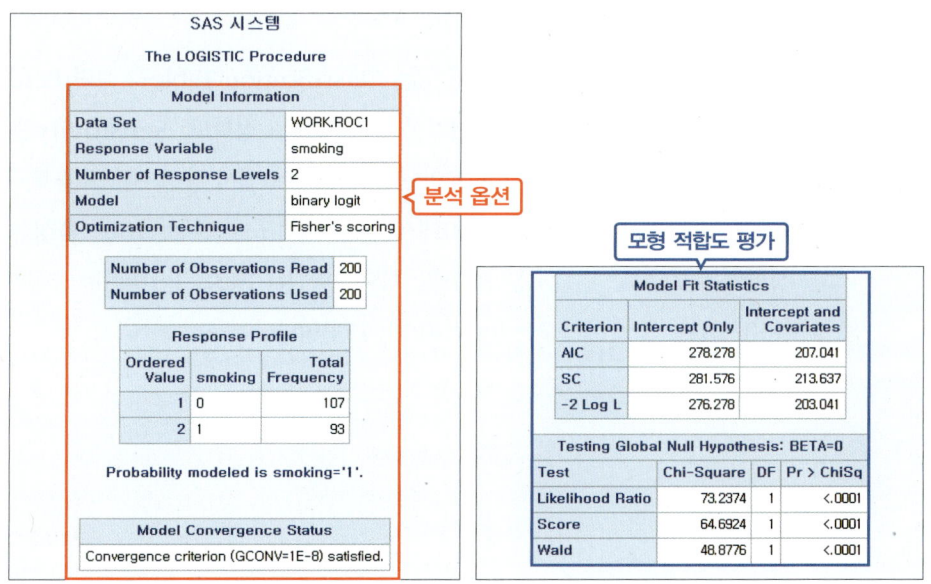

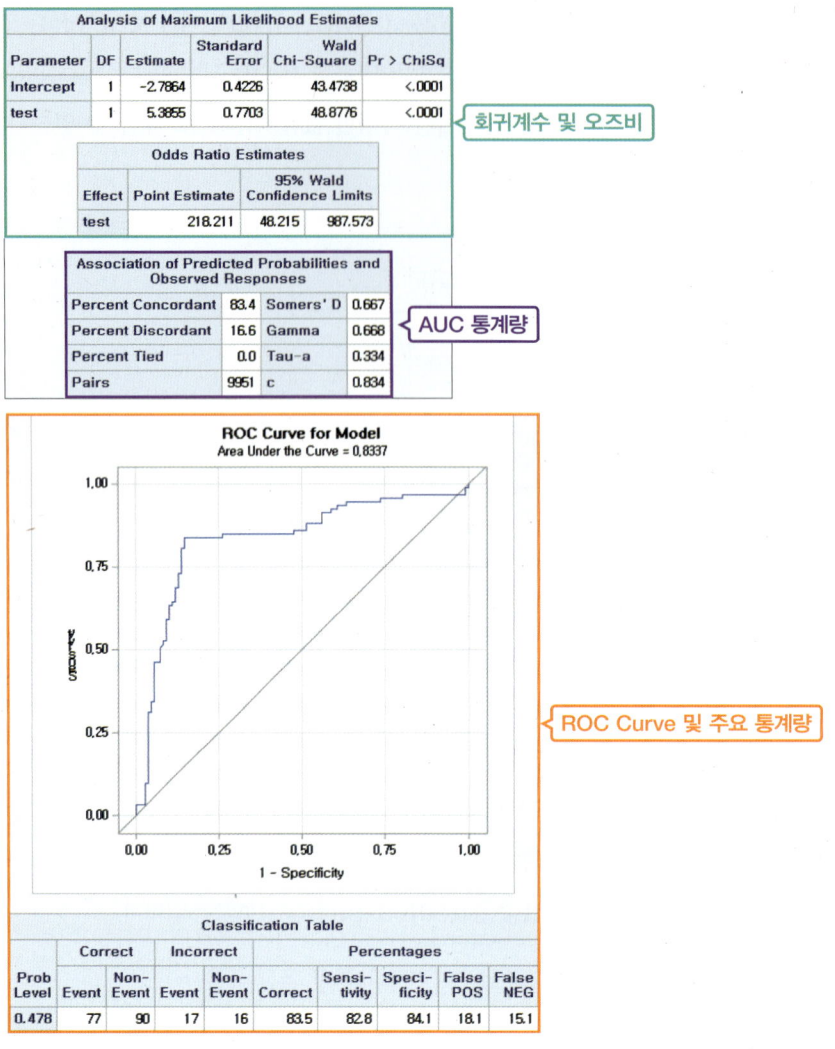

그림 17-19

ROC Curve for Model 그래프 아래에 있는 Classification Table을 보면 Percentages 결과가 백분율로 나타나 있습니다. 여기서 Correct는 **정확도**, Sensitivity는 **민감도**, Specificity는 **특이도**를 나타냅니다. False POS는 100에서 양성 예측도를 뺀 값(**100 − 양성 예측도**)이고, False NEG는 100에서 음성 예측도를 뺀 값(**100 − 음성 예측도**)입니다. 정확도는 83.5%, 민감도는 82.8%, 특이도는 84.1%로 확인되며, 양성 예측도는 81.9%(100−18.1), 음성 예측도는 84.9%(100−15.1)입니다.

**4** 다음 그림은 각 지표의 통계량을 나타내고 있으며, 각 통계량의 두 번째 표인 이항비 표에서 해당 지표의 95% 신뢰구간을 확인할 수 있습니다.

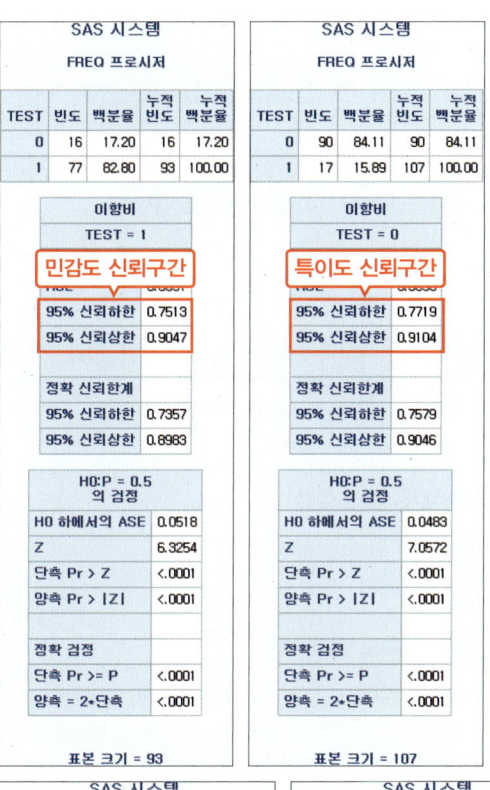
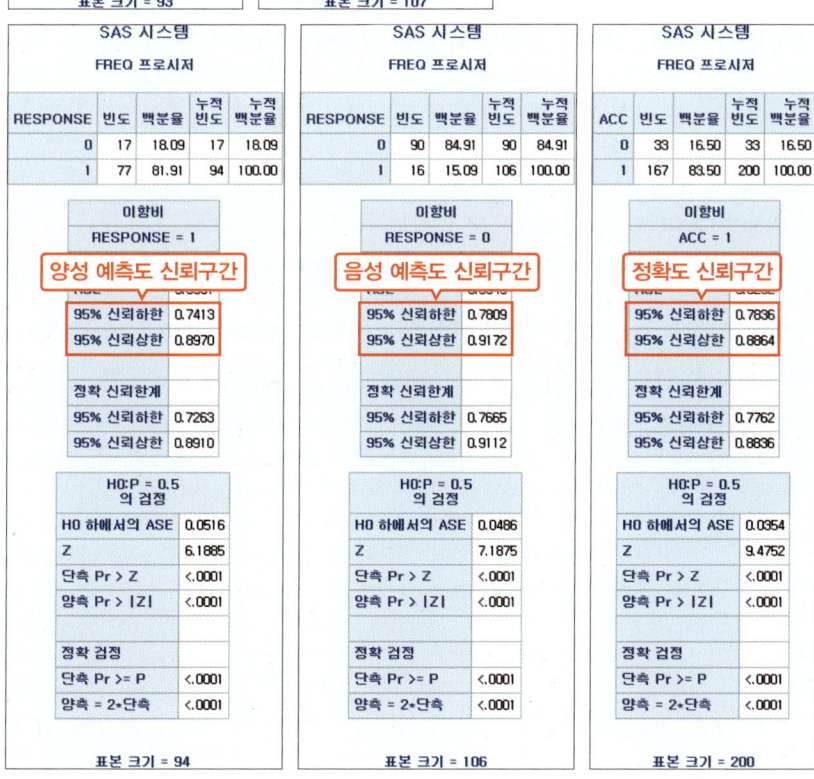

그림 17-20

민감도의 95% 신뢰구간은 75.1-90.5, 특이도는 77.2-91.0으로 나타났고, 양성 예측도는 74.1-89.7, 음성 예측도는 78.1-91.7, 정확도는 78.4-88.6입니다.

## 06 » 논문 결과 작성하기

진단검사와 ROC Curve 결과표에 대한 해석은 다음 3단계로 작성합니다.

> **❶ 분석 내용과 분석법 설명**
> "체내 니코틴 지수(독립변수)를 바탕으로 흡연 여부(종속변수)를 진단하기 위해 진단검사와 ROC Curve(분석법)를 실시하였다."
>
> **❷ ROC Curve를 통한 Cut-off 지점과 AUC 결과 설명**
> ROC Curve의 Cut-off값을 설명하고, AUC의 결과를 설명한다.
>
> **❸ 민감도, 특이도, 정확도, 양성 예측도, 음성 예측도 결과 설명**
> 진단검사를 통해 민감도, 특이도, 정확도, 양성 예측도, 음성 예측도 결과를 설명한다.

위의 3단계에 맞춰 앞에서 실습한 출력 결과 값을 작성하면 다음과 같습니다.

❶ 체내 니코틴 지수를 바탕으로 흡연 여부를 진단하기 위해 진단검사와 ROC Curve를 실시하였다.

❷ ROC Curve의 Cut-off값은 0.501로 나타났고, AUC는 83.4%(77.3-89.5)로 통계적으로 유의하게 나타났다($p<.001$). 따라서 검사 도구의 정확도는 높다고 평가할 수 있다.

❸ 진단검사의 민감도는 82.8%(75.1-90.5), 특이도는 84.1%(77.2-91.0), 정확도는 83.5%(78.4-88.6)로 나타났고, 양성 예측도는 81.9%(74.1-89.7), 음성 예측도는 84.9%(78.1-91.7)로 나타났다.

## [진단검사와 ROC Curve 논문 결과표 완성 예시]

⟨Table⟩ 체내 니코틴 지수를 바탕으로 흡연 여부 진단

|  | 흡연 여부 | | p |
|---|---|---|---|
|  | Smoking | Non-Smoking | |
| Smoking(N) | 77 | 16 | |
| Non-Smoking(N) | 17 | 90 | |
| AUC(%, 95% CI) | 83.4 (77.3-89.5) | | |
| Sensitivity(%, 95% CI) | 82.8 (75.1-90.5) | | |
| Specificity(%, 95% CI) | 84.1 (77.2-91.0) | | <.001 |
| Accuracy(%, 95% CI) | 83.5 (78.4-88.6) | | |
| PPV(%, 95% CI) | 81.9 (74.1-89.7) | | |
| NPV(%, 95% CI) | 84.9 (78.1-91.7) | | |

The data are given as the value; $p<.05$ value was accepted as significant level and shown in bold.
The p-value is the result of using ROC Curve.
AUC: Area Under the Curve, CI: Confidence Interval, PPV: Positive Predictive Value, NPV: Negative Predictive Value

체내 니코틴 지수를 바탕으로 흡연 여부를 진단하기 위해 진단검사와 ROC Curve를 실시하였다. ROC Curve의 Cut-off값은 0.501로 나타났고, AUC는 83.4%(77.3-89.5)로 통계적으로 유의하게 나타났다($p<.001$). 따라서 검사 도구의 정확도는 높다고 평가할 수 있다. 진단검사의 민감도는 82.8%(75.1-90.5), 특이도는 84.1%(77.2-91.0), 정확도는 83.5%(78.4-88.6)로 나타났고, 양성 예측도는 81.9%(74.1-89.7), 음성 예측도는 84.9%(78.1-91.7)로 나타났다.

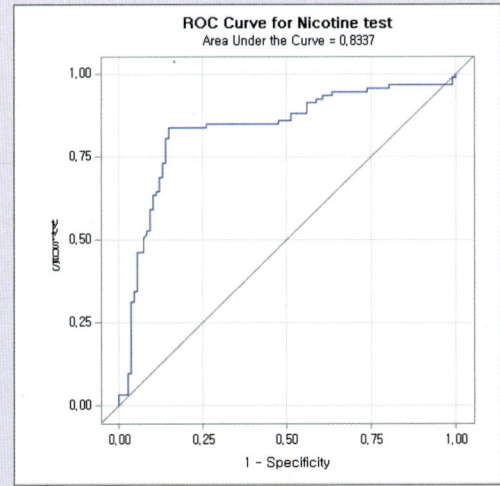

ROC curve

# SECTION 18. 재현성 검사 (Cohen's Kappa Coefficient)

## 01 » 기본 개념과 연구 문제

재현성 검사는 급내상관계수인 ICC(Intraclass Correlation Coefficient)로 표현합니다. ICC는 2명 이상의 평가자 혹은 두 가지 이상의 검사 방법(평가 도구, 측정 도구)으로 같은 항목을 평가할 때, 평가가 얼마나 일치하는가를 나타내는 척도입니다. 평가자가 2명(또는 검사 방법이 2개)일 때는 Cohen's Kappa 상관계수를, 3명 이상(또는 검사 방법이 3개 이상)일 때는 Fleiss Kappa 상관계수를 확인합니다. ICC는 각 평가자의 평가를 산점도로 나타냈을 때, 분포가 y=x 직선에 얼마나 가까운지를 확인하기 때문에 Pearson의 상관분석과 비슷해 보입니다. 하지만 Pearson의 상관분석은 y=ax+b의 일차방정식에 대한 상관을 본다는 차이가 있으므로 이와는 전혀 다른 방법입니다. Cohen's Kappa 상관계수(Cohen's Kappa Coefficient)는 관찰자 간 측정 범주 값에 대한 일치도(Agreement)를 측정하는 방법으로 평가자 간의 신뢰도를 확보하기 위해서 실시합니다.

 **여기서 잠깐**

**Cohen's Kappa 상관계수의 계산식**

$$K = \frac{P_A - P_C}{1 - P_C}$$

$P_A$ : 2명의 평가자 간 일치 확률(평가자 모두가 양성 판정 + 음성 판정한 표본 수) ÷ 전체 표본 수
$P_C$ : 우연히 2명의 평가자에게 일치된 평가를 받을 비율(평가자 1의 양성 판정 확률 × 평가자 2의 양성 판정 확률) + (평가자 1의 음성 판정 확률 × 평가자 2의 음성 판정 확률)

### Cohen's Kappa 상관계수에 대한 해석

Cohen's Kappa 상관계수의 범위에 따른 해석은 다음과 같습니다.[1]

- 0.0 < K ≤ 0.2 : 약간의 일치성이 있음
- 0.4 < K ≤ 0.6 : 적당한 일치성이 있음
- 0.8 < K ≤ 1.0 : 완벽한 일치성이 있음
- 0.2 < K ≤ 0.4 : 어느 정도 일치성이 있음
- 0.6 < K ≤ 0.8 : 상당한 일치성이 있음

**히든그레이스 데이터분석팀 생각**

위의 Cohen's Kappa 상관계수에 대한 해석은 0 이상의 값만 대상으로 하고 있습니다. 왜냐하면 평가자 간 일치 확률 $P_A$와 우연히 일치할 확률 $P_C$의 값이 같을 때 Cohen's Kappa 상관계수 값은 0이 되며 일치도 평가는 $P_A$가 $P_C$보다 큰 범위에서 의미가 있기 때문입니다. 그런데 SECTION 13의 McNemar's Test에서 등장한 카파 계수는 0보다 작은 값으로 나타났습니다. 이 경우는 일치 확률 $P_A$가 우연히 일치할 확률 $P_C$보다 더 낮으므로 두 항목 간에 차이가 존재하는 것으로 해석할 수 있습니다.

먼저 어떤 경우에 재현성 검사를 실시하는지 살펴보겠습니다. 이어서 SAS에서는 어떻게 분석하는지, 결과 해석은 어떻게 진행하는지 파악해보겠습니다.

**문제 18-1** 병원용 혈압계와 가정용 스마트폰 혈압계의 고혈압 여부 일치도 검정

실습파일 : ckappa.csv

100명의 환자를 대상으로 병원용 혈압계와 가정용 스마트폰 혈압계를 이용하여 고혈압을 측정하였다. 두 가지 혈압계로 측정한 고혈압 여부가 일치하는지 알아보고자 한다.

- **test1** : 병원용 혈압계 고혈압 여부(1: 고혈압, 0: 정상)
- **test2** : 가정용 스마트폰 혈압계 고혈압 여부(1: 고혈압, 0: 정상)

두 가지 측정 도구로 하나의 범주형 변수를 측정한 결과에 대한 일치도를 확인하고자 합니다. 이렇게 범주형 변수 1개를 두 가지 방법으로 비교할 때 재현성 검사를 실시합니다. 측정 도구가 두 가지이므로 재현성 검사는 Cohen's Kappa 상관계수로 분석하겠습니다.

---

[1] Landis, J. R., & Koch, G. G. (1977). The measurement of observer agreement for categorical data. biometrics, 33(1), 159-174.

이를 가설로 나타내면 다음과 같습니다.

> **가설 형태 :** (변수1)과 (변수2) 간에 일치도가 있을 것이다.

여기서 변수1과 변수2 자리에 각각 '병원용 혈압계의 고혈압 여부'와 '가정용 스마트폰 혈압계의 고혈압 여부'를 적용하면 가설은 다음과 같이 나타낼 수 있습니다.

> **가설 :** (병원용 혈압계의 고혈압 여부)와 (가정용 스마트폰 혈압계의 고혈압 여부) 간에 일치도가 있을 것이다.

## 02 » 파일 불러오기 & 확인하기

**1** 실습파일을 불러오기 위해 윈도우의 파일 탐색기에서 경로를 확인합니다. 경로 창을 클릭하여 복사한 뒤, 경로를 설정합니다. 재현성 검사에 사용할 데이터 명칭은 **CKA**로 설정하겠습니다.

```
CSV 파일 불러오기

PROC IMPORT OUT = CKA /*데이터셋 명칭 설정*/
    DATAFILE = "D:\SAS 실습파일\ckappa.csv" /*경로 설정*/
    DBMS = CSV REPLACE; *불러올 파일 형식을 CSV로 지정;
    GETNAMES = YES; *첫 행에 입력된 값을 변수명으로 사용;
RUN;
```

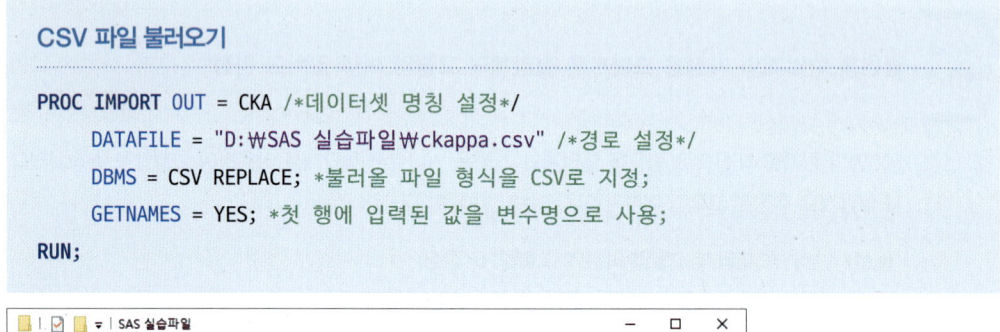

그림 18-1

로그 창에서 데이터셋이 제대로 생성되었는지 확인할 수 있습니다.

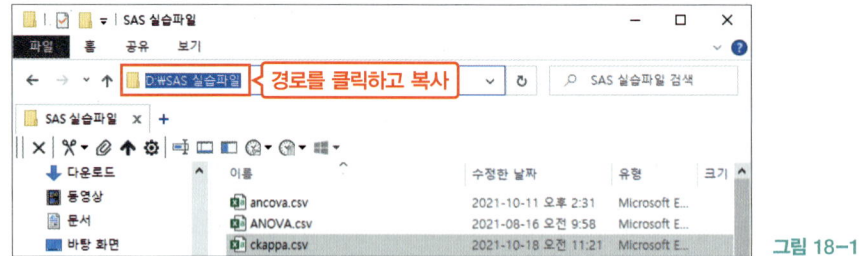

그림 18-2

**2** 분석할 변수를 간단히 확인하기 위해 PROC CONTENTS 명령어를 사용합니다.

**변수명 확인하기**

PROC CONTENTS DATA=CKA; *데이터셋 지정;
RUN;

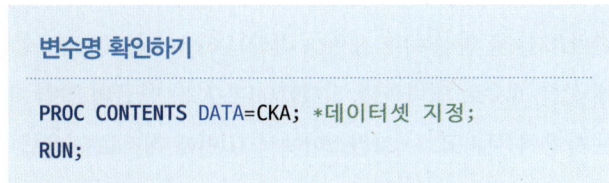

그림 18-3

## 03 » 분석 진행하기

PROC FREQ 명령어에 KAPPA 옵션을 추가하여 백분율 표, 카파 계수 산출 및 카파 계수 검정 결과를 출력합니다.

**재현성 검사 실행하기**

PROC FREQ DATA=CKA; *데이터셋 지정;
    TABLES test1*test2/AGREE; *산출표 지정;
    TEST KAPPA; *Cohen's Kappa Coefficient 값;
    EXACT KAPPA; *Cohen's Kappa Coefficient 신뢰도 및 검정;
RUN;

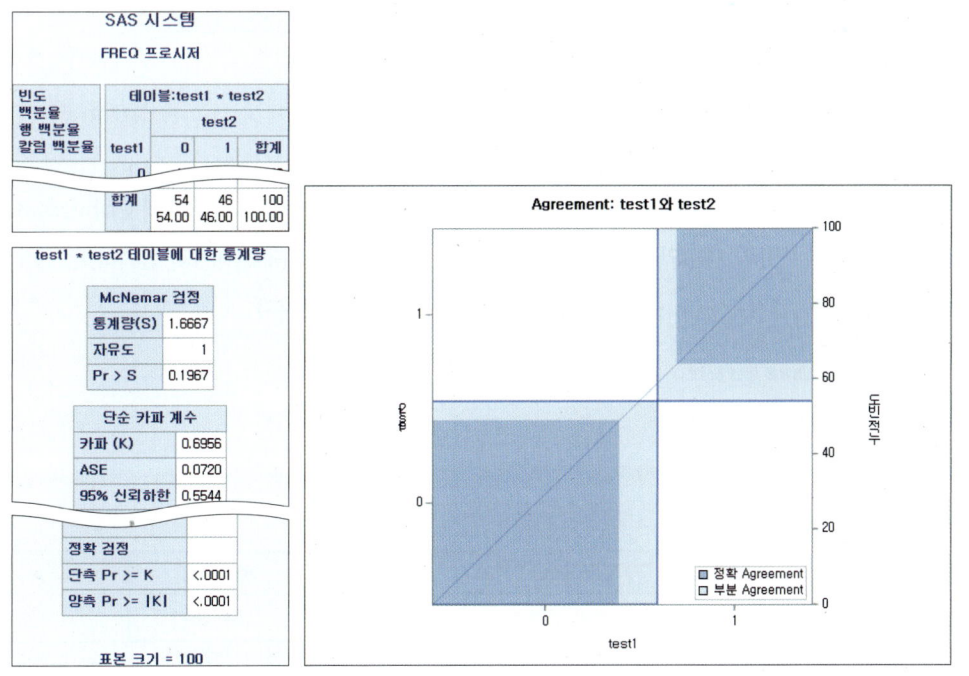

그림 18-4

SECTION 18  재현성 검사(Cohen's Kappa Coefficient)  **313**

## 04 » 결과표 작성하기

**1** 한글에서 다음과 같이 결과표 틀을 만듭니다. 재현성 검사는 Cohen's Kappa 상관계수(카파(K))로 진행했기 때문에 $K$를 계수로 입력하여 진행합니다. $K$는 **한글의 입력 메뉴 → 문자표 ▼ → 문자표(A) → 사용자 문자표 → 그리스어**에서 10번째 철자로 적용합니다.

| Variable | $K$ | 95% CI | $p$ |
|---|---|---|---|

The p-value is the result of using Intraclass correlation coefficient.

그림 18-5

**2** 두 가지 측정 도구로 측정한 고혈압 여부의 일치도를 비교해야 하므로 '고혈압 여부'를 Variable에 입력합니다.

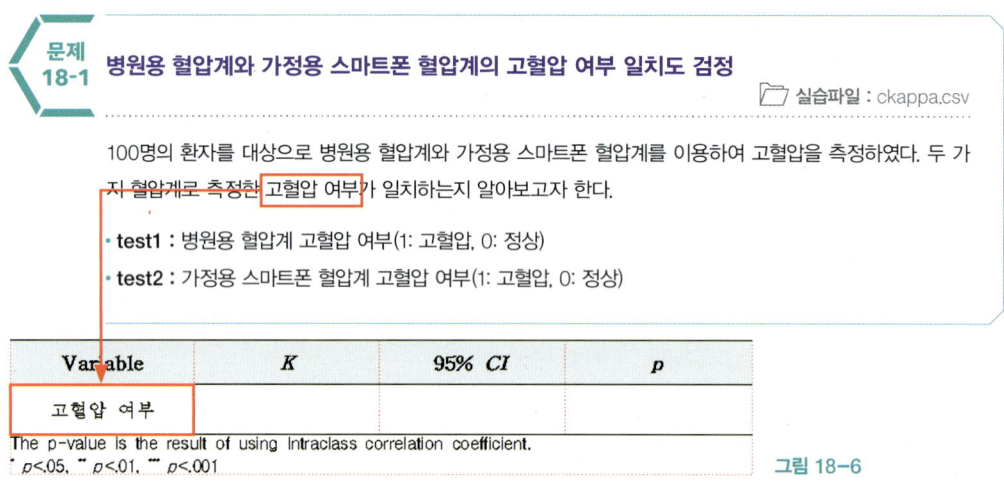

그림 18-6

**3** [그림 18-4]의 재현성 검사 결과에서 **단순 카파 계수** 표를 참조하여 Cohen's Kappa 상관계수(**카파 (K)**)와 Cohen's Kappa 상관계수의 신뢰구간(**95% 신뢰하한–95% 신뢰상한**)을 입력합니다. 소수점 아래 셋째 자리까지 통일합니다.

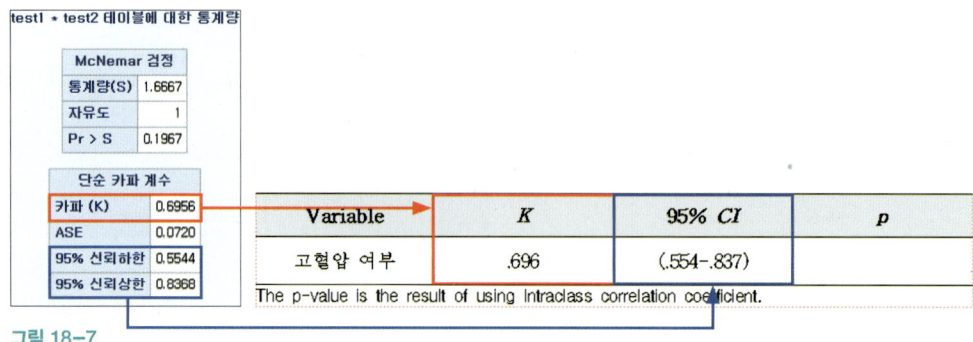

그림 18-7

**4** [그림 18-4]의 **H0 : 카파＝0의 검정** 표를 참조하여 p값을 입력합니다. p값은 **양측 Pr > |Z|값**을 가져옵니다. .001보다 작은 값은 <.001로 수정하고, .001보다 큰 값은 그대로 입력합니다.

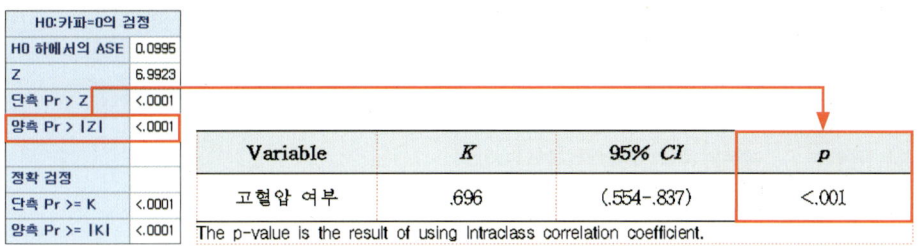

그림 18-8

**5** p값이 유의한 경우 볼드체(진하게)를 적용합니다.

| Variable | K | 95% CI | p |
|---|---|---|---|
| 고혈압 여부 | .696 | (.554-.837) | **<.001** |

The p-value is the result of using Intraclass correlation coefficient.

그림 18-9

## 05 » 분석 결과 해석하기

**1** 재현성 검사 결과를 확인하기 위해 유의확률 결과를 출력한 다음 그림을 확인합니다.

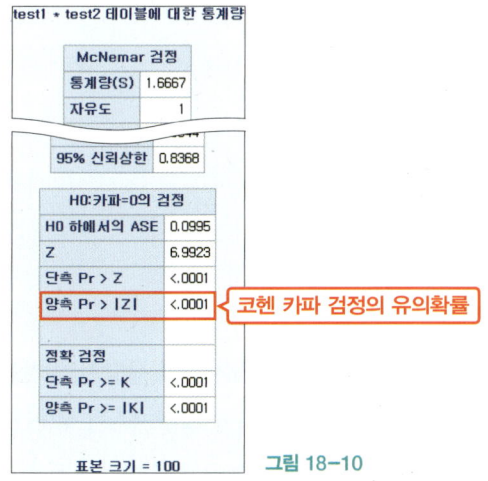

그림 18-10

**H0 : 카파＝0의 검정** 표의 **양측 Pr > |Z|**이 유의확률이며, 신뢰도는 유의한 것으로 판단됩니다($p<.001$).

**2** 다음 그림에서 **단순 카파 계수** 표를 확인합니다. 여기서 Cohen's Kappa 상관계수와 95% 신뢰구간을 확인할 수 있습니다.

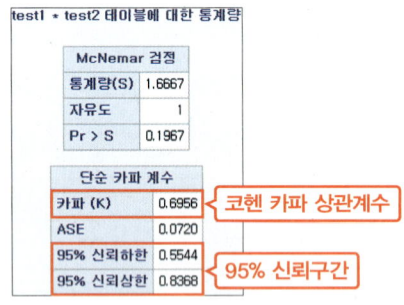

그림 18-11

Cohen's Kappa 상관계수는 0.6956으로, 두 가지 측정 도구는 상당한 일치도(0.6<K≤0.8)를 보인다고 해석할 수 있습니다. 95% 신뢰구간은 0.5544(적당한 일치성)에서 0.8368(완벽한 일치성)까지 나타났습니다.

**3** 다음 그래프는 두 가지 측정 도구의 양성 일치율과 음성 일치율을 면적으로 표시합니다. 진하게 표시된 부분의 면적이 넓을수록 측정 도구 간의 일치율이 높다는 것을 의미합니다.

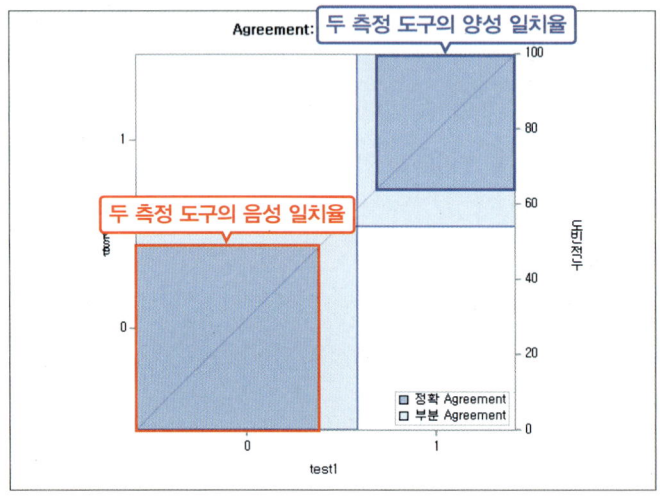

그림 18-12

병원용 혈압계와 가정용 스마트폰 혈압계의 양성과 음성 일치율이 상당한 일치율을 보이는 것으로 나타났습니다. 이는 통계적으로 Cohen's Kappa 상관계수가 .696으로 나타났으며, 유의확률 역시 .001 미만으로 유의하다는 것을 알 수 있습니다($K$ = .696 [.554-.837], $p$ < .001).

## 06 » 논문 결과 작성하기

재현성 검사(Cohen's Kappa Coefficient) 결과표에 대한 해석은 다음 3단계로 작성합니다.

**❶ 분석 내용과 분석법 설명**
"병원용 혈압계(변수1)와 가정용 스마트폰 혈압계(변수2)의 고혈압 여부 간의 일치도를 검증하기 위해 재현성 검사(Cohen's Kappa Coefficient)(분석법)를 실시하였다."

**❷ p값이 유의한 경우($p<.05$)**
두 변수의 K값 수준을 통해 일치도를 제시한다.

**❸ p값이 유의하지 않은 경우($p>.05$)**
"혈압계 종류(평가자 혹은 평가도구)에 따라 고혈압 여부는 유의한 차이를 보이지 않았다($p>.05$)."라고 작성한다.

위의 3단계에 맞춰 앞에서 실습한 출력 결과 값을 작성하면 다음과 같습니다.

❶ 병원용 혈압계의 혈압 수치와 가정용 스마트폰 혈압계의 혈압 수치 간의 일치도를 검증하기 위해 재현성 검사인 Cohen's Kappa Coefficient를 실시하였다.

❷ 그 결과 병원용 혈압계와 가정용 스마트폰 혈압계는 고혈압 여부를 진단하는 데 있어 상당한 일치성이 있다고 평가되었다($K=.696[.554-.837]$, $p<.001$).

**[재현성 검사(Cohen's Kappa Coefficient) 논문 결과표 완성 예시]**

⟨Table⟩ 병원용 혈압계와 가정용 스마트폰 혈압계 고혈압 여부 일치도 검정

| Variable | K | 95% CI | p |
|---|---|---|---|
| 고혈압 여부 | .696 | (.554−.837) | <.001 |

The p-value is the result of using Intraclass correlation coefficient.

병원용 혈압계의 혈압 수치와 가정용 스마트폰 혈압계의 혈압 수치 간의 일치도를 검증하기 위해 재현성 검사인 Cohen's Kappa Coefficient를 실시하였다.

 그 결과 병원용 혈압계와 가정용 스마트폰 혈압계는 고혈압 여부를 진단하는 데 있어 상당한 일치성이 있다고 평가되었다($K=.696[.554-.837]$, $p<.001$).

# SECTION 19 동등성 & 비열등성 검정

## 01 » 기본 개념과 연구 문제

보건의학 연구에서는 실험군 측정 결과가 대조군 측정 결과보다 우월함을 증명하는 것이 아니라 실험군과 대조군을 비교했을 때 유효성이 유사하거나 열등하지 않음을 증명하는 경우가 있습니다. 예를 들면, 새로운 치료법이 기존 치료법에 비해 효과가 뒤떨어지지 않는다는 것을 입증하는 경우입니다. 이러한 경우를 입증하기 위해 동등성 또는 비열등성 검정을 진행합니다.

**동등성 검정(Equivalence test)**은 새로운 치료법을 적용한 실험군의 유효성 평가 결과가 기존 치료법을 적용한 대조군과 비교했을 때 임상적으로 유의한 차이가 없음을 입증하는 방법입니다. **비열등성 검정(Non-inferiority test)**은 기존 치료법을 적용한 대조군에 비해 새로운 치료법을 적용한 실험군의 효과가 열등하지 않음을 입증하는 방법입니다.

동등성 검정과 비열등성 검정 모두 실험을 진행하기에 앞서 마진을 설정합니다. 마진은 동등성 또는 비열등성을 입증하기 위한 기준으로, 검정 방법에 따라 동등성 마진과 비열등성 마진으로 나뉩니다. 실험군과 대조군의 측정 결과 차이가 마진 내에 있으면 유사하다고 판단할 수 있는 수치로 설정합니다.

동등성 검정 가설의 형태는 다음과 같습니다.

> **동등성 가설 형태 :** (변수1 = 치료법1)과 (변수2 = 치료법2) 간의 효과에 차이가 없을 것이다.
> $|\mu_1 - \mu_2| < \triangle$    $\triangle$ : 동등성 마진

가설에 따라 동등성 검정을 확인하는 과정은 [그림 19-1]과 같습니다. 실험군 변수와 대조군 변수 차이의 95% 신뢰구간을 구하고 동등성 마진을 표시(붉은 점선)하여 비교합니다. 그림과 같이 동등성 마진의 범위 안에 신뢰구간이 존재하는 경우 동등성을 가진다고 판단합니다.

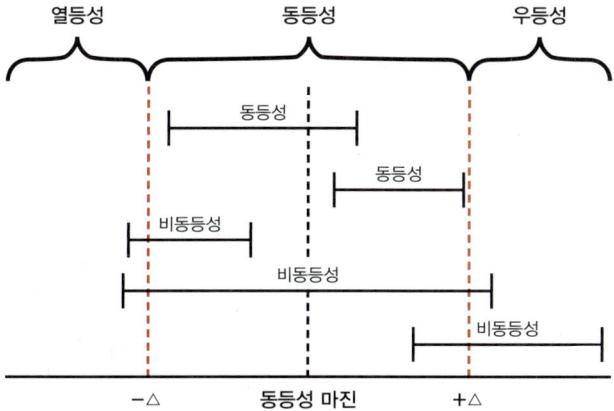

그림 19-1 **동등성 검정 확인**

비열등성 검정은 동등성 검정과 달리 마진의 하한치만 설정하여 판단합니다. 비열등성 검정의 가설 형태는 다음과 같습니다.

> **비열등성 가설 형태 :** (변수1 = 치료법1)이 (변수2 = 치료법2)보다 열등하지 않을 것이다.
> $-\triangle < \mu_1 - \mu_2$  △ : 비열등성 마진

비열등성 검정은 새로운 치료법이 기존 치료법보다 효과가 떨어지지 않는다는 가설에서 시작합니다. 변수 차이의 신뢰구간을 구하고 마진을 적용하는 것은 동등성 검정과 같습니다. 차이점은 마진을 양쪽 범위가 아닌 하한치만으로 설정한다는 점입니다. [그림 19-2]와 같이 변수 차이의 신뢰구간이 비열등성 마진의 하한치 이하로 넘어가지 않을 때 비열등성을 가진다고 판단합니다.

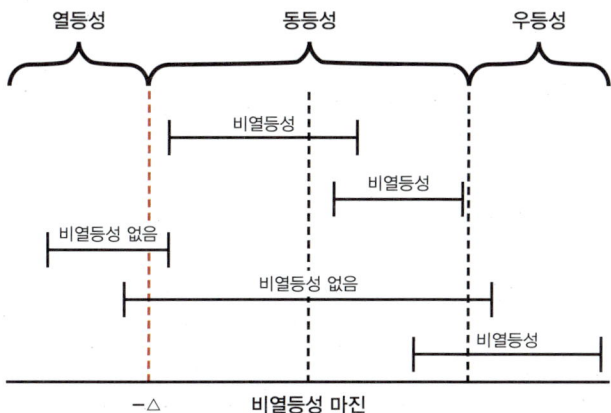

그림 19-2 **비열등성 검정 확인**

동등성 & 비열등성 검정에서 마진의 적용을 제외한 나머지 과정은 동일하기 때문에 SAS 분석은 비열등성 검정만 진행하겠습니다. 먼저 어떤 경우에 비열등성 검정을 실시하는지 살펴보겠습니다. 이어서 어떻게 분석하는지, 결과 해석은 어떻게 진행하는지 파악해보겠습니다.

### 문제 19-1 | 새로운 당뇨 치료제와 기존 당뇨 치료제 간 비열등성 검정

실습파일 : noninferiority.csv

새로운 당뇨 치료제의 효과를 증명하기 위해 당뇨 환자를 실험군과 대조군으로 25명씩 무작위 배정하였다. 실험군에는 새로운 당뇨 치료제를, 대조군에는 기존 당뇨 치료제를 투여하였다. 임상적으로 당뇨 수치의 차이가 5 미만이면 차이가 없다고 할 때, 새로운 치료제가 기존 치료제보다 열등하지 않은지 검정해보자.

- **group** : 치료제(1: 기존 당뇨 치료제, 2: 새로운 당뇨 치료제)
- **score** : 당뇨 수치

새로운 당뇨 치료제가 기존 당뇨 치료제보다 열등하지 않은지 검정하고자 할 때에는 비열등성 검정을 실시합니다.

기본 가설 형태는 다음과 같습니다.

> **가설 형태** : (변수1)이 (변수2)보다 열등하지 않을 것이다.

여기서 변수1과 변수2 자리에 각각 '새로운 당뇨 치료제'와 '기존 당뇨 치료제'를 적용하면 가설은 다음과 같이 나타낼 수 있습니다.

> **가설** : (새로운 당뇨 치료제)가 (기존 당뇨 치료제)보다 열등하지 않을 것이다.

### 히든그레이스 데이터분석팀 생각

비열등성 마진 혹은 동등성 마진을 너무 크게 설정한다면 임상적으로 의미가 없습니다. 또한 과거에 사용한 대조약의 효과가 현재 환경에서는 달라질 수 있기 때문에 마진을 설정할 때는 통계학적·임상적 측면을 모두 고려해야 합니다.

## 02 » 파일 불러오기 & 확인하기

**1** 실습파일을 불러오기 위해 윈도우의 파일 탐색기에서 경로를 확인합니다. 경로 창을 클릭하여 복사한 뒤, 경로를 설정합니다. 비열등성 검정에 사용할 데이터 명칭은 NONI로 설정하겠습니다.

```
CSV 파일 불러오기

PROC IMPORT OUT = NONI /*데이터셋 명칭 설정*/
    DATAFILE = "D:\SAS 실습파일\noninferiority.csv" /*경로 설정*/
    DBMS = CSV REPLACE; *불러올 파일 형식을 CSV로 지정;
    GETNAMES = YES; *첫 행에 입력된 값을 변수명으로 사용;
RUN;
```

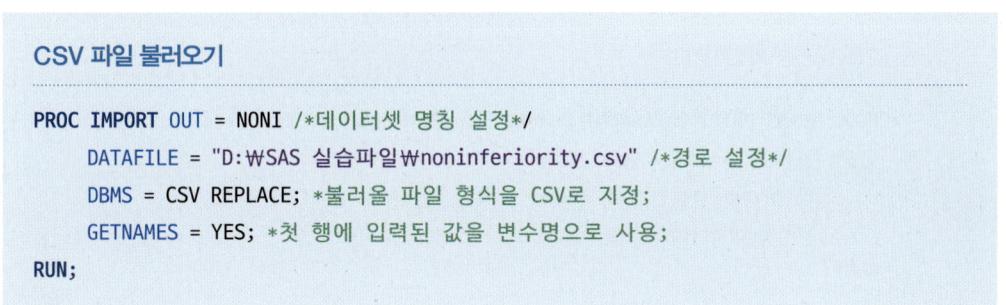

그림 19-3

로그 창에서 데이터셋이 제대로 생성되었는지 확인할 수 있습니다.

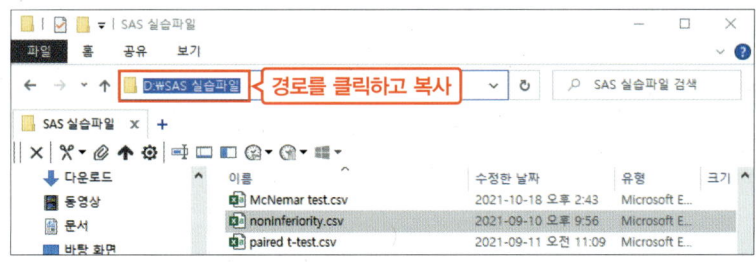

그림 19-4

**2** 분석할 변수를 간단히 확인하기 위해 PROC CONTENTS 명령어를 사용합니다.

```
변수명 확인하기

PROC CONTENTS DATA=NONI; *데이터셋 지정;
RUN;
```

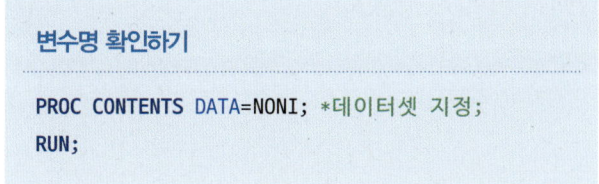

그림 19-5

SECTION 19 동등성 & 비열등성 검정

## 03 » 분석 진행하기

**1** 비열등성 검정을 위한 독립표본 t-검정 전, **PROC MEANS** 명령어로 기술통계를 실행하여 정규성을 확인합니다. 정규성은 **왜도**가 -3~+3 범위일 때, **첨도**가 -10~+10 범위일 때 만족한다고 판단합니다.[1]

**기술통계량 확인하기**

```
PROC MEANS PRINT DATA=NONI N MEAN STD SKEWNESS KURTOSIS; *데이터셋 지정 및 집단크기,
평균, 표준편차, 왜도, 첨도 계산;
    BY group; *집단별로 통계량 출력;
    VAR score; *당뇨 정도를 분석;
RUN;
```

**SAS 시스템**

**MEANS 프로시저**

group=1

분석 변수 : score

| N | 평균 | 표준편차 | 왜도 | 첨도 |
|---|---|---|---|---|
| 25 | 126.9200000 | 8.4059503 | 0.1598976 | -0.1174118 |

group=2

분석 변수 : score

| N | 평균 | 표준편차 | 왜도 | 첨도 |
|---|---|---|---|---|
| 25 | 121.9200000 | 6.6264621 | -0.1122356 | -0.7935893 |

그림 19-6

**2** 독립표본 t-검정 명령어인 **PROC TTEST**로 기술통계량 값과 등분산 검정, 독립표본 t-검정 결과를 확인할 수 있습니다.

**독립표본 t-검정 실행하기**

```
PROC TTEST DATA=NONI; *데이터셋 지정;
    CLASS group; *독립변수 지정;
    VAR score; *score 변수에 대한 결과 확인;
RUN;
```

---

[1] Kline, R. B. (2016). Principles and practice of structural equation modeling. Guilford publications.

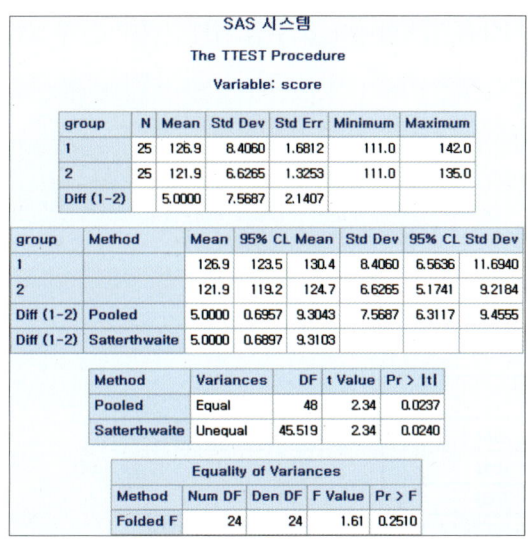
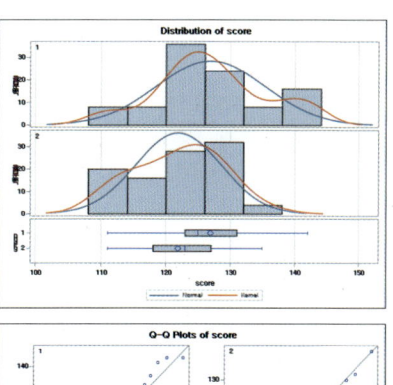
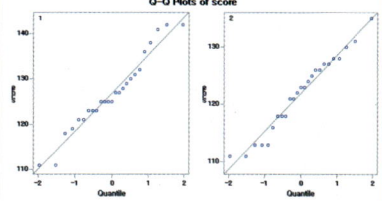

그림 19-7

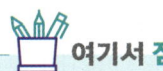 여기서 잠깐

동등성 검정도 비열등성 검정과 동일하게 기술통계량 확인, 등분산 검정, 독립표본 t-검정 순으로 분석을 진행합니다.

## 04 » 결과표 작성하기

**1** 한글에서 다음과 같이 결과표 틀을 만들고, 비열등성 검정에 사용한 변수를 작성합니다. 연구 문제를 참고하여 '기존 당뇨 치료제'와 '새로운 당뇨 치료제'를 변수로 입력합니다.

### 문제 19-1 : 새로운 당뇨 치료제와 기존 당뇨 치료제 간 비열등성 검정

실습파일 : noninferiority.csv

새로운 당뇨 치료제의 효과를 증명하기 위해 당뇨 환자를 실험군과 대조군으로 25명씩 무작위 배정하였다. 실험군에는 새로운 당뇨 치료제를, 대조군에는 기존 당뇨 치료제를 투여하였다. 임상적으로 당뇨 수치의 차이가 5 미만이면 차이가 없다고 할 때, 새로운 치료제가 기존 치료제보다 열등하지 않은지 검정해보자.

- group : 치료제 (1: 기존 당뇨 치료제, 2: 새로운 당뇨 치료제)
- score : 당뇨 수치

| Variable | M | SD | 95% CI | p |
|---|---|---|---|---|
| 기존 당뇨 치료제 | | | | |
| 새로운 당뇨 치료제 | | | | |

The data are given as the value.; $p<.05$ value was accepted as significant level and the significant differences between the groups were shown in bold.
The p-value is the result of using non-inferiority test.

그림 19-8

**2** [그림 19-6]을 참조하여 기술통계량을 입력합니다. 소수점 아래 자릿수는 통일합니다.

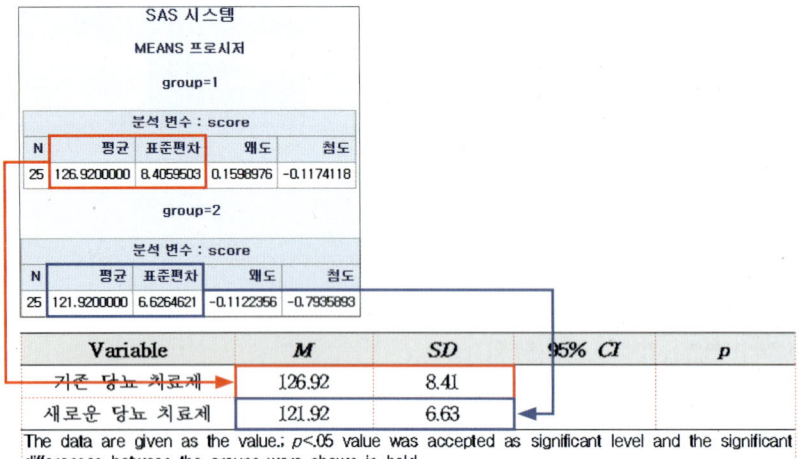

그림 19-9

**3** 독립표본 t-검정 결과인 [그림 19-7]을 참조하여 값을 입력합니다. 95% CI값과 p값은 **분산의 동질성 검정**(Equality of Variances) 결과에 따라, **p값**이 **0.05 이상**이면 분산이 같은(Equal) 경우인 **Pooled** 행을, **0.05 미만**이면 분산이 다른(Unequal) 경우인 **Satterthwaite** 행을 참고합니다. p값에 따라 별(*)표를 위첨자로 달아주고 필요한 경우 볼드체(진하게)를 적용합니다.

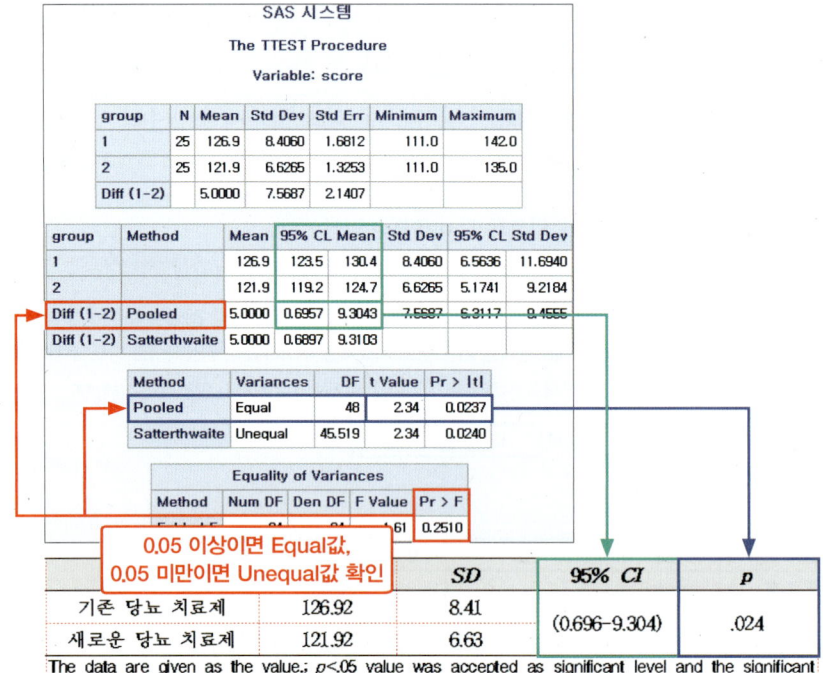

그림 19-10

## 05 » 분석 결과 해석하기

**1** 다음 그림에서 각 집단의 기술통계량을 확인합니다.

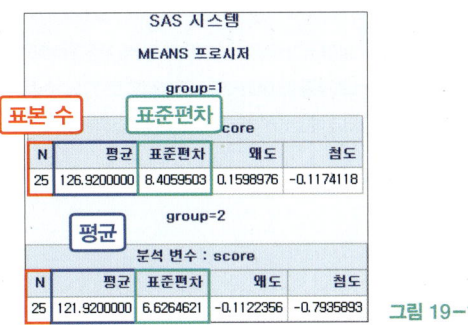

그림 19-11

집단 1(기존 당뇨 치료제)에서 당뇨 수치의 평균은 126.92이며 표준편차는 8.41로 나타났습니다. 집단 2(새로운 당뇨 치료제)에서 당뇨 수치의 평균은 121.92이며 표준편차는 6.63으로 나타났습니다.

**2** 다음 그림의 등분산 검정 결과에서 p값(Pr > F)을 확인하여 2개의 집단이 동일한 분산을 갖는지, 다른 분산을 갖는지 확인합니다. 유의수준(0.05)을 초과한다면 집단 간 차이가 없는 등분산으로 정의합니다.

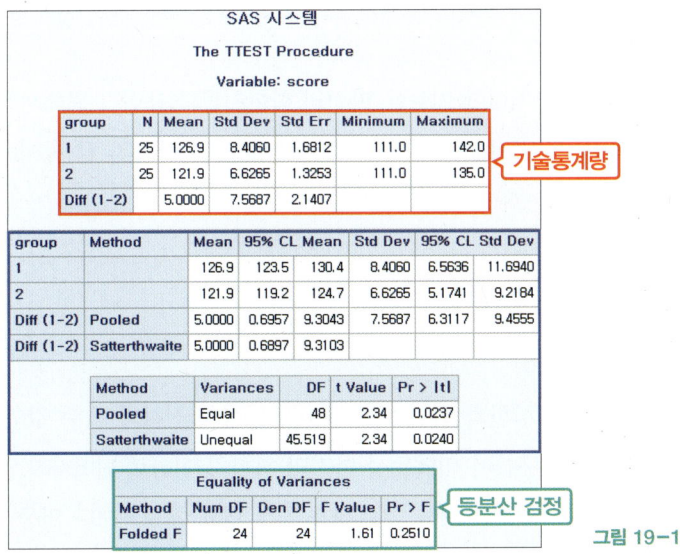

그림 19-12

p값이 0.2510으로 0.05를 초과하여 등분산으로 확인되었습니다. 등분산이므로 독립표본 t-검정 결과 중, Pooled 행(Equal)의 t값과 p값을 확인합니다. 만약 등분산 검정 결과에서 p값이 0.05 미만으로 나타났다면 Satterthwaite(Unequal) 행의 t값과 p값을 확인합니다.

**3** 연구 문제와 독립표본 t-검정 결과에서 각각 비열등성 마진과 95% 신뢰구간을 확인합니다.

>  **문제 19-1** 새로운 당뇨 치료제와 기존 당뇨 치료제 간 비열등성 검정
>
> 📁 실습파일 : noninferiority.csv
>
> 새로운 당뇨 치료제의 효과를 증명하기 위해 당뇨 환자를 실험군과 대조군으로 25명씩 무작위 배정하였다. 실험군에는 새로운 당뇨 치료제를, 대조군에는 기존 당뇨 치료제를 투여하였다. 임상적으로 당뇨 수치의 차이가 5 미만이면 차이가 없다고 할 때, 새로운 치료제가 기존 치료제보다 열등하지 않은지 검정해보자.
>
> [비열등성 마진]
>
> • 제(1: 기존 당뇨 치료제, 2: 새로운 당뇨 치료제)
> • score : 당뇨 수치

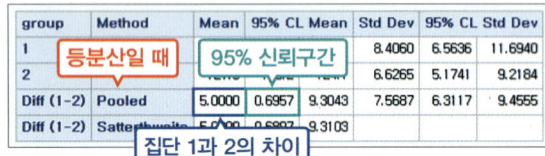

그림 19-13

위 그림에서 새로운 당뇨 치료제와 기존 당뇨 치료제 간 차이에 해당하는 95% 신뢰구간을 확인합니다. 이렇게 구한 신뢰구간과 비열등성 마진을 비교하여 비열등성을 검정할 수 있습니다. 비열등성을 검정하기 위한 가설은 다음과 같이 나타낼 수 있습니다.

> 가설 : -비열등성 마진값 < 95% 신뢰구간

비열등성 마진값을 음수(-)로 처리한 이유는 마진의 하한치를 적용하기 위해서입니다. 연구 문제에서 제시한 비열등성 마진값과 현재 분석 결과에 맞춰 다음과 같은 식으로 나타낼 수 있습니다.

> 가설 : -5 < 0.696 ~ 9.304

위 관계에서 95% 신뢰구간의 상한과 하한이 모두 비열등성 마진값의 음수 값인 -5보다 크게 나타났으므로 95% 신뢰구간이 비열등성 마진의 하한치 이하로 넘어가지 않는 것을 확인할 수 있습니다. 그 결과, 새로운 당뇨 치료제가 기존 당뇨 치료제보다 열등하지 않으며 유의하다고 판단할 수 있습니다($CI=(0.696-9.304)$, $p=.024$).

**4** 다음 두 그래프는 모두 정규성을 검증할 수 있는 그래프입니다. (a)는 정규분포와 데이터 분포 그래프를 비교하는 방식이며, (b)는 산점도 형식으로 제시하여 정규성을 확인하는 방식입니다.

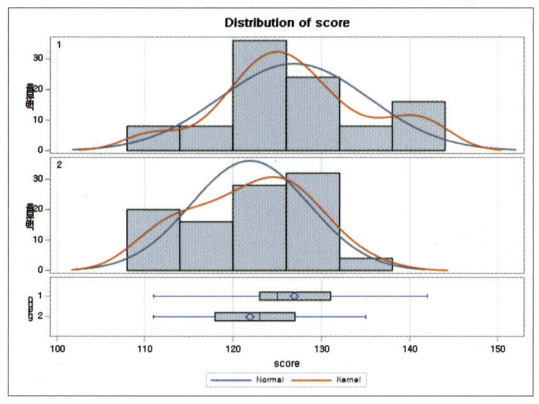

(a) 정규분포와 데이터 분포 비교

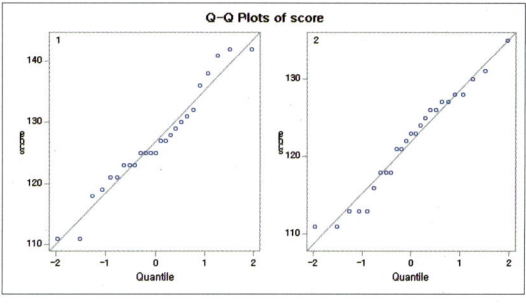

(b) 정규성 검정을 위한 Q-Q plot

그림 19-14

(a)의 경우, 데이터 분포가 정규분포와 모양이 유사하다면 정규성이 검증되었다고 말합니다. (b)에서는 제시된 직선과 점들이 가깝게 분포할 경우에 정규성이 검증되었다고 말할 수 있습니다. 정확한 기준이 있는 것은 아니기 때문에 연구자의 주관에 따라 결정됩니다.

## 06 » 논문 결과 작성하기

비열등성 검정 결과표에 대한 해석은 다음 4단계로 작성합니다.

**❶ 분석 내용과 분석법 설명**

"새로운 당뇨 치료제(변수1)가 기존 당뇨 치료제(변수2)보다 열등하지 않은지 검증하기 위해 비열등성 검정(분석법)을 실시하였다."

**❷ p값이 유의하고, 비열등성 마진을 넘지 못할 경우**

유의확률(p)이 0.05 미만으로 유의한 차이가 있고 95% 신뢰구간이 비열등성 마진인 −5를 넘어서지 않을 때는 "새로운 당뇨 치료제와 기존 당뇨 치료제의 95% 신뢰구간이 비열등성 마진을 넘어서지 않아 새로운 당뇨 치료제가 기존 당뇨 치료제보다 열등하지 않다고 판단할 수 있다(95% $CI$=(0.696-9.304), $p$=.024)."로 기술한다.

### ❸ p값이 유의하지만, 비열등성 마진을 넘을 경우

유의확률(p)이 0.05 미만으로 유의한 차이가 있지만 95% 신뢰구간이 비열등성 마진을 넘을 때는 "새로운 당뇨 치료제와 기존 당뇨 치료제가 차이가 있지만, 95% 신뢰구간이 비열등성 마진인 −5를 넘었기 때문에 새로운 당뇨 치료제가 기존 당뇨 치료제보다 열등하지 않다고 판단할 수 없다(p=.024)."로 기술한다.

### ❹ p값이 유의하지 않은 경우(p>.05)

유의확률(p)이 0.05 이상으로 유의하지 않을 때는 "새로운 당뇨 치료제와 기존 당뇨 치료제의 비열등성 검정은 유의한 차이를 보이지 않았다(p>.05)."로 마무리한다.

위의 4단계에 맞춰 앞에서 실습한 출력 결과 값을 작성하면 다음과 같습니다.

❶ 새로운 당뇨 치료제가 기존 당뇨 치료제보다 열등하지 않은지 검증하기 위해 비열등성 검정을 실시하였다.

❷ 그 결과 새로운 당뇨 치료제와 기존 당뇨 치료제의 95% 신뢰구간은 비열등성 마진인 −5를 넘지 않았다. 새로운 당뇨 치료제가 기존 당뇨 치료제보다 열등하지 않다고 판단할 수 있다 (95% CI=(0.696−9.304), p=.024).

**[비열등성 검정 논문 결과표 완성 예시]**

⟨Table⟩ 새로운 당뇨 치료제와 기존 당뇨 치료제 간 비열등성 검정

| Variable | M | SD | 95% CI | p |
|---|---|---|---|---|
| 기존 당뇨 치료제 | 126.92 | 8.41 | (0.696−9.304) | **.024** |
| 새로운 당뇨 치료제 | 121.92 | 6.63 | | |

The data are given as the value.; $p<.05$ value was accepted as significant level and the significant differences between the groups were shown in bold.
The p-value is the result of using non-inferiority test.

새로운 당뇨 치료제가 기존 당뇨 치료제보다 열등하지 않은지 검증하기 위해 비열등성 검정을 실시하였다. 그 결과 새로운 당뇨 치료제와 기존 당뇨 치료제의 95% 신뢰구간은 비열등성 마진인 −5를 넘지 않았다. 새로운 당뇨 치료제가 기존 당뇨 치료제보다 열등하지 않다고 판단할 수 있다(95% CI=(0.696−9.304), p=.024).

# PART 03

# R & jamovi를 활용한 메타분석

**CONTENTS**

20 메타분석과 체계적 문헌 고찰에 대한 이해
21 메타분석의 단계
22 효과크기 계산과 분석
23 조절효과 분석
24 출간오류 분석
25 누적 메타분석과 민감도 분석
26 메타분석 출력 결과 해석과 결과 보고 방법

PART 03에서는 의학보건통계 분야에서 새롭게 대두되고 있는 연구 방법인 메타분석 방법을 설명합니다. 실제로 의학보건통계를 진행할 때 메타분석을 많이 활용하고 있지만 시중에 나온 메타분석 관련 서적을 보면 통계적 개념만 설명하고 있어 연구에 적용하기가 어렵습니다. 그래서 이 책에서는 연구자에게 실질적인 도움이 될 수 있도록, 메타분석 예제를 통해 분석 방법을 자세히 설명하고 출력 결과에 대한 해석과 기록 방법까지 꼼꼼하게 담았습니다.

# SECTION 20 메타분석과 체계적 문헌 고찰에 대한 이해

## 01 » 메타분석에 대한 이해

### 기본 개념

우리가 흔히 알고 있는 일반적인 연구는 연구자가 직접 수집한 개별 데이터를 분석하거나 이미 수집된 데이터(2차 데이터)를 분석하는 방법으로 진행합니다. 반면, 메타분석(meta-analysis)은 **특정 연구 문제와 관련된 선행 연구들의 다양한 연구 결과를 추출하여 체계적이고 계량적으로 통합하는 연구 방법**입니다. 메타분석은 심리학·교육학·사회복지학 등의 사회과학 분야, 의학·간호학·보건학 등의 의학보건 분야에서 적극적으로 활용되고 있습니다.

의학보건 분야의 경우, 메타분석은 1979년 영국의 의학자인 아치 코크란(Archie Cochrane)이 최초로 진행했습니다. 그는 "의료 분야에 믿을 만한 최신 연구 분야를 종합할 방법을 고안해야 한다"라고 주장하며, 코크란(Cochrane)이라는 비영리 단체를 설립하였습니다. 이 단체는 의료 분야에 대한 메타분석을 진행하면서 메타분석의 표준을 마련하여 배포하고 있습니다.

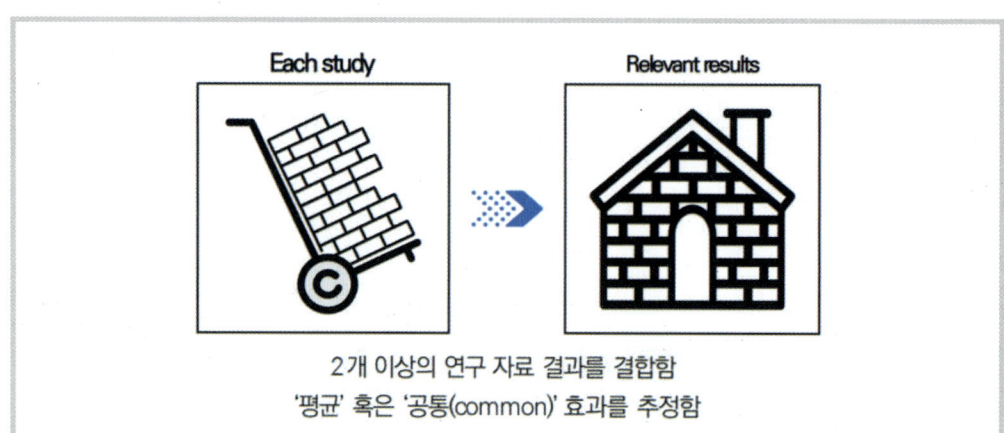

그림 20-1 메타분석의 개념

[그림 20-1]과 같이 개별 연구를 벽돌이라고 하면, 그 벽돌을 모아 집을 짓는 것을 메타분석이라고 할 수 있습니다. 2개 이상의 연구 자료 결과를 결합하여, '평균' 혹은 '공통(common)' 효과를 추정하는 과정이 바로 메타분석입니다. 이때 단순히 연구 결과를 모으는 것이 아니라 분석하고 평가하는 과정이 반드시 필요하므로, 개별 연구를 분석할 때보다 분석적 역량이 더 필요합니다.

**히든그레이스 데이터분석팀 생각**

메타분석 수행에 필요한 역량

- 연구 분야에 대한 전문 지식과 경험
- 문헌 탐색 및 선정 등 정보과학 분야의 전문성
- 계량적 분석에 대한 전문성과 지식

## 메타분석의 필요성과 장점

개별 연구 결과의 경우, 동일한 연구 주제일지라도 연구마다 다른 결과가 나타날 수 있어 일관되지 못하거나 가끔은 서로 상충되기도 합니다. 메타분석에서는 이러한 개별 연구의 문제점을 보완하기 위해 연구 주제가 같은 여러 연구를 종합하여 분석합니다. 이를 통해 객관적인 결론을 도출할 수 있고, 방대한 기존 문헌 정보를 과학적으로 정리할 수 있습니다. 또한 향후 연구가 필요한 부분을 제안하는 데 체계적인 근거를 제공할 수 있습니다.

증거기반실천(Evidence-Based Practice, EBP)은 수집 가능한 모든 과학적 조사연구를 평가하고, 가장 좋은 실천(정책) 결과를 나타낼 가능성이 높은 실천(정책) 방법을 선택하여 적용하는 것을 말합니다. EBP는 의학 분야에서 처음 사용된 용어로, EBP에 필요한 과학적인 근거를 마련할 수 있다는 점에서 메타분석을 선호하고 있습니다. EBP는 과학적인 근거와 실천가의 전문성, 클라이언트의 특성을 통합하여 수행합니다.

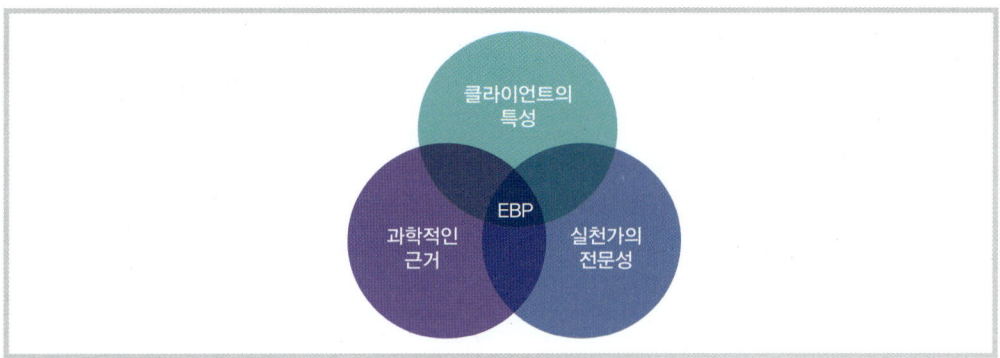

그림 20-2 증거기반실천(Evidence-Based Practice, EBP)

메타분석의 장점은 다음과 같습니다.

❶ 효과크기 및 효과크기의 불확실성을 정량적으로 측정할 수 있습니다.
❷ 연구 대상 수를 증가시켜 통계 검정력과 정밀도를 높이고, 소규모 연구에서 뚜렷하지 않았던 결과를 더욱 정확하게 분석할 수 있습니다.
❸ 연구 간 이질성의 이유를 밝히고, 포괄적이며 객관적인 결과를 얻어서 개별 연구들 간의 논란을 해결할 수 있습니다.
❹ 통합된 결과를 기반으로 새로운 가설을 제공할 수 있습니다.
❺ 모수를 더 정확하게 추정할 수 있습니다.
❻ 선행 연구만으로 연구가 가능합니다.
❼ 결과에 영향을 끼칠 만한 요인에 대해 분석할 수 있습니다.
❽ 오류 왜곡을 최소화할 수 있습니다.
❾ IRB(생명윤리위원회) 심의 대상이 아니기 때문에 심의가 면제됩니다. 다만, 학교나 학과에서 심의를 요구하는 경우에는 심의를 진행해야 할 수도 있습니다.

### 메타분석을 진행하기 전 고려 사항

메타분석을 진행하기 전, 메타분석에 적합한 자료를 찾기 위해 고려해야 할 사항은 다음과 같습니다.

❶ 메타분석 연구 주제에서 어떤 비교를 할 수 있는가?
❷ 변수 간 비교를 할 때 어떤 결과가 사용되어야 하는가?
❸ 변수 간 비교에서 효과에 대한 최적의 요약 통계량은 무엇인가?
❹ 변수 간 비교에서 참고한 개별 연구 결과들은 유사한가?
❺ 개별 연구의 요약 통계량은 얼마나 신뢰할 만한가?

> **히든그레이스 데이터분석팀 생각**
>
> **메타분석에 적합한 자료의 조건**
> - 연구 주제에 부합하는 충분한 양의 선행 연구 결과물을 수집할 수 있어야 합니다.
> - 각 연구에서 효과크기와 평균, 표준편차, 오즈비, 사례 수(표본 수), p값이 밝혀져야 합니다.

경영정보관리에서 'Garbage In Garbage Out(GIGO)'이라는 용어를 사용합니다. GIGO는 불필요한 정보를 입력하면 불필요한 정보밖에 출력되지 않는다는 의미입니다. 메타분석에서도 마찬가지입니다. 바르고 좋은 개별 연구들을 선택해야 좋은 결과를 산출할 수 있습니다. 메타분석을 진행할 때, 적절한 개별 연구들을 종합하는 것이 아니라 단순히 많은 연구들을 종합하는 것에 그친다면 그 분석은 의미 없는 연구가 될 수 있습니다. 그러므로 메타분석에서는 개별 연구들을 어떤 기준으로 선택하느냐가 중요합니다. 개별 연구들을 선택하는 과정에서 메타분석을 진행할 수 없는 경우는 다음과 같습니다.

### 1. 연구 간에 PIO가 동질하지 않을 경우
P(participant)는 '연구 대상자', I(intervention)는 '개입 방법, 프로그램, 치료', O(outcome)는 '연구 결과'를 의미합니다. 메타분석을 수행하기 위해서는 연구 간에 PIO가 동질한지 확인해야 합니다.

### 2. 개별 연구의 비뚤림 위험이 있는 경우
비뚤림(bias)은 연구를 진행하면서 연구의 설계 과정, 수행 과정, 분석 과정 등에 발생할 수 있는 부적절한 요소, 즉 논문 결과를 왜곡시킬 수 있는 요소를 말합니다. 잘 설계된 논문일수록 비뚤림의 위험성이 감소합니다.

### 3. 출간오류가 너무 심한 경우
출간오류(Publication Bias)는 연구 결과가 선별적으로 출간(보고)되는 경향, 즉 연구의 질과 관계없이 통계적으로 유의미한 결과를 도출한 연구가 그렇지 않은 연구 결과보다 잘 출간(보고)되는 경향에 따라 발생하는 오류를 말합니다. 출간오류가 너무 심한 경우 메타분석의 결과를 왜곡할 가능성이 있습니다.

## 사회과학 분야 메타분석과 의학보건 분야 메타분석의 차이

사회과학 분야의 메타분석은 양적 조사연구를 요약하여 정책 형성의 초기 단계에 많은 지침을 마련하고, 정책 또는 프로그램 개입의 결과를 검토하는 데 활용되고 있습니다. 의학보건 분야의 메타분석은 새로운 의료 서비스 또는 건강관리 개입에 대한 효과를 평가하는 방법으로 활용되고 있으며, 진료 서비스 향상을 위한 진료 지침(clinical practice guidelines)을 개발하는 데에도 활용되고 있습니다.

사회과학 분야 메타분석의 목적은 두 변수 간 관계의 정도나 두 집단 간 차이를 알아보는 것입니다. 연속된 데이터의 평균 차이 또는 상관관계로 효과크기를 확인합니다. 의학보건 분야 메타분석의 목적은 의사가 의사결정을 할 때 정보를 제공할 수 있는 근거를 마련하고, 실험집단(처치군)과 비교집단(대조군) 간의 치료(건강관리) 개입의 차이를 통해 개입의 효과를 알아보는 것입니다. 이분형 데이터의 승산비율, 이벤트 발생비율로 치료 효과를 확인합니다. 또한 연구 중인 중심현상의 인과관계를 이해하기 위해 이질성을 식별하고 설명하는 데 초점을 맞추며, 연속형 데이터를 바탕으로 중요한 효과크기를 확인합니다.

[그림 20-3]을 보면, 인문·사회과학 분야(■, Social Sciences and Humanities)와 의학 분야(■, Medical Sciences), 생명과학 분야(■, Life Sciences)에서 메타분석 연구가 증가하고 있고, 특히 의학 분야의 메타분석 연구가 급속하게 증가하는 것을 확인할 수 있습니다. 대부분의 메타분석 문헌이 타 분야보다 의학에서 많이 나오고 있습니다.

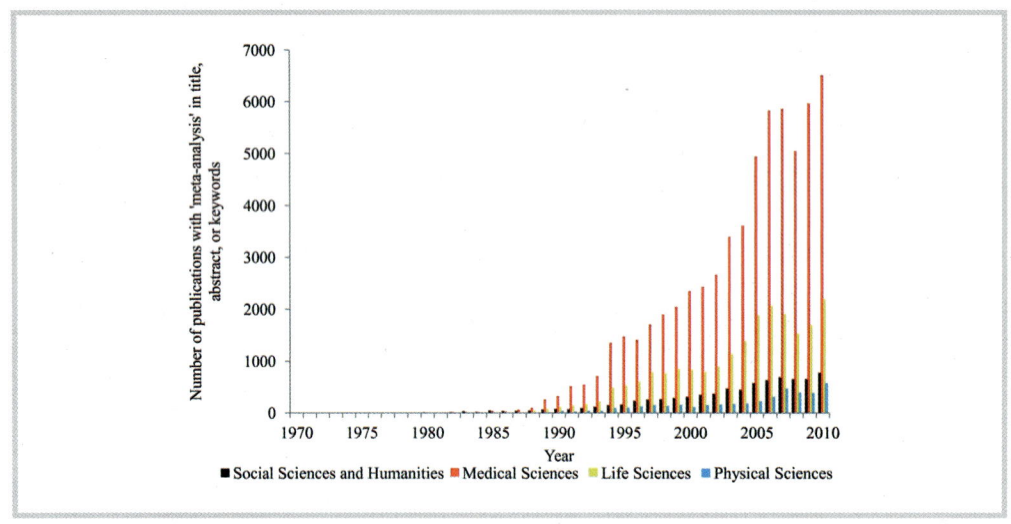

그림 20-3 메타분석 연구 동향[1]

## 메타분석이 가능한 통계 프로그램

메타분석이 가능한 통계 프로그램으로 CMA, Stata, RevMan, R, jamovi 등이 있습니다. 통계 프로그램마다 가중치가 다르게 적용되기 때문에 같은 데이터를 다른 통계 프로그램에 넣어 분석을 진행하면, 통계 수치가 똑같이 출력되지는 않습니다. 하지만 해석되는 결과의 방향성은 동일하게 나타납니다. [표 20-1]은 통계 프로그램의 가격과 라이선스, 확장성을 비교하여 정리한 것입니다.

표 20-1 메타분석이 가능한 통계 프로그램 비교

| Software | 가격 | 라이선스 | 확장성 |
| --- | --- | --- | --- |
| CMA | 유료 | 연간 구독용 | 제한적 |
| Stata | 유료 | 영구 | 범용적 |
| RevMan | 무료 | 영구 | 제한적 |
| R | 무료 | 영구 | 범용적 |
| jamovi | 무료 | 영구 | 범용적 |

[1] Davis, J., Mengersen, K., Bennett, S., & Mazerolle, L. (2014). Viewing systematic reviews and meta-analysis in social research through different lenses. SpringerPlus, 3(2), 1-9.

### ▪ CMA

CMA(Comprehensive Meta-Analysis Software)는 대표적인 메타분석 프로그램입니다. 다른 통계 프로그램과 달리 메타분석 전용 프로그램이며, 그래픽 사용자 입력 방식(GUI)으로 쉽게 사용할 수 있습니다. 그러나 상용 프로그램으로 가격이 비싼 편이라 이용하는 사람들에게 부담이 될 수 있습니다. 무료 시험 버전은 이름과 이메일로 가입한 후 10일 혹은 10회 중 먼저 도달하는 조건까지 이용할 수 있습니다.

### ▪ Stata

Stata는 분석 영역의 확장성이 좋아 최근에 개발된 중재 메타분석부터 진단검사 메타분석까지 다양한 메타분석이 가능합니다. Stata에서 사용하는 메타분석 통계 모듈은 Stata 저널에서 검증을 거쳐 표준을 제공하기 때문에 신뢰할 수 있습니다. 유료 서비스이고, 고급 이용자들이 선호하는 명령문 방식으로 분석을 진행하기 때문에 통계 프로그램 초보자가 사용하기는 어렵습니다.

### ▪ RevMan

RevMan(Review Manager)은 메타분석과 체계적인 문헌 고찰을 위한 프로그램으로 의학 분야에서 많이 사용합니다. 그래픽 사용자 입력 방식(GUI)으로 쉽게 사용할 수 있습니다. 기본적인 분석은 가능하지만 메타회귀분석을 할 수 없고, 여러 기능 면에서 제한이 많습니다. 이런 한계에도 불구하고 의학 분야에서는 메타분석 중 연구의 질을 검증할 수 있고, GRADE pro와 연동하여 근거 수준을 확인할 수 있기 때문에 RevMan을 많이 활용하고 있습니다. 여기서 근거 수준이란 출간오류에 의한 비뚤림을 포함하여 연구에서 자료의 신뢰성에 대한 추정 정도를 말합니다.

### ▪ R

R은 확장성이 좋은 무료 프로그램입니다. 메타분석을 포함한 다양한 분야에 대한 분석 방법이 개발되어 있지만, 구현하려면 상당한 수준의 학습이 필요합니다. 패키지 사용과 데이터 및 함수 설정 방법을 익히면 수월하게 메타분석을 진행할 수 있습니다. Rstudio를 이용하면 명령어를 입력하는 Source 창과 결과가 출력되는 Console 창, 정의된 데이터를 확인할 수 있는 Environment 창, 그래프를 출력하는 Plots 창이 각각 분리되어 있어 더욱 편리하게 분석할 수 있습니다.

### ▪ jamovi

jamovi도 무료 프로그램이며, 그래픽 사용자 입력 방식(GUI)으로 쉽게 사용할 수 있습니다. 추가 모듈(Module)을 설치하면 메타분석뿐 아니라 다양한 분석 방법을 적용할 수 있습니다. 분석 결과는 APA 양식으로 출력되며, Default 상태에서 추가 옵션을 주면 결과표에 반영되는 등 사용자 편의가 극대화된 프로그램입니다.

# 02 » 체계적 문헌 고찰에 대한 이해

## 기본 개념

체계적 문헌 고찰(SR, Systematic Review)은 **특정 질문에 대한 답을 도출하기 위해 기존 연구들을 검토하고 종합하는 연구방법론**입니다. 의학보건 분야의 체계적 문헌 고찰에서는 의학적인 진단, 치료, 예방 등에 대해서 기존 연구들을 포괄적으로 수집하고 분석하여 결론을 내립니다. 현재 의학보건 분야뿐 아니라 여러 분야에서 체계적 문헌 고찰을 선호하는 추세가 나타나고 있습니다. 여러 연구를 종합하는 과정에서 체계적인 방법을 적용하여 비뚤림(bias)을 최소화함으로써 결과의 신뢰성을 확보할 수 있습니다.[2]

체계적 문헌 고찰은 선정된 문헌을 단순히 모으는 것에 그치지 않고 평가하는 과정을 포함합니다. 연구 기획과 프로토콜 개발, 수행, 결과 작성을 거치기 때문에 해당 분야 전문가와 통계 전문가들이 협력하여 진행합니다. 그런데 체계적 문헌 고찰이 널리 알려지고 많이 사용됨에 따라, 잘못된 체계적 문헌 고찰 방식으로 인한 질 낮은 연구들이 증가하기도 했습니다. 이러한 문제점을 해결하고자 체계적 문헌 고찰의 등록(PROSPERO)과 체계적 문헌 고찰 평가 도구의 개발(AMSTAR II, ROBIS), 체계적 문헌 고찰의 표준 정립(MECIR, Methodological Expectations of Cochrane Intervention Reviews) 등의 움직임으로 이어졌습니다.[3]

> **히든그레이스 데이터분석팀 생각**
>
> 체계적 문헌 고찰을 다룬 자세한 자료로 MECIR 2020 버전을 참조하여 만든 매뉴얼과 현재 버전의 MECIR이 있습니다. 이 자료들은 의학 분야의 체계적 문헌 고찰을 다루고 있지만 다른 분야에서도 참고하여 활용할 수 있습니다.
>
> - **한글 버전 :** https://www.neca.re.kr → [연구정보] → [발간도서] → [NECA 연구방법 시리즈 – 의료기술평가방법론: 체계적 문헌고찰]
> - **영어 버전 :** https://community.cochrane.org/mecir-manual

---

[2] 조정환, 송금주. (2015). 체계적 문헌고찰 연구의 개요 및 체육학 분야의 적용사례. 한국체육측정평가학회지, 17(3), 1-12.
[3] 한국보건의료연구원. (2020). 의료기술평가방법론: 체계적 문헌고찰. 서울: 한국보건의료연구원

### 체계적 문헌 고찰과 메타분석의 관계

체계적 문헌 고찰은 주제와 관련된 논문들의 자료를 체계적·통합적으로 분석하는 방법이고, 메타분석은 주제와 관련된 개별 연구를 최소한 2개 이상 통계적으로 통합하는 방법입니다. 두 연구 방법은 동일한 주제로 나온 연구 결과들을 종합적으로 분석한다는 공통점이 있습니다. 메타분석이 계량적 연구 방법인 수치화를 중심으로 하는 분석 방법이라면, 체계적 문헌 고찰은 체계적이고 투명하며 반복 가능한 절차를 고안하는 연구방법론입니다.

[그림 20-4]를 보면, 체계적 문헌 고찰과 메타분석은 모든 리뷰에 속한 연구방법론입니다. 메타분석이 체계적 문헌 고찰에 포함된 관계가 아님을 확인할 수 있습니다. 체계적 문헌 고찰을 할 때 메타분석을 쓰는 연구도 있고, 쓰지 않는 연구도 있습니다. 메타분석을 할 때도 체계적 문헌 고찰 방법만 사용하는 게 아닙니다. 즉, 체계적 문헌 고찰과 메타분석은 겹치는 부분도 있지만 서로 다른 부분도 있습니다.

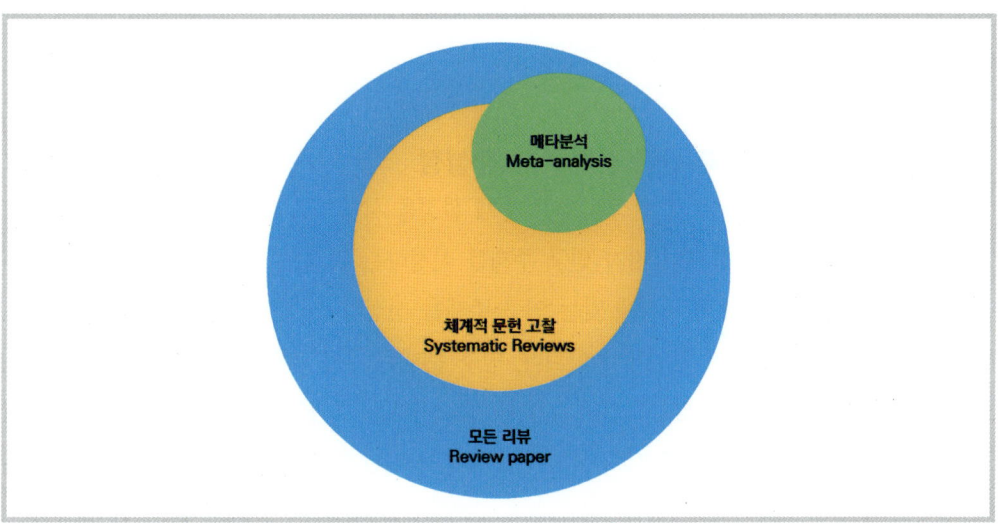

그림 20-4 체계적 문헌 고찰과 메타분석의 관계[4]

---

[4] 한국보건의료연구원. (2011). NECA 체계적 문헌고찰 매뉴얼

# SECTION 21 메타분석의 단계

일반적인 조사연구는 연구 주제 선정, 문헌 검색, 데이터 수집, 데이터 분석, 결과 작성 순으로 진행됩니다. 메타분석도 일반적인 조사연구와 비슷한 순서로 진행되는데, 연구 주제 선정 및 연구 문제 설정, 문헌의 체계적 검색, 연구의 질 검증 및 데이터 추출과 코딩, 데이터 분석, 결과 해석 및 보고서 작성의 5단계를 거칩니다.

### 1단계 : 연구 주제 선정과 연구 문제 설정

1단계에서는 연구 주제 선정과 연구 문제 설정을 시작으로 메타분석의 목적과 연구 가설을 명확하게 설정합니다. 연구자가 연구 주제를 선정하는 과정은 일반적인 조사연구 과정과 동일합니다. 연구자가 연구 목적에 맞는 연구 주제를 선정하고, 선정한 연구 주제에서 정확하게 어떤 용어를 사용하는지 확인해야 합니다. 연구 문제는 주로 개입 효과에 대해서 설정합니다. 예를 들면, '원예 프로그램이 노인의 우울을 감소시키는 효과가 있는가?'라는 연구 문제를 설정할 수 있습니다. 또는 '업무 강도와 번아웃 증후군의 관계는 어떠한가?'와 같이 변수 간 관계에 대한 연구 문제를 설정할 수도 있습니다. 이러한 연구 문제를 설정할 때는 포함할 연구, 효과크기의 유형, 연구 특성의 코딩 방법, 분석 방법을 결정해야 합니다.

연구 문제가 결정되면 관련 문헌들을 검색하고 찾아내는 과정으로 이어집니다. 문헌을 검색하기 전에 연구 선정 기준(포함할 연구)을 정확하게 하는 것이 중요한데, 다음과 같이 PICOS를 선정 기준으로 합니다.

**연구 선정 기준**
P(Population or Participants) : 연구 대상자
I(Intervention) : 개입 방법
C(Comparison) : 비교집단
O(Outcomes) : 연구 결과
S(Study designs) : 연구설계

## 2단계 : 문헌의 체계적 검색

2단계에 해당하는 문헌의 체계적 검색은 메타분석의 시작이라 볼 수 있습니다. 조사연구에서 설문조사와 실험을 진행하는 것처럼 메타연구에서는 문헌 검색을 진행해야 합니다. 문헌 검색은 많은 인내가 요구되고 힘든 과정이지만, 이 단계를 잘 마치면 메타분석의 절반 이상을 진행했다고 할 수 있습니다.

[그림 21-1]을 보면, 문헌 검색은 Core, Standard, Ideal로 분류할 수 있습니다. Core는 연구 주제에 따라 PUBMED, EMBASE, CENTRAL 등 대표적인 데이터베이스(이하 DB)에서 검색하는 것입니다. Standard는 전문가에게 문의하기, 주요 저널의 수기 검색하기, 대표적인 DB 외에 다른 DB에서 검색하기 등을 포함합니다. Ideal은 가장 이상적인 방법으로 학술 대회 초록집, 진행 중인 임상 시험, 미간행 논문 등에서 자료를 검색하는 것입니다.

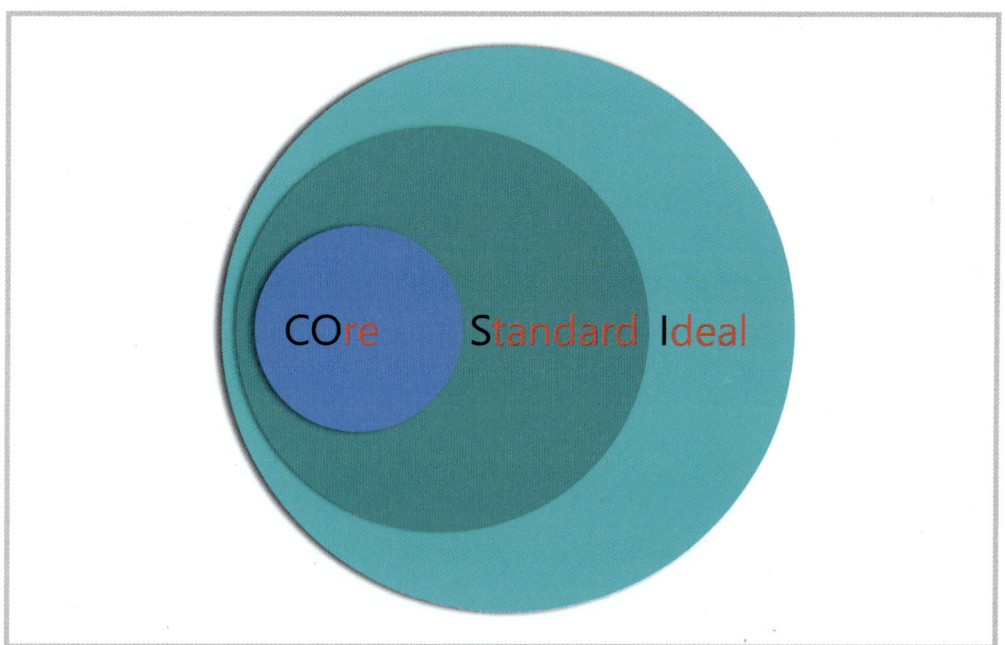

그림 21-1 문헌 검색 분류[1]

---

[1] 한국보건의료연구원. (2011). NECA 체계적 문헌고찰 매뉴얼.

학술연구정보서비스(이하 RISS)를 통해 문헌의 체계적 검색의 과정을 살펴보겠습니다. [그림 21-2]와 같이 RISS에서 **상세검색**을 클릭하면, 다양한 조건으로 자세하게 검색할 수 있습니다.

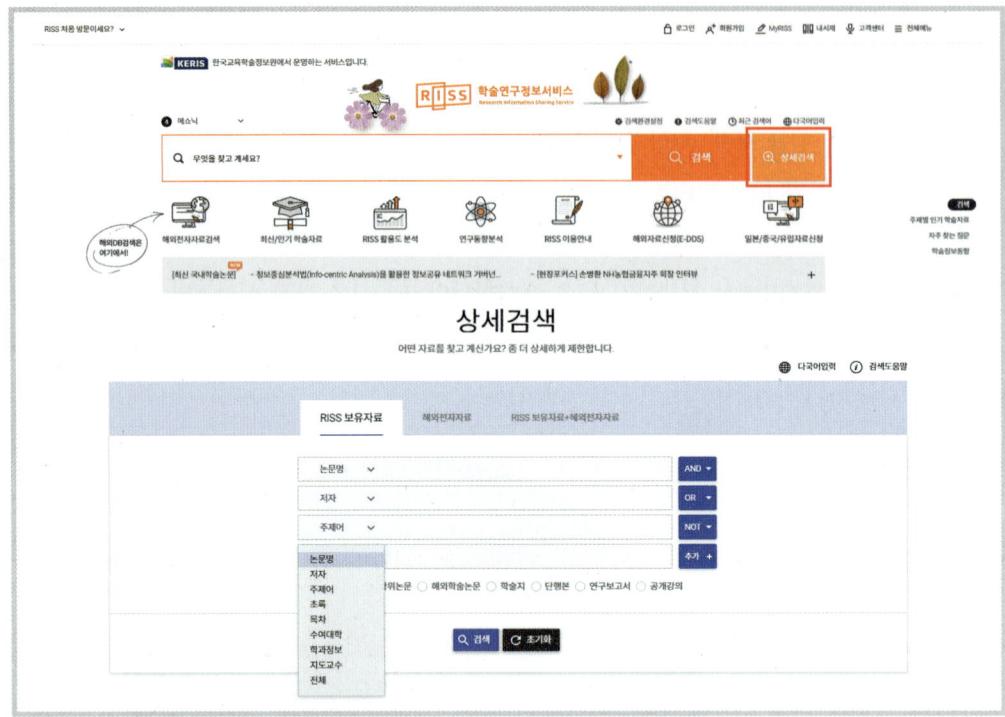

그림 21-2 학술연구정보서비스(RISS)의 상세검색

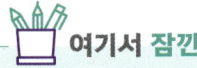

상세검색 화면에서 **AND** 버튼을 클릭하여 OR과 NOT으로 변경할 수 있습니다. AND는 조건을 모두 포함해야 하는 것, OR는 입력한 조건 중 하나라도 해당하는 것, NOT은 조건을 제외해야 하는 것으로 생각하면 됩니다.

**1** RISS에서 ❶ 검색어로 '비만관리', '체중감량', '운동처방', '식이요법'을 입력합니다. ❷ 검색 조건은 **OR**로, ❸ 검색할 종류는 **국내학술논문**으로 설정하여 검색하겠습니다. ❹ 왼쪽의 카테고리 설정을 **논문명**으로 통일하면 국내학술논문에서 비만관리, 체중감량, 운동처방, 식이요법 중 하나라도 제목에 사용한 논문이 모두 검색됩니다. ❺ **검색**을 클릭합니다.

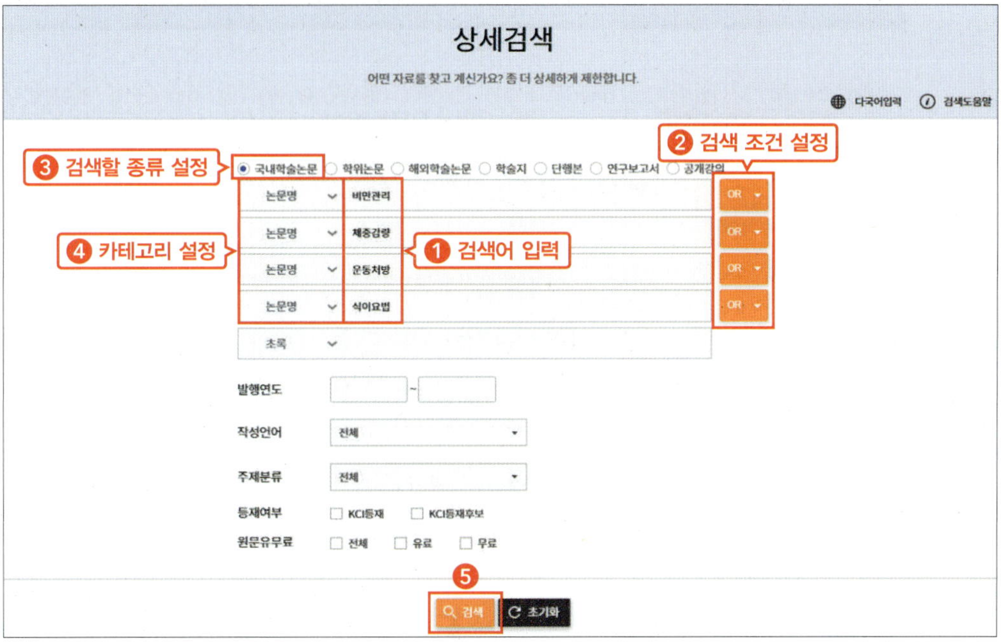

그림 21-3

**2** RISS 검색 결과에서 총 1,429건의 국내학술논문이 확인됩니다. 여기에서 조회 왼쪽에 있는 **10개씩 출력**을 클릭하여 출력할 논문 수를 정할 수 있습니다.

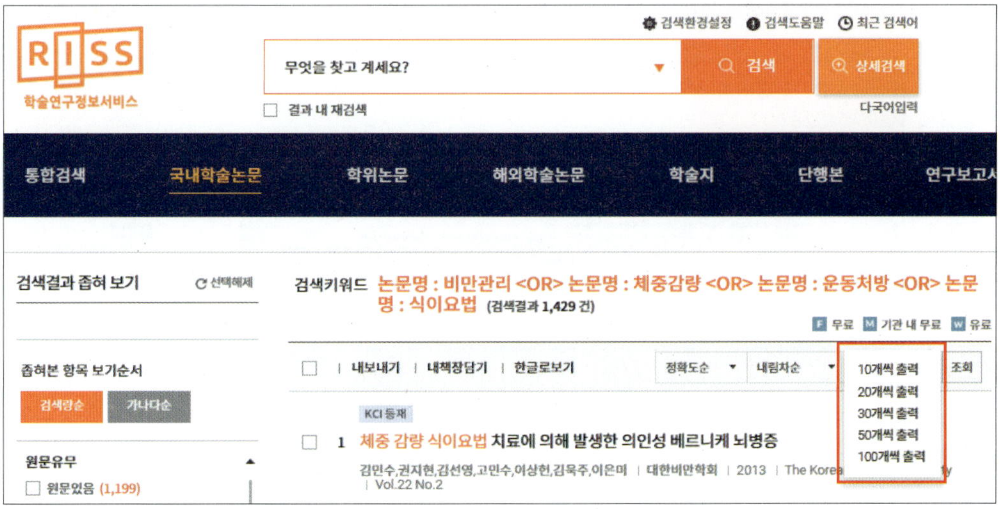

그림 21-4

**3** ❶ **전체 선택 박스**에 체크하여 화면에 출력된 논문을 모두 선택한 다음, ❷ 바로 오른쪽에 있는 **내보내기**를 클릭합니다. ❸ 내보내기 창에서 **Excel저장**에 체크하고 ❹ **간략정보(제목, 저자, 연도)**에 체크한 후 ❺ **내보내기** 버튼을 클릭하면 다운로드가 진행됩니다.

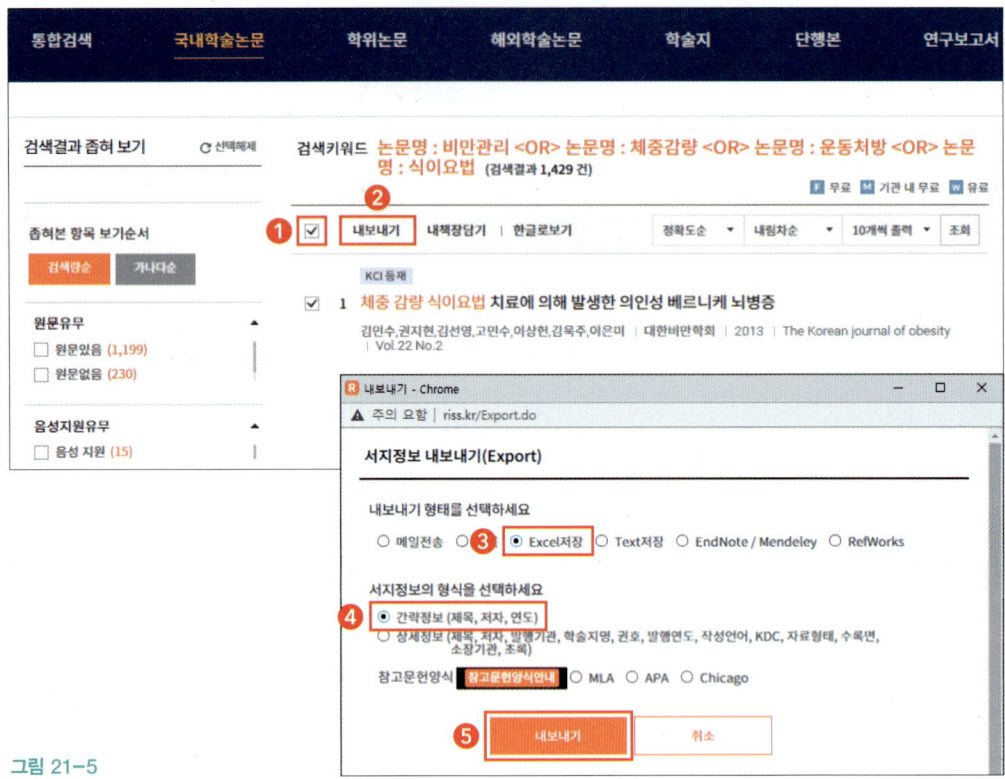

그림 21-5

**4** Excel 파일의 내보내기 결과를 확인합니다.

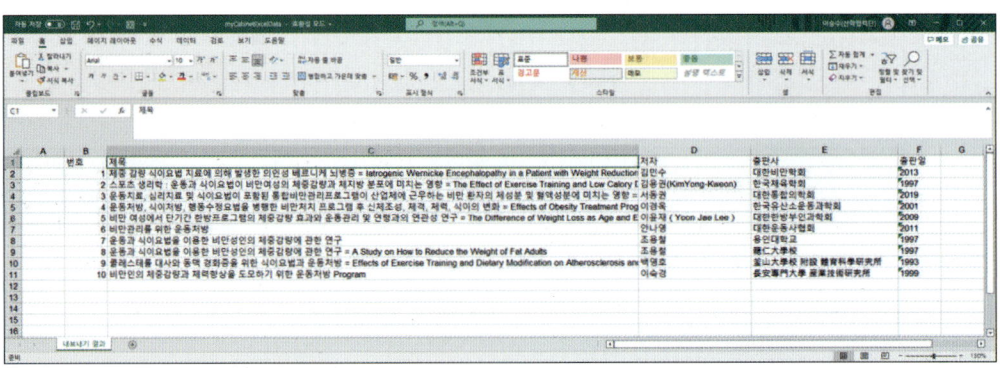

그림 21-6

### 히든그레이스 데이터분석팀 생각

**1차 선별검사**
- 연구자 2인 이상이 독립적으로 검색어를 이용하여 데이터베이스에서 검색된 논문들의 제목과 초록을 검토하면서 1차 선별검사를 시행합니다.
- 2인의 연구자가 1차 선별검사한 논문을 종합한 후 RISS, KCI, KISS, DBpia, 학술지 홈페이지 등에서 원문 pdf 파일을 수집합니다.

**2차 선별검사**
- 원문을 자세히 읽어본 후 최종적으로 메타분석에 포함할 논문을 선정합니다.

### 3단계 : 연구의 질 검증 및 데이터 추출과 코딩

3단계는 검색한 논문 중에서 연구 주제에 부합하는 논문들의 통계량을 정리하는 과정으로, 정확하게 작업해야 합니다. 만약 여기서 오류가 발생하면 이후의 과정에서 출간오류가 발생할 수 있습니다.

학술검색 DB를 이용하여 검색한 여러 논문 중에서 최종 분석에 포함될 연구를 선정하고, 최종적으로 10건의 개별 연구에 대한 자료를 [그림 21-7]과 같이 정리했습니다. 정리한 내용은 메타분석 연구에 필요한 정보인 연구자(Author), 발표년도(Year)와 개별 연구를 식별할 수 있는 효과변수(EV), 실험집단(_E)과 비교집단(_C)의 표본 크기(N_), 평균(M_), 표준편차(S_), 기간(Duration)과 연구 대상(Target)입니다.

| Author | Year | EV | N_E | M_E | S_E | N_C | M_C | S_C | Duration | Target |
|---|---|---|---|---|---|---|---|---|---|---|
| Cho | 1997 | weight | 25 | 3.04 | 1.421 | 26 | 1.56 | 1.351 | 12 | Normal |
| Kim | 2000 | weight | 16 | 2.56 | 1.678 | 16 | 1.41 | 1.879 | 8 | Fat |
| Kim | 2010 | waist | 10 | 9.74 | 1.741 | 8 | 4.06 | 1.604 | 8 | Fat |
| Noh | 2012 | waist | 23 | 9.09 | 2.623 | 16 | 6.81 | 1.951 | 8 | Fat |
| Baek | 2019 | weight | 8 | 5.58 | 2.764 | 8 | 2.18 | 2.728 | 8 | Fat |
| Oak | 2007 | weight | 10 | 3.92 | 1.413 | 10 | 2.61 | 1.401 | 4 | Normal |
| Lee | 2002 | waist | 26 | 2.94 | 0.781 | 27 | 0.67 | 0.811 | 10 | Fat |
| Yeo | 2004 | waist | 10 | 6.32 | 2.796 | 10 | 4.17 | 1.437 | 6 | Normal |
| Choi | 2007 | waist | 8 | 1.23 | 0.627 | 8 | 0.61 | 0.314 | 8 | Fat |
| Jung | 2016 | waist | 15 | 1.94 | 5.051 | 11 | 0.33 | 4.981 | 6 | Normal |

그림 21-7 개별 연구 자료 예시

### 4단계 : 데이터 분석

4단계는 데이터를 분석하는 과정으로 효과크기 계산, 분석 모형 결정, 이질성 검토, 조절효과 분석, 출간오류 검증, 누적 메타분석, 민감도 분석을 진행합니다. SECTION 22부터 실습 데이터를 가지고 메타분석 과정을 확인해보겠습니다.

### 5단계 : 결과 보고 작성

마지막 5단계는 메타분석 과정을 정리하여 논문으로 쓰는 과정입니다. 논문 구성과 동일하게 서론, 이론적 배경, 연구 방법, 연구 결과, 결론으로 작성하면 됩니다.

# SECTION 22 효과크기 계산과 분석

효과크기는 두 변수 간의 관계, 두 집단 간의 차이를 수치로 나타내는 지표로, 메타분석의 분석 단위입니다. 메타분석에서 사용하는 효과크기의 유형에는 ❶ 표준화된 평균 차이, ❷ 두 변수 간 상관관계, ❸ 두 집단의 사건 발생 비율 차이가 있습니다. 메타분석에서 효과크기는 분석 대상이자, 연구에서 종속변수에 해당합니다.

효과크기는 데이터 유형에 따라 구분할 수 있습니다. 연속형 데이터에 따른 효과크기는 사회과학 분야에서 사용되고, 이분형 데이터는 의학보건 분야에서 주로 사용됩니다. 연속형 데이터는 다시 일원적 연속형 데이터와 이원적 연속형 데이터로 나뉩니다. [표 22-1]은 데이터 유형에 따른 효과크기를 정리한 것입니다.

표 22-1 데이터 유형에 따른 효과크기

| 데이터 유형 | 분석 유형 | 효과크기 | 기호 |
| --- | --- | --- | --- |
| 연속형 일원적 데이터 | 두 집단 간의 **평균** 차이 | 표준화된 평균 차이 | d : Cohen' d<br>g : Hedge' g |
| 연속형 이원적 데이터 | 두 변수의 **관계** 정도 | 상관관계 계수 | r : Correlation |
| 이분형 데이터 | 두 집단 간<br>**사건 발생** 비율 차이 | 사건발생비율<br>승산비율<br>위험차 | RR : Risk Ratio<br>OR : Odds Ratio<br>RD : Risk Difference |

이 책에서는 메타분석의 효과크기를 효과적으로 공부할 수 있도록 효과크기가 평균의 차이(Hedge' g)로 나타나는 연속형 데이터, 승산비율(OR)로 나타나는 이분형 데이터, 백분율로 나타나는 유병률 데이터를 연구 문제로 설정하여 실습할 수 있도록 구성하였습니다. 일반적으로 의학 분야에서는 효과크기를 상관계수(r)로 산출하는 연구가 드물어 이 부분은 실습에서 제외하였습니다.

# 연속형 데이터의 메타분석 효과크기

## 01 » 기본 개념과 연구 문제

개별 연구가 연속형 데이터인 경우 두 집단의 평균, 표준편차, 표본 수를 추출한 데이터로 구성해야 합니다. **연속형 데이터의 효과크기는 두 집단의 평균 차이**(MD, Mean Difference) 또는 **표준화된 평균 차이**(SMD, Standardized Mean Difference)**를 이용**하는데, 이는 표준화된 평균 차이(Cohen' d) 또는 교정된 표준화된 평균 차이(Hedges' g)를 산출하는 데 사용됩니다.

SMD는 개별 연구를 다양한 측정 도구로 측정하였을 때 한 가지 단위로 연구 결과를 표준화하기 위한 통계량으로, 두 집단 간 평균 차이를 전체 연구 대상자의 표준편차로 나눈 값입니다. Cohen' d는 두 집단 간 평균 차이를 통합 표준편차로 나눈 값입니다. Cohen' d는 표본이 작을 경우 효과크기를 과대 추정하는 경향이 있어 이를 교정하기 위해 Hedges' g를 산출합니다. Cohen' d와 Hedges' g의 효과크기 기준은 아래와 같습니다(Cohen, 1988).

- 작은 효과크기 ≤ 0.20
- 중간 효과크기 = 0.50
- 큰 효과크기 ≥ 0.80

지금부터 실습파일을 사용하여 연속형 데이터의 메타분석을 진행합니다. R과 jamovi에서 어떻게 분석을 실시하고, 결과 해석은 어떻게 진행하는지 파악해보겠습니다. 실습파일은 실제 연구에서 추출한 데이터가 아닌 가상의 데이터입니다.

**문제 22-1  연속형 데이터의 메타분석 효과크기**

실습파일 : con12.csv

항우울제에 따른 우울증 완화 효과를 확인하기 위해 개별 연구를 바탕으로 메타분석을 실시해보자.

- n1, n2 : 치료그룹과 대조그룹의 표본 수
- m1, mv : 치료그룹과 대조그룹의 우울증 점수 평균
- s1, s2 : 치료그룹과 대조그룹의 우울증 점수 표준편차

## R로 분석하기

## 02 » 파일 불러오기 & 확인하기

1. 실습파일을 불러오기 위해 윈도우의 파일 탐색기에서 경로를 확인합니다. ❶ 경로 창을 클릭하여 ❷ 복사한 뒤, ❸ 메모장에 붙여넣고 ❹ 폴더 사이의 ₩ 혹은 \를 /로 수정한 후 파일명을 입력합니다.

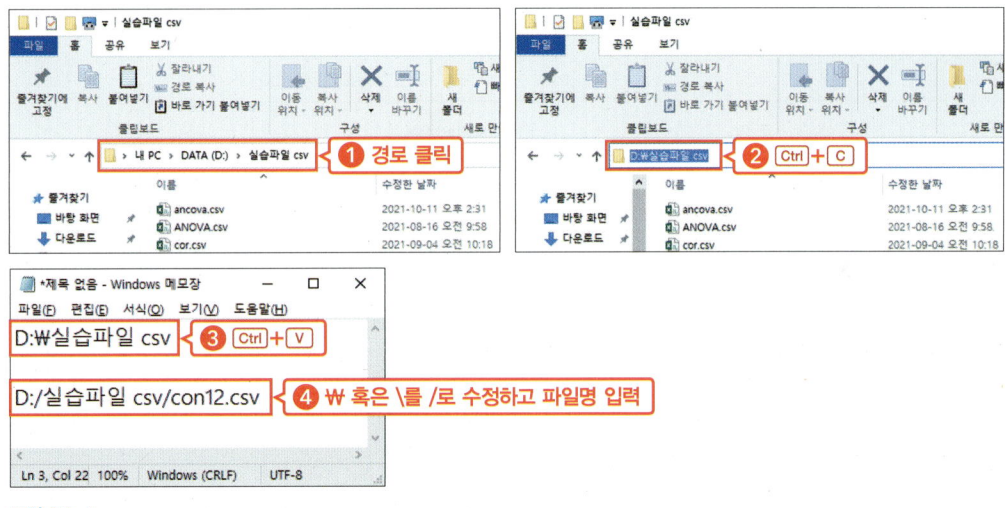

그림 22-1

2. 연속형 데이터 메타분석에 사용할 데이터 명칭은 effect1로 지정하겠습니다. 수정한 전체 경로를 복사하고 **effect1<-read.csv("")** 명령어와 함께 RStudio에 입력합니다.

```
> effect1<-read.csv("D:/실습파일 csv/con12.csv")
```

그림 22-2

3. head( ) 명령어로 처음 6행을 확인합니다.

```
> head(effect1)
   study n1   m1   s1 n2   m2   s2 g
1 study1  7 23.3 4.30  6 39.0 7.40 0
2 study2 11 27.2 1.00 11 35.9 1.50 0
3 study3  9 28.9 2.10 10 33.4 1.30 0
4 study4 12 27.8 2.00  9 36.1 2.80 0
5 study5 10 43.2 5.73  5 61.8 9.37 0
6 study6  9 53.1 7.89  6 55.8 9.43 0
```

그림 22-3

### 히든그레이스 데이터분석팀 생각

메타분석 데이터는 metacont( ) 명령어로 분석해야 하므로 [표 22-2]의 데이터 입력 순서와 데이터 변수명으로 입력해야 합니다.

표 22-2 데이터 입력 순서와 변수명

| 데이터 입력 순서 | 데이터 변수명 | 의미 |
|---|---|---|
| 1 | n1 | 실험그룹의 표본 수 |
| 2 | m1 | 실험그룹의 평균 |
| 3 | s1 | 실험그룹의 표준편차 |
| 4 | n2 | 대조그룹의 표본 수 |
| 5 | m2 | 대조그룹의 평균 |
| 6 | s2 | 대조그룹의 표준편차 |

## 03 » 분석 진행하기

**1** 메타분석을 진행하는 패키지 중 하나인 **meta**를 사용하겠습니다. 패키지의 함수를 사용하기 위해, 먼저 패키지를 설치하고 불러오기를 진행하겠습니다. `install.packages("meta")` 명령어를 입력한 후 `library(meta)` 명령어를 입력합니다.

```
> install.packages("meta")    ◁ 입력
WARNING: Rtools is required to build R packages but is not currently installed. Plea
se download and install the appropriate version of Rtools before proceeding:

https://cran.rstudio.com/bin/windows/Rtools/
'C:/Users/GOOD/Documents/R/win-library/4.1'의 위치에 패키지(들)을 설치합니다.
(왜냐하면 'lib'가 지정되지 않았기 때문입니다)

  There is a binary version available but the source version is later:
     binary source needs_compilation
meta   5.0-0  5.0-1          FALSE

소스형태의 패키지 'meta'(들)를 설치합니다.
```

```
*** arch - i386
*** arch - x64
** testing if installed package can be loaded from final location
*** arch - i386
*** arch - x64
** testing if installed package keeps a record of temporary installation path
* DONE (meta)

The downloaded source packages are in
        'C:\Users\GOOD\AppData\Local\Temp\RtmpE53TG8\downloaded_packages'
> library(meta)    ◁ 입력
Loading 'meta' package (version 5.0-1).
Type 'help(meta)' for a brief overview.
Readers of 'Meta-Analysis with R (Use R!)' should install
older version of 'meta' package: https://tinyurl.com/dt4y5drs
```

그림 22-4

**2** **metacont()** 명령어를 사용하여 분석을 진행합니다. 명령어 구성은 **결과데이터명<- metacont(n1,m1,s1,n2,m2,s2,data=데이터명,sm="SMD",method.smd="Hedges",연구명)**입니다. 데이터는 실험집단의 표본 수, 평균, 표준편차 그리고 대조집단의 표본 수, 평균, 표준편차의 행 이름을 순서대로 입력해야 합니다. **sm**과 **method.smd**는 표준화된 평균 차이값에 따라 Hedges' g값을 계산하라는 의미입니다. **study**는 연구명입니다. 본 사례에서는 연구명을 study1, study2, study3, … 등으로 입력했지만 연구자명, 논문 제목, 키워드 등으로 정리하여 입력할 수 있습니다.

```
> meta1<-metacont(n1,m1,s1,n2,m2,s2,data=effect1,sm="SMD",method.smd="Hedges",study)
> meta1
Number of studies combined: k = 11
Number of observations: o = 194

                        SMD            95%-CI     z  p-value
Common effect model  -1.3840 [-1.7411; -1.0269] -7.60 < 0.0001
Random effects model -1.8765 [-2.8368; -0.9161] -3.83   0.0001

Quantifying heterogeneity:
 tau^2 = 2.1962 [0.8823; 9.7330]; tau = 1.4820 [0.9393; 3.1198]
 I^2 = 81.6% [68.1%; 89.3%]; H = 2.33 [1.77; 3.06]

Test of heterogeneity:
     Q d.f.  p-value
 54.21   10 < 0.0001

Details on meta-analytical method:
- Inverse variance method
- Restricted maximum-likelihood estimator for tau^2
- Q-Profile method for confidence interval of tau^2 and tau
- Hedges' g (bias corrected standardised mean difference; using exact formulae)
```

그림 22-5

3. 메타분석 효과크기 결과를 그래프로 확인하기 위해 forest(메타분석 결과데이터명) 명령어를 사용합니다. 그래프를 나타내는 부분이 제대로 보이지 않는다면, 그림에 표시한 보라색 박스(Plots 구역의 테두리)에 마우스를 가져갑니다. 그러면 커서가 십자 형태로 바뀝니다. 이때 드래그하고 구역 크기를 조절하면 전체 그래프를 확인할 수 있습니다.

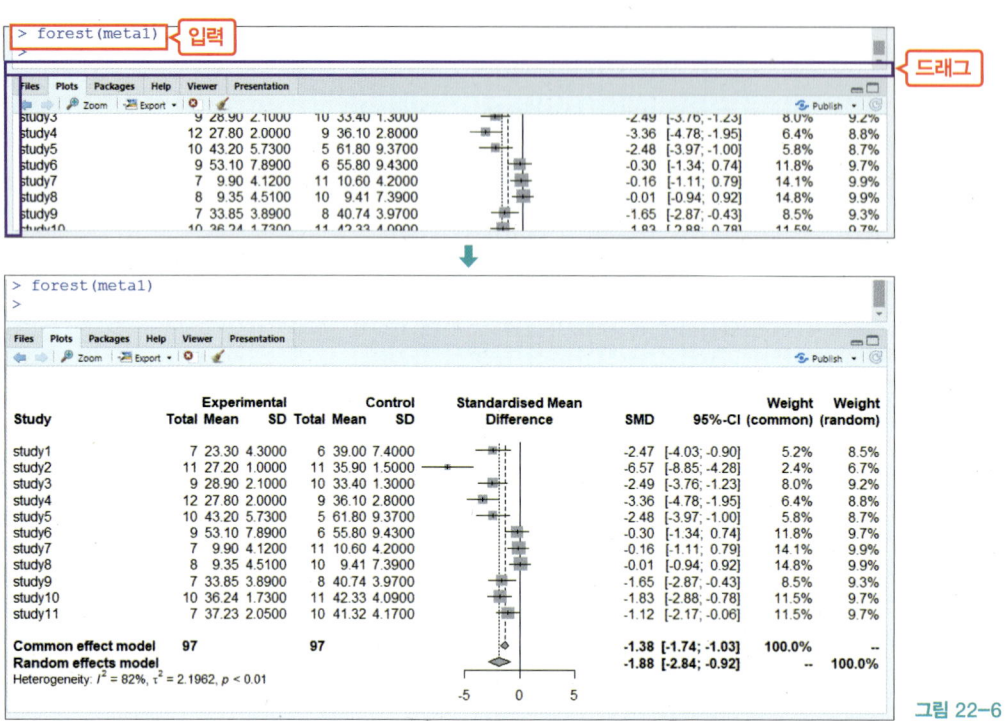

그림 22-6

4. 그래프의 기본 색상은 흑백입니다. 그래프의 가독성을 높이기 위해 색을 지정할 수 있습니다. 색 지정 명령어 구성은 forest(메타분석 결과데이터명, col.diamond = "다이아몬드 색", col.square = "사각형 색", col.square.line = "사각형 윤곽선 색")입니다.

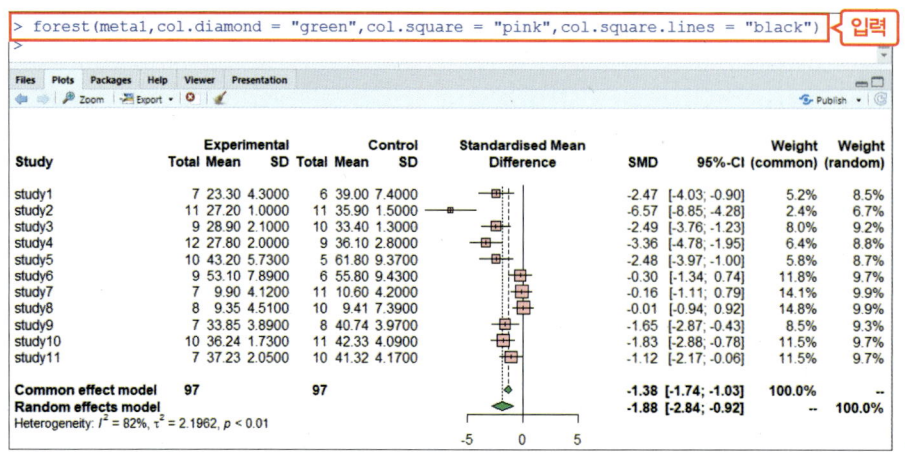

그림 22-7

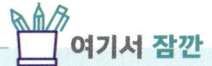

**여기서 잠깐**

그래프 하단의 초록색 다이아몬드 모양은 전체 연구를 종합한 평균효과크기를, 분홍색 사각형은 개별 연구의 평균효과크기를 나타냅니다.

5  그래프 결과를 그림 파일로 저장합니다. 두 가지 저장 방법이 있습니다. 하나는 그래프 크기를 설정하여 저장하는 방법입니다. **png("저장할 위치/파일명", width=가로길이, height=세로길이, unit="px", bg="배경색깔", res=확대정도숫자)** 명령어를 입력하면 설정한 크기대로 그래프가 그림 파일로 저장됩니다. **png( )** 명령어를 입력하고, **저장할 그래프**를 입력한 후, 마지막으로 **dev.off( )** 명령어를 실행하면 png 형식으로 그래프가 저장됩니다. dev.off( )를 입력하지 않을 경우 저장이 완료되지 않을 수 있습니다. bg 옵션을 transparent로 설정하면 투명한 배경으로 저장됩니다.

```
> png("D:/r/forest1.png",width=1000,height=600,unit="px",bg="transparent", res=80)
> forest(meta1,col.diamond="green", col.square="pink",col.square.line="black")
> dev.off()
RStudioGD
        2
```

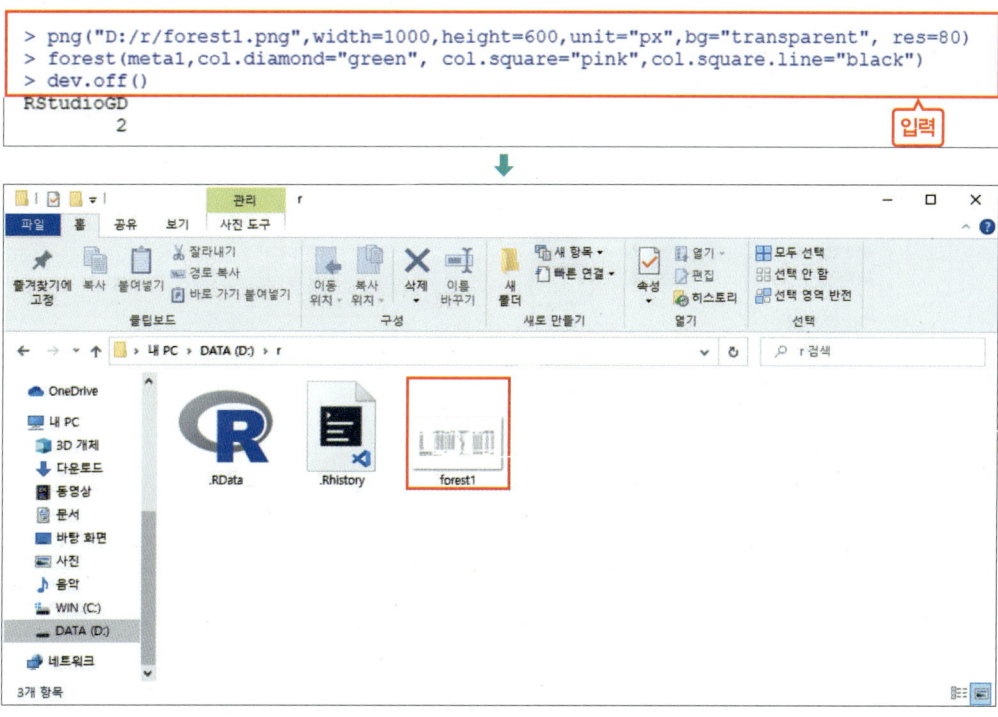

그림 22-8

6 다른 하나는 마우스를 이용하는 방법입니다. ❶ 그래프 창에 마우스를 올리고 마우스 오른쪽 버튼을 누르면 선택 창이 뜹니다. ❷ Save image as를 선택하면 저장할 위치를 지정하여 저장할 수 있습니다. Copy image를 누르면 클립보드에 저장하여 워드나 파워포인트에 붙여넣을 수 있습니다. 이 방법을 사용하면 그림 파일을 간단하게 저장할 수 있지만, 그림 크기는 설정할 수 없습니다.

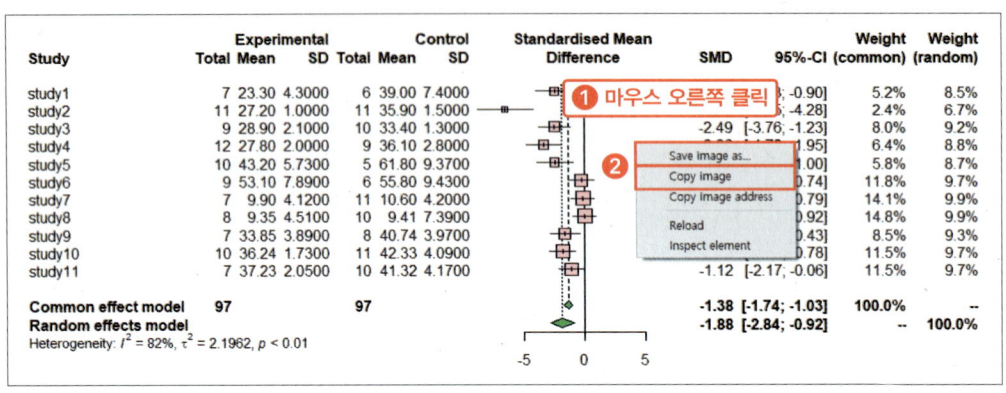

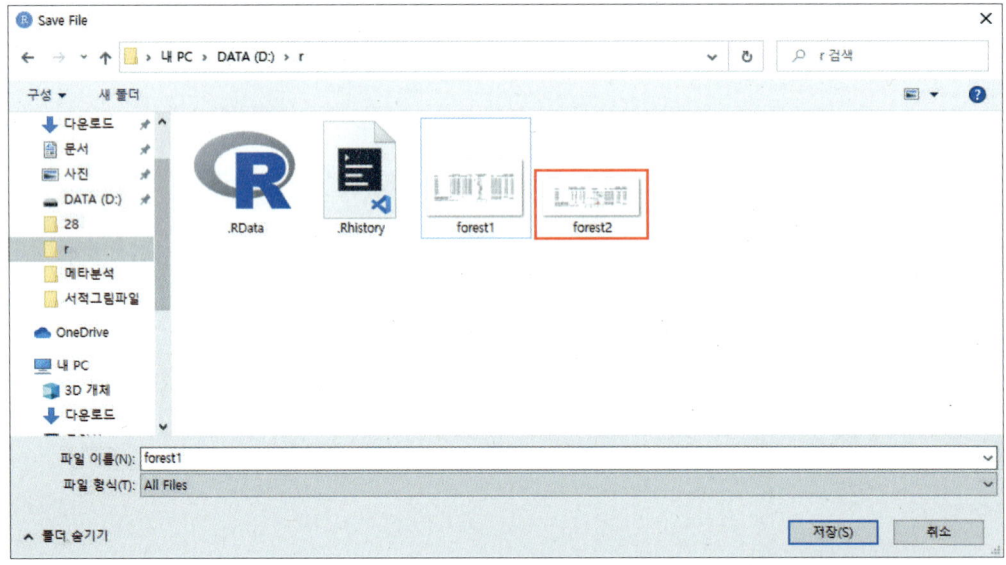

그림 22-9

 여기서 잠깐

마우스를 이용하여 그래프를 저장할 때는 반드시 파일 이름 마지막에 확장자명(.png)을 입력해야 합니다. 파일명만 입력한 상태로 저장했다면, 저장한 폴더에서 파일을 찾아 이름 바꾸기로 .png를 입력해주세요. 확장자명을 입력하지 않으면 그림 파일이 제대로 저장되지 않을 수 있습니다.

**7** 메타분석에서 구한 SMD값을 교정된 표준화된 평균 차이(Hedges' g)로 환산하겠습니다. 명령어 구성은 1-2*pnorm(SMD값, 0, 1)이고, [그림 22-5]에서 계산된 SMD값을 순서대로 넣어줍니다. 평균을 0, 표준편차를 1로 설정한 표준정규분포로 누적밀도함수를 구한 뒤 효과크기와 신뢰구간을 계산합니다.

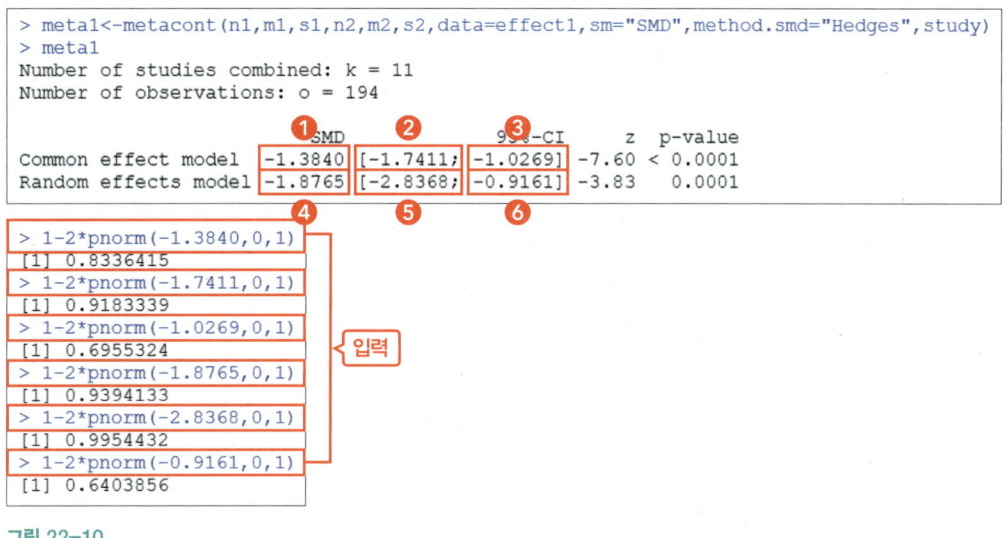

그림 22-10

## 04 » 결과표 작성하기

**1** 한글에서 다음과 같이 결과표 틀을 만듭니다. 셀 제목은 순서대로 모형, 표본 수(k), 표준화된 평균 차이(SMD), 효과크기(ES), 95% 신뢰구간(95% CI), 유의확률($p$), 동질성 검사 결과($Q(df)$), 이질성 결과($I^2$)입니다. 여기서 모형은 'Fixed'와 'Random'으로 입력합니다.

| 모형 | k | SMD | ES (Hedge' g) | 95% CI | | $p$ | $Q(df)$ | $I^2$ |
|---|---|---|---|---|---|---|---|---|
| | | | | Lower | Upper | | | |
| Fixed | | | | | | | | |
| Random | | | | | | | | |

k: 표본 수, SMD: 표준화된 평균 차이, ES: 효과크기, CI: 신뢰구간, Q: 동질성 통계치, df: 자유도, $I^2$: 이질성 통계치
* $p<.05$, ** $p<.01$, *** $p<.001$

그림 22-11

**2** 메타분석 결과를 출력한 [그림 22-5]를 참조하여 효과크기와 95% 신뢰구간을 제외한 모든 항목을 입력합니다. 본 실습에서는 사전-사후를 비교한 결과를 사용하므로, 전체 관찰 크기를 2로 나누어 k값을 입력합니다.

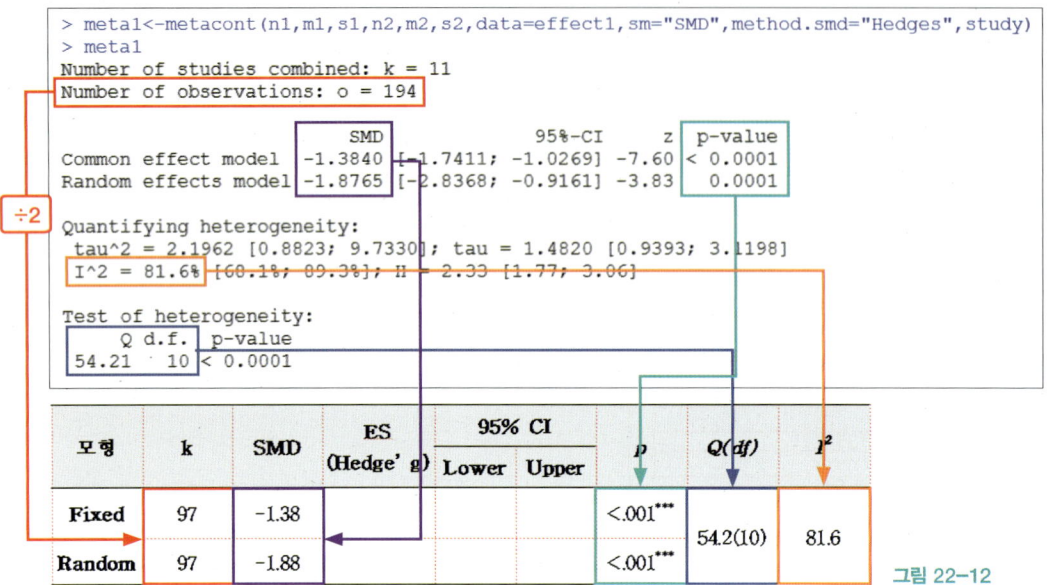

그림 22-12

**3** 메타분석의 효과크기는 [그림 22-10]을 참조하여 입력합니다. Random 모형의 95% 신뢰구간 상한값은 소수점 셋째 자리에서 반올림하되, 상한값이 100% 미만이어야 하므로 버림으로 계산하여 99%로 입력합니다.

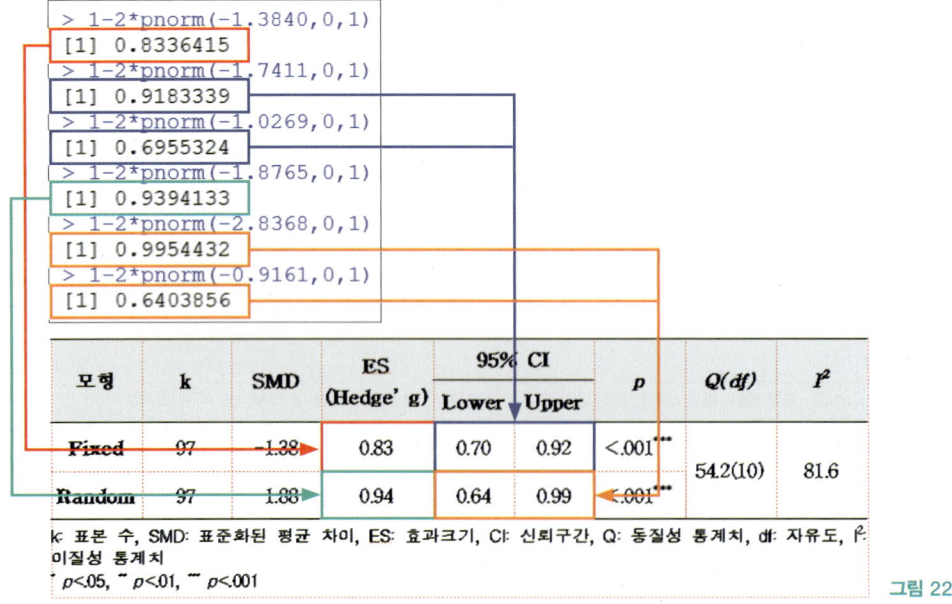

그림 22-13

## 05 » 분석 결과 해석하기

**1** 메타분석 결과는 순서대로 이질성 검정, 모형 결정, 효과크기를 확인해야 합니다. 다음 그림에서 이질성 검정은 동질성 통계치인 Q값과 이질성 통계치인 $I^2$값을 확인합니다.

```
> meta1<-metacont(n1,m1,s1,n2,m2,s2,data=effect1,sm="SMD",method.smd="Hedges",study)
> meta1
Number of studies combined: k = 11
Number of observations: o = 194

                           SMD          95%-CI      z  p-value
Common effect model    -1.3840 [-1.7411; -1.0269] -7.60 < 0.0001
Random effects model   -1.8765 [-2.8368; -0.9161] -3.83   0.0001

Quantifying heterogeneity:
 tau^2 = 2.1962 [0.8823; 9.7330]; tau = 1.4820 [0.9393; 3.1198]
 I^2 = 81.6% [68.1%; 89.3%]          ← 이질성 통계치    .77; 3.06]        ← 이질성 검정

Test of heterogeneity:
     Q d.f.  p-value        ← 동질성 통계치
 54.21   10 < 0.0001

Details on meta-analytical method:
- Inverse variance method
- Restricted maximum-likelihood estimator for tau^2
- Q-Profile method for confidence interval of tau^2 and tau
- Hedges' g (bias corrected standardised mean difference; using exact formulae)
```

그림 22-14

Q값은 개별 연구들이 서로 얼마나 동질적인지를 나타내는 지표로, 동질성 검정을 위한 카이제곱 검정으로 관찰된 전체 분산값이며, 이는 실제 분산과 표집 오차를 더한 값입니다. 쉽게 말해, 분산을 통해서 동질성을 검정하는 방법입니다. Q값은 개별 연구의 개수에 큰 영향을 받기 때문에 개별 연구의 개수가 적으면 Q값도 작아집니다. $I^2$값은 이질성의 정도를 정량화한 통계량으로 총분산에 대한 실제 개별 연구 간 분산의 비율입니다. 동질성 통계치 Q값의 유의확률(p-value)이 0.01보다 작으므로 개별 연구 간 이질성이 있다고 판단할 수 있습니다. 정확히 판단하기 위해 이질성 통계치인 $I^2$값을 확인합니다. Q값과 달리 $I^2$값은 척도나 개별 연구의 수에 영향을 받지 않습니다. 분석 결과를 보면, 항우울제에 따른 우울증 완화 효과에 관한 연구들은 이질성($I^2$)이 81.6%로 나타나, 상당한 이질성이 있다고 해석할 수 있습니다.

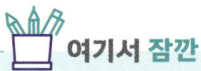

### 여기서 잠깐

**$I^2$값 확인을 통한 이질성 정도**

- $0\% \leq I^2 \leq 25\%$ : 낮은 이질성이 있음
- $25\% < I^2 \leq 75\%$ : 중간 정도 이질성이 있음
- $75\% < I^2 \leq 100\%$ : 상당한 이질성이 있음

2  연구자는 자신의 판단에 따라 모형을 결정하지만, 대부분의 연구는 서로 간에 차이가 존재하기 때문에 일반적으로 랜덤효과모형을 선택합니다. 적은 수의 연구로 분석하거나 유사 집단과 유사 방법으로 분석한 경우에는 고정효과모형을 선택합니다. 이번 분석에서는 대부분의 연구에서 선택하는 랜덤효과모형으로 해석하겠습니다.

표 22-3 고정효과모형과 랜덤효과모형 비교

|  | 고정효과모형<br>(Fixed effect model) | 랜덤효과모형<br>(Random effect model) |
|---|---|---|
| 가정 | • 모든 연구의 모집단은 동일함<br>• 연구 간의 차이는 표집 오류로 인한 것임 | 연구마다 주제, 치료 방법, 기간이 다르기 때문에 모든 연구의 모집단은 다름 |
| 평균효과크기 | 개별 연구에서 동일한 모집단에 대한 효과크기의 추정치 | 개별 연구의 다른 모집단에 대한 효과크기의 추정치 |
| 통계적 특성 | • 평균효과크기를 계산할 때 개별 연구 내의 분산만 고려하기 때문에 평균효과크기의 신뢰구간이 좁게 나타남<br>• 분산이 작은 연구는 평균효과크기에 큰 영향을 미침 | • 평균효과크기를 계산할 때 개별 연구 내 분산과 연구 간 분산을 모두 고려하기 때문에 평균효과크기의 신뢰구간이 넓게 나타남<br>• 평균효과크기는 모든 연구에서 균등하게 반영됨 |

**히든그레이스 데이터분석팀 생각**

메타분석에서 연구 간 동질성에 근거하여 동질성이 높으면 고정효과모형, 동질성이 낮으면 랜덤효과모형을 선택하기도 합니다. 그러나 모형을 선택할 때는 단순히 동질성을 보고 판단하는 것이 아니라, 연구자가 연구의 특성인 연구 대상, 치료 방법, 연구 환경 등을 파악한 후 개념적 이해에 기초해서 판단해야 합니다.

3  결과표의 SMD는 11개 연구의 종합효과크기입니다. 고정효과모형(Fixed) 결과를 보면 효과크기가 0.83(95% CI: 0.70-0.92)으로 나타났고, 유의확률은 0.001 미만으로 유의합니다. 랜덤효과모형(Random) 결과는 효과크기가 0.94(95% CI: 0.64-0.99)이며, 유의확률은 0.001 미만으로 동일하게 유의한 결과를 나타냅니다.

| 모형 | k | SMD | ES<br>(Hedge) | 95% CI | | | Q(df) | $I^2$ |
|---|---|---|---|---|---|---|---|---|
| Fixed | 97 | -1.38 | 0.83 | 0.70 | 0.92 | <.001*** | 54.2(10) | 81.6 |
| Random | 97 | -1.88 | 0.94 | 0.64 | 0.99 | <.001*** | | |

k: 표본 수, SMD: 표준화된 평균 차이, ES: 효과크기, CI: 신뢰구간, Q: 통계치, df: 자유도, $I^2$: 이질성 통계치
* p<.05, ** p<.01, *** p<.001

그림 22-15

연구는 서로 간의 차이가 존재한다는 가정에 따른 랜덤효과모형을 선택하겠습니다. 결과를 해석하면, 항우울증제에 따른 전체 효과크기는 0.94로 큰 효과크기를 보였고, 통계적으로 유의하게 나타났습니다($p<.001$). SMD가 음수 값이므로, 항우울제를 처방한 집단의 우울증 점수가 대조집단 대비 감소하였음을 알 수 있습니다.

## 06 » 논문 결과 작성하기

연속형 데이터의 메타분석 효과크기 결과표에 대한 해석은 다음 3단계로 작성합니다.

> **❶ 분석 내용과 분석법 설명**
> "항우울제에 따른 우울증 점수의 효과크기를 알기 위해 메타분석을 실시하였다."
>
> **❷ p값이 유의할 경우($p<.05$), 모형의 선택과 효과크기, 효과크기의 95% 신뢰구간, 이질성 결과 설명**
> 모형 선택 근거와 효과크기, 효과크기의 95% 신뢰구간, 이질성 결과를 제시한다.
>
> **❸ p값이 유의하지 않을 경우($p>.05$)**
> 이번 연구에서 종합한 결과 "유의한 차이를 보이지 않았다($p>.05$)."로 마무리한다.

위의 3단계에 맞춰 앞에서 실습한 출력 결과 값을 작성하면 다음과 같습니다.

❶ 항우울제에 따른 우울증 점수의 효과크기를 알기 위해 메타분석을 실시하였다.

❷ 모형은 모든 연구에서 연구 방법의 차이가 존재하여 랜덤효과모형으로 선택하였다. 랜덤효과모형의 결과, 전체 효과크기는 0.94로 큰 효과크기를 보였다. 95% 신뢰구간에서 하한값은 0.64, 상한값은 0.99로 유의하게 나타났다($p<.001$). 전체 효과크기의 이질성은 Q값이 54.2($p<.001$)이고, $I^2$값이 81.6%로 큰 이질성을 보였다. 연구를 종합한 결과, 항우울제를 처방한 집단의 우울증 점수가 대조집단 대비 감소하였다.

> **히든그레이스 데이터분석팀 생각**
> 메타분석에서 이질성이 확인되었다면, 문헌 선정에서부터 입력된 자료들이 정확한지 다시 한 번 확인해야 합니다. 메타분석의 기본 가정인 동질성을 충족하지 못한다고 판단되면 메타분석을 하지 않고 체계적 문헌 고찰만 실시할 수 있습니다.

## [연속형 데이터의 메타분석 효과크기 논문 결과표 완성 예시]

⟨Table⟩ 항우울제에 따른 우울증 점수의 효과크기

| 모형 | k | SMD | ES (Hedge' g) | 95% CI Lower | 95% CI Upper | p | Q(df) | $I^2$ |
|---|---|---|---|---|---|---|---|---|
| Fixed | 97 | −1.38 | 0.83 | 0.70 | 0.92 | <.001*** | 54.2(10) | 81.6 |
| Random | 97 | −1.88 | 0.94 | 0.64 | 0.99 | <.001*** | | |

k: 표본 수, SMD: 표준화된 평균 차이, ES: 효과크기, CI: 신뢰구간, Q: 동질성 통계치, df: 자유도, $I^2$: 이질성 통계치
* $p$<.05, ** $p$<.01, *** $p$<.001

항우울제에 따른 우울증 점수의 효과크기를 알기 위해 메타분석을 실시하였다. 모형은 모든 연구에서 연구 방법의 차이가 존재하여 랜덤효과모형으로 선택하였다. 랜덤효과모형의 결과, 전체 효과크기는 0.94로 큰 효과크기를 보였다. 95% 신뢰구간에서 하한값은 0.64, 상한값은 0.99로 유의하게 나타났다($p$<.001). 전체 효과크기의 이질성은 Q값이 54.2($p$<.001)이고, $I^2$값이 81.6%로 큰 이질성을 보였다. 연구를 종합한 결과, 항우울제를 처방한 집단의 우울증 점수가 대조집단 대비 감소하였다.

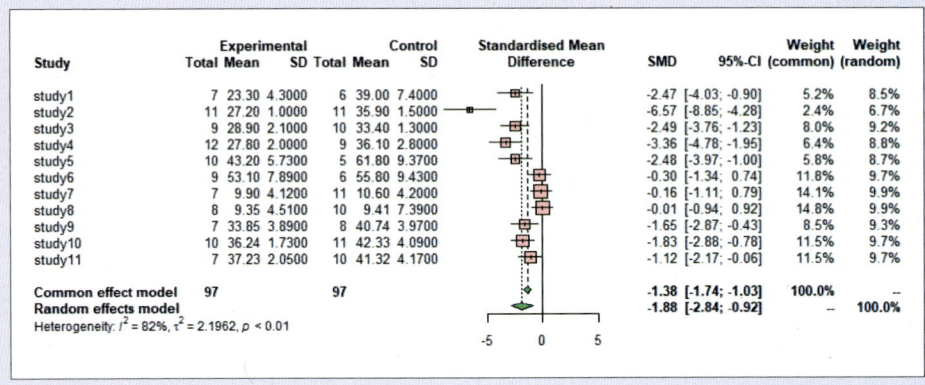

 **히든그레이스 데이터분석팀 생각**

논문 결과표 완성 예시의 숲−그림(forest plot)을 통해 개별 효과크기, 신뢰구간, 전체 효과크기, 이질성을 파악할 수 있습니다. 또한 Forest plot의 아랫부분을 보면, 볼드체로 표기된 SMD의 95% CI값을 확인할 수 있습니다. 효과크기의 신뢰구간이 0을 포함하는지에 따라 연구의 유의확률을 확인할 수 있는데, 0을 포함하는 연구는 유의하지 않은 연구입니다. 그림에서 랜덤모형의 효과크기의 신뢰구간은 [−2.84; −0.92]으로 0을 포함하지 않으므로 유의한 연구 결과입니다.

# jamovi로 분석하기

## 07 » 분석 진행하기

**1** ① 메뉴 버튼(≡)을 클릭하고 ② Open ③ This PC ④ Browse 순으로 클릭하여 실습파일이 있는 경로를 찾아갑니다. ⑤ con12.csv 파일을 읽어들입니다.

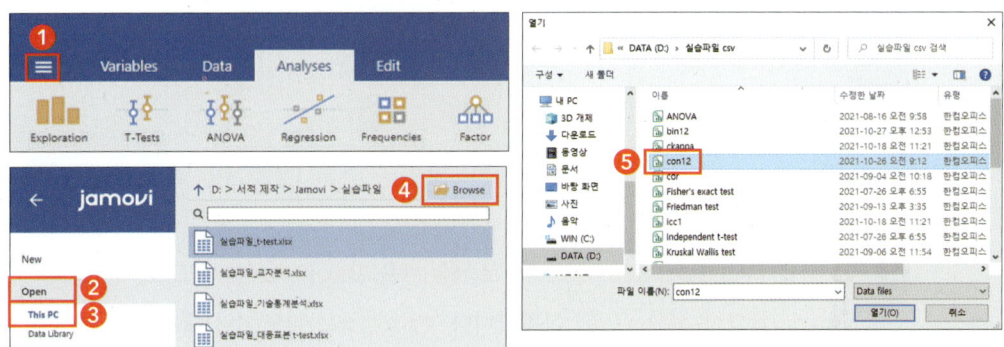

그림 22-16

**2** Analyses 탭 오른쪽의 ① ⊕ 를 클릭하고 ② jamovi library를 클릭합니다. ③ MAJOR - Meta-Analysis for JAMOVI 아래에 있는 INSTALL을 클릭하여 설치합니다. 설치를 완료하면 Analyses에 새로운 분석법이 나타납니다.

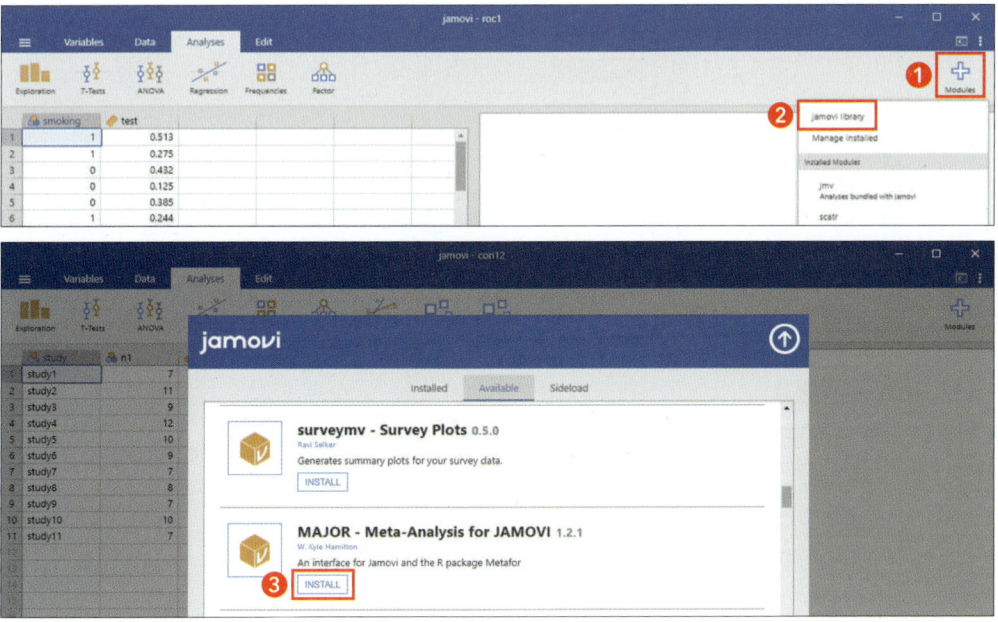

그림 22-17

SECTION 22  효과크기 계산과 분석  **359**

**3** Analyses 탭 오른쪽의 ❶ `MAJOR`를 클릭하고 ❷ `Mean Differences(n, M, SD)`를 클릭합니다.

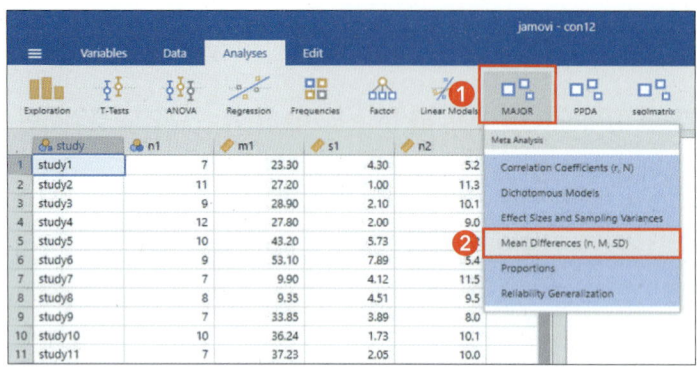

그림 22-18

**4** ❶ n1을 `Group One Sample Size`로, ❷ m1을 `Group One Mean`으로, ❸ s1을 `Group One Standard Deviation`으로 이동합니다. ❹ n2, m2, s2도 순서대로 이동합니다. ❺ study를 `Study Label`로 이동합니다. ❻ `Model Options` 항목에서 ❼ ▼를 눌러 ❽ `Hedges`를 선택합니다.

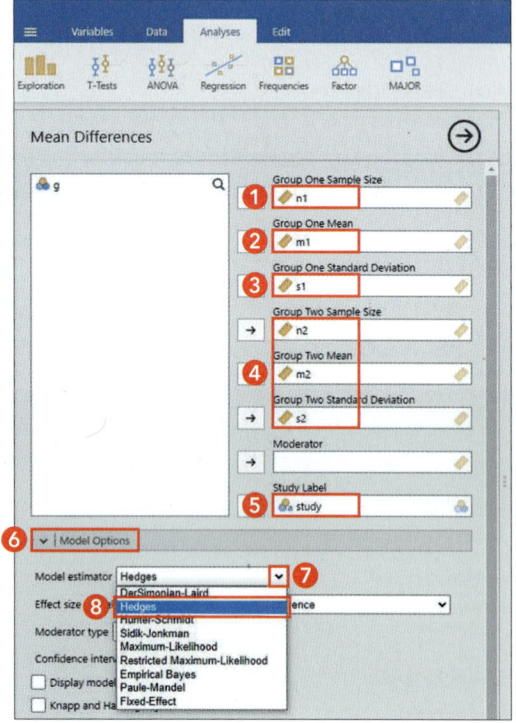

그림 22-19

**히든그레이스 데이터분석팀 생각**

4단계를 실행했는데 다음과 같은 오류가 발생했나요?

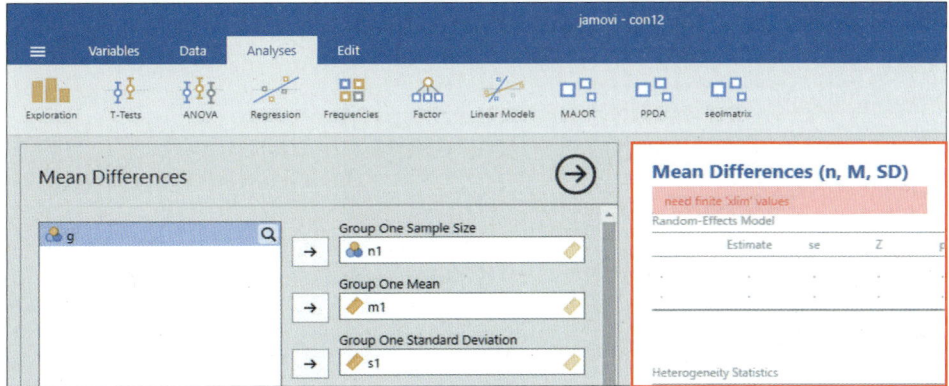

그림 22-20

그렇다면 다음 과정을 따라 해보세요. ❶ Data 메뉴에서 n1을 더블클릭하여 Setup 영역을 열고 ❷ Measure type의 ▼를 클릭합니다. ❸ 항목 중 Continuous를 클릭하고 변환되었는지 확인합니다. 동일한 방법으로 n2도 변환합니다.

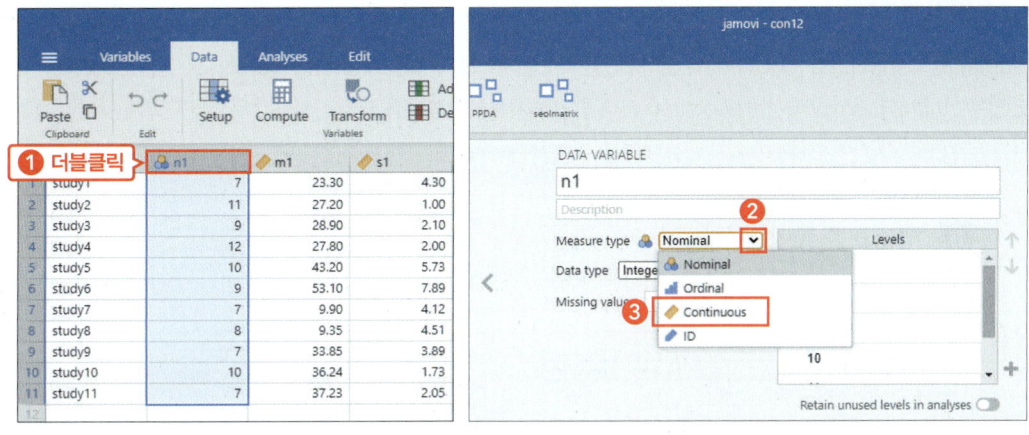

그림 22-21

오류가 생긴 원인은 데이터를 읽어오는 과정에서 **n1**과 **n2**가 연속형 변수가 아닌 범주형 변수로 설정되었기 때문입니다.

**5** ❶ Plots를 클릭합니다. ❷ Summary estimate와 Model fitting weights에 체크합니다.

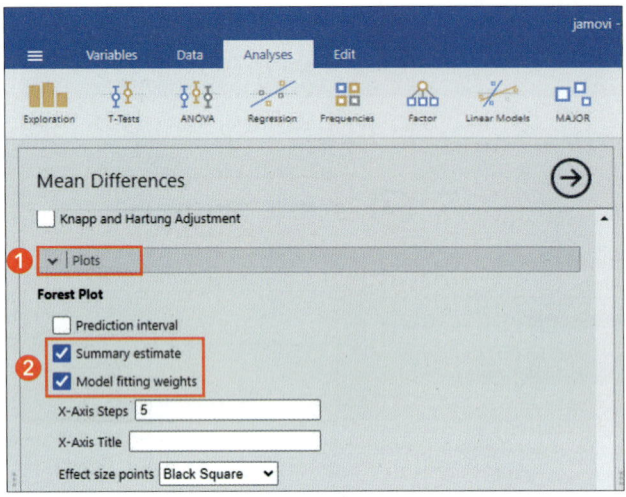

그림 22-22

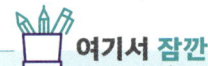 **여기서 잠깐**

Summary estimate로 SMD와 95% 신뢰구간을 확인할 수 있고, Model fitting weights로 랜덤효과모형을 확인할 수 있습니다. jamovi에서는 bootstrap 분석 방법을 사용하기 때문에 R의 신뢰구간 결과와 다르게 나타납니다.

**6** 결과표를 확인합니다.

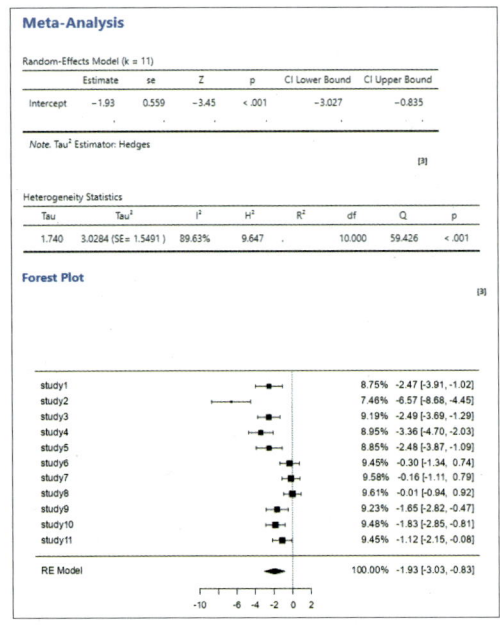
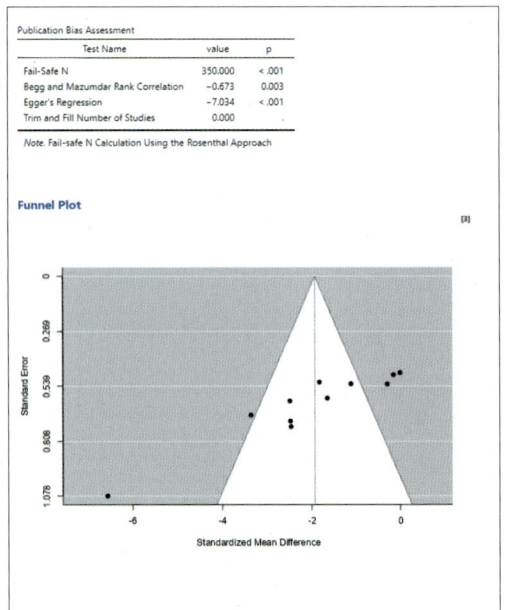

그림 22-23

# 08 » 분석 결과 해석하기

**1** 총 3개의 표와 2개의 그래프를 확인할 수 있습니다. 첫 번째 표는 종합적인 결과표이고, 두 번째 표는 이질성 검사 결과표입니다. 이어지는 첫 번째 그래프는 Forest plot, 세 번째 표는 출간 효과로 인한 비뚤림 결과표입니다. 두 번째 그래프는 비뚤림 효과를 확인할 수 있는 Funnel plot입니다. 여기서는 효과크기와 관련된 첫 번째 표, 두 번째 표, 첫 번째 그래프만 해석하겠습니다.

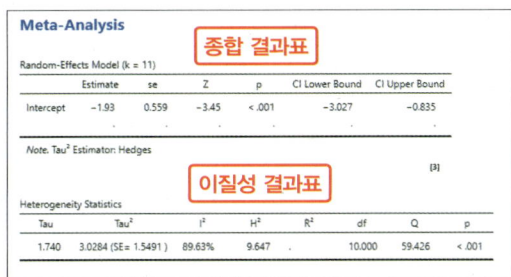

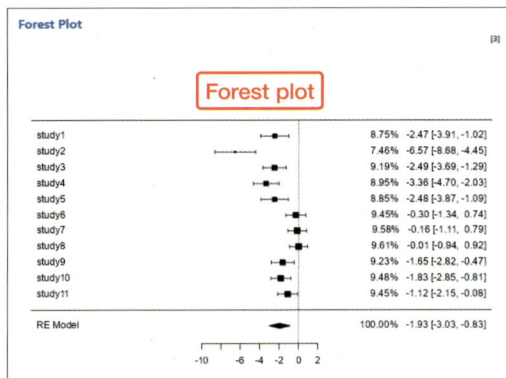

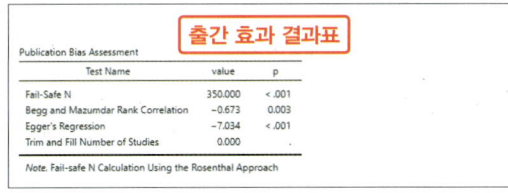

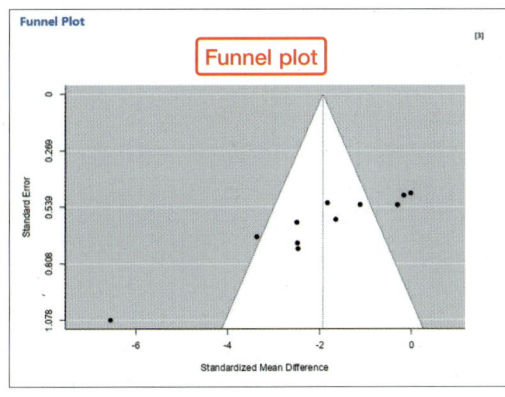

그림 22-24

**2** 종합 결과표에서 SMD와 신뢰구간, 유의확률을 확인할 수 있습니다.

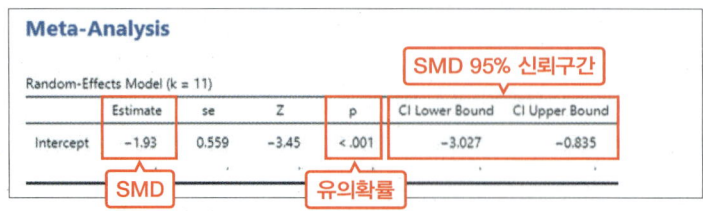

그림 22-25

**3** 이질성 결과표에서 이질성 검사 결과를 확인합니다. 유의확률을 통해 이질성이 높음을 확인할 수 있습니다.

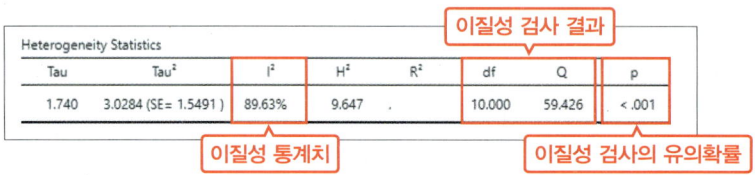

그림 22-26

**4** Forest Plot에서 SMD값을 시각화한 그래프를 확인합니다.

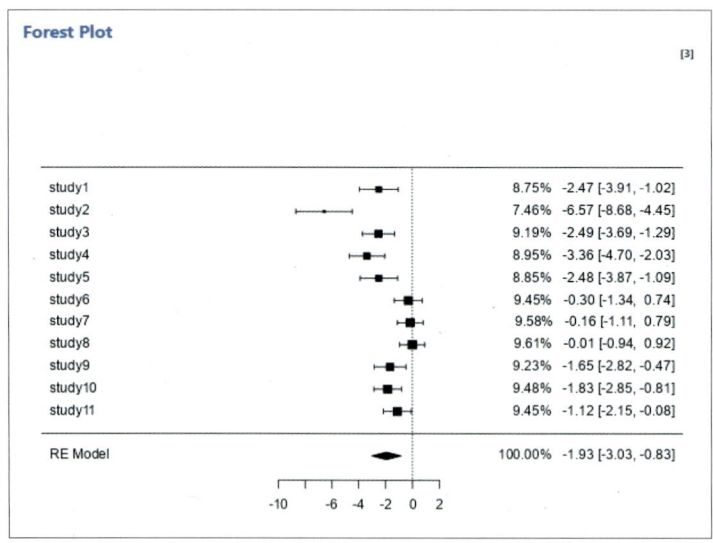

그림 22-27

**5** R 결과와 비교하면, 결과가 다른 것을 확인할 수 있습니다. 하지만 Forest Plot에서 개별 연구 결과는 동일합니다. jamovi에서는 R과 달리 분석 방법으로 bootstrap을 사용하였기 때문에 다른 결과가 나온 것입니다.

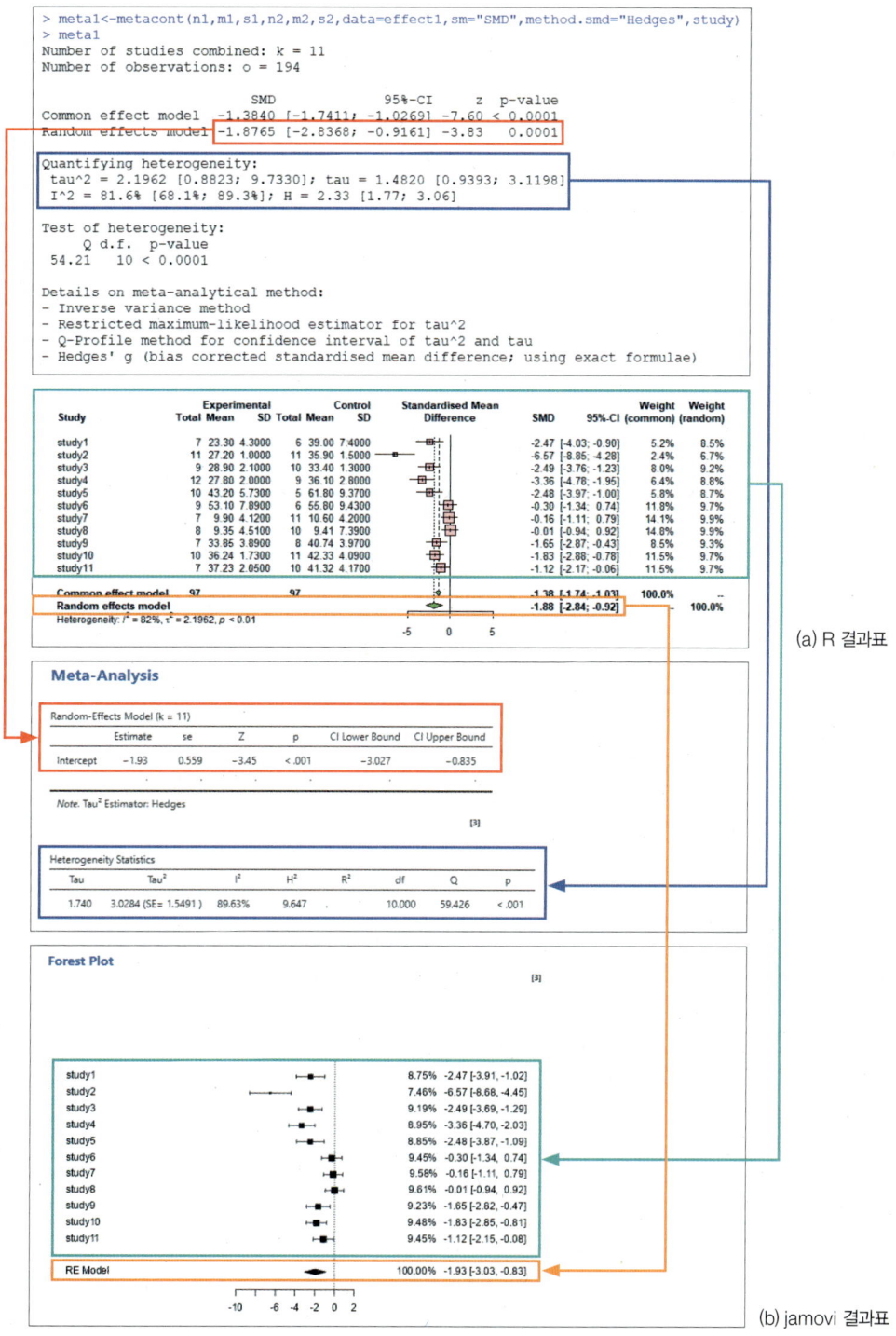

그림 22-28

# 이분형 데이터의 메타분석 효과크기

## 09 » 기본 개념과 연구 문제

**이분형 데이터의 효과크기는 두 집단 간 사건 발생 비율의 차이를 이용**하여 구합니다. 즉, 이 차이를 이용하여 사건발생비율(RR, Risk Ratio), 승산비율(OR, Odds Ratio), 위험차(RD, Risk Difference)를 산출합니다. 사건발생비율(RR)은 두 집단 간 사건이 발생할 확률입니다. RR=2는 실험집단이 대조집단에 비해 사건 발생 확률이 두 배 높다는 의미입니다. 승산비율(OR)은 실험집단에서 발생한 사건과 사건 미발생에 대한 비율 대비 대조집단에서 사건이 발생할 확률의 비율을 나타냅니다. OR=3은 실험집단에서 사건이 발생하지 않을 경우에 비해 사건이 발생할 경우가 대조집단보다 세 배 더 많이 나타난다는 의미입니다. 위험차(RD)는 실험집단에서 사건이 발생할 위험과 대조집단에서 사건이 발생할 위험의 차이입니다. 이분형 데이터의 메타분석에서는 사건발생비율(RR)과 승산비율(OR)에 로그를 취한 Log Risk Ratio(ln(Risk Ratio))와 Log Odds Ratio(ln(Odds Ratio))를 활용합니다.

지금부터 실습파일을 사용하여 이분형 데이터의 메타분석을 진행합니다. R과 jamovi에서 어떻게 분석을 실시하고, 결과 해석은 어떻게 진행하는지 파악해보겠습니다. 실습파일은 실제 연구에서 추출한 데이터가 아닌 가상의 데이터입니다.

**문제 22-2 이분형 데이터의 메타분석 효과크기**

📁 실습파일 : bin12.csv

흡연 여부에 따른 고혈압 여부의 개별 연구를 바탕으로 메타분석을 실시해보자.

- **a** : 흡연하면서 고혈압인 자
- **b** : 비흡연이면서 고혈압인 자
- **ab** : a+b값
- **c** : 흡연하면서 고혈압이 아닌 자
- **d** : 비흡연이면서 고혈압이 아닌 자
- **cd** : c+d값

## R로 분석하기

### 10 » 파일 불러오기 & 확인하기

**1** 실습파일을 불러오기 위해 윈도우의 파일 탐색기에서 경로를 확인합니다. ❶ 경로 창을 클릭하여 ❷ 복사한 뒤, ❸ 메모장에 붙여넣고 ❹ 폴더 사이의 ₩ 혹은 \를 /로 수정한 후 파일명을 입력합니다.

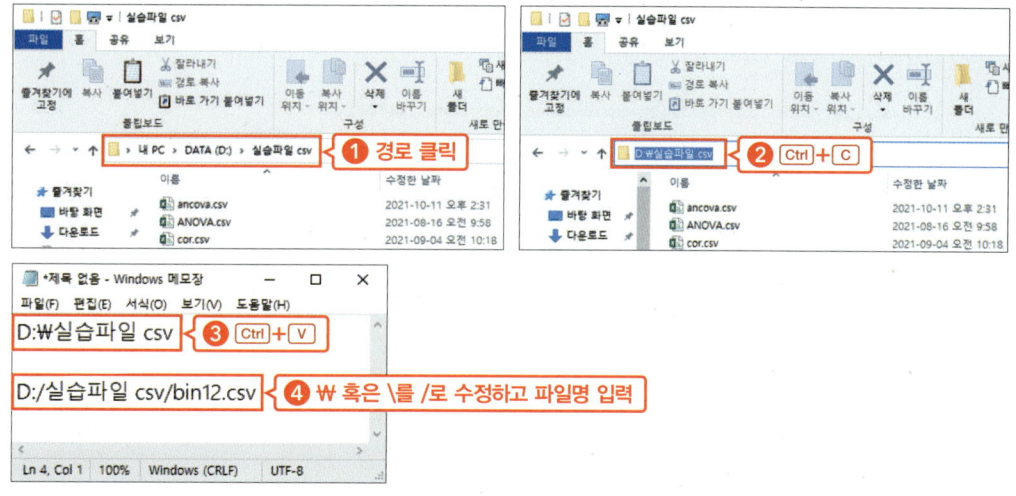

그림 22-29

**2** 이분형 데이터 메타분석에 사용할 데이터 명칭은 effect2로 지정하겠습니다. 수정한 전체 경로를 복사하고 **effect2<-read.csv("")** 명령어와 함께 RStudio에 입력합니다.

```
> effect2<-read.csv("D:/실습파일 csv/bin12.csv")   ◁ 입력
```

그림 22-30

**3** head() 명령어로 처음 6행을 확인합니다.

```
> head(effect2)   ◁ 입력
    study   a   b   c   d  ab  cd g
1  study1  15  55  10  60  70  70 1
2  study2  12  28   8  32  40  40 1
3  study3  28  52  14  66  80  80 1
4  study4  81 319  30 370 400 400 0
5  study5  15  25  21  19  40  40 0
6  study6  21  44  16  49  65  65 0
```

그림 22-31

SECTION 22  효과크기 계산과 분석  **367**

## 11 » 분석 진행하기

**1** 메타분석을 진행하는 패키지 중 하나인 meta를 사용하겠습니다. 패키지의 함수를 사용하기 위해, 먼저 패키지를 설치하고 불러오기를 진행하겠습니다. **install.packages("meta")** 명령어를 입력한 후 **library(meta)** 명령어를 입력합니다.

```
> install.packages("meta")    ◁ 입력
WARNING: Rtools is required to build R packages but is not currently installed. Please downlo
ad and install the appropriate version of Rtools before proceeding:

https://cran.rstudio.com/bin/windows/Rtools/
'C:/Users/GOOD/Documents/R/win-library/4.1'의 위치에 패키지(들)을 설치합니다.
(왜냐하면 'lib'가 지정되지 않았기 때문입니다.)
trying URL 'https://cran.rstudio.com/bin/windows/contrib/4.1/meta_5.0-1.zip'
Content type 'application/zip' length 1604848 bytes (1.5 MB)
downloaded 1.5 MB

package 'meta' successfully unpacked and MD5 sums checked

The downloaded binary packages are in
        C:\Users\GOOD\AppData\Local\Temp\Rtmpk15S8N\downloaded_packages
> library(meta)    ◁ 입력
Loading 'meta' package (version 5.0-1).
Type 'help(meta)' for a brief overview.
Readers of 'Meta-Analysis with R (Use R!)' should install
older version of 'meta' package: https://tinyurl.com/dt4y5drs
```

그림 22-32

**2** **metabin()** 명령어를 사용하여 메타분석을 진행합니다. 명령어 구성은 **결과데이터명 = metabin(a,a+b,c,c+d,data=데이터명,sm="OR",method="Inverse",연구명)** 입니다. 명령문 순서대로 모든 값을 입력해야 합니다. 먼저 실험집단에서 사건이 일어난 행 이름, 실험집단 사건이 일어난 행 이름과 그렇지 않은 행 이름을 더하기로 표시, 대조집단에서 사건이 일어난 행 이름, 대조집단 사건이 일어난 행 이름과 그렇지 않은 행 이름을 더하기로 표시를 순서대로 입력합니다. 이어지는 sm에는 승산비율의 이름인 "OR"을 입력하고, method에는 효과추정치 분산의 역수를 개별 연구의 가중치로 사용하는 방법인 "Inverse"를 입력합니다. 마지막의 study는 연구명입니다.

```
> meta2<-metabin(a,a+b,c,c+d,data=effect2,sm="OR",method = "Inverse",study)    ◁ 입력
> meta2
Number of studies combined: k = 6
Number of observations: o = 1390
Number of events: e = 271

                        OR           95%-CI     z  p-value
Common effect model  2.0210 [1.5158; 2.6945]  4.79 < 0.0001
Random effects model 1.7187 [1.0432; 2.8315]  2.13   0.0335

Quantifying heterogeneity:
 tau^2 = 0.2306 [0.0054; 2.0589]; tau = 0.4803 [0.0734; 1.4349]
 I^2 = 62.8% [9.7%; 84.7%]; H = 1.64 [1.05; 2.56]

Test of heterogeneity:
     Q d.f. p-value
 13.45    5  0.0195

Details on meta-analytical method:
- Inverse variance method
- Restricted maximum-likelihood estimator for tau^2
- Q-profile method for confidence interval of tau^2 and tau
```

그림 22-33

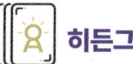
### 히든그레이스 데이터분석팀 생각

**이분형 데이터의 가중치 계산 방법**

- **역분산 추정법(generic inverse variance estimation method)** : 메타분석에서 가장 많이 사용하는 가중치 계산 방법으로, 효과 추정치 분산의 역수를 개별 연구의 가중치로 사용합니다. 표본 수가 큰 연구는 분산이 작고 분산의 역수는 커지기 때문에, 표본 수가 큰 연구에 더 큰 가중치를 줄 때 이 방법을 사용합니다. 개별 연구의 수는 적지만 각 연구의 표본 수가 많은 경우에 효과적입니다.
- **멘텔-헨젤 추정법(Mantel-Haenszel estimation method)** : 로그 변환을 하지 않고 데이터 값 자체를 사용하는 방법입니다. 사건발생비율이 낮거나, 연구 수가 많고 표본 수가 작은 경우에 효과적입니다.
- **피토 추정법(Peto estimation method)** : 승산비율에서만 사용하는 방법입니다. 결과 수가 적거나 사건 발생률이 낮을 경우(사건 발생률이 1% 미만), 실험집단이나 대조집단에서 결과가 발생하지 않은 경우에 효과적입니다.

**3** 메타분석 효과크기 결과를 그래프로 확인하기 위해 **forest(메타분석 결과데이터명)** 명령어를 사용합니다. 그래프를 나타내는 부분이 제대로 보이지 않는다면, 그림에 표시한 보라색 박스(Plots 구역의 테두리)에 마우스를 가져갑니다. 그러면 커서가 십자 형태로 바뀝니다. 이때 드래그하고 구역 크기를 조절하면 전체 그래프를 확인할 수 있습니다.

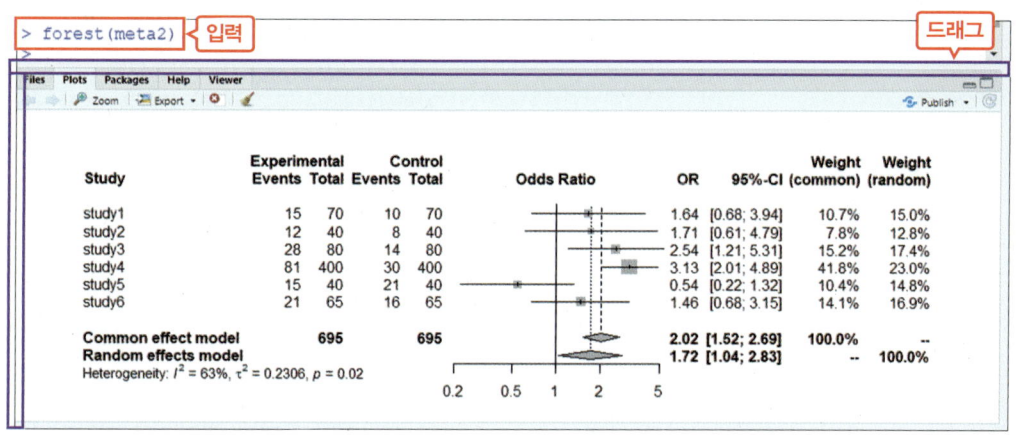

그림 22-34

**4** 그래프의 기본 색상은 흑백입니다. 그래프의 가독성을 높이기 위해 색을 지정할 수 있습니다. 색 지정 명령어 구성은 forest(메타분석 결과데이터명, col.diamond = "다이아몬드 색", col.square = "사각형 색", col.square.line = "사각형 윤곽선 색")입니다.

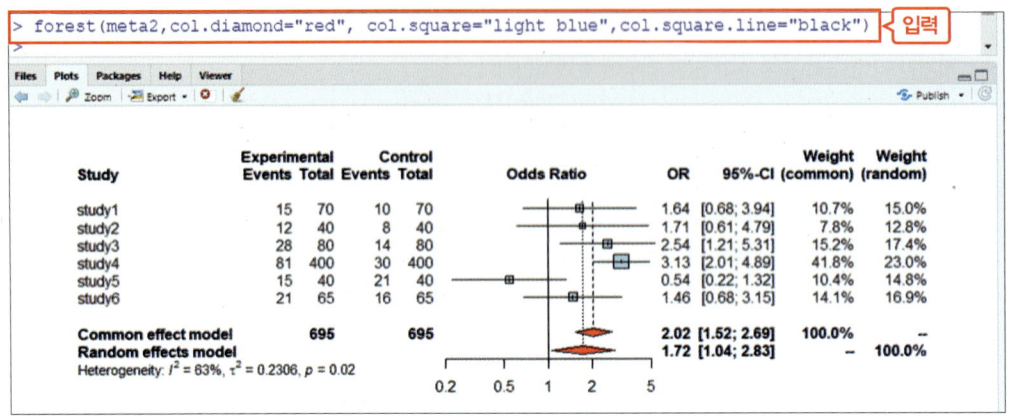

그림 22-35

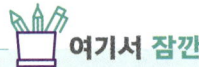 **여기서 잠깐**

그래프 하단의 빨간색 다이아몬드 모양은 전체 연구를 종합한 평균효과크기를, 파란색 사각형은 개별 연구의 평균효과크기를 나타냅니다.

**5** 그래프 결과를 그림 파일로 저장하여 논문에 사용할 수 있습니다. png("저장할 위치/파일명", width=가로길이, height=세로길이, unit="px", bg="배경색깔", res=확대정도 숫자) 명령어를 입력하면 설정한 크기대로 그래프가 그림 파일로 저장됩니다. png() 명령어를 입력하고, 저장할 그래프를 입력한 후, 마지막으로 dev.off() 명령어를 실행하면 png 형식으로 그래프가 저장됩니다. dev.off()를 입력하지 않을 경우 저장이 완료되지 않을 수 있습니다. bg 옵션을 transparent로 설정하면 투명한 배경으로 저장됩니다.

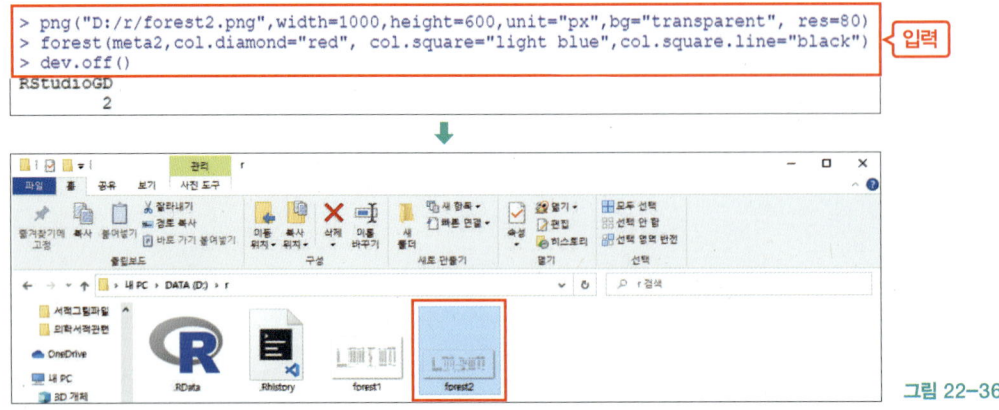

그림 22-36

**6** 이분형 데이터의 효과크기는 OR에 자연로그를 취한 값이므로, R에 내장된 자연로그함수 log를 사용하여 OR값 및 OR의 95% 신뢰구간의 값을 모두 구합니다. 명령어 구성은 log(OR값);log(OR값);...이고, [그림 22-33]에서 출력된 OR값을 순서대로 넣어줍니다. 기본적으로 한 줄에 명령어 하나만 쓸 수 있지만 ;(세미콜론)을 사용하면 한 줄에 연속하여 명령어를 입력할 수 있습니다.

```
> meta2<-metabin(a,a+b,c,c+d,data=effect2,sm="OR",method = "Inverse",study)
> meta2
Number of studies combined: k = 6
Number of observations: o = 1390
Number of events: e = 271

                      OR         95%-CI      z  p-value
Common effect model  2.0210 [1.5158; 2.6945] 4.79 < 0.0001
Random effects model 1.7187 [1.0432; 2.8315] 2.13   0.0335

Quantifying heterogeneity:
 tau^2 = 0.2306 [0.0054; 2.0589]; tau = 0.4803 [0.0734; 1.4349]

Details on meta-analytical method:
- Inverse variance method
- Restricted maximum-likelihood estimator for tau^2
- Q-profile method for confidence interval of tau^2 and tau

> log (2.0210);log (1.5158);log (2.6945);log (1.7187);log (1.0432);log (2.8315)
[1] 0.7035924
[1] 0.4159434
[1] 0.9912127
[1] 0.5415682
[1] 0.04229291
[1] 1.040807
```
◁ 입력

그림 22-37

## 12 » 결과표 작성하기

**1** 한글에서 다음과 같이 결과표 틀을 만듭니다. 셀 제목은 순서대로 모형, 승산비율(OR), OR의 95% 신뢰구간(95% CI), 효과크기(ES), ES의 95% 신뢰구간(95% CI), 유의확률($p$), 동질성 검사 결과($Q(df)$), 이질성 결과($I^2$)입니다. 여기서 모형은 'Fixed'와 'Random'으로 입력합니다.

| 모형 | OR | 95% CI | | ES | 95% CI | | $p$ | $Q(df)$ | $I^2$ |
|---|---|---|---|---|---|---|---|---|---|
| | | Lower | Upper | | Lower | Upper | | | |
| Fixed | | | | | | | | | |
| Random | | | | | | | | | |

OR: 승산비율, CI: 신뢰구간, ES:효과크기, Q: 동질성 통계치, df: 자유도, $I^2$: 이질성 통계치
* $p<.05$, ** $p<.01$, *** $p<.001$

그림 22-38

**2** 메타분석 결과를 출력한 [그림 22-33]을 참조하여 효과크기와 95% 신뢰구간을 제외한 모든 항목을 입력합니다. OR값과 95% 신뢰구간은 소수점 셋째 자리에서 반올림합니다.

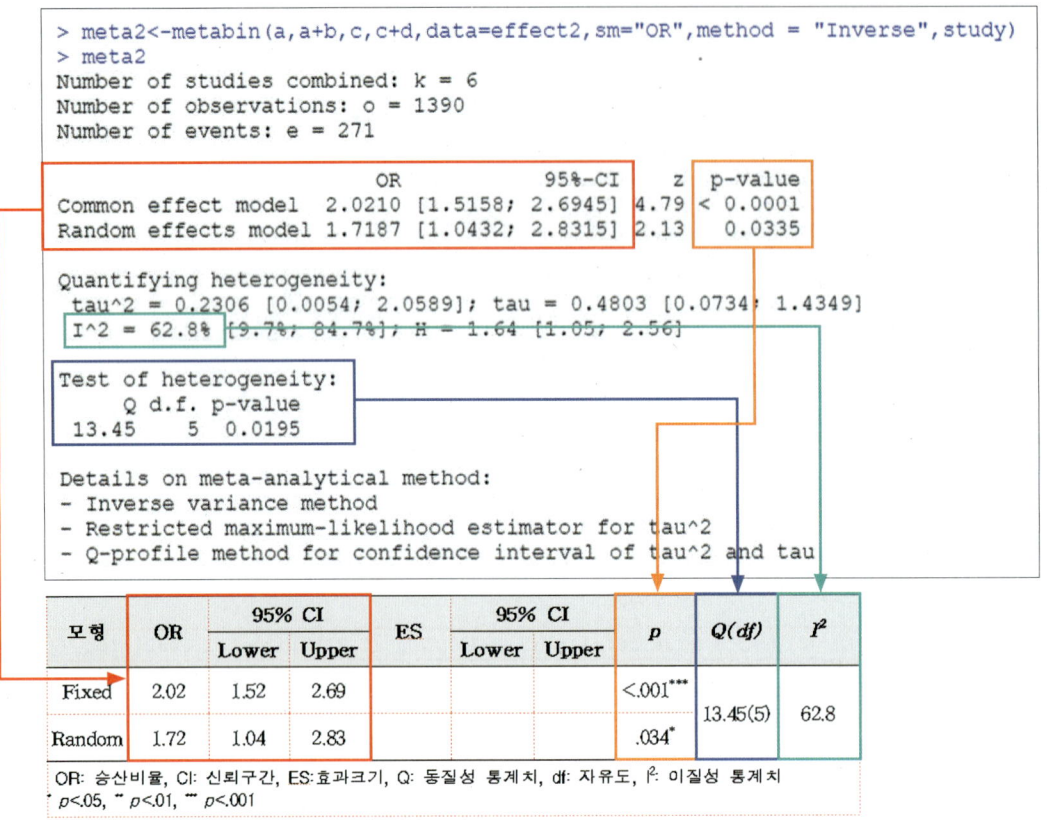

그림 22-39

**3** 메타분석의 효과크기는 [그림 22-37]을 참조하여 입력합니다. 소수점 셋째 자리에서 반올림하여 입력합니다.

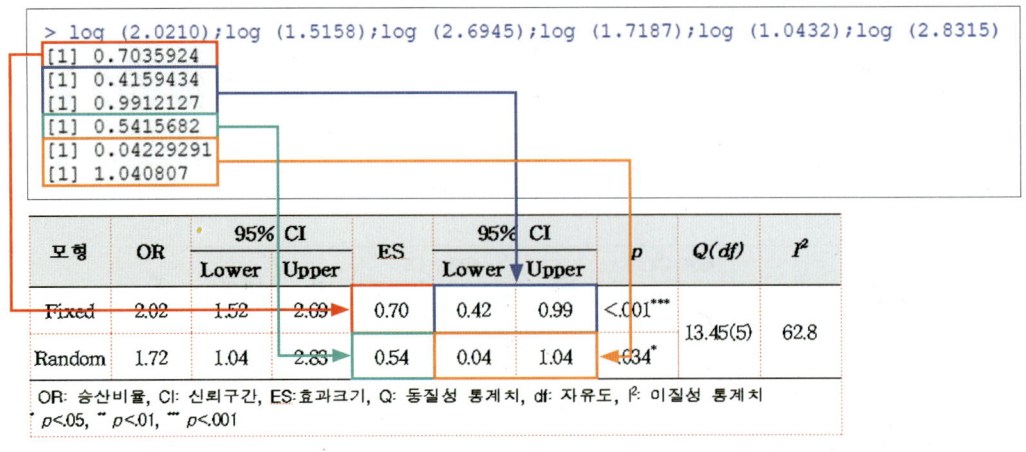

그림 22-40

## 13 » 분석 결과 해석하기

**1** 메타분석 결과는 순서대로 이질성 검정, 모형 결정, 효과크기를 확인해야 합니다.

```
> meta2<-metabin(a,a+b,c,c+d,data=effect2,sm="OR",method = "Inverse",study)
> meta2
Number of studies combined: k = 6
Number of observations: o = 1390
Number of events: e = 271

                        OR           95%-CI    z   p-value
Common effect model   2.0210  [1.5158; 2.6945] 4.79 < 0.0001
Random effects model  1.7187  [1.0432; 2.8315] 2.13   0.0335

Quantifying heterogeneity:
 tau^2 = 0.2306 [0.0054; 2.05891; tau = 0.4803 [0.0734; 1.4349]
 I^2 = 62.8% [9.7%; 84.7%];  ← 이질성 통계치  .05; 2.56]    ← 이질성 검정

Test of heterogeneity:
    Q d.f. p-value      ← 동질성 통계치
 13.45  5  0.0195

Details on meta-analytical method:
- Inverse variance method
```

그림 22-41

이질성 검사 결과 Q값의 유의확률($p$-value)이 0.0195로 0.05보다 작기 때문에 이질성이 존재한다고 판단합니다. $I^2$값이 62.8%로 나타나 중간 정도 이질성이 있다고 해석할 수 있습니다.

**2** 이분형 데이터의 효과크기는 OR값에 자연로그를 취한 ln(OR)의 효과크기와 효과크기에 대한 95% 신뢰구간을 확인하여 판단합니다. 결과표의 OR값은 6개 연구의 종합효과크기입니다. 고정효과모형(Fixed) 결과를 보면 효과크기가 0.70(95%CI: 0.42-0.99)으로 나타났고, 유의확률은 0.001 미만으로 흡연이 고혈압에 통계적으로 유의하게 영향을 미친다고 해석할 수 있습니다. 랜덤효과모형(Random) 결과를 보면 효과크기가 0.54(95%CI: 0.04-1.04)이며, 유의확률은 0.05 미만으로 동일하게 유의한 결과를 나타냅니다.

| 모형 | OR값 | 95% CI Lower | 95% CI Upper | ES | 95% CI Lower | 95% CI Upper | p | Q(df) | $I^2$ |
|---|---|---|---|---|---|---|---|---|---|
| Fixed | 2.02 | 1.52 | 2.69 | 0.70 | 0.42 | 0.99 | <.001*** | 13.45(5) | 62.8 |
| Random | 1.72 | 1.04 | 2.83 | 0.54 | 0.04 | 1.04 | .034* | | |

OR: 승산비율, CI: 신뢰구간, ES: 효과크기 통계치, df: 자유도, 동질성 통계치
* $p<.05$, ** $p<.01$, *** $p<.001$

그림 22-42

연구는 서로 간의 차이가 존재한다는 가정에 따른 랜덤효과모형을 선택하겠습니다. 결과를 해석하면, 흡연 여부에 따른 고혈압 여부의 효과크기는 0.54로 중간 효과크기를 보였고, 통계적으로 유의하게 나타났습니다($p$<.05). 실제로 흡연을 하지 않을 경우에 고혈압일 확률이 0.5배로 더 작다고 판단할 수 있습니다.

> **히든그레이스 데이터분석팀 생각**
> - OR값을 ln(OR)로 환산해야 이분형 데이터의 효과크기 결과로 사용할 수 있습니다. 따라서 OR값이 아닌 ES값을 확인합니다.
> - 95% 신뢰구간이 1을 초과하여 100%가 넘어간 것을 확인할 수 있습니다. 자연로그로 효과크기를 계산하는 승산비의 경우, 100%가 넘어가는 신뢰구간을 보여주는 경우가 존재합니다.

## 14 » 논문 결과 작성하기

이분형 데이터의 메타분석 효과크기 결과표에 대한 해석은 다음 3단계로 작성합니다.

**① 분석 내용과 분석법 설명**
"흡연 여부에 따른 고혈압 여부의 효과크기를 알기 위해 메타분석을 실시하였다."

**② $p$값이 유의할 경우($p$<.05), 선택모형과 효과크기, 효과크기의 95% 신뢰구간, 이질성 결과 설명**
모형 선택 근거와 효과크기와 효과크기의 95% 신뢰구간, 이질성 결과를 제시한다.

**③ $p$값이 유의하지 않을 경우($p$>.05)**
이번 연구에서 종합한 결과 "유의한 차이를 보이지 않았다($p$>.05)."로 작성한다.

위의 3단계에 맞춰 앞에서 실습한 출력 결과 값을 작성하면 다음과 같습니다.

① 흡연 여부에 따른 고혈압 여부 효과크기를 알기 위해 메타분석을 실시하였다.
② 분석한 연구들에서 집단과 사용된 방법 간에 차이가 존재한다고 판단하여 랜덤효과모형을 선택하였다. 랜덤효과모형의 결과, 전체 효과크기는 0.54로 중간 효과크기를 보였다. 95% 신뢰구간에서 하한값 0.04, 상한값 1.04로 유의하게 나타났다($p$=.034). 전체 효과크기의 이질성은 Q값이 13.45($p$=.020)이고, $I^2$값이 62.8%로 중간 이질성을 보였다. 흡연을 하지

않을 경우에 고혈압일 확률이 0.5배로, 흡연을 할 경우에 고혈압일 확률이 2배 더 높다고 설명할 수 있다.

**[이분형 데이터의 메타분석 효과크기 논문 결과표 완성 예시]**

〈Table〉 흡연 여부에 따른 고혈압 여부의 효과크기

| 모형 | OR | 95% CI | | ES | 95% CI | | p | Q(df) | $I^2$ |
| --- | --- | --- | --- | --- | --- | --- | --- | --- | --- |
| | | Lower | Upper | | Lower | Upper | | | |
| Fixed | 2.02 | 1.52 | 2.69 | 0.70 | 0.42 | 0.99 | <.001*** | 13.45(5) | 62.8 |
| Random | 1.72 | 1.04 | 2.83 | 0.54 | 0.04 | 1.04 | .034* | | |

OR: 승산비율, CI: 신뢰구간, ES:효과크기, Q: 동질성 통계치, df: 자유도, $I^2$: 이질성 통계치
* $p<.05$, ** $p<.01$, *** $p<.001$

흡연 여부에 따른 고혈압 여부 효과크기를 알기 위해 메타분석을 실시하였다. 분석한 연구들에서 집단과 사용된 방법 간에 차이가 존재한다고 판단하여 랜덤효과모형을 선택하였다. 랜덤효과모형의 결과, 전체 효과크기는 0.54로 중간 효과크기를 보였다. 95% 신뢰구간에서 하한값 0.04, 상한값 1.04로 유의하게 나타났다($p=.034$). 전체 효과크기의 이질성은 Q값이 13.45 ($p=.020$)이고, $I^2$값이 62.8%로 중간 이질성을 보였다. 흡연을 하지 않을 경우에 고혈압일 확률이 0.5배로, 흡연을 할 경우에 고혈압일 확률이 2배 더 높다고 설명할 수 있다.

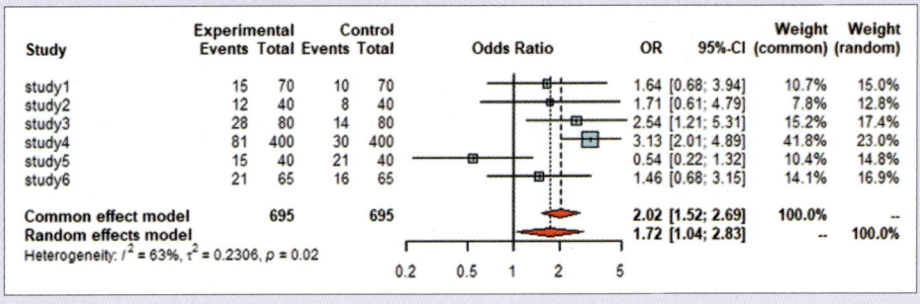

## jamovi로 분석하기

### 15 » 분석 진행하기

**1** ❶ 메뉴 버튼(≡)을 클릭하고 ❷ Open ❸ This PC ❹ Browse 순으로 클릭하여 실습파일이 있는 경로를 찾아갑니다. ❺ bin12.csv 파일을 읽어들입니다.

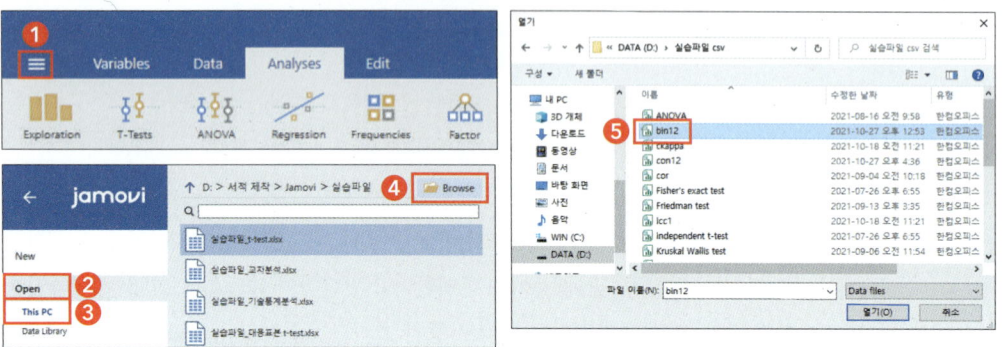

그림 22-43

**2** Analyses 탭 오른쪽의 ❶ 를 클릭하고 ❷ jamovi library를 클릭합니다. ❸ MAJOR – Meta-Analysis for JAMOVI 아래에 있는 INSTALL을 클릭하여 설치합니다. 설치를 완료하면 Analyses에 새로운 분석법이 나타납니다.

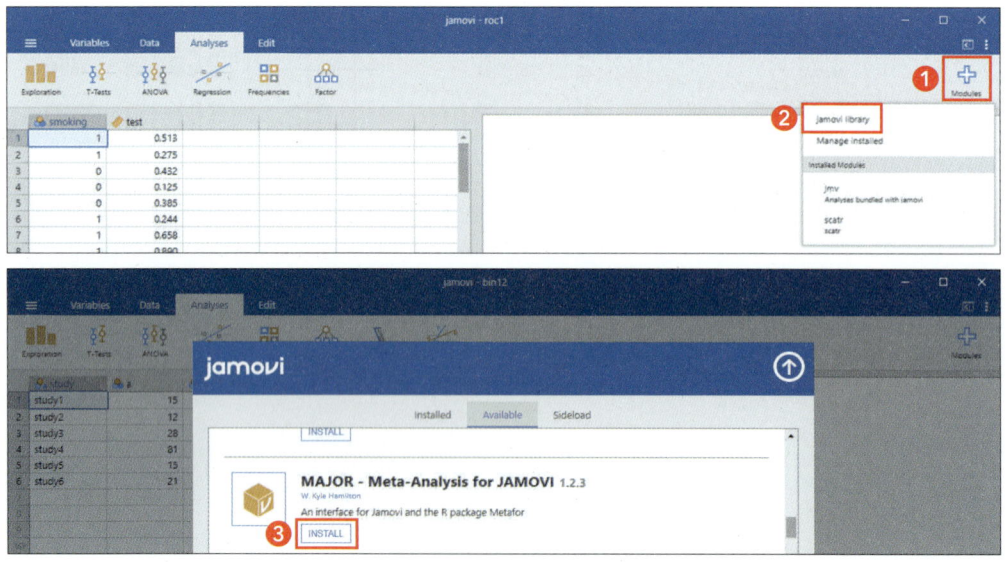

그림 22-44

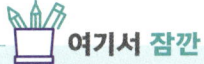 **여기서 잠깐**

연속형 데이터의 메타분석 효과크기를 분석할 때 MAJOR – Meta-Analysis for JAMOVI를 설치했다면 이 단계를 건너뜁니다.

**3** 현재 데이터가 범주형으로 설정된 상태라면 ❶ a를 더블클릭하여 Setup 영역을 엽니다. ❷ Measure type의 ▼를 클릭합니다. ❸ 항목 중 Continuous를 클릭하고 변환되었는지 확인합니다. 동일한 방법으로 study 변수를 제외한 범주형 데이터를 모두 연속형으로 변환합니다.

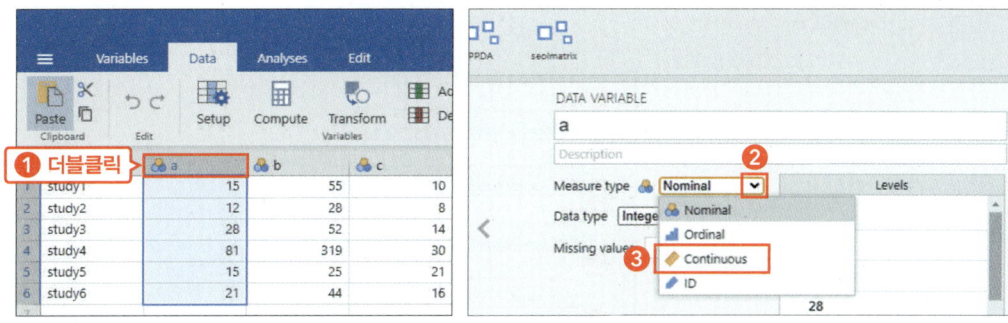

그림 22-45

**4** Analyses 메뉴에서 오른쪽에 있는 ❶ MAJOR를 클릭합니다. ❷ Dichotomous Models를 클릭합니다.

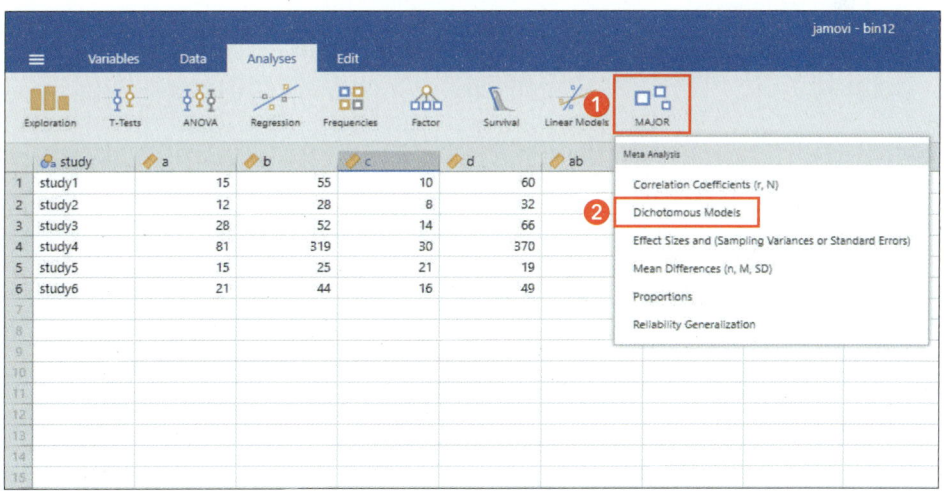

그림 22-46

**5** ❶ study를 Study Label로, ❷ a를 Number of Incidents in Experimental Group으로, ❸ c를 Number of Incidents in Control Group으로 이동합니다. ❹ ab를 Total Sample Size for Experimental Group으로, ❺ cd를 Total Sample Size for Control Group으로 이동합니다. ❻ Model Options의 ▼를 눌러 ❼ DerSimonian-Laird를 선택합니다.

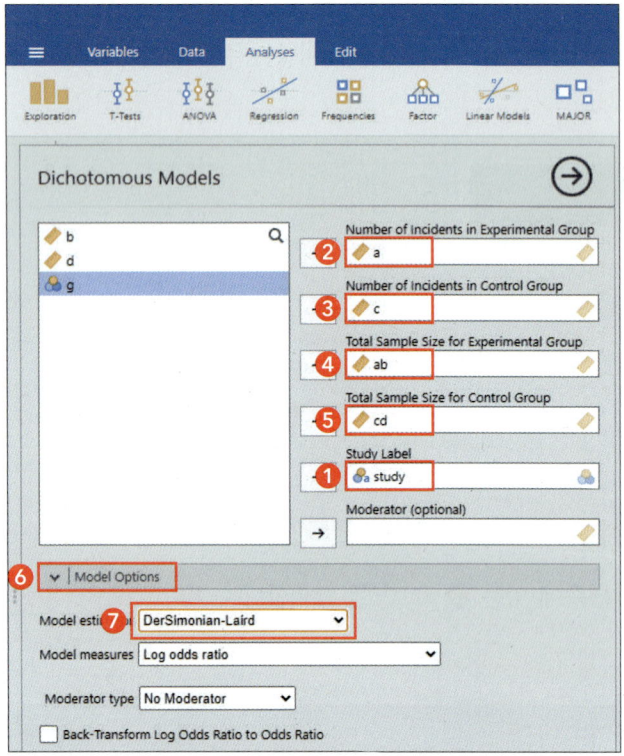

그림 22-47

**6** ❶ Plots를 클릭합니다. ❷ Summary estimate와 Model fitting weights에 체크합니다.

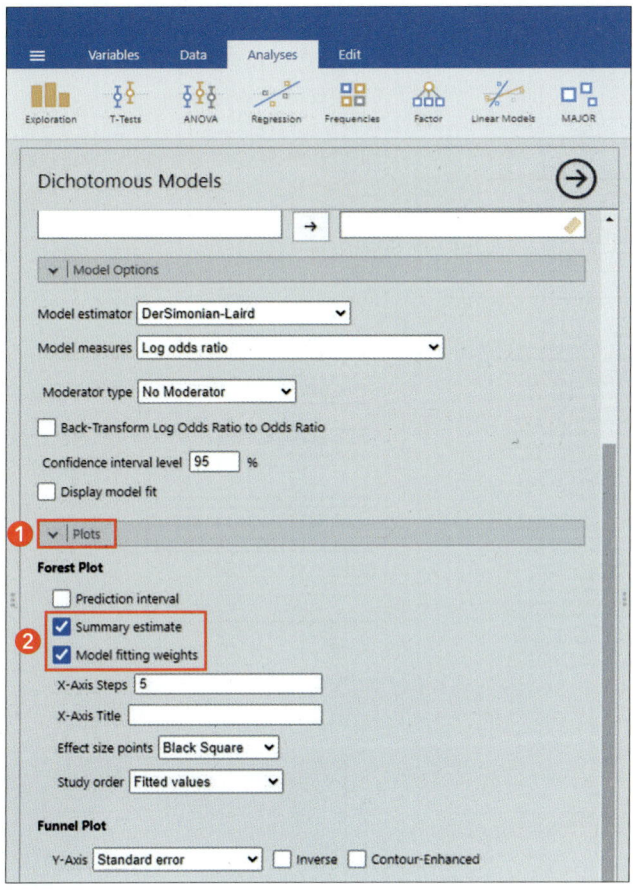

그림 22-48

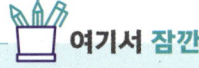 여기서 잠깐

**Summary estimate**는 R과 달리 ln(OR)과 95% 신뢰구간을 표시해줍니다. **Model fitting weights**는 랜덤효과 모형을 확인하는 옵션입니다.

**7** 결과표를 확인합니다.

## Results

### Dichotomous Models

Random-Effects Model (k = 6)

| | Estimate | se | Z | p | CI Lower Bound | CI Upper Bound |
|---|---|---|---|---|---|---|
| Intercept | 0.540 | 0.258 | 2.09 | 0.037 | 0.033 | 1.046 |

*Note.* Tau² Estimator: DerSimonian-Laird

### Heterogeneity Statistics

| Tau | Tau² | I² | H² | R² | df | Q | p |
|---|---|---|---|---|---|---|---|
| 0.491 | 0.2413 (SE= 0.2547) | 62.81% | 2.689 | | 5.000 | 13.446 | 0.020 |

The analysis was carried out using the log odds ratio as the outcome measure. A random-effects model was fitted to the data. The amount of heterogeneity (i.e., tau²), was estimated using the DerSimonian-Laird estimator (DerSimonian 1986). In addition to the estimate of tau², the Q-test for heterogeneity (Cochran 1954) and the I² statistic are reported. In case any amount of heterogeneity is detected (i.e., tau² > 0, regardless of the results of the Q-test), a prediction interval for the true outcomes is also provided. Studentized residuals and Cook's distances are used to examine whether studies may be outliers and/or influential in the context of the model. Studies with a studentized residual larger than the 100 x (1 - 0.05/(2 X k))th percentile of a standard normal distribution are considered potential outliers (i.e., using a Bonferroni correction with two-sided alpha = 0.05 for k studies included in the meta-analysis). Studies with a Cook's distance larger than the median plus six times the interquartile range of the Cook's distances are considered to be influential. The rank correlation test and the regression test, using the standard error of the observed outcomes as predictor, are used to check for funnel plot asymmetry.

A total of k=6 studies were included in the analysis. The observed log odds ratios ranged from -0.6109 to 1.1416, with the majority of estimates being positive (83%). The estimated average log odds ratio based on the random-effects model was \hat{\mu} = 0.5396 (95% CI: 0.0333 to 1.0458). Therefore, the average outcome differed significantly from zero (z = 2.0889, p = 0.0367). According to the Q-test, the true outcomes appear to be heterogeneous (Q(5) = 13.4461, p = 0.0195, tau² = 0.2413, I² = 62.8144%). A 95% prediction interval for the true outcomes is given by -0.5482 to 1.6273. Hence, although the average outcome is estimated to be positive, in some studies the true outcome may in fact be negative. An examination of the studentized residuals revealed that one study (study5) had a value larger than ± 2.6383 and may be a potential outlier in the context of this model. According to the Cook's distances, none of the studies could be considered to be overly influential. Neither the rank correlation nor the regression test indicated any funnel plot asymmetry (p = 0.2722 and p = 0.0576, respectively).

### Forest Plot

| | | | |
|---|---|---|---|
| study1 | | 15.07% | 0.49 [-0.39, 1.37] |
| study2 | | 12.92% | 0.54 [-0.49, 1.57] |
| study3 | | 17.43% | 0.93 [0.19, 1.67] |
| study4 | | 22.79% | 1.14 [0.70, 1.59] |
| study5 | | 14.89% | -0.61 [-1.50, 0.28] |
| study6 | | 16.91% | 0.38 [-0.39, 1.15] |
| RE Model | | 100.00% | 0.54 [0.03, 1.05] |

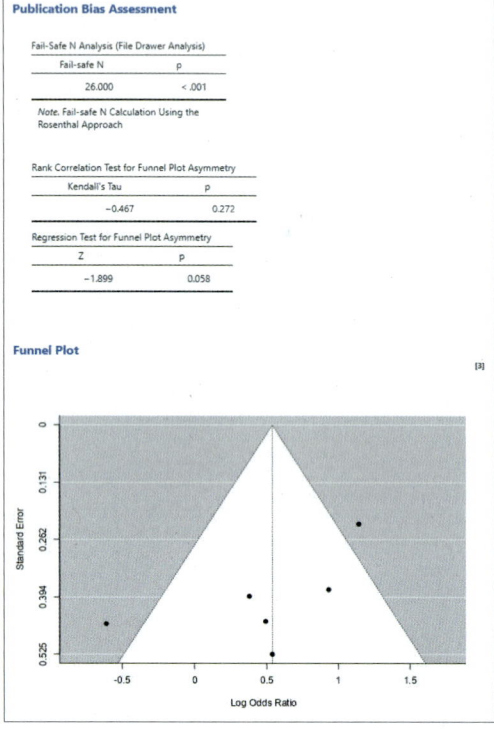

### Publication Bias Assessment

Fail-Safe N Analysis (File Drawer Analysis)

| Fail-safe N | p |
|---|---|
| 26.000 | < .001 |

*Note.* Fail-safe N Calculation Using the Rosenthal Approach

Rank Correlation Test for Funnel Plot Asymmetry

| Kendall's Tau | p |
|---|---|
| -0.467 | 0.272 |

Regression Test for Funnel Plot Asymmetry

| Z | p |
|---|---|
| -1.899 | 0.058 |

### Funnel Plot

그림 22-49

## 16 » 분석 결과 해석하기

**1** 총 5개의 표와 2개의 그래프를 확인할 수 있습니다. 첫 번째 표는 종합적인 결과표이고, 두 번째 표는 이질성 검사 결과표입니다. 이어지는 첫 번째 그래프는 Forest plot이고, 3~5번째 표는 출간 효과로 인한 비뚤림 결과표입니다. 두 번째 그래프는 비뚤림 효과를 확인할 수 있는 Funnel plot입니다. 여기서는 효과크기와 관련된 첫 번째 표, 두 번째 표, 첫 번째 그래프만 해석하겠습니다.

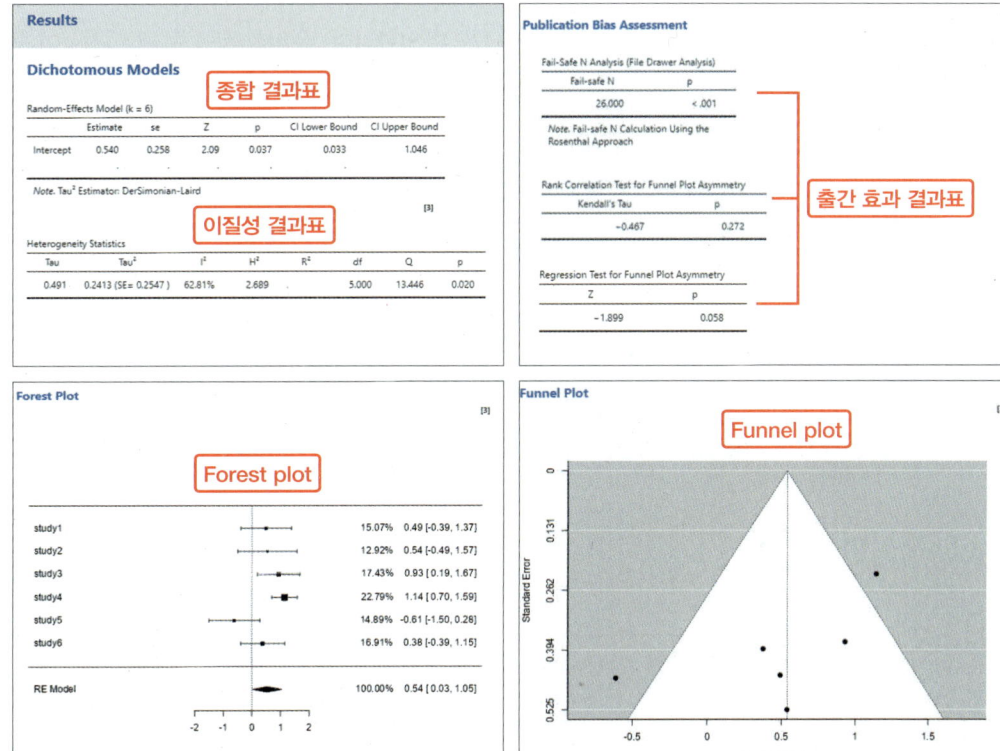

그림 22-50

**2** 종합 결과표에서 OR값과 신뢰구간, 유의확률을 확인할 수 있습니다.

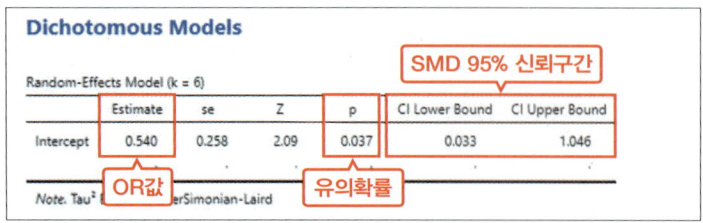

그림 22-51

**3** 이질성 결과표에서 이질성 검사 결과를 확인합니다. 유의확률을 통해 이질성이 높음을 확인할 수 있습니다.

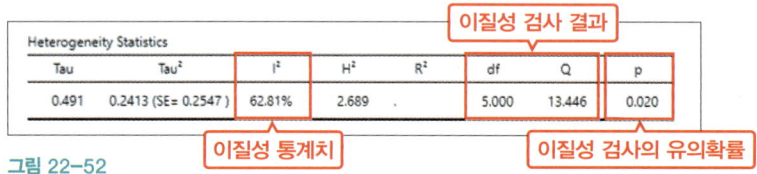

그림 22-52

**4** Forest plot에서 OR값을 시각화한 그래프를 확인할 수 있습니다.

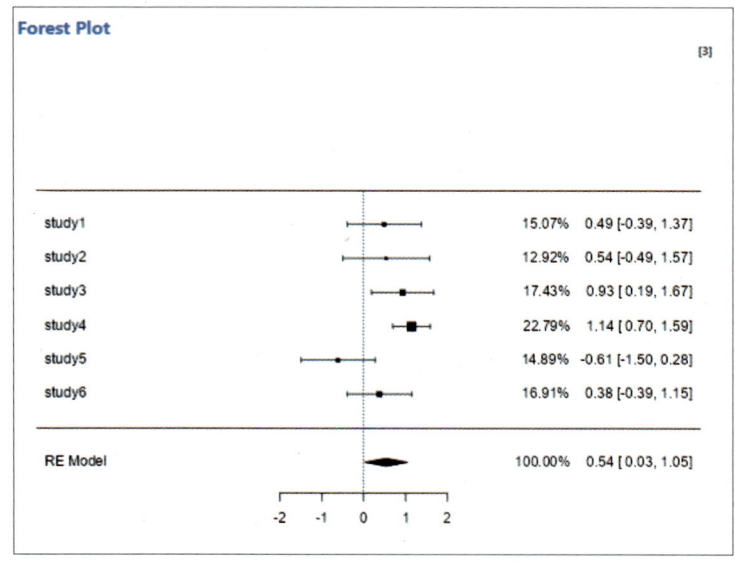

그림 22-53

**5** R 결과와 비교하면, 결과가 거의 유사한 것을 확인할 수 있습니다. 결과가 동일하지 않은 이유는 jamovi에서는 분석 방법으로 bootstrap을 사용했기 때문입니다.

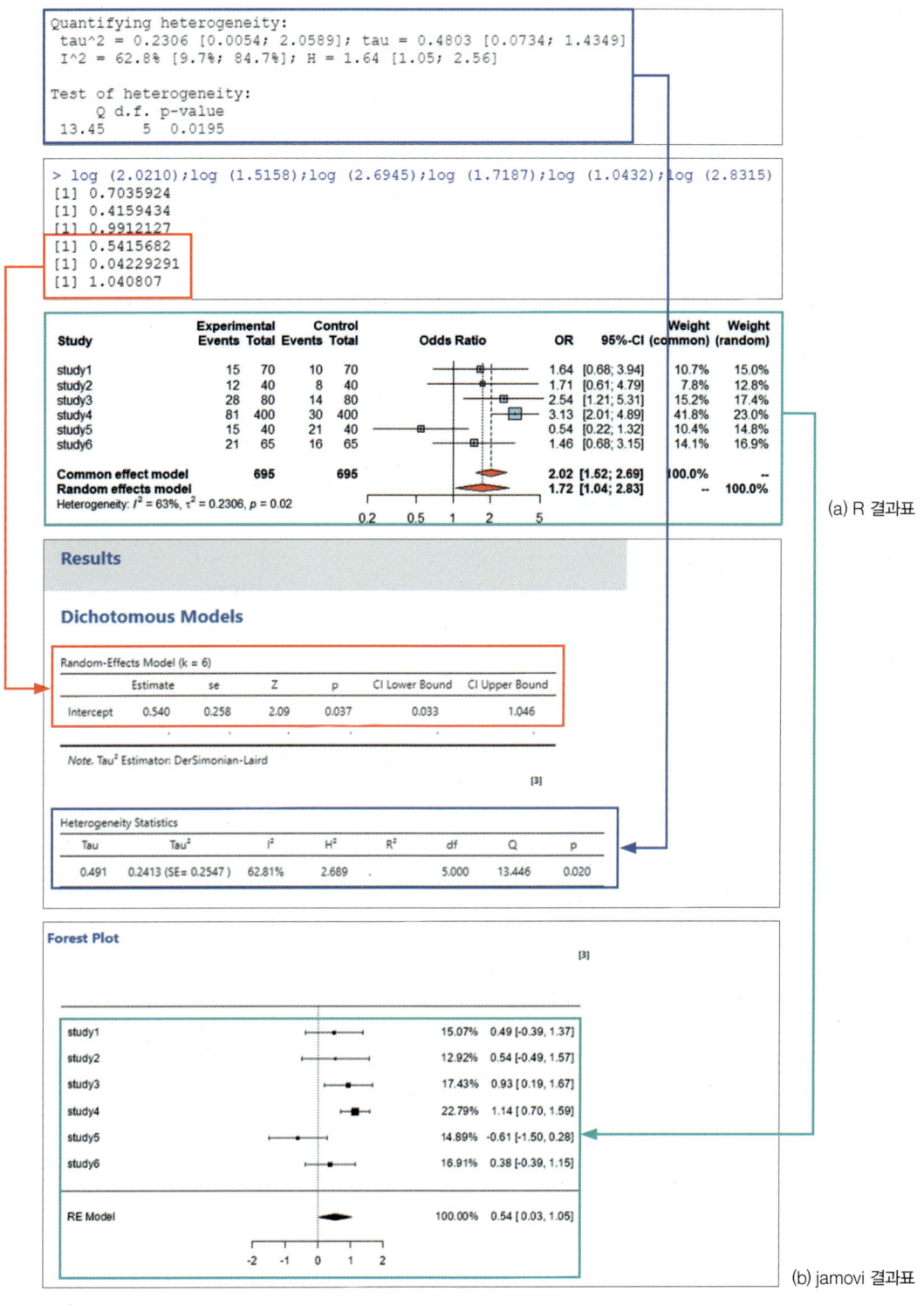

그림 22-54

# 유병률 데이터의 메타분석 효과크기

## 17 » 기본 개념과 연구 문제

유병률 데이터는 백분율 형태로 나타내며 질병의 이환율, 사망률, 항생제 내성률 등이 있습니다. **유병률 데이터의 메타분석은 개별 연구들의 효과크기가 비율로 되어 있거나, 비율 자체가 연구의 주요 관심사일 때 진행**합니다. 유병률 데이터를 메타분석할 때는 사건과 표본 수의 데이터가 필요합니다.

지금부터 실습파일을 사용하여 유병률 데이터의 메타분석을 진행합니다. R과 jamovi에서 어떻게 분석을 실시하고, 결과 해석은 어떻게 진행하는지 파악해보겠습니다. 실습파일은 실제 연구에서 추출한 데이터가 아닌 가상의 데이터입니다.

**문제 22-3** **유병률 데이터의 메타분석 효과크기**

실습파일 : prop12.csv

전염병 환자에 대한 항생제의 내성률 개별 연구를 바탕으로 메타분석을 실시해보자.

- **event** : 항생제 내성이 발생한 수
- **n** : 표본 수

## R로 분석하기

### 18 » 파일 불러오기 & 확인하기

1. 실습파일을 불러오기 위해 윈도우의 파일 탐색기에서 경로를 확인합니다. ❶ 경로창을 클릭하여 ❷ 복사한 뒤, ❸ 메모장에 붙여넣고 ❹ 폴더 사이의 ₩ 혹은 \를 /로 수정한 후 파일명을 입력합니다.

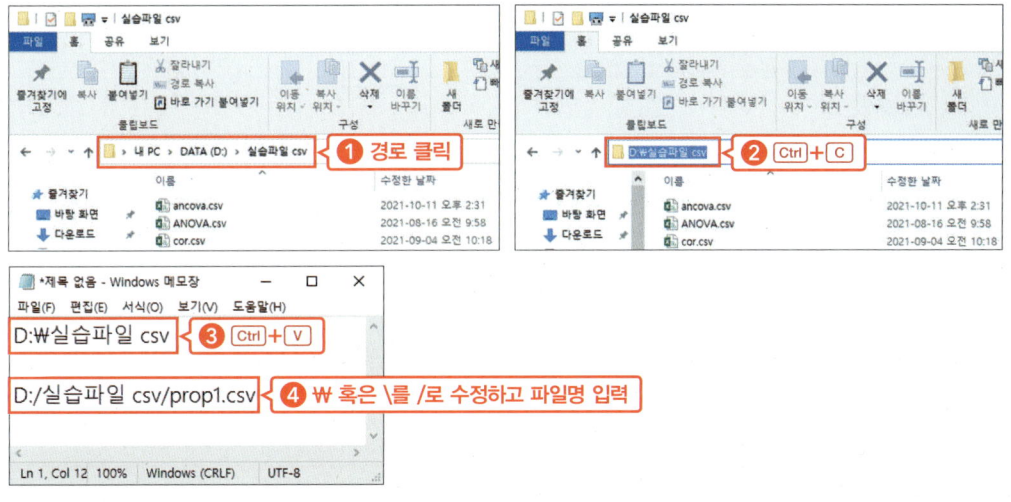

그림 22-55

2. 유병률 데이터 메타분석에 사용할 데이터 명칭은 effect3으로 지정하겠습니다. 수정한 전체 경로를 복사하고 effect3<-read.csv("") 명령어와 함께 RStudio에 입력합니다.

```
> effect3<-read.csv("D:/실습파일 csv/prop12.csv")   입력
```

그림 22-56

3. head( ) 명령어로 처음 6행을 확인합니다.

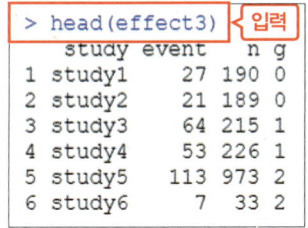

그림 22-57

## 19 » 분석 진행하기

**1** 메타분석을 진행하는 패키지 중 하나인 `meta`를 사용하겠습니다. 패키지의 함수를 사용하기 위해, 먼저 패키지를 설치하고 불러오기를 진행하겠습니다. `install.packages("meta")` 명령어를 입력한 후 `library(meta)` 명령어를 입력합니다.

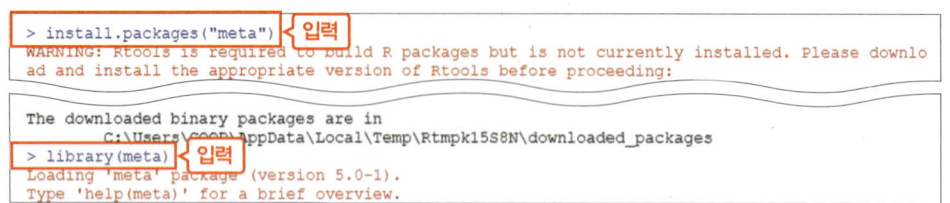

그림 22-58

**2** `metaprop()` 명령어를 사용하여 분석을 진행합니다. 명령어 구성은 **결과데이터명 = metaprop(event,n,data=데이터명,sm="PRAW",method.ci="CP",studylab=연구명)**입니다. 여기서 모든 값은 순서대로 입력해야 합니다. 데이터는 사건 발생 수의 행 이름, 총 표본 수의 행 이름을 순서대로 입력하고, 이어지는 옵션들을 입력합니다. 마지막 study는 연구명입니다.

```
> meta3<-metaprop(event,n,data=effect3,sm="PRAW",method.ci ="CP",studlab=study)
> meta3
Number of studies combined: k = 6
Number of observations: o = 1826
- Restricted maximum-likelihood estimator for tau^2
- Q-profile method for confidence interval of tau^2 and tau
- Untransformed proportions
```

그림 22-59

---

### 💡 히든그레이스 데이터분석팀 생각

**비율 데이터에서 비율변환 방법(sm="")**

다음과 같은 단일 비율의 고정 효과 및 랜덤 효과 메타분석을 위한 방법을 사용하여 전체 비율을 계산합니다.

- PRAW : 원자료이자 변형되지 않은 비율(가장 많이 사용하는 방법)
- PLN : 로그변환 방법(ln)
- PLOGIT : 로짓변환 방법(ln(odds))

**개별 연구에 대한 신뢰구간(method.ci="")**

다음과 같이 다양한 방법을 사용하여 개별 연구 결과에 대한 신뢰구간을 계산합니다.

- CP : Clopper–Pearson 구간은 '정확한' 이항 구간이라고도 함(가장 많이 사용하며 기본적인 방법)
- SA : 단순 근사 구간(Simple approximation interval)
- NAsm : 요약 측정에 기초한 정규 근사 간격(비율변환에 의해 정의됨)

**3** 메타분석 효과크기 결과를 그래프로 확인하기 위해 forest(메타분석 결과데이터명) 명령어를 사용합니다. 그래프의 기본 색상은 흑백입니다. 그래프의 가독성을 높이기 위해 색을 지정할 수 있습니다. 색 지정 명령어 구성은 forest(메타분석 결과데이터명, col.diamond = "다이아몬드 색", col.square = "사각형 색", col.square.line = "사각형 윤곽선 색")입니다.

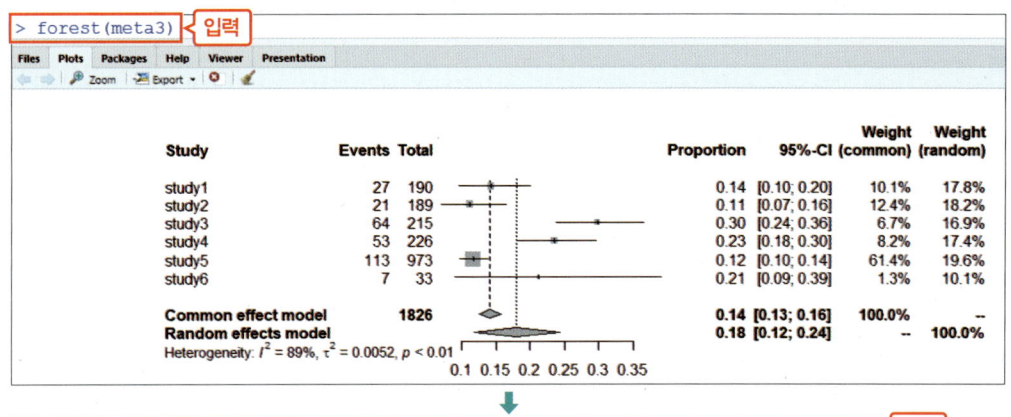

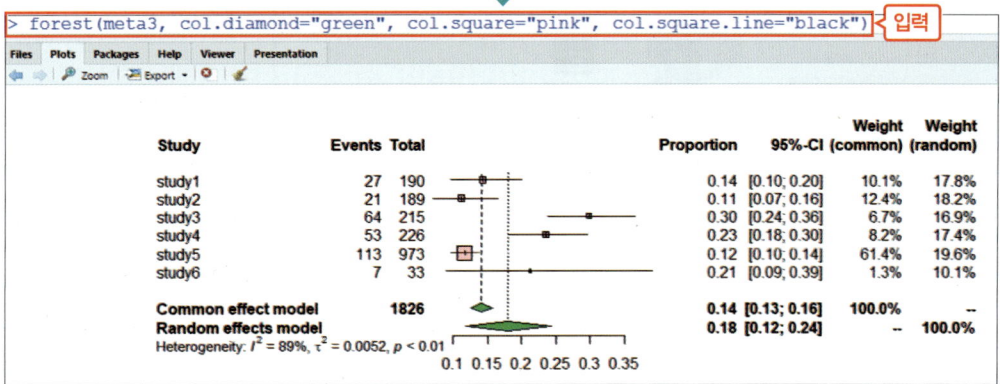

그림 22-60

### 여기서 잠깐

그래프 하단의 초록색 다이아몬드 모양은 전체 연구를 종합한 평균효과크기를, 분홍색 사각형은 개별 연구의 평균 효과크기를 나타냅니다.

**4** 그래프 결과를 그림 파일로 저장하여 논문에 사용할 수 있습니다. **png("저장할 위치/파일명", width=가로길이, height=세로길이, unit="px", bg="배경색깔", res=확대정도 숫자)** 명령어를 입력하면 설정한 크기대로 그래프가 그림 파일로 저장됩니다. **png( )** 명령어를 입력하고, **저장할 그래프**를 입력한 후, 마지막으로 **dev.off( )** 명령어를 실행하면 png 형식으로 그래프가 저장됩니다. dev.off( )를 입력하지 않을 경우 저장이 완료되지 않을 수 있습니다. bg 옵션을 transparent로 설정하면 투명한 배경으로 저장됩니다.

```
> png("D:/r/forest3.png",width=1000,height=600,unit="px",bg="transparent", res=80)
> forest(meta3,col.diamond="lightgoldenrod1", col.square="azure3",col.square.line="black")
> dev.off()
RStudioGD
      2
```

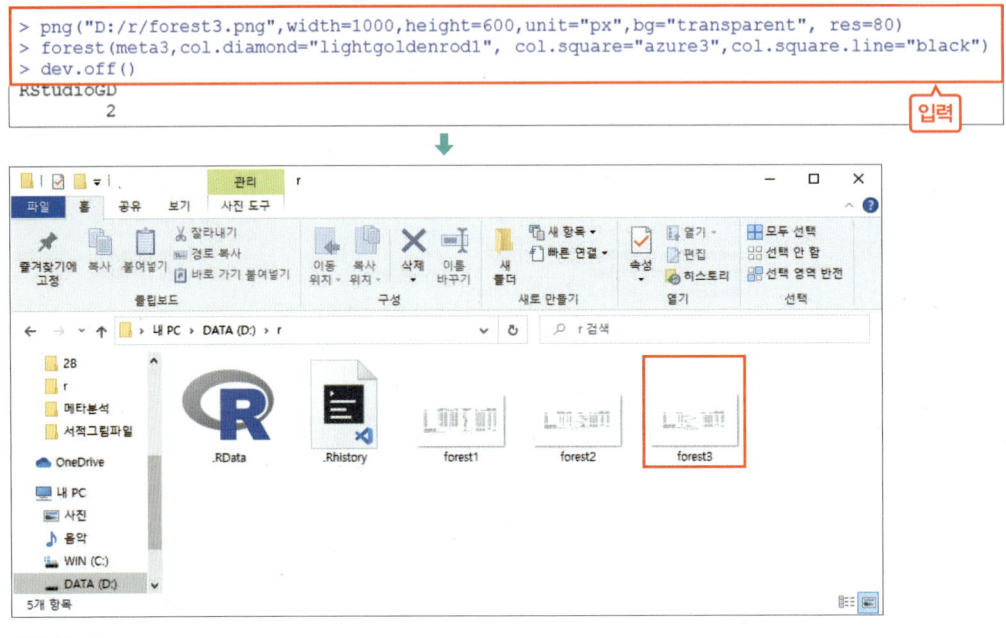

그림 22-61

## 20 » 결과표 작성하기

**1** 한글에서 다음과 같이 결과표 틀을 만듭니다. 셀 제목은 순서대로 모형, 효과크기(ES), ES의 95% 신뢰구간(95% CI), 동질성 검사 결과($Q(df)$), 이질성 결과($I^2$)입니다. 여기서 모형은 'Fixed'와 'Random'으로 입력합니다.

| 모형 | ES | 95% CI | | $Q(df)$ | $I^2$ |
|---|---|---|---|---|---|
| | | Lower | Upper | | |
| Fixed | | | | | |
| Random | | | | | |

ES: 효과크기, CI: 신뢰구간, Q: 동질성 통계치, df: 자유도, $I^2$: 이질성 통계치

그림 22-62

**2** 메타분석 결과를 출력한 [그림 22-59]를 참조하여 모든 항목을 입력합니다.

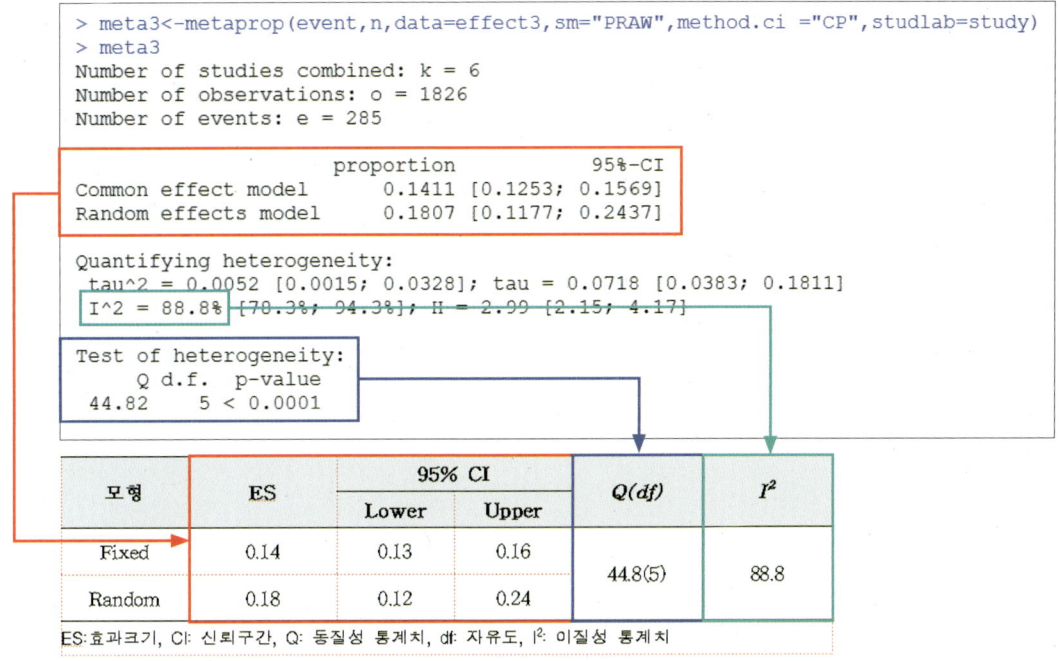

그림 22-63

## 21 » 분석 결과 해석하기

**1** 메타분석 결과는 순서대로 이질성 검정, 모형 결정, 효과크기를 확인해야 합니다.

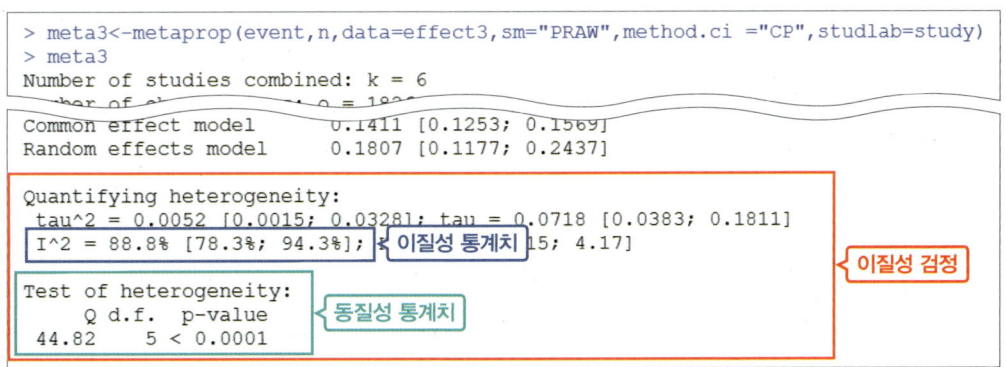

그림 22-64

이질성 검사 결과 Q값의 유의확률($p$-value)이 <.0001로 0.05보다 작기 때문에 이질성이 존재한다고 판단합니다. $I^2$값이 88.8%로 나타나 상당한 이질성이 있다고 해석할 수 있습니다.

**2** 유병률 데이터의 효과크기는 ln(OR)의 효과크기와 효과크기에 대한 95% 신뢰구간을 확인하여 판단합니다. 결과표의 ln(OR)값은 6개 연구의 종합효과크기입니다. 고정효과모형(Fixed) 결과를 보면 효과크기가 0.14(95%CI: 0.13-0.16)로 나타났고, 랜덤효과모형(Random) 결과에서는 효과크기가 0.18(95%CI: 0.12-0.24)로 고정효과모형과 유사한 결과가 나타났습니다.

```
> meta3<-metaprop(event,n,data=effect3,sm="PRAW",method.ci ="CP",studlab=study)
> meta3
Number of studies combined: k = 6
Number of observations: o = 1826
Number of events: e = 285

                       proportion           95%-CI
Common effect model        0.1411   [0.1253; 0.1569]
Random effects model       0.1807   [0.1177; 0.2437]
```

그림 22-65

연구 간의 집단과 분석 방법에 차이가 있다는 가정하에 랜덤효과모형을 선택하겠습니다. 결과를 해석하면, 항생제 내성률의 효과크기는 0.18로 작은 효과크기를 보였습니다.

## 22 » 논문 결과 작성하기

유병률 데이터의 메타분석 효과크기 결과표에 대한 해석은 다음 2단계로 작성합니다.

**❶ 분석 내용과 분석법 설명**
"전염병 환자를 대상으로 항생제의 내성률 효과크기를 알기 위해 메타분석을 실시하였다."

**❷ 이질성 결과와 효과크기, 효과크기의 95% 신뢰구간 설명**
모형 선택 근거와 효과크기, 효과크기의 95% 신뢰구간, 이질성 결과를 제시한다.

위의 2단계에 맞춰 앞에서 실습한 출력 결과 값을 작성하면 다음과 같습니다.

❶ 전염병 환자를 대상으로 항생제의 내성률에 대한 효과크기를 알기 위해 메타분석을 실시하였다.

❷ 연구모형은 연구 간의 집단과 분석 방법에 차이가 있다고 판단하여 랜덤효과모형을 선택하였다. 분석한 결과 전체 효과크기는 0.18로 작은 효과크기를 보였다. 95% 신뢰구간에서 하

한값 0.12, 상한값 0.24로 나타났다. 전체 효과크기의 이질성은 Q값이 44.8($p<.001$)이고, $I^2$값이 88.8%로 큰 이질성을 보이므로 연구 간의 편차가 큰 것으로 판단된다.

**[유병률 데이터의 메타분석 효과크기 논문 결과표 완성 예시]**

〈Table〉 항생제 내성률에 대한 메타분석 효과크기

| 모형 | ES | 95% CI | | Q(df) | $I^2$ |
|---|---|---|---|---|---|
| | | Lower | Upper | | |
| Fixed | 0.14 | 0.13 | 0.16 | 44.8(5) | 88.8 |
| Random | 0.18 | 0.12 | 0.24 | | |

ES: 효과크기, CI: 신뢰구간, Q: 동질성 통계치, df: 자유도, $I^2$: 이질성 통계치

전염병 환자를 대상으로 항생제의 내성률에 대한 효과크기를 알기 위해 메타분석을 실시하였다. 연구모형은 연구 간의 집단과 분석 방법에 차이가 있다고 판단하여 랜덤효과모형을 선택하였다. 분석한 결과 전체 효과크기는 0.18로 작은 효과크기를 보였다. 95% 신뢰구간에서 하한값 0.12, 상한값 0.24로 나타났다. 전체 효과크기의 이질성은 Q값이 44.8($p<.001$)이고, $I^2$값이 88.8%로 큰 이질성을 보이므로 연구 간의 편차가 큰 것으로 판단된다.

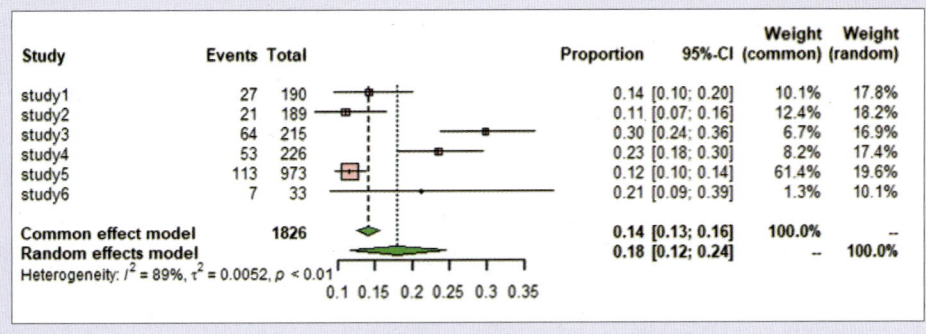

## jamovi로 분석하기

### 23 » 분석 진행하기

**1**  ❶ 메뉴 버튼(≡)을 클릭하고 ❷ Open ❸ This PC ❹ Browse 순으로 클릭하여 실습파일이 있는 경로를 찾아갑니다. ❺ prop12.csv 파일을 읽어들입니다.

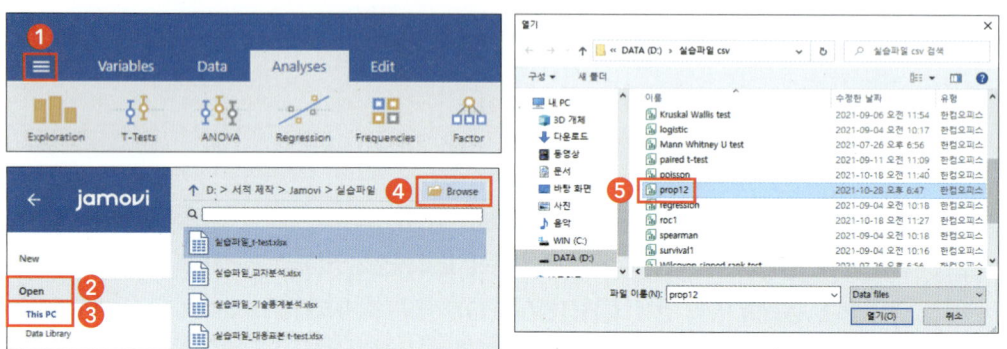

그림 22-66

**2**  현재 데이터가 범주형(행 이름 옆에 원 3개가 겹쳐진 형태)으로 선택된 상태라면 study 변수를 제외한 모든 변수를 연속형으로 변환합니다. ❶ event를 더블클릭하여 Setup 영역을 열고 ❷ event를 누른 상태에서 바꿀 부분까지 드래그하여 모두 선택합니다. ❸ Measure type의 ▼를 클릭합니다. ❹ 항목 중 Continuous를 클릭합니다.

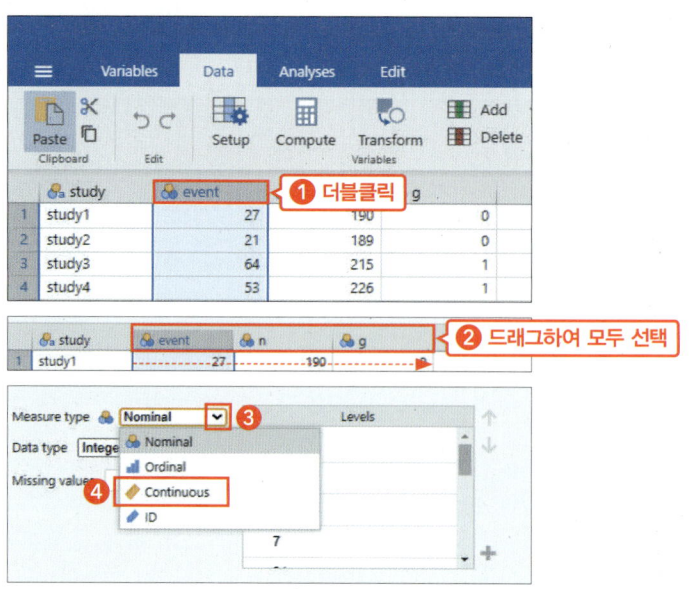

그림 22-67

**3** Analyses 메뉴의 오른쪽에 있는 ❶ ⊕를 클릭하고 ❷ `jamovi library`를 클릭합니다. ❸ MAJOR – Meta-Analysis for JAMOVI 아래의 `INSTALL`을 클릭하여 설치합니다. 설치를 완료하면 Analyses에 새로운 분석법이 나타납니다.

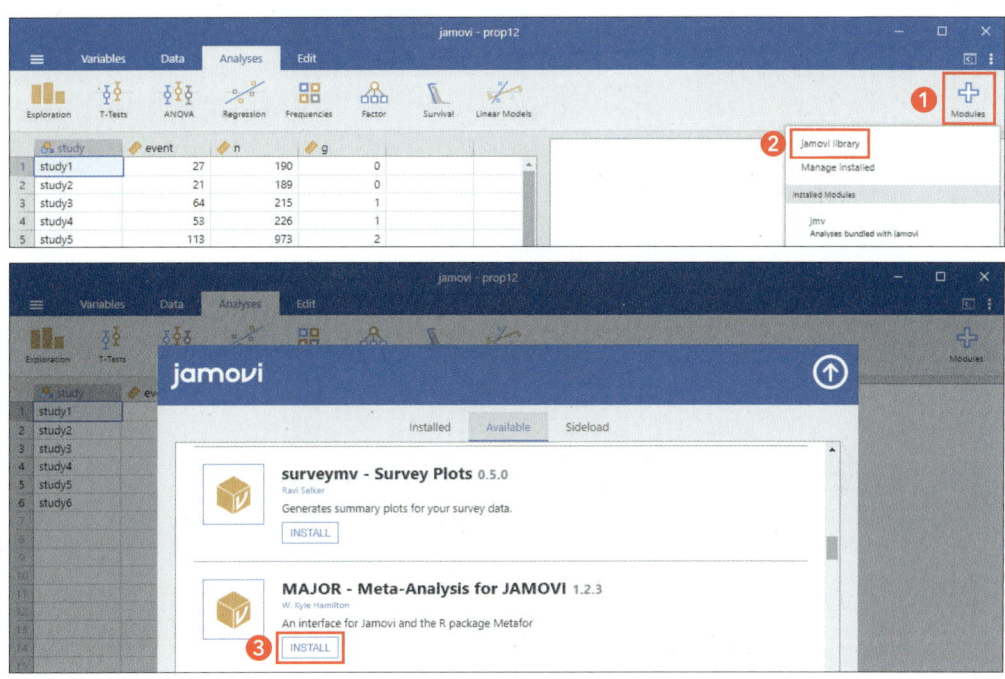

그림 22-68

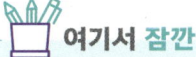

연속형 데이터의 메타분석 효과크기를 분석할 때 MAJOR – Meta-Analysis for JAMOVI를 설치했다면 이 단계를 건너뜁니다.

**4** Analyses 메뉴에서 오른쪽에 있는 ❶ `MAJOR`를 클릭합니다. ❷ `Proportions`를 클릭합니다.

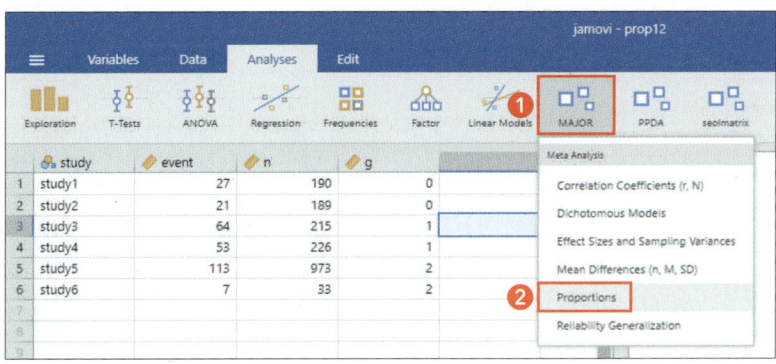

그림 22-69

SECTION 22 효과크기 계산과 분석 **393**

5 ❶ event를 Frequencies of the Event로, ❷ n을 Total Sample Sizes로, ❸ study를 Study Label로 이동합니다. ❹ Model Options를 클릭하고 ❺ Model estimator 항목에서 DerSimonian-Laird를 선택합니다.

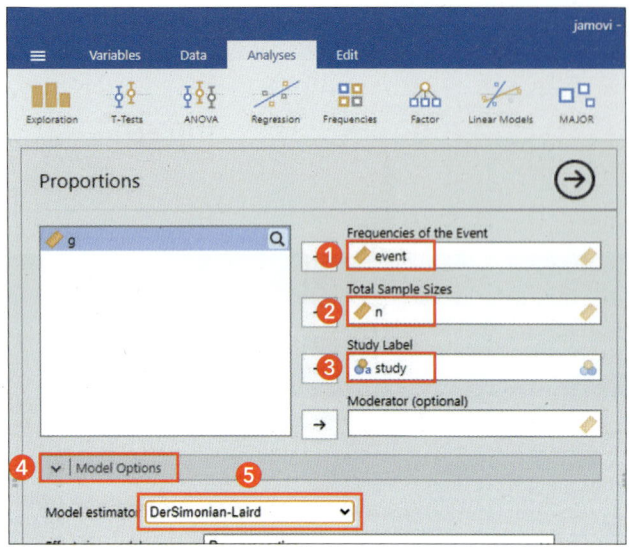

그림 22-70

6 ❶ Plots를 클릭합니다. ❷ Summary estimate와 Model fitting weights를 체크합니다.

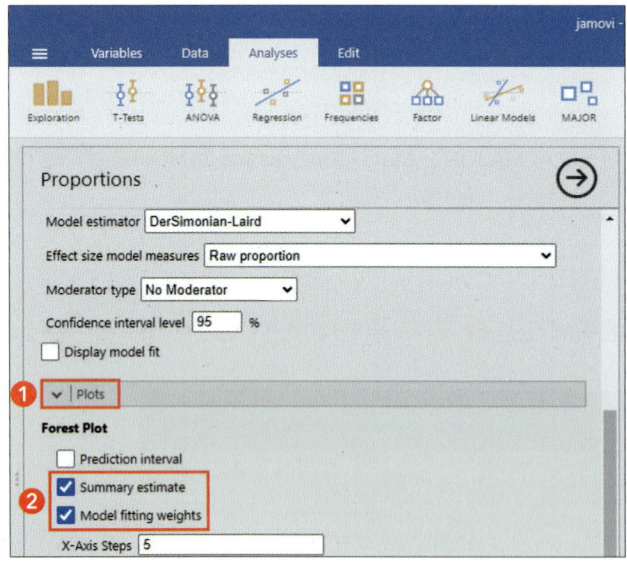

그림 22-71

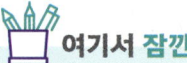

**Summary estimate**는 R과 달리 ln(OR)와 95% 신뢰구간을 표시해줍니다. **fitting weights**는 랜덤효과모형을 확인하기 위한 옵션입니다.

**7** 결과표를 확인합니다.

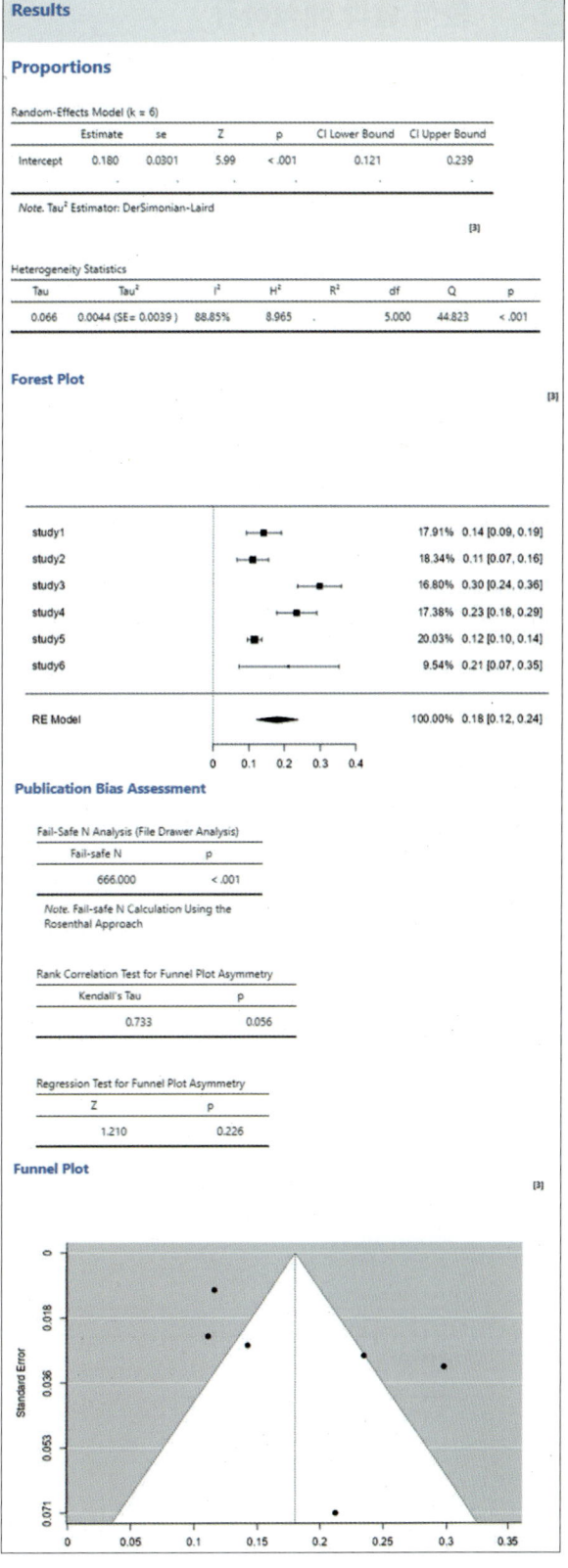

그림 22-72

SECTION 22 효과크기 계산과 분석

# 24 » 분석 결과 해석하기

**1** 총 5개의 표와 2개의 그래프를 확인할 수 있습니다. 첫 번째 표는 종합적인 결과표이며, 두 번째 표는 이질성 검사 결과표입니다. 이어지는 첫 번째 그래프는 Forest plot, 3~5번째 표는 출간 효과로 인한 비뚤림 결과표입니다. 두 번째 그래프는 비뚤림 효과를 확인하기 위한 Funnel plot입니다. 여기서는 효과크기와 관련된 첫 번째 표, 두 번째 표, 첫 번째 그래프만 해석하겠습니다.

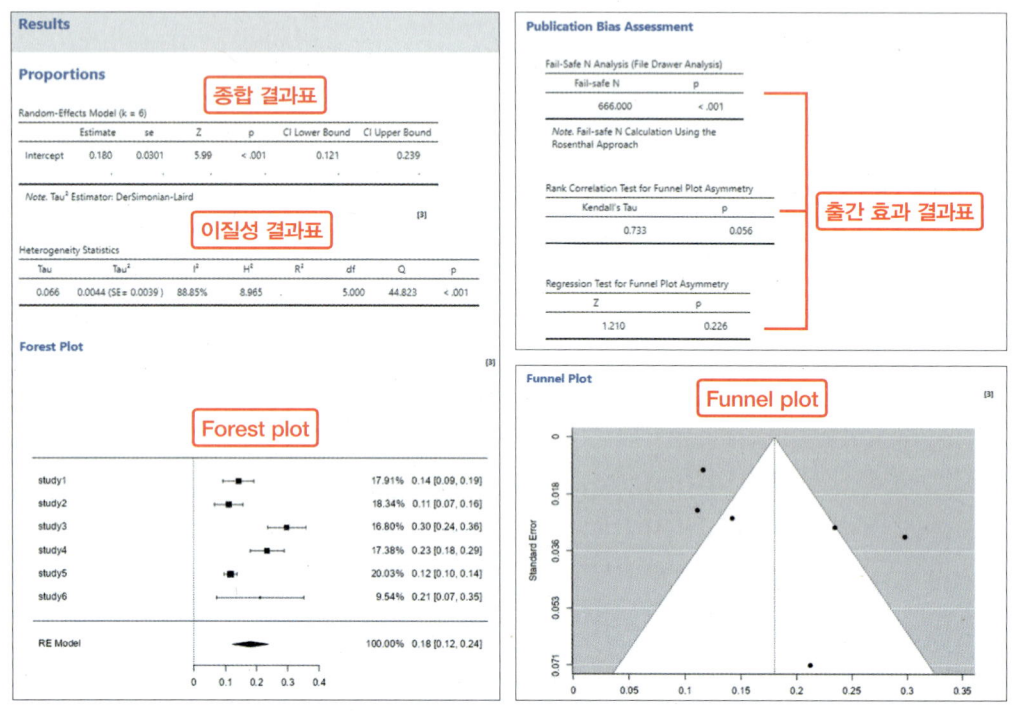

그림 22-73

**2** 종합 결과표에서 효과크기와 신뢰구간, 유의확률을 확인할 수 있습니다.

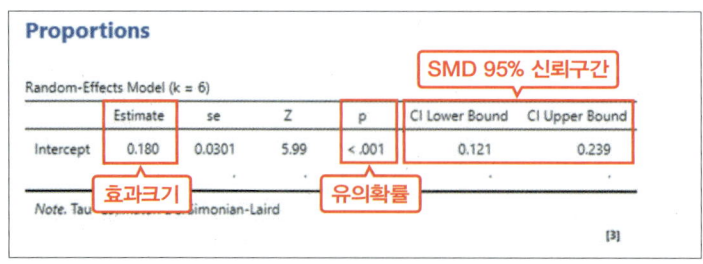

그림 22-74

**3** 이질성 결과표에서 이질성 검사 결과를 확인합니다. 유의확률을 통해 이질성이 높음을 확인할 수 있습니다.

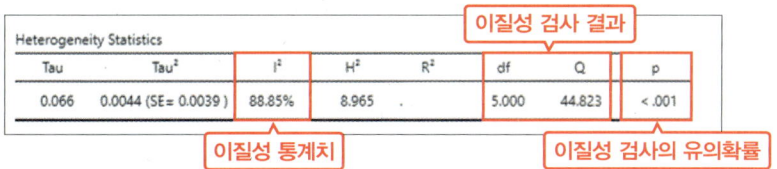

그림 22-75

**4** Forest Plot에서 효과크기를 시각화한 그래프를 확인할 수 있습니다.

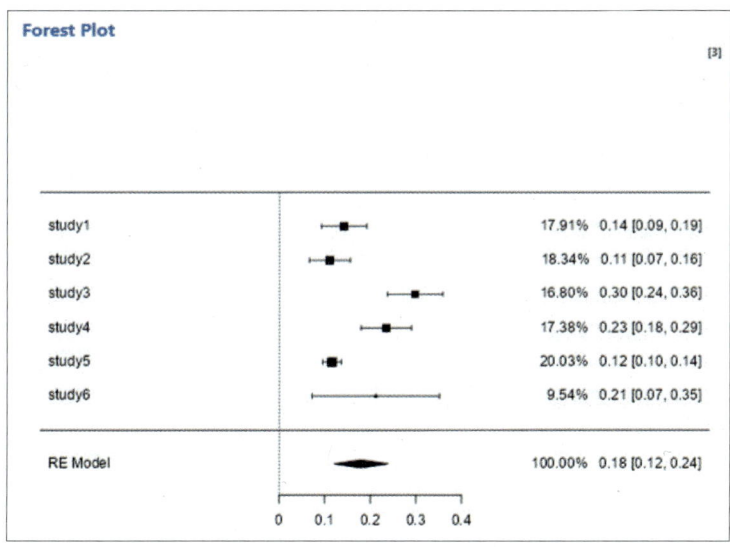

그림 22-76

**5** R 결과와 비교하면, 결과가 거의 유사한 것을 확인할 수 있습니다. 결과가 동일하지 않은 이유는 jamovi에서는 분석 방법으로 bootstrap을 사용했기 때문입니다.

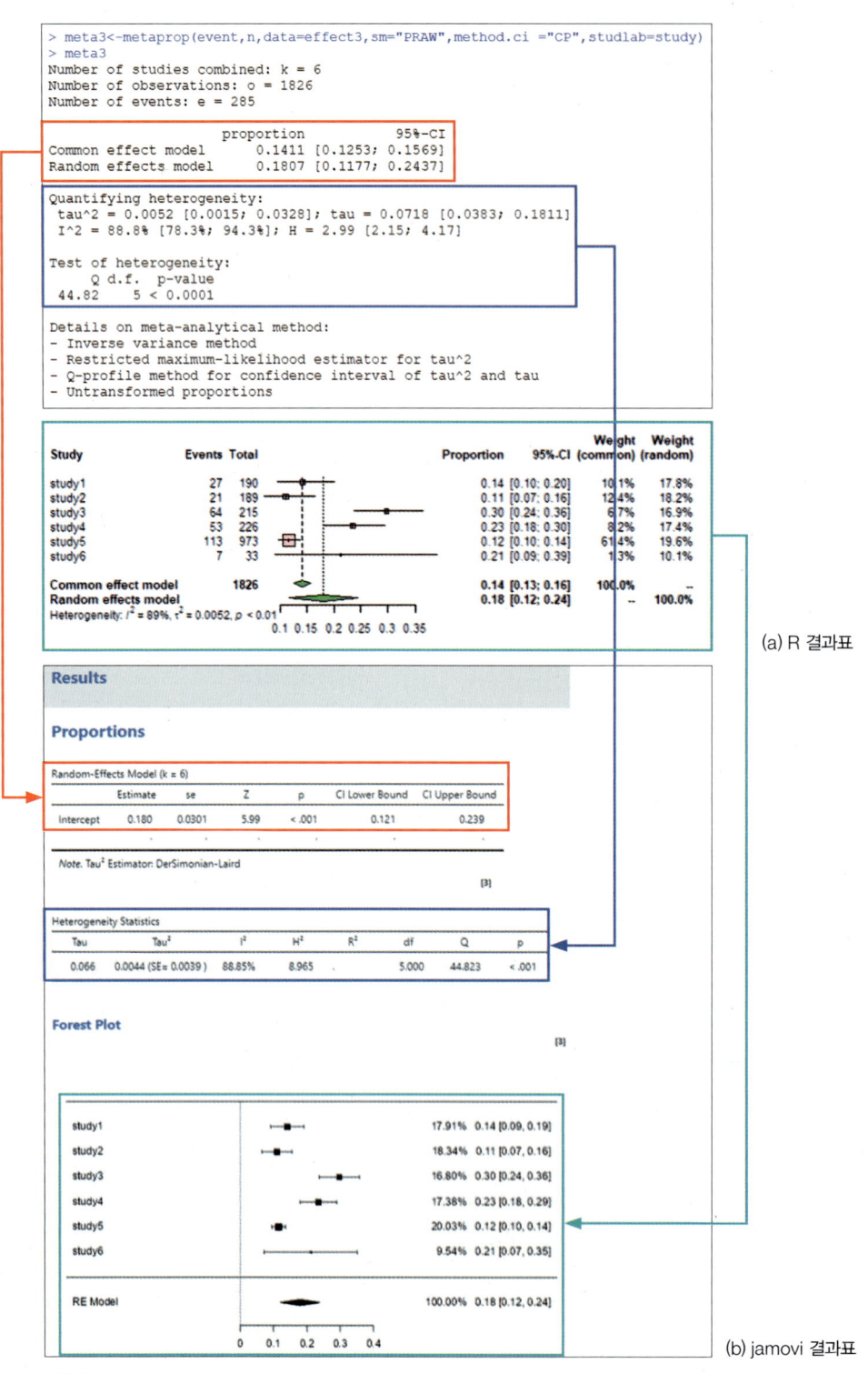

(a) R 결과표

(b) jamovi 결과표

그림 22-77

# SECTION 23 조절효과 분석

**조절효과 분석**은 효과크기 분석 결과에서 **이질성(heterogeneity)이 큰 경우**, 평균효과크기보다는 **효과크기의 분산에 초점을 두고 분산의 원인을 찾는 분석**입니다. 같은 주제 및 연구 질문으로 수행된 각 연구의 결과가 다르다면, 이질적인 결과를 나타내는 원인을 설명해야 하기 때문입니다. 그래서 조절효과에 관한 분석이 필요합니다. 조절변수는 [그림 23-1]과 같이 독립변수와 종속변수의 관계에 영향을 주는 변수이며, 메타분석에서는 연구 수준의 변수로 정의합니다. 조절효과 분석을 통해 조절변수의 효과를 조정하고, 통계적 이질성의 원인을 파악할 수 있습니다.

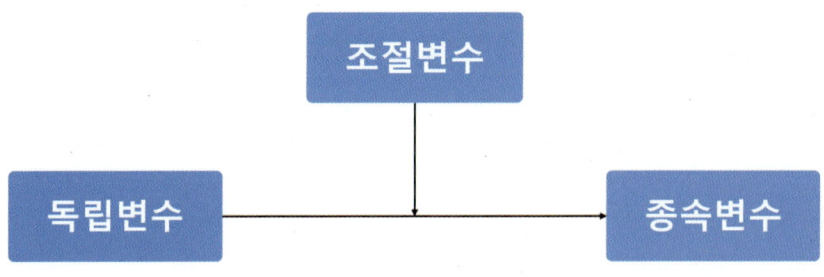

그림 23-1 **조절효과 모형**

메타분석의 조절효과 분석에는 하위그룹 분석, 메타 ANOVA 분석, 메타회귀분석이 있습니다. 하위그룹 분석은 하위 집단 간의 효과크기 차이를 확인하기 위한 분석 방법입니다. 메타 ANOVA 분석과 메타회귀분석은 평균효과크기에 영향을 주는 변수를 검증하는 방법입니다.

**하위그룹 분석은 하위그룹 요인을 조절변수로 투입함으로써, 효과크기에 영향을 미치는 변수를 검증하는 방법**입니다. 투입한 변수, 시기, 집단 등 다양한 요인을 통틀어 하위그룹이라고 합니다. 하위그룹 분석에서는 연구들 간의 이질성이 임상적인 원인이나 방법론적인 다양성 등에 기인한 것인지를 파악하고자 특성이 비슷한 연구들을 소그룹으로 만들어 분석합니다. 분석에 포함되는 연구 수가 적어 검증력이 낮아지기 때문에 해석할 때 주의해야 합니다. 분석 결과는 연구 주제에 대한 결론을 내리기 위함이 아니라 이질성의 원인을 찾고 후속 연구를 위한 새로운 가설을 제시하는 데 사용해야 합니다.

**메타 ANOVA 분석**과 **메타회귀분석**은 **평균효과크기에 영향을 주는 변수를 검증하는 방법**으로, 변수 유형에 따라 분석 방법이 다릅니다. 조절변수가 범주형 데이터이면 메타 ANOVA 분석을 사용하고, 연속형 데이터이면 메타회귀분석을 사용합니다. 일반적으로 통계에서 사용하는 ANOVA나 회귀분석의 목적은 인과관계를 유추하기 위함이지만, 메타 ANOVA 분석과 메타회귀분석의 목적은 효과크기 이질성의 원인을 탐색적으로 분석하여 설명하기 위함입니다. 분석에서 사용하는 조절변수당 최소 10개 이상의 연구가 필요합니다.

# 범주형 조절변수 : 메타 ANOVA 분석

## 01 » 기본 개념과 연구 문제

메타분석에서 **조절변수가 범주형**일 때, **조절변수에 따른 효과크기에 영향을 주는 변수를 검증**하기 위해 **메타 ANOVA 분석을 진행**합니다. 메타 ANOVA 분석은 분산에 따라 다른 모형을 사용해야 하는데, [그림 23–2]에서 어떤 모형을 사용할지 확인할 수 있습니다.

메타 ANOVA 분석에서 조절변수에 의해 설명된 분산은 연구 간 분산입니다. 조절변수는 연구 수준의 변수이므로 연구 내 분산을 설명할 수 없고, 연구 간 분산 중 일부만 설명할 수 있기 때문입니다. 설명력($R^2$)은 연구 간 분산 중에서 조절변수에 의해 설명되는 하위 집단 간 분산이 차지하는 비율입니다.

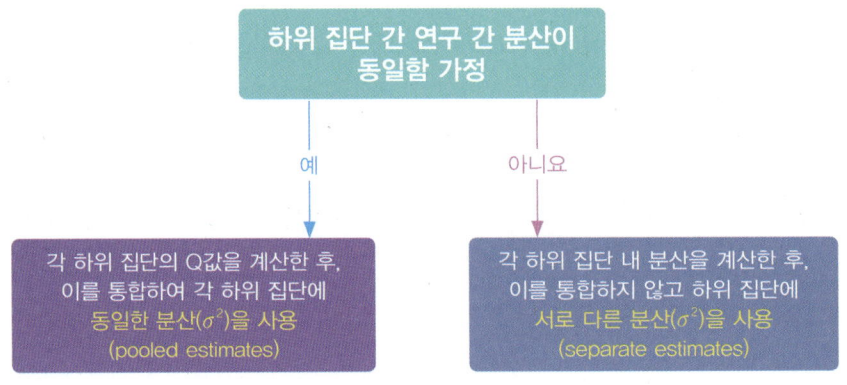

그림 23–2 연구 간 분산에 따른 모형 선택

지금부터 실습파일을 사용하여 메타 ANOVA 분석을 진행합니다. R에서 어떻게 분석을 실시하고, 결과 해석은 어떻게 진행하는지 파악해보겠습니다. 실습파일은 실제 연구에서 추출한 데이터가 아닌 가상의 데이터입니다.

> **여기서 잠깐**
>
> jamovi의 경우, 메타 ANOVA에 관한 모듈이 아직까지 활성화되지 않았습니다. 추후 jamovi에 메타 ANOVA 모듈이 업데이트되면 개정판에서 추가할 예정입니다.

### 문제 23-1  메타 ANOVA 분석

📁 실습파일 : metaanova1.csv

성인 ADHD에 대한 행동치료 방법의 치료기간에 따른 치료 효과를 비교 분석해보자.

- **n1, n2** : 실험집단과 대조집단의 표본 수
- **m1, m2** : 실험집단과 대조집단의 평균
- **s1, s2** : 실험집단과 대조집단의 표준편차
- **group** : 치료기간(2주, 4주, 6주)

## 02 » 파일 불러오기 & 확인하기

**1** 실습파일을 불러오기 위해 윈도우의 파일 탐색기에서 경로를 확인합니다. ❶ 경로 창을 클릭하여 ❷ 복사한 뒤, ❸ 메모장에 붙여넣고 ❹ 폴더 사이의 ₩ 혹은 \를 /로 수정한 후 파일명을 입력합니다.

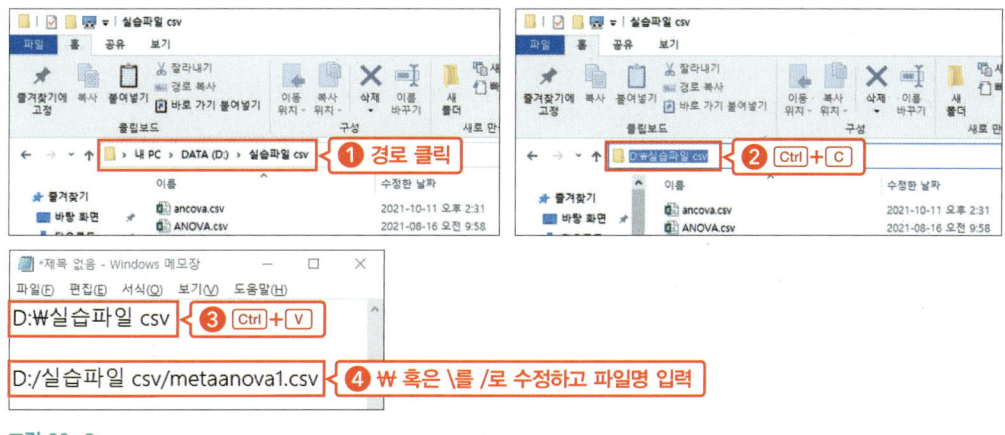

그림 23-3

**2** 메타 ANOVA 분석에 사용할 데이터 명칭은 metaanova로 지정하겠습니다. 수정한 전체 경로를 복사하고 `metaanova<-read.csv(" ")` 명령어와 함께 RStudio에 입력합니다.

```
> metaanova<-read.csv("D:/실습파일 csv/metaanova1.csv ")
```
입력

그림 23-4

**3** `head( )` 명령어로 처음 6행을 확인합니다.

```
> head(metaanova)
       study   m1 s1  n1  m2 s2  n2 group
1    Study_1  99 19 100  92 21 100    2주
2    Study_2  91 11  50  95  9  50    2주
3    Study_3 118 17 100 111 20 100    2주
4    Study_4 104 24 200 100 24 200    4주
5    Study_5  92 19  30  98 17  30    4주
6    Study_6 119 22 200 115 19 200    4주
```
입력

그림 23-5

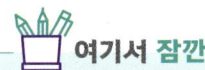 **여기서 잠깐**

메타분석의 데이터를 입력할 때 평균은 m, 표준편차는 s, 표본수는 n으로 입력합니다. 알파벳 뒤에 숫자가 붙어 있는데 실험집단은 1, 대조집단은 2로 입력합니다.

## 03 » 분석 진행하기

**1** 메타분석을 진행하는 패키지 중 하나인 `meta`를 사용하겠습니다. 패키지의 함수를 사용하기 위해, 먼저 패키지를 설치하고 불러오기를 진행하겠습니다. `install.packages("meta")` 명령어를 입력한 후 `library(meta)` 명령어를 입력합니다.

```
> install.packages("meta")
WARNING: Rtools is required to build R packages but is not currently installed. Please downl
oad and install the appropriate version of Rtools before proceeding:

https://cran.rstudio.com/bin/windows/Rtools/
'C:/Users/GOOD/Documents/R/win-library/4.1'의 위치에 패키지(들)을 설치합니다.
(왜냐하면 'lib'가 지정되지 않았기 때문입니다)
trying URL 'https://cran.rstudio.com/bin/windows/contrib/4.1/meta_5.0-1.zip'
Content type 'application/zip' length 1604848 bytes (1.5 MB)
downloaded 1.5 MB

package 'meta' successfully unpacked and MD5 sums checked

The downloaded binary packages are in
        C:\Users\GOOD\AppData\Local\Temp\RtmpiQYD4g\downloaded_packages
> library(meta)
Loading 'meta' package (version 5.0-1).
Type 'help(meta)' for a brief overview.
Readers of 'Meta-Analysis with R (Use R!)' should install
older version of 'meta' package: https://tinyurl.com/dt4y5drs
```
입력

그림 23-6

**2** metacont() 명령어를 사용하여 분석을 진행합니다. 명령어 구성은 **결과데이터명<-metacont(n1,m1,s1,n2,m2,s2,data=데이터명,sm="SMD",method.smd="Hedges",연구명)**입니다. 데이터는 실험집단의 표본 수, 평균, 표준편차 그리고 대조집단의 표본 수, 평균, 표준편차의 행 이름을 순서대로 입력해야 합니다. **sm**과 **method.smd**는 표준화된 평균 차이값에 따라 Hedges' g값을 계산하라는 의미입니다. **study**는 연구명입니다. 분석 결과는 summary(metaano_pre) 명령어로 출력합니다.

```
> metaano_pre<-metacont(n1,m1,s1,n2,m2,s2,data=metaanova,sm="SMD", method.smd = "Hedges",study)
> summary(metaano_pre)
              SMD          95%-CI    %W(common) %W(random)
Study_1    0.3482 [ 0.0689; 0.6276]       5.2       10.1
Study_2   -0.3950 [-0.7909; 0.0010]       2.6        8.9
Study_3    0.3757 [ 0.0960; 0.6554]       5.2       10.1
Study_4    0.1664 [-0.0300; 0.3627]      10.6       10.8
Study_5   -0.3285 [-0.8382; 0.1812]       1.6        7.8
Study_6    0.1942 [-0.0022; 0.3907]      10.6       10.8
Study_7    0.1782 [ 0.0863; 0.2702]      48.2       11.4
Study_8    0.2637 [-0.0578; 0.5852]       3.9        9.7
Study_9    0.8464 [ 0.6100; 1.0827]       7.3       10.5
Study_10   0.9425 [ 0.6500; 1.2349]       4.8       10.0

Number of studies combined: k = 10
Number of observations: o = 7510

                        SMD           95%-CI     z  p-value
Common effect model  0.2636 [0.1997; 0.3275]  8.09 < 0.0001
Random effects model 0.2797 [0.0329; 0.5266]  2.22   0.0263

Quantifying heterogeneity:
 tau^2 = 0.1368 [0.0537; 0.5676]; tau = 0.3699 [0.2317; 0.7534]
 I^2 = 86.3% [76.7%; 91.9%]; H = 2.70 [2.07; 3.52]

Test of heterogeneity:
     Q d.f.  p-value
 65.57    9 < 0.0001

Details on meta-analytical method:
- Inverse variance method
- Restricted maximum-likelihood estimator for tau^2
- Q-Profile method for confidence interval of tau^2 and tau
- Hedges' g (bias corrected standardised mean difference; using exact formulae)
```

그림 23-7

**3** 범주형 조절변수를 투입하여 메타 anova 분석을 진행하기 위해 metacont( ) 명령어를 사용합니다. 명령어 구성은 결과데이터명<-metacont(n1,m1,s1,n2,m2,s2,data=데이터명,sm="SMD", method.smd="Hedges",study, subgroup=group)입니다. subgroup은 하위 집단에 따라 비교하라는 의미입니다. subgroup=group을 입력하면 각 하위 집단의 메타분석 효과크기를 확인할 수 있습니다.

```
> metaano1<-metacont(n1,m1,s1,n2,m2,s2,data=metaanova,sm="SMD", method.smd = "Hedges",study,subgroup=group)
> summary(metaano1)
            SMD       95%-CI    %W(common) %W(random) group
Study_1   0.3482 [ 0.0689; 0.6276]     5.2       10.1   2주
Study_2  -0.3950 [-0.7909; 0.0010]     2.6        8.9   2주
Study_3   0.3757 [ 0.0960; 0.6554]     5.2       10.1   2주
Study_4   0.1664 [-0.0300; 0.3627]    10.6       10.8   4주
Study_5  -0.3285 [-0.8382; 0.1812]     1.6        7.8   4주
Study_6   0.1942 [-0.0022; 0.3907]    10.6       10.8   4주
Study_7   0.1782 [ 0.0863; 0.2702]    48.2       11.4   4주
Study_8   0.2637 [-0.0578; 0.5852]     3.9        9.7   6주
Study_9   0.8464 [ 0.6100; 1.0827]     7.3       10.5   6주
Study_10  0.9425 [ 0.6500; 1.2349]     4.8       10.0   6주

Number of studies combined: k = 10
Number of observations: o = 7510

                      SMD       95%-CI      z  p-value
Common effect model  0.2636 [0.1997; 0.3275] 8.09 < 0.0001
Random effects model 0.2797 [0.0329; 0.5266] 2.22   0.0263

Quantifying heterogeneity:
 tau^2 = 0.1368 [0.0537; 0.5676]; tau = 0.3699 [0.2317; 0.7534]
 I^2 = 86.3% [76.7%; 91.9%]; H = 2.70 [2.07; 3.52]

Test of heterogeneity:
     Q d.f.  p-value
 65.57   9  < 0.0001

Results for subgroups (common effect model):
            k    SMD       95%-CI       Q    I^2
group = 2주  3 0.2110 [0.0342; 0.3878] 11.26 82.2%
group = 4주  4 0.1676 [0.0918; 0.2435]  3.76 20.2%
group = 6주  3 0.7314 [0.5718; 0.8910] 11.04 81.9%

Test for subgroup differences (common effect model):
                   Q d.f.  p-value
Between groups 39.51   2  < 0.0001
Within groups  26.06   7    0.0005

Results for subgroups (random effects model):
            k    SMD       95%-CI      tau^2    tau
group = 2주  3 0.1284 [-0.3470; 0.6038] 0.1498 0.3871
group = 4주  4 0.1676 [ 0.0917; 0.2435] <0.0001 0.0028
group = 6주  3 0.6924 [ 0.2876; 1.0972] 0.1069 0.3270

Test for subgroup differences (random effects model):
                  Q d.f. p-value
Between groups  6.29   2  0.0430

Details on meta-analytical method:
- Inverse variance method
- Restricted maximum-likelihood estimator for tau^2
- Q-Profile method for confidence interval of tau^2 and tau
- Hedges' g (bias corrected standardised mean difference; using exact formulae)
```

*입력*

그림 23-8

**4** **3**단계의 명령어 구성에서 tau.common( ) 명령어를 추가하면 동일한 분산으로 가정해서 분석합니다. 분산이 동일해야 설명력을 확인할 수 있으므로 분산이 동일하다고 가정하는 tau.common=TRUE 명령어를 사용합니다.

```
> metaano2<-metacont(n1,m1,s1,n2,m2,s2,data=metaanova,sm="SMD", method.smd= "Hedges",study,subgroup
=group,tau.common=TRUE)
> summary(metaano2)
             SMD         95%-CI   %W(common) %W(random) group
Study_1   0.3482 [ 0.0689; 0.6276]      5.2       10.1  2주
Study_2  -0.3950 [-0.7909; 0.0010]      2.6        8.9  2주
Study_3   0.3757 [ 0.0960; 0.6554]      5.2       10.1  2주
Study_4   0.1664 [-0.0300; 0.3627]     10.6       10.8  4주
Study_5  -0.3285 [-0.8382; 0.1812]      1.6        7.8  4주
Study_6   0.1942 [-0.0022; 0.3907]     10.6       10.8  4주
Study_7   0.1782 [ 0.0863; 0.2702]     48.2       11.4  4주
Study_8   0.2637 [-0.0578; 0.5852]      3.9        9.7  6주
Study_9   0.8464 [ 0.6100; 1.0827]      7.3       10.5  6주
Study_10  0.9425 [ 0.6500; 1.2349]      4.8       10.0  6주

Number of studies combined: k = 10
Number of observations: o = 7510

                      SMD         95%-CI    z  p-value
Common effect model  0.2636 [0.1997; 0.3275] 8.09 < 0.0001
Random effects model 0.2797 [0.0329; 0.5266] 2.22   0.0263

Quantifying heterogeneity:
 tau^2 = 0.1368 [0.0537; 0.5676]; tau = 0.3699 [0.2317; 0.7534]
 I^2 = 86.3% [76.7%; 91.9%]; H = 2.70 [2.07; 3.52]

Quantifying residual heterogeneity:
 tau^2 = 0.0729; tau = 0.2701; I^2 = 73.1% [45.2%; 86.8%]; H = 1.93 [1.35; 2.76]

Test of heterogeneity:
     Q d.f.  p-value
 65.57   9 < 0.0001

Results for subgroups (common effect model):
            k    SMD         95%-CI       Q    I^2
group = 2주  3 0.2110 [0.0342; 0.3878] 11.26 82.2%
group = 4주  4 0.1676 [0.0918; 0.2435]  3.76 20.2%
group = 6주  3 0.7314 [0.5718; 0.8910] 11.04 81.9%

Test for subgroup differences (common effect model):
                  Q d.f.  p-value
Between groups 39.51  2 < 0.0001
Within groups  26.06  7   0.0005

Results for subgroups (random effects model):
            k    SMD          95%-CI   tau^2    tau
group = 2주  3 0.1419 [-0.2146; 0.4983] 0.0729 0.2701
group = 4주  4 0.0984 [-0.1953; 0.3921] 0.0729 0.2701
group = 6주  3 0.6953 [ 0.3486; 1.0420] 0.0729 0.2701

Test for subgroup differences (random effects model):
                 Q d.f. p-value
Between groups 7.55  2  0.0230
Within groups 26.06  7  0.0005

Details on meta-analytical method:
- Inverse variance method
- Restricted maximum-likelihood estimator for tau^2
  (assuming common tau^2 in subgroups)
- Q-Profile method for confidence interval of tau^2 and tau
- Hedges' g (bias corrected standardised mean difference; using exact formulae)
```

그림 23-9

**5** 하위 집단별 메타분석 결과를 그래프로 확인하기 위해 forest(메타분석 결과데이터명) 명령어를 사용합니다.

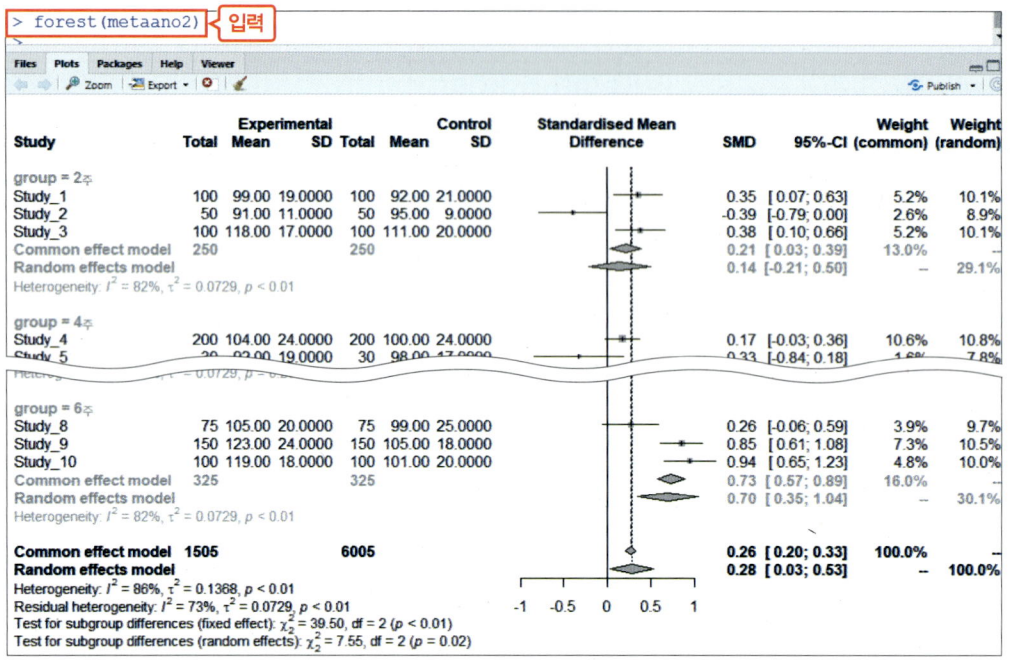

그림 23-10

**6** 메타분석의 전체 결과를 그래프로 확인하기 위한 명령어 구성은 forest(메타분석 데이터명,test.subgroup.random=T,resid.hetstat=F,layout="subgroup",calcwidth.tests.=T)입니다. test.subgroup.random은 하위 집단 차이에 대한 검정 결과를 논리값으로 표현하는 명령어입니다. resid.hetstat는 하위 집단이 있는 메타분석에서 잔여 이질성의 측정값을 논리값으로 표현하지 않는 명령어입니다. layout은 Forest Plot의 배열을 지정하는 명령어입니다. subgroup은 하위 집단의 내용 중에서 이질성과 SMD 결과를 제외한 부분을 모두 생략하는 명령어입니다. calcwidth.tests는 연구 레이블이 있는 열의 너비를 계산하기 위해 전체 효과크기 또는 하위 집단 차이에 대한 텍스트를 고려해야 하는지에 대한 여부를 설정하는 명령어로, 여기서는 고려한다고 설정하였습니다.

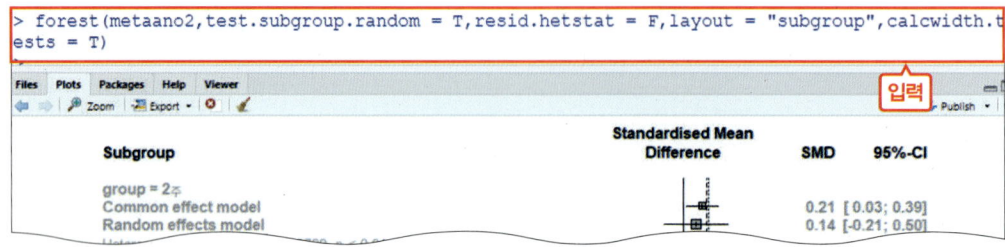

그림 23-11

**7** 회귀분석으로 메타분석의 설명력($R^2$)과 QM을 확인하기 위해 `metareg()` 명령어를 사용합니다. 명령어 구성은 **metareg(메타분석 데이터명, 문자열 데이터가 담긴 열 이름)**입니다.

```
> metareg(metaano2,group)                     ◁ 입력

Mixed-Effects Model (k = 10; tau^2 estimator: REML)

tau^2 (estimated amount of residual heterogeneity):     0.0729 (SE = 0.0499)
tau (square root of estimated tau^2 value):             0.2700
I^2 (residual heterogeneity / unaccounted variability): 84.03%
H^2 (unaccounted variability / sampling variability):   6.26
R^2 (amount of heterogeneity accounted for):            46.70%

Test for Residual Heterogeneity:
QE(df = 7) = 26.0591, p-val = 0.0005

Test of Moderators (coefficients 2:3):
QM(df = 2) = 7.5479, p-val = 0.0230

Model Results:

          estimate      se      zval    pval    ci.lb    ci.ub
intrcpt     0.1419  0.1819    0.7802  0.4353  -0.2146   0.4983
group4주   -0.0435  0.2356   -0.1845  0.8536  -0.5053   0.4184
group6주    0.5534  0.2537    2.1814  0.0292   0.0562   1.0507  *

---
Signif. codes:  0 '***' 0.001 '**' 0.01 '*' 0.05 '.' 0.1 ' ' 1
```

그림 23-12

### 여기서 잠깐

QM 회귀식은 Mixed effects를 추정하는 것으로, 모집단에서 무작위로 추출한 표본의 효과크기로 모집단을 추정하는 방식입니다.

**8** 사후검정의 명령어 구성은 **metaanoA<-subset(metaanova,group!="치료기간")**입니다. 특정 문자열이 포함된 행을 제거하기 위해 **subset** 기능과 **!=** 연산자를 사용하였습니다. subset() 명령어는 특정 데이터를 추출하는 기능을 하며, != 연산자는 '같지 않다'는 의미입니다. **metaanoA<-subset(metaanova,group!="2주")** 명령어를 해석하면, metaanova 데이터의 group 열에서 "2주"를 제외한 행들을 추출하라는 것입니다. 사후검정에서 두 집단을 비교하기 위해 제외할 집단을 설정하고, `metacont()` 명령어로 메타 anova 분석을 진행합니다.

```
> metaanoA<-subset(metaanova,group!="2주")
> metaanoB<-subset(metaanova,group!="4주")
> metaanoC<-subset(metaanova,group!="6주")
> metaanoA_<-metacont(n1,m1,s1,n2,m2,s2,data=metaanoA,sm="SMD",method.smd= "Hedges",study,subgroup=group)
> metaanoB_<-metacont(n1,m1,s1,n2,m2,s2,data=metaanoB,sm="SMD",method.smd= "Hedges",study,subgroup=group)
> metaanoC_<-metacont(n1,m1,s1,n2,m2,s2,data=metaanoC,sm="SMD",method.smd= "Hedges",study,subgroup=group)
```
◁ 입력

그림 23-13

**9** 사후검정 결과를 그래프로 확인하기 위해 forest(메타분석 데이터명) 명령어를 사용합니다. 그래프의 기본 색상은 흑백이나, 그래프의 가독성을 높이기 위해 색을 지정할 수 있습니다. 색 지정 명령어 구성은 forest(메타분석 데이터명, col.diamond = "다이아몬드 색", col.square = "사각형 색", col.square.line = "사각형 윤곽선 색")입니다. 사각형 윤곽선 색의 기본값이 검은색이 아니기 때문에 검은색으로 지정했습니다.

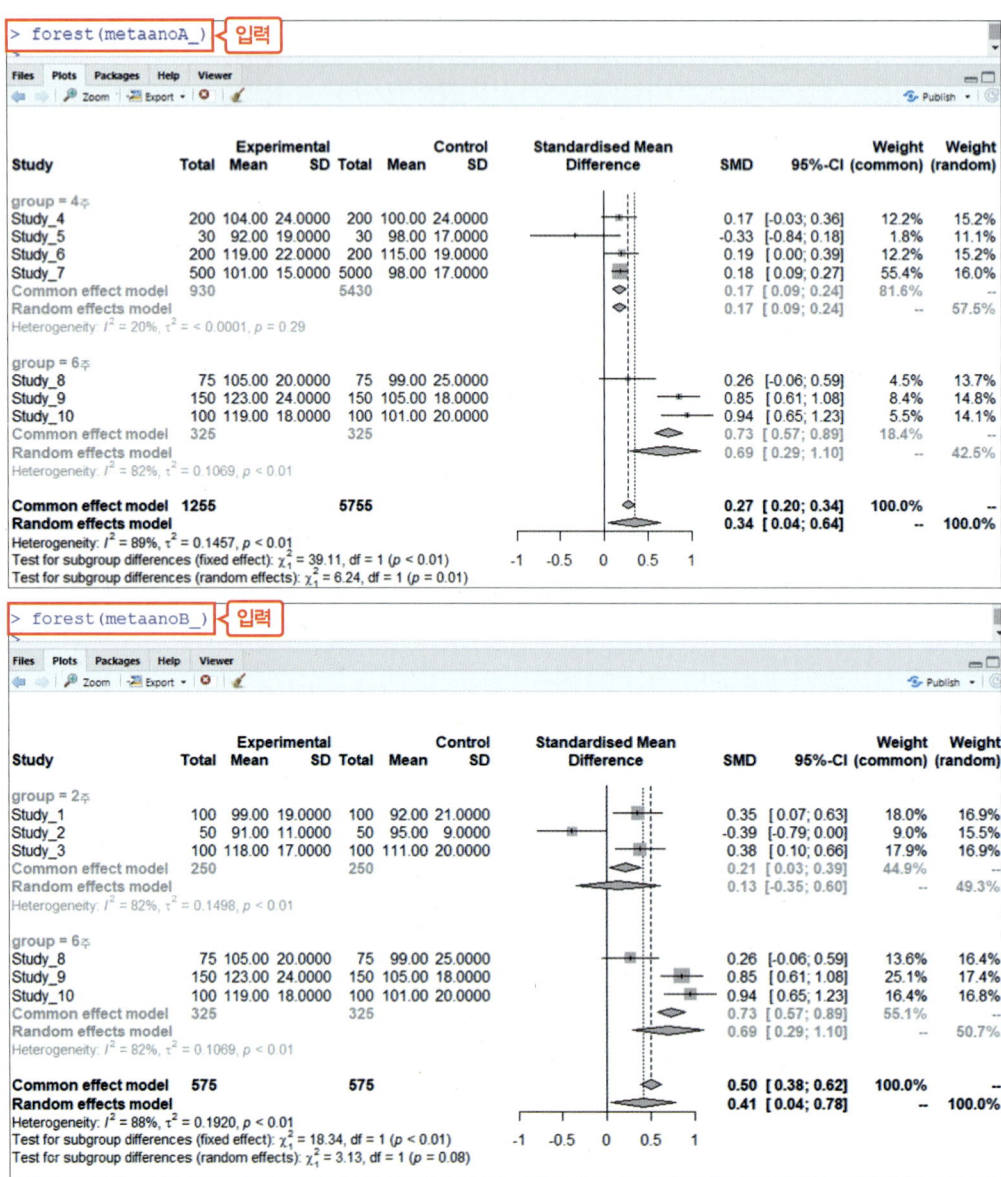

그림 23-14

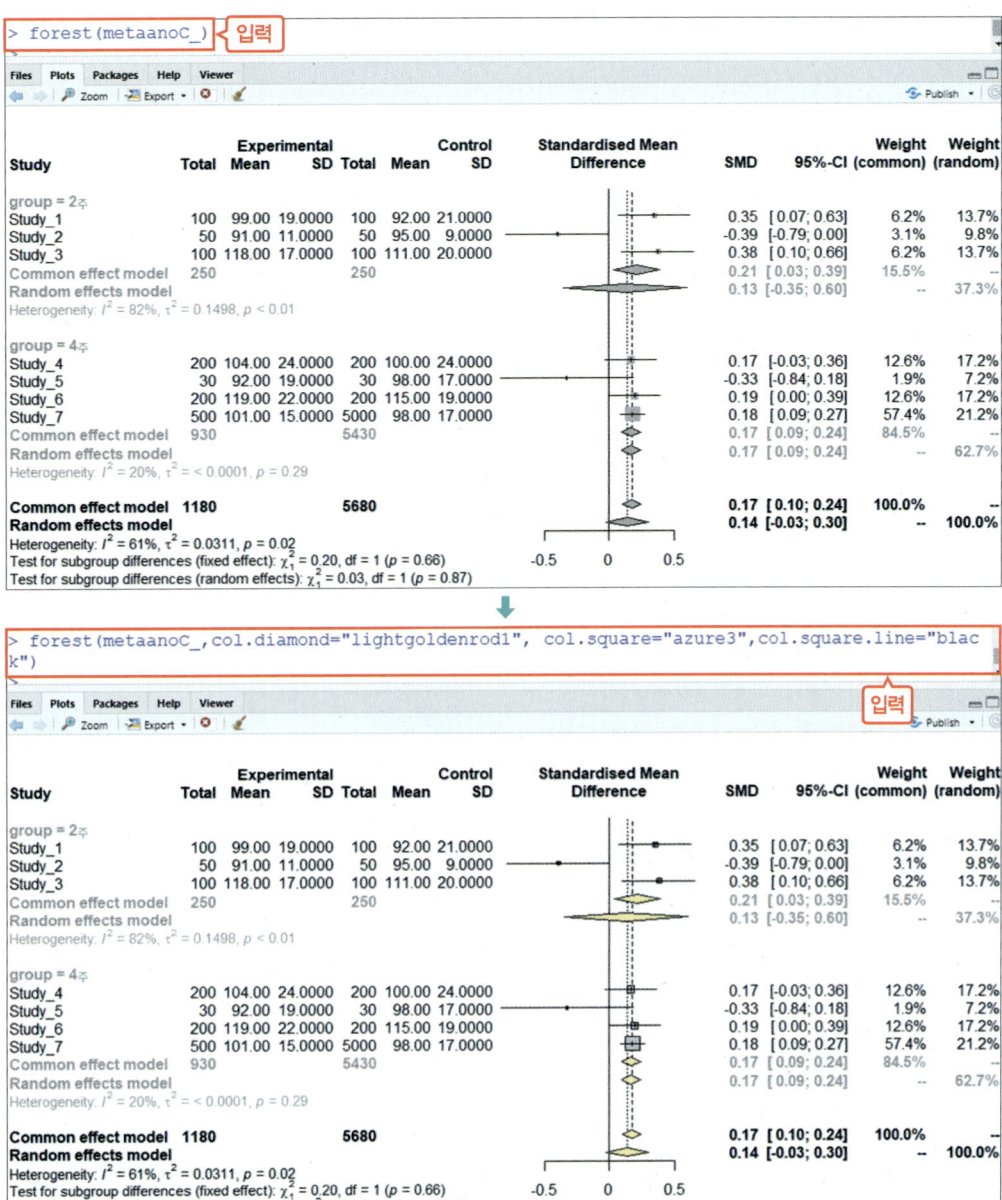

그림 23-15

**10** 그래프 결과를 그림 파일로 저장하여 논문에 사용할 수 있습니다. **png("저장할 위치/파일명", width=가로길이, height=세로길이, unit="px", bg="배경색깔", res=확대정도 숫자)** 명령어를 입력하면 설정한 크기대로 그래프가 그림 파일로 저장됩니다. **png()** 명령어를 입력하고, **저장할 그래프**를 입력한 후, 마지막으로 **dev.off()** 명령어를 실행하면 png 형식으로 그래프가 저장됩니다. dev.off()를 입력하지 않을 경우 저장이 완료되지 않을 수 있습니다. bg 옵션을 transparent로 설정하면 투명한 배경으로 저장됩니다.

```
> png("D:/r/forest_4.png",width=1000,height=800, unit="px", bg="transparent", res=80)
> forest(metaano2,col.diamond="lightgoldenrod1", col.square="azure3",col.square.line="black")
> dev.off()
RStudioGD
        2
```

입력

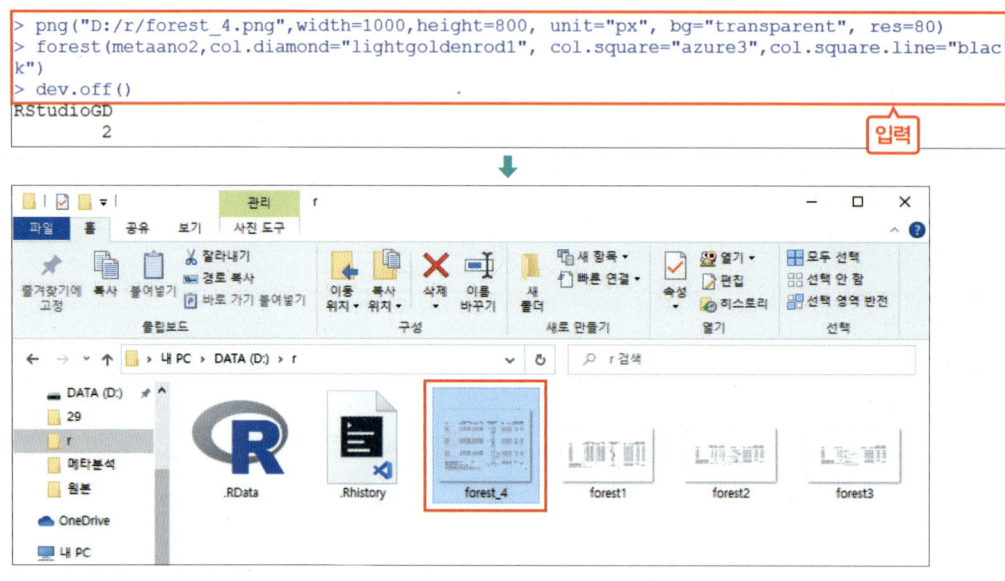

그림 23-16

## 04 » 결과표 작성하기

**1** 한글에서 다음과 같이 결과표 틀을 만듭니다. 셀 제목은 순서대로 변수(Variable), 하위 집단(Subgroup), 표본 수(k), 효과크기(ES), 95% 신뢰구간(95% CI), 동질성 검사 결과($Q(df)$), 설명력($R^2$), 유의확률(p)입니다. 여기서 변수로 '치료기간'을 입력하고 하위 집단에 '2주, 4주, 6주'를 입력합니다.

| Variable | Subgroup | k | ES | 95% CI | | $Q(df)$ | $R^2$ | p |
|---|---|---|---|---|---|---|---|---|
| | | | | Lower | Upper | | | |
| 치료기간 | 2주 | | | | | | | |
| | 4주 | | | | | | | |
| | 6주 | | | | | | | |

The *p*-value is the result of using Meta-ANOVA.
k: 표본 수, ES: 효과크기, CI: 신뢰구간, Q: 동질성 통계치, df: 자유도, $R^2$: 결정계수

그림 23-17

**2** 메타분석 결과에서 하위 집단까지 분석한 [그림 23-9]를 참조하여 $R^2$을 제외한 모든 항목을 입력합니다. p-value는 선택한 모형에 대한 p-value를 입력해야 하므로 랜덤효과 모형에 대한 유의확률을 입력하였습니다.

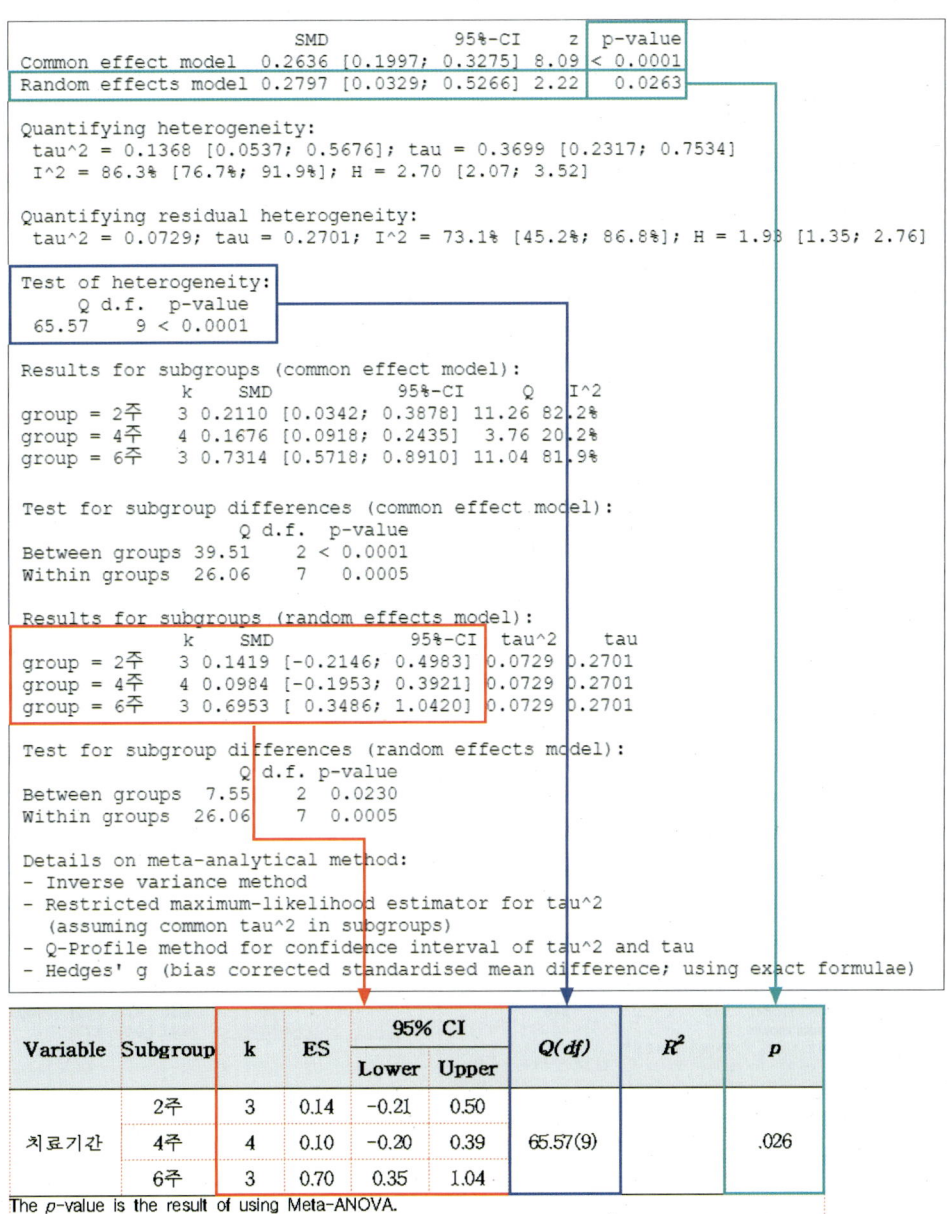

그림 23-18

**3** 회귀분석으로 메타분석 결과를 출력한 [그림 23-12]를 참조하여 설명력($R^2$)을 입력합니다.

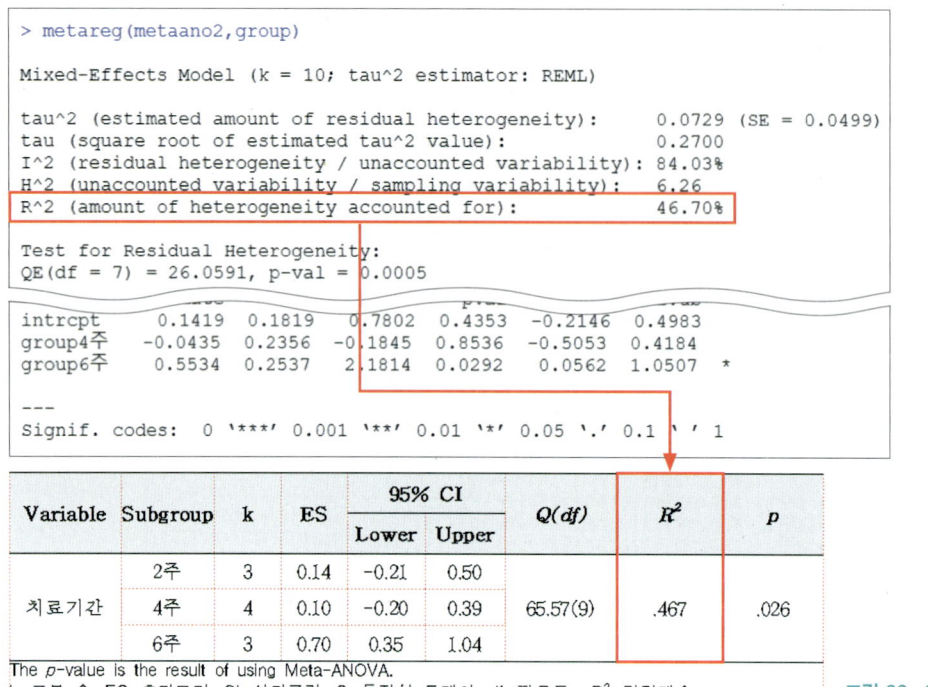

그림 23-19

**4** 하위 집단 간의 이질성을 확인하기 위해, 사후검정 결과를 출력한 [그림 23-14]와 [그림 23-15]를 참조하여 그룹 간의 차이를 표시합니다. 첫 번째 Forest Plot에서 4주와 6주 그룹 간의 효과크기 차이가 통계적으로 유의하기 때문에($\chi^2$=6.24, $p$=.01), 4주와 6주 그룹 간의 차이를 표시합니다.

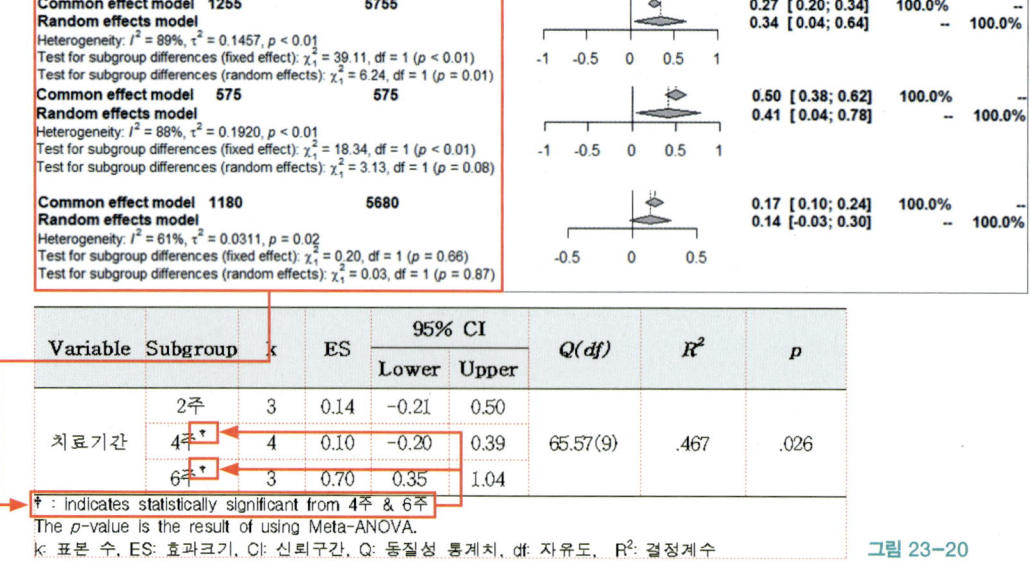

그림 23-20

## 05 » 분석 결과 해석하기

**1** 메타분석 결과에서는 이질성 검정 결과를 먼저 확인해야 합니다. 다음 그림에서 동질성 통계치인 Q값과 이질성 통계치인 $I^2$값을 확인하여 이질성 검정을 합니다.

```
                         SMD       95%-CI      z   p-value
Common effect model   0.2636 [0.1997; 0.3275] 8.09 < 0.0001    [이질성 검사 결과]
Random effects model  0.2797 [0.0329; 0.5266] 2.22   0.0263

Quantifying heterogeneity:
 tau^2 = 0.1368 [0.0537; 0.5676]; tau = 0.3699 [0.2317; 0.7534]
 I^2 = 86.3%  [이질성 통계치]  ]; H = 2.70 [2.07; 3.52]

Quantifying residual heterogeneity:
 tau^2 = 0.0729; tau = 0.2700; I^2 = 73.1% [45.2%; 86.8%]; H = 1.93 [1.35; 2.76]

Test of heterogeneity:
     Q d.f.  p-value
 65.57    9 < 0.0001    [동질성 통계치]
```

그림 23-21

성인 ADHD에 대한 행동치료 방법의 치료기간에 따른 치료 효과의 개별 연구를 바탕으로 메타분석에 대한 이질성을 검정한 결과, 동질성 통계치 Q값의 유의확률(p-value)이 0.01보다 작게 나타나 개별 연구 간에 이질성이 있다고 판단할 수 있습니다. 정확히 판단하기 위해서 이질성 통계치 $I^2$값을 보면 86.3%로 상당한 이질성이 있음을 확인할 수 있습니다. 따라서 조절효과 분석이 필요하다고 볼 수 있습니다.

**2** 메타분석에서 효과크기를 확인하고, 회귀모형을 결정합니다. 연구자는 자신의 판단에 따라 모형을 결정하지만, 대부분의 연구는 서로 간에 차이가 존재하기 때문에 일반적으로 랜덤효과모형을 선택합니다. 이번 분석에서는 대부분의 연구에서 선택하는 랜덤효과모형으로 해석하겠습니다.

```
> metaano1<-metacont(n1,m1,s1,n2,m2,s2,data=metaanova,sm="SMD",method.smd= "Hedges",study,su
bgroup=group)
> summary(metaano1)
           SMD       95%-CI      %W(common) %W(random) group
Study_1  0.3482 [ 0.0689; 0.6276]    5.2       10.1     2주
Study_2 -0.3950 [-0.7909; 0.0010]    2.6        8.9     2주
Study_3  0.3...  ...60; 0.6554]              10.1     ...

Num...   ...rvations: 6
           SMD       95%-CI      z   p-value
Common effect model   0.2636 [0.1997; 0.3275] 8.09 < 0.0001    [메타분석 효과크기에 대한 모형 결과]
Random effects model  0.2797 [0.0329; 0.5266] 2.22   0.0263    [랜덤효과모형 효과크기]

Quantifying heterogeneity:
 tau^2 = 0.1368 [0.0537; 0.5676]; tau ...        ...7534]
 I^2 = 86.3% [76.7%; 91.9%]; H = 2.70 [2.07; 3.52]

Test of heterogeneity:
     Q d.f.  p-value
 65.56    9 < 0.0001
```

그림 23-22

**3** 조절효과 분석에서 각 집단의 효과크기와 각 집단의 연구 간 분산($\tau^2$)을 확인합니다.

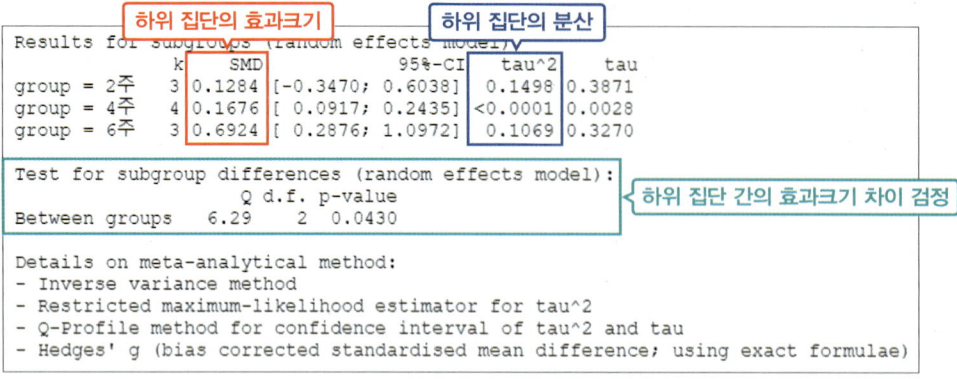

그림 23-23

치료기간에 따른 효과크기를 확인한 결과, 3개의 집단 중 **6주** 집단의 랜덤효과모형 효과크기가 0.69로 가장 큰 것을 확인할 수 있습니다. 또한 각 집단의 연구 간 분산($\tau^2$)이 0.1498, <0.0001, 0.1069로 다르게 나타나 세 집단 간의 효과크기 차이는 통계적으로 유의하며, 동일하지 않음을 확인할 수 있습니다($Q_b$=6.29, $p$=.043).

### 여기서 잠깐

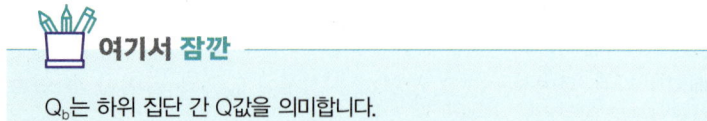

$Q_b$는 하위 집단 간 Q값을 의미합니다.

**4** 다음 그림에서 각 하위 집단의 연구 간 분산이 같다고 가정한 경우의 메타분석 결과를 확인합니다. 각 하위 집단의 연구 간 분산이 같다고 가정하는 이유는 동일한 분산을 가질 경우에만 설명력을 확인할 수 있기 때문입니다.

```
Results for subgroups (common effect model):
             k    SMD        95%-CI        Q     I^2
group = 2주  3  0.2110  [0.0342; 0.3878]  11.26  82.2%
group = 4주  4  0.1676  [0.0918; 0.2435]   3.76  20.2%
group = 6주  3  0.7314  [0.5718; 0.8910]  11.04  81.9%

Test for subgroup differences (common effect model):
                    Q  d.f.  p-value
Between groups  39.50     2  < 0.0001
Within groups   26.06     7    0.0005

Results for subgroups (random effects model):
             k    SMD         95%-CI         tau^2   tau
group = 2주  3  0.1419  [-0.2146; 0.4983]   0.0729  0.2700
group = 4주  4  0.0984  [-0.1953; 0.3921]   0.0729  0.2700
group = 6주  3  0.6953  [ 0.3486; 1.0420]   0.0729  0.2700

Test for subgroup differences (random effects model):
                   Q  d.f.  p-value
Between groups  7.55     2   0.0230
Within groups  26.06     7   0.0005
```

그림 23-24

각 하위 집단의 연구 간 분산이 0.0729로 동일하게 나타났고, 세 집단의 효과크기의 차이에 대한 검증 결과 집단 간 $Q_b$=7.55($p$=.023)로 세 집단 간의 효과크기는 통계적으로 유의하게 나타났습니다. 보통 메타분석에서 하위 집단별 연구 수가 많지 않기 때문에 하위 집단별 연구 간 분산($\tau^2$)이 동일하다고 가정하는 것이 더 실용적이라고 할 수 있습니다.

**5** 다음 그림에서 조절변수의 설명력(R2)을 확인할 수 있습니다.

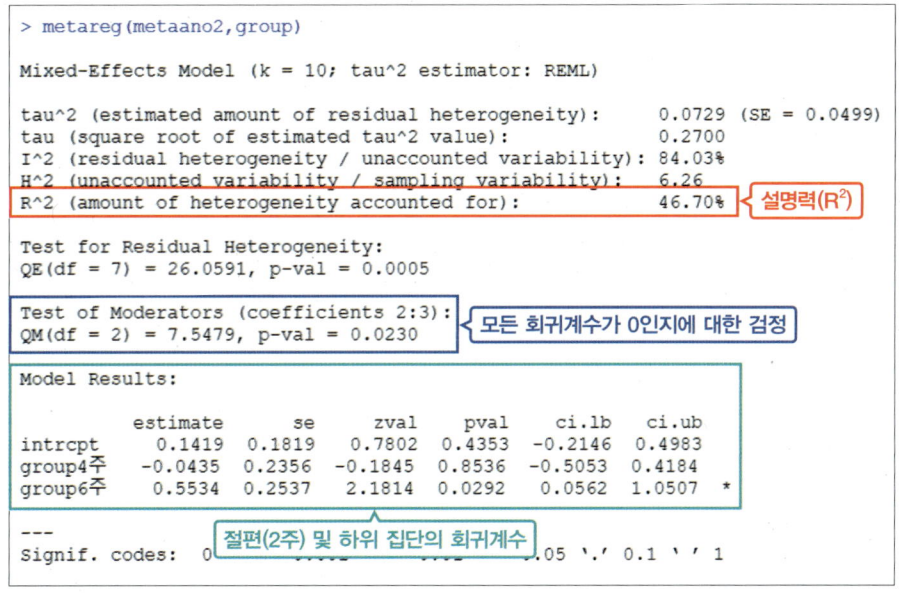

그림 23-25

조절변수인 치료집단 변수에 설명되는 실제 분산의 설명력은 $R^2$=46.70입니다. Model Results에 절편(intercept, 2주)과 4주, 6주의 회귀계수를 확인할 수 있습니다.

**6** 다음 그림은 사후분석 결과입니다.

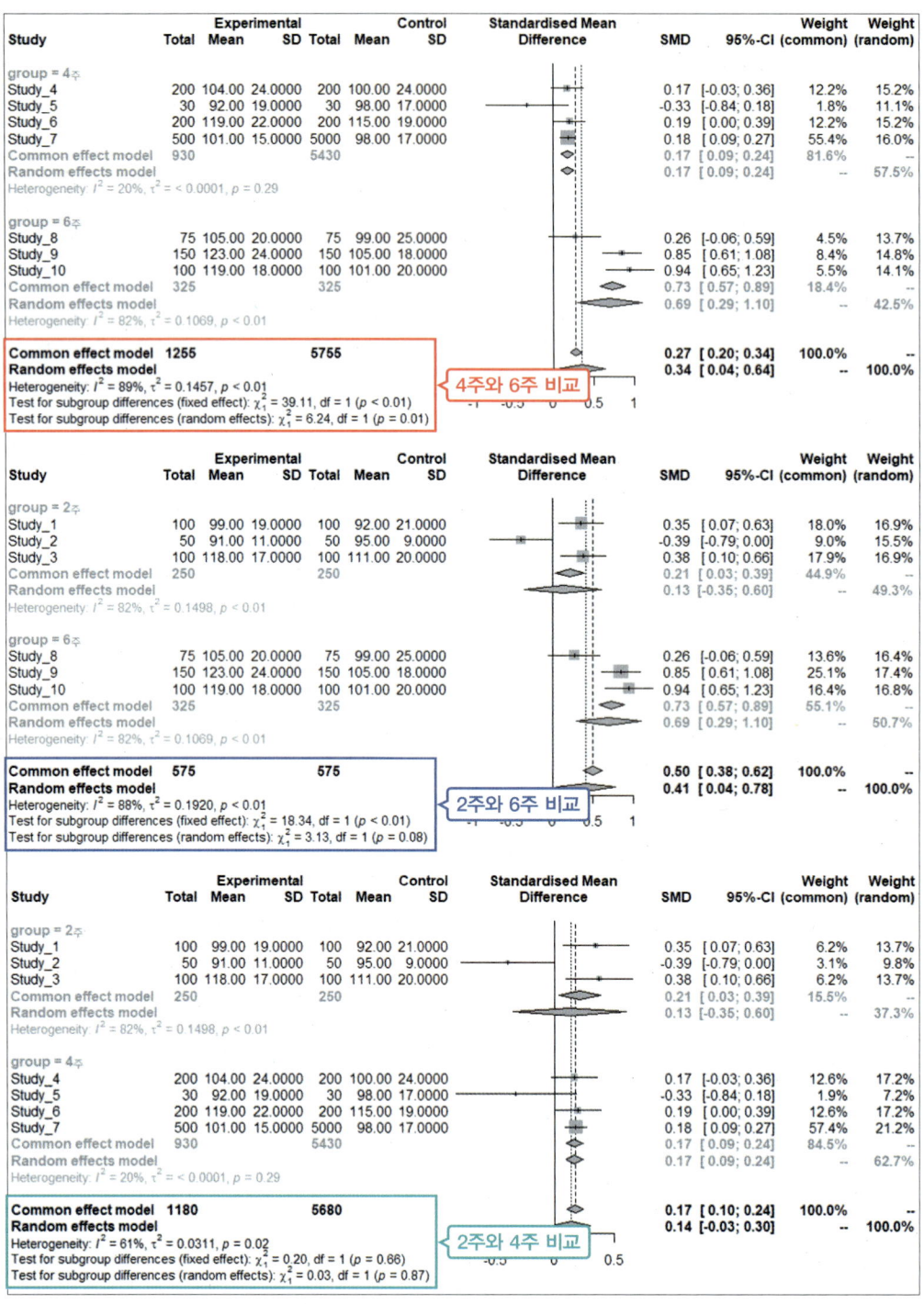

그림 23-26

첫 번째 Forest Plot에서 4주와 6주 집단을 비교한 결과, 효과크기 차이가 통계적으로 유의함을 알 수 있습니다($\chi^2$=6.24, $p$=.01). 두 번째($\chi^2$=3.13, $p$=.08)와 세 번째($\chi^2$=0.03, $p$=.87) Forest Plot 결과를 확인하면, 통계적으로 유의하지 않음을 알 수 있습니다. 유의한 결과에 대해서만 기술합니다.

## 06 » 논문 결과 작성하기

메타 ANOVA 분석 효과크기 결과표에 대한 해석은 다음 8단계로 작성합니다.

### ❶ 분석 내용과 분석법 설명
"성인을 대상으로 치료기간에 따라 ADHD에 대한 행동치료 방법의 개별 연구에 대한 치료 효과 차이를 검증하기 위해 메타 ANOVA 분석(분석법)을 실시하였다."

### ❷ p값(효과크기)이 유의할 경우($p$<.05), 모형의 선택과 효과크기, 이질성 결과 설명
모형 선택 결과, 효과크기, 효과크기의 95% 신뢰구간, 이질성 결과를 제시한다.

### ❸ p값(효과크기)이 유의하지 않을 경우($p$>.05)
이번 연구에서 종합한 결과 "실험집단과 대조집단 간에 유의한 차이를 보이지 않았다($p$>.05)."라고 작성한다.

### ❹ p값(하위 집단 간의 효과크기)이 유의할 경우($p$<.05)
유의한 차이를 보인 변수에 대해 추가적으로 Q값과 유의수준을 기술한다.

### ❺ p값(하위 집단 간의 효과크기)이 유의하지 않을 경우($p$>.05)
이번 연구에서 종합한 결과 "치료기간에 따른 효과성이 집단 간에 유의한 차이를 보이지 않았다($p$>.05)."라고 작성한다.

### ❻ p값(회귀계수 검정)이 유의할 경우($p$<.05)
조절변수(설명력, $R^2$)가 얼마나 영향을 미치는지와 회귀계수를 기술한다.

### ❼ p값(회귀계수 검정)이 유의하지 않을 경우($p>.05$)

조절변수(설명력, $R^2$)가 얼마나 영향을 미치는지를 확인하기 위해 "메타회귀분석을 실시한 결과 조절변수에 따른 차이가 유의하지 않았다($p>.05$)."라고 작성한다.

### ❽ 사후검정 결과 설명

사후검정 결과에 따라 유의한 차이를 보인 집단이 있다면 추가로 기술한다.

위의 8단계에 맞춰 앞에서 실습한 출력 결과 값을 작성하면 다음과 같습니다.

❶ 성인을 대상으로 치료기간에 따라 ADHD에 대한 행동치료 방법의 개별 연구에 대한 치료효과 차이를 검증하기 위해 메타 ANOVA 분석을 실시하였다.

❷ 연구 간에 차이가 존재하는 일반적인 경우라고 판단하여, 랜덤효과모형을 선택하였다. 그 모형에 따른 효과크기는 0.28(0.03−0.53)이다($p=.026$).

❹ 치료기간에 따라 치료방법 효과크기에 유의한 차이를 보이는 것으로 나타났다($Q=65.57$, $df=9$, $p<.001$). 그러므로 치료기간에 따른 효과성이 집단별로 구분되었다고 할 수 있다. 치료기간에 따른 효과크기는 2주 0.14, 4주 0.10, 6주 0.70으로 나타났다. 2주와 4주에서는 작은 효과크기를 보였고, 6주에서는 중간 효과크기를 보였다.

❻ 조절변수가 얼마나 영향을 미치는지를 확인하기 위해서 분산을 동일하다고 가정하여 분석을 실시하였다. 설명력에 대한 유의성을 검사하기 위해 회귀계수가 모두 0인지에 대한 가설을 검증하여 유의하다고 확인하였다($Q_b=7.55$, $p=.023$). 유의한 결과에 따라 설명력은 46.7%이며, 하위 집단의 회귀계수에 따라 효과크기를 구하면 앞의 결과와 유사하게 2주는 0.13, 4주는 0.17, 6주는 0.69라는 효과크기를 확인할 수 있다.

❽ 유의한 차이를 보이는 변수에 대해 사후분석을 실시한 결과, 4주와 6주는 유의한 차이를 보였다($p=.001$).

## [메타 ANOVA 분석 논문 결과표 완성 예시]

⟨Table⟩ 성인 ADHD에 대한 행동치료 방법의 치료기간에 따른 치료 효과크기 차이

| Variable | Subgroup | k | ES | 95% CI | | Q(df) | $R^2$ | p |
|---|---|---|---|---|---|---|---|---|
| | | | | Lower | Upper | | | |
| 치료기간 | 2주 | 3 | 0.14 | −0.21 | 0.50 | | | |
| | 4주† | 4 | 0.10 | −0.20 | 0.39 | 65.57(9)*** | .467 | .026 |
| | 6주† | 3 | 0.70 | 0.35 | 1.04 | | | |

†: indicates statistically significant from 4주 & 6주
The p-value is the result of using Meta-ANOVA.
k: 표본 수, ES: 효과크기, CI: 신뢰구간, Q: 동질성 통계치, df: 자유도, $R^2$: 결정계수
* $p<.05$, ** $p<.01$, *** $p<.001$

성인을 대상으로 치료기간에 따라 ADHD에 대한 행동치료 방법의 개별 연구에 대한 치료효과 차이를 검증하기 위해 메타 ANOVA 분석을 실시하였다. 연구 간에 차이가 존재하는 일반적인 경우라고 판단하여, 랜덤효과모형을 선택하였다. 그 모형에 따른 효과크기는 0.28(0.03−0.53)이다($p=.026$).

치료기간에 따라 치료방법 효과크기에 유의한 차이를 보이는 것으로 나타났다($Q=65.57$, $df=9$, $p<.001$). 그러므로 치료기간에 따른 효과성이 집단별로 구분되었다고 할 수 있다. 치료기간에 따른 효과크기는 2주 0.14, 4주 0.10, 6주 0.70으로 나타났다. 2주와 4주에서는 작은 효과크기를 보였고, 6주에서는 중간 효과크기를 보였다.

조절변수가 얼마나 영향을 미치는지를 확인하기 위해서 분산을 동일하다고 가정하여 분석을 실시하였다. 설명력에 대한 유의성을 검사하기 위해 회귀계수가 모두 0인지에 대한 가설을 검증하여 유의하다고 확인하였다($Q_b=7.55$, $p=.023$). 유의한 결과에 따라 설명력은 46.7%이며, 하위 집단의 회귀계수에 따라 효과크기를 구하면 앞의 결과와 유사하게 2주는 0.13, 4주는 0.17, 6주는 0.69라는 효과크기를 확인할 수 있다.

유의한 차이를 보이는 변수에 대해 사후분석을 실시한 결과, 4주와 6주는 유의한 차이를 보였다($p=.001$).

# 연속형 조절변수 : 메타회귀분석

## 07 » 기본 개념과 연구 문제

메타분석에서 **조절변수가 연속형이고 증가하는 데이터 유형일 때**, 조절변수에 따른 효과크기의 변화를 파악하기 위해 메타회귀분석을 진행합니다. 지금부터 실습파일을 사용하여 R과 jamovi에서 어떻게 분석을 실시하고, 결과 해석은 어떻게 진행하는지 파악해보겠습니다. 실습파일은 실제 연구에서 추출한 데이터가 아닌 가상의 데이터입니다.

> **문제 23-2 메타회귀분석**
> 
> 실습파일 : metareg.csv
> 
> 새로운 전염병 백신과 기존 백신 치료 후 이상 반응에 대한 개별 연구들을 종합하여 평균 나이에 따른 효과를 메타분석으로 비교해보자.
> 
> - **a, b** : 새로운 백신 이상 반응 환자 수, 기존 백신 이상 반응 환자 수
> - **n1, n2** : 새로운 백신 환자 표본 수, 기존 백신 표본 수
> - **age** : 평균 나이

## R로 분석하기

## 08 » 파일 불러오기 & 확인하기

**1** 실습파일을 불러오기 위해 윈도우의 파일 탐색기에서 경로를 확인합니다. ❶ 경로 창을 클릭하여 ❷ 복사한 뒤, ❸ 메모장에 붙여넣고 ❹ 폴더 사이의 ₩ 혹은 \를 /로 수정한 후 파일명을 입력합니다.

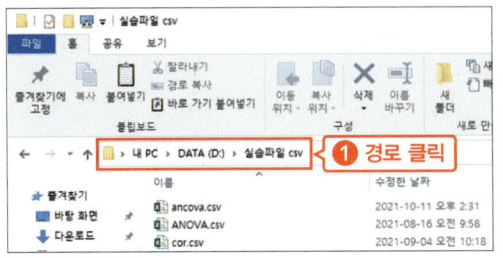 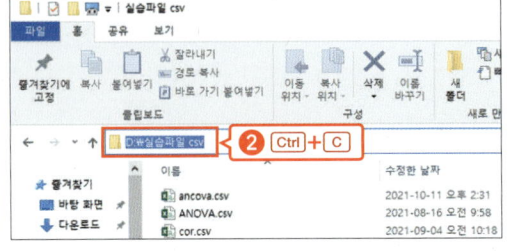

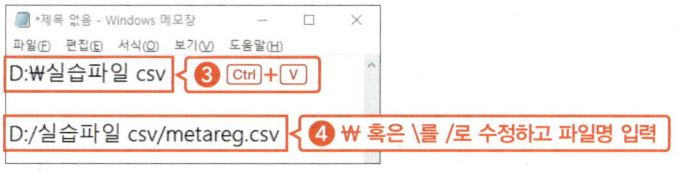

그림 23-27

**2** 메타회귀분석에 사용할 데이터 명칭은 metareg로 지정하겠습니다. 수정한 전체 경로를 복사하고 `metareg<-read.csv(" ")` 명령어와 함께 RStudio에 입력합니다.

```
> metareg<-read.csv("D:/실습파일 csv/metareg.csv")
```

그림 23-28

**3** `head( )` 명령어로 처음 6행을 확인합니다.

```
> head(metareg)
   study   a   n1   b   n2  age
1 study1  33  350  37  333   31
2 study2  10  125  13  131   56
3 study3  26  161  65  170   41
4 study4  23  254  34  234   32
5 study5 125 1769 156 1321   29
6 study6  33  248  49  294   40
```

그림 23-29

## 09 » 분석 진행하기

**1** 메타분석을 진행하는 패키지 중 하나인 meta를 사용하겠습니다. 패키지의 함수를 사용하기 위해, 먼저 패키지를 설치하고 불러오기를 진행하겠습니다. `install.packages("meta")` 명령어를 입력한 후 `library(meta)` 명령어를 입력합니다.

```
> install.packages("meta")
WARNING: Rtools is required to build R packages but is not currently installed. Please downl
oad and install the appropriate version of Rtools before proceeding:

https://cran.rstudio.com/bin/windows/Rtools/
'C:/Users/GOOD/Documents/R/win-library/4.1'의 위치에 패키지(들)을 설치합니다.
(왜냐하면 'lib'가 지정되지 않았기 때문입니다)
trying URL 'https://cran.rstudio.com/bin/windows/contrib/4.1/meta_5.0-1.zip'
Content type 'application/zip' length 1604848 bytes (1.5 MB)
downloaded 1.5 MB

package 'meta' successfully unpacked and MD5 sums checked

The downloaded binary packages are in
        C:\Users\GOOD\AppData\Local\Temp\RtmpCefMcM\downloaded_packages
> library(meta)
Loading 'meta' package (version 5.0-1).
Type 'help(meta)' for a brief overview.
Readers of 'Meta-Analysis with R (Use R!)' should install
older version of 'meta' package: https://tinyurl.com/dt4y5drs
```

그림 23-30

**2** metabin() 명령어를 사용하여 분석을 진행합니다. 명령어 구성은 **결과데이터명<- metabin(a,n1,b,n2,sm="RR",method="I",studlab=paste(study),data=데이터명)**입니다. 명령문 순서대로 모든 값을 입력합니다. 데이터는 실험집단에서 사건이 일어난 행 이름, 실험집단 사건이 일어난 행과 그렇지 않은 행을 더한 행 이름, 대조집단에서 사건이 일어난 행 이름, 대조집단 사건이 일어난 행과 그렇지 않은 행을 더한 행 이름을 순서대로 입력합니다. 이어지는 sm에는 사건 발생비율의 이름인 **"RR"**을 입력하고, **method**에는 효과추정치 분산의 역수를 개별 연구의 가중치로 사용하는 방법인 **"Inverse"** 또는 **"I"**를 입력합니다. studlab은 추가적으로 개별 연구들의 비율을 구하고 그 이름을 붙이는 명령어입니다. paste(study)는 study 행의 이름 그대로 출력되도록 설정하였습니다.

```
> metareg1<-metabin(a,n1,b,n2,sm="RR",method= "I",studlab = paste(study),data=metareg)
> summary(metareg1)
            RR      95%-CI      %W(common) %W(random)
study1  0.8486 [0.5440; 1.3237]       3.0        7.6
study2  0.8062 [0.3669; 1.7712]       1.0        3.7
study3  0.4224 [0.2830; 0.6304]       3.7        8.3
study4  0.6232 [0.3786; 1.0259]       2.4        6.7
study5  0.5984 [0.4782; 0.7488]      11.8       11.8
study6  0.7984 [0.5311; 1.2003]       3.6        8.2
study7  0.9228 [0.5586; 1.5246]       2.3        6.7
study8  0.9654 [0.6733; 1.3841]       4.6        9.1
study9  1.0783 [0.8552; 1.3597]      11.0       11.6
study10 1.0281 [0.8648; 1.2222]      19.8       12.8
study11 0.9398 [0.8282; 1.0665]      37.0       13.5

Number of studies combined: k = 11
Number of observations: o = 13137
Number of events: e = 2040

                       RR     95%-CI      z p-value
Common effect model 0.8771 [0.8122; 0.9472] -3.34  0.0008
Random effects model 0.8126 [0.6812; 0.9692] -2.31  0.0210

Quantifying heterogeneity:
 tau^2 = 0.0556 [0.0118; 0.2114]; tau = 0.2358 [0.1087; 0.4598]
 I^2 = 70.4% [45.1%; 84.0%]; H = 1.84 [1.35; 2.50]

Test of heterogeneity:
     Q d.f. p-value
 33.79   10  0.0002

Details on meta-analytical method:
- Inverse variance method
- Restricted maximum-likelihood estimator for tau^2
- Q-profile method for confidence interval of tau^2 and tau
```

그림 23-31

**3** 메타분석 효과크기 결과를 Forest Plot으로 확인하기 위해 **forest(메타분석 결과데이터명)** 명령어를 사용합니다. 그래프의 기본 색상은 흑백입니다. 그래프의 가독성을 높이기 위해 색을 지정할 수 있습니다. 색 지정 명령어 구성은 **forest(메타분석 데이터명, col.diamond = "다이아몬드 색", col.square = "사각형 색", col.square.line = "사각형 윤곽선 색")**입니다. 사각형 윤곽선 색의 기본값이 검은색이 아니기 때문에 검은색으로 지정했습니다.

```
> forest(metareg1,col.diamond="lightgoldenrod1", col.square="azure3",col.square.line="blac
k")
```

입력

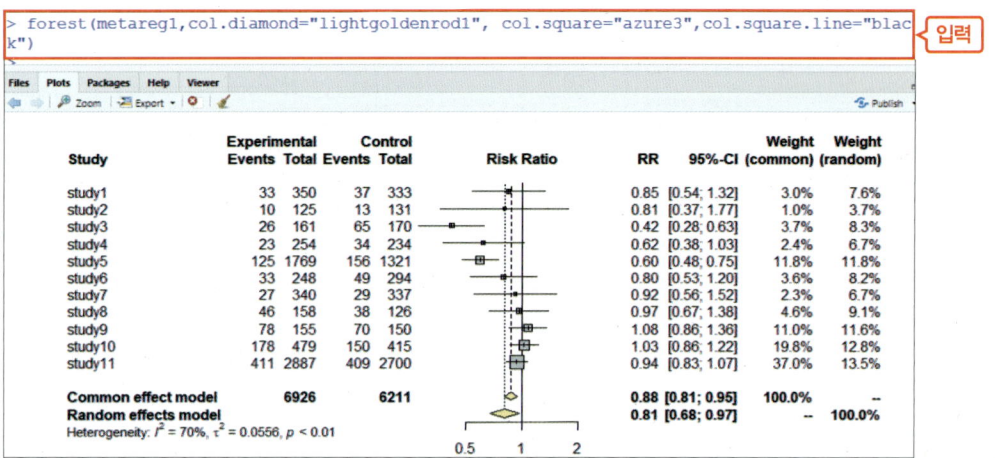

그림 23-32

**4** 메타회귀분석에서 설명력($R^2$)과 QM, 회귀계수들을 확인하기 위해 **metareg()** 명령어를 사용합니다. 명령어 구성은 **결과데이터명<-(데이터명, 독립변수명)**입니다. **summary()** 명령어를 사용하여 결과를 출력합니다.

```
> metareg2<-metareg(metareg1,age)
> summary(metareg2)
```

입력

```
Mixed-Effects Model (k = 11; tau^2 estimator: REML)

  logLik  deviance       AIC       BIC      AICc
  0.1848   -0.3696    5.6304    6.2221   10.4304

tau^2 (estimated amount of residual heterogeneity):     0.0202 (SE = 0.0218)
tau (square root of estimated tau^2 value):             0.1420
I^2 (residual heterogeneity / unaccounted variability): 48.16%
H^2 (unaccounted variability / sampling variability):   1.93
R^2 (amount of heterogeneity accounted for):            63.74%

Test for Residual Heterogeneity:
QE(df = 9) = 17.5889, p-val = 0.0403

Test of Moderators (coefficient 2):
QM(df = 1) = 7.7683, p-val = 0.0053

Model Results:

         estimate      se     zval    pval    ci.lb    ci.ub
intrcpt   -0.8562  0.2490  -3.4379  0.0006  -1.3443  -0.3681  ***
age        0.0143  0.0051   2.7872  0.0053   0.0042   0.0244   **

---
Signif. codes:  0 '***' 0.001 '**' 0.01 '*' 0.05 '.' 0.1 ' ' 1
```

그림 23-33

5 회귀식의 예측값 및 기댓값을 출력하기 위해 predict( ) 명령어, exp( ) 명령어, fitted( ) 명령어를 사용합니다. 명령어 구성은 predict(회귀분석 데이터명)와 exp(fitted(회귀분석 데이터명))입니다. 사용된 명령어 중 exp( )는 지수함수로 계산한 결과를 출력합니다. 여기서 지수함수를 활용한 이유는 제시되는 예측값과 기댓값이 자연로그 단위로 제시되기 때문입니다.

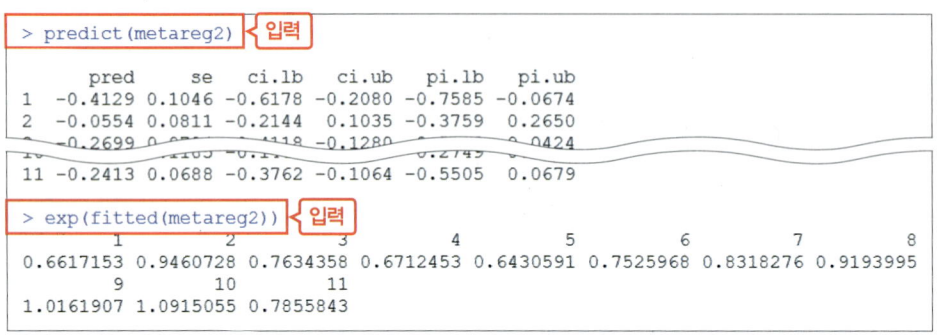

그림 23-34

### 여기서 잠깐

여기서 사용된 predict( ) 명령어와 fitted( ) 명령어는 유사하지만 동일하지는 않습니다. 예측치만 얻고 싶다면 두 명령어 모두 적용할 수 있지만, 추가 정보를 얻고 싶다면 predict( ) 명령어를 사용하는 것이 적합합니다.

6 회귀식의 결과를 그래프로 확인하기 위해 bubble( ) 명령어를 사용합니다. 명령어 구성은 bubble(metareg(메타분석 데이터명, 독립변수),col.line="회귀선 색",bg="버블 색",studlab=T)입니다.

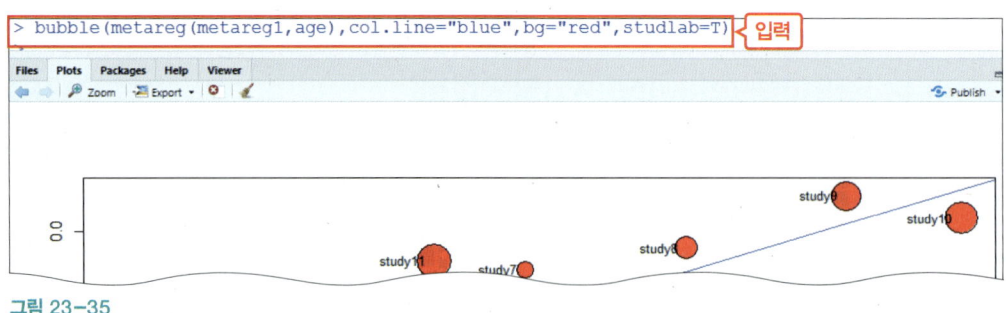

그림 23-35

### 여기서 잠깐

조절효과 분석 결과는 bubble( ) 명령어로 시각화할 수 있습니다. 버블(bubble)은 메타회귀 모형에서 개별 연구의 가중치 크기를 나타냅니다. 즉, 가중치가 클수록 버블이 크게 표현됩니다.

**7** 그래프 결과를 그림 파일로 저장하여 논문에 사용할 수 있습니다. png("저장할 위치/파일명", width=가로길이, height=세로길이, unit="px", bg="배경색깔", res=확대정도 숫자) 명령어를 입력하면 설정한 크기대로 그래프가 그림 파일로 저장됩니다. png() 명령어를 입력하고, **저장할 그래프**를 입력한 후, 마지막으로 dev.off() 함수를 실행하면 png 형식으로 그래프가 저장됩니다.

```
> png("D:/r/bubble1.png",width=1000,height=600, unit="px", bg="transparent", res=80)
> bubble(metareg(metareg1,age),col.line="blue",bg="red",studlab=T)
> dev.off()
RStudioGD
        2
```
입력

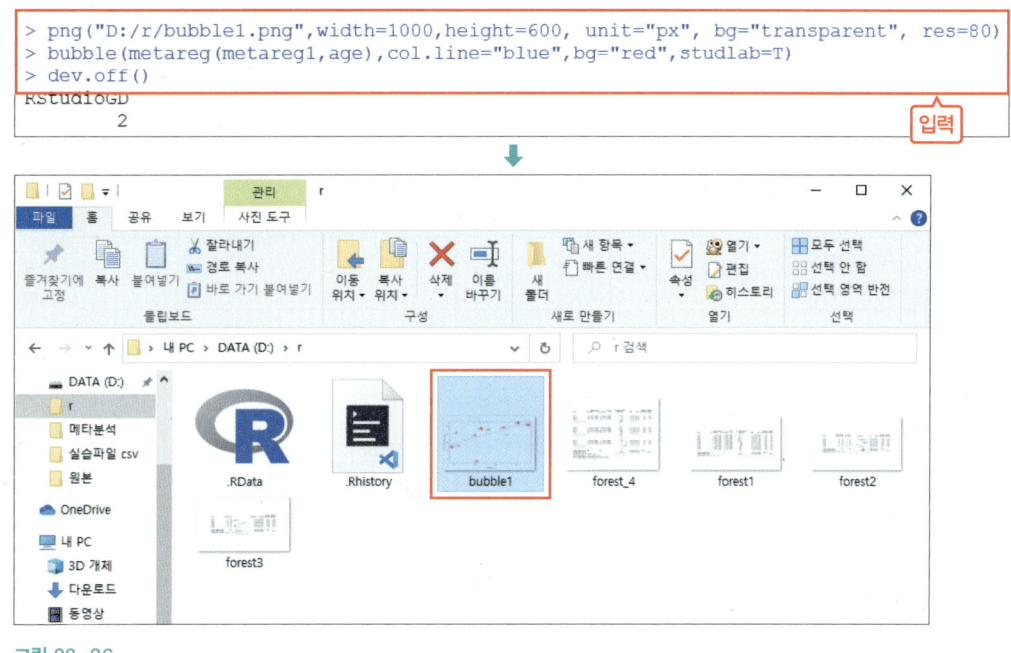

그림 23-36

## 10 » 결과표 작성하기

**1** 한글에서 다음과 같이 결과표 틀을 만듭니다. 셀 제목은 순서대로 조절변수(Control Variable), 사건 발생비율(RR), 이질성 검정(Heterogeneity), 하위 집단 분석(Subgroup Analysis), 메타회귀분석 결과(Meta-regression)입니다. 여기서 조절변수인 '평균 나이'는 바로 입력합니다.

| Control Variable | RR(95% CI) | Heterogeneity | | subgroup analysis | | Meta-regression | | |
|---|---|---|---|---|---|---|---|---|
| | | $I^2$ | $p$ | $QM$ | $p$ | $\beta$ | $p$ | $R^2$ |
| Intercept | | | | | | | | |
| 평균 나이 | | | | | | | | |

RR: 사건 발생비율, CI: 신뢰구간, $I^2$: 이질성 통계치, $R^2$: 결정계수
* $p<.05$, ** $p<.01$, *** $p<.001$

그림 23-37

**2** 메타분석 결과인 [그림 23-31]을 참조하여 사건 발생비율(RR)과 이질성 검정(Heterogeneity)을 입력합니다. p-value에는 이질성 검정에 대한 유의확률을 입력합니다.

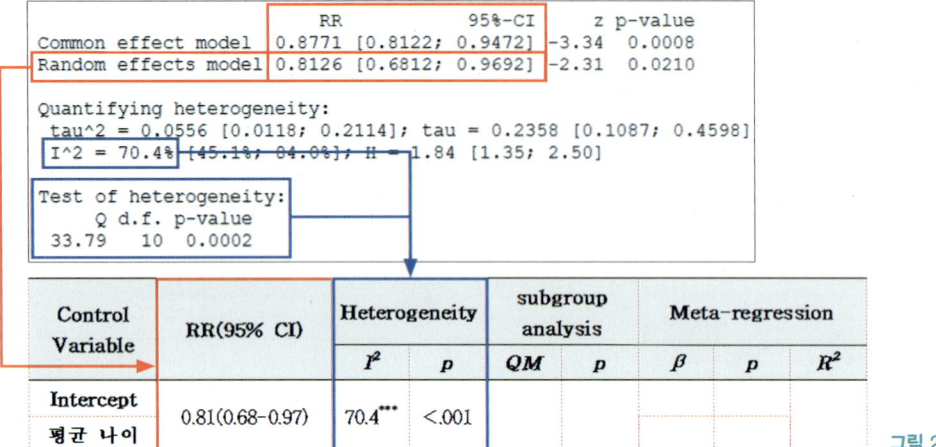

그림 23-38

**3** 메타회귀분석 결과를 출력한 [그림 23-33]을 참조하여 하위 집단 분석(Subgroup Analysis)과 메타회귀분석 결과(Meta-regression)를 입력합니다.

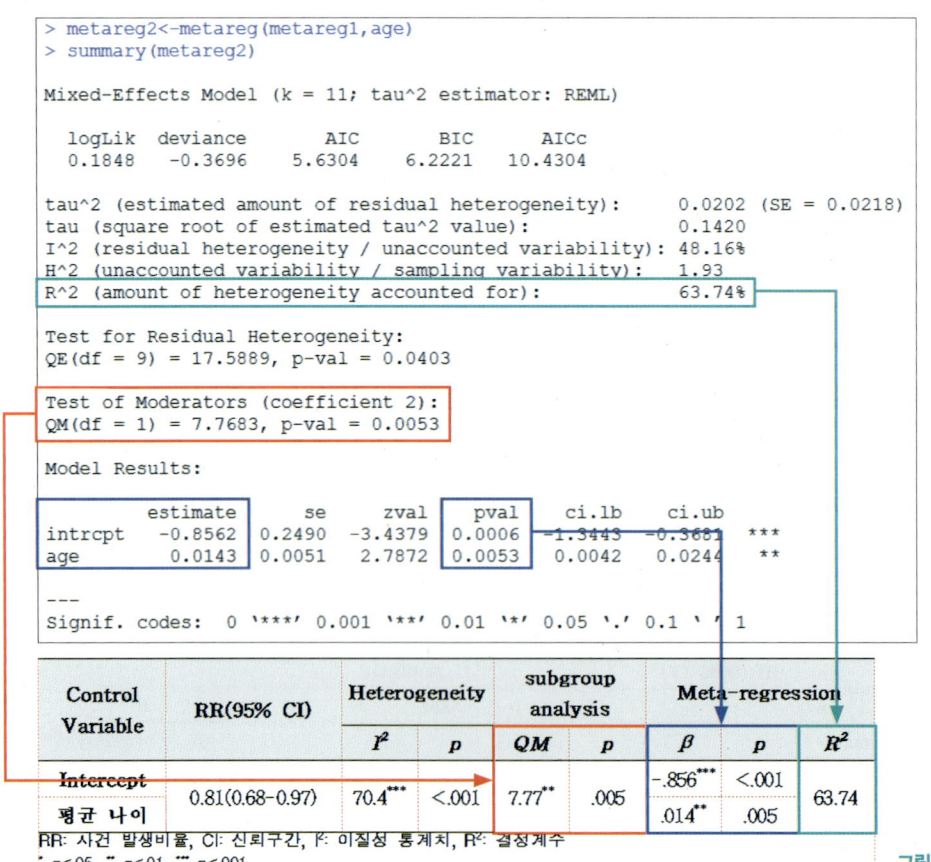

그림 23-39

## 11 » 분석 결과 해석하기

**1** 메타분석 결과에서는 이질성 검정 결과를 먼저 확인해야 합니다.

```
> metareg1<-metabin(a,n1,b,n2,sm="RR",method= "I",studlab = paste(study),data=metareg)
> summary(metareg1)
              RR      95%-CI   %W(common) %W(random)
study1  0.8486 [0.5440; 1.3237]    3.0         7.6
study2  0.8062 [0.3669; 1.7712]    1.0         3.7

Common effect model   0.8771 [0.8122; 0.9472]  -3.34  0.0008
Random effects model  0.8126 [0.6812; 0.9692]  -2.31  0.0210

Quantifying heterogeneity:
 tau^2 = 0.0556 [0.0118; 0.2114]; tau = 0.2358 [0.1087; 0.4598]
 I^2 = 70.4%  [45.1%; 84.0%]; H = 1.84 [1.35; 2.50]   ← 이질성 통계치 / 이질성 검사 결과

Test of heterogeneity:
     Q d.f. p-value     ← 동질성 통계치
 33.79   10  0.0002

Details on meta-analytical method:
- Inverse variance method
- Restricted maximum-likelihood estimator for tau^2
- Q-profile method for confidence interval of tau^2 and tau
```

그림 23-40

이질성 검정 결과를 보면 Q=33.79($p$<.001)로, 개별 연구간 이질성이 있다고 판단할 수 있습니다. 정확히 판단하기 위해 이질성 통계치인 $I^2$값을 보면 70.4%로 상당한 이질성이 있음을 확인할 수 있습니다. 따라서 조절효과 분석이 필요하다고 볼 수 있습니다.

**2** 새로운 전염병 백신 치료 후 이상 반응에 대한 개별 연구를 바탕으로 평균 나이에 따른 메타분석 전체 효과크기 결과를 해석합니다. 다음 그림의 메타분석 결과에서 결정한 모형의 효과크기를 확인합니다. 이번 분석에서는 대부분의 연구에서 선택하는 랜덤효과모형으로 해석하겠습니다.

```
> metareg1<-metabin(a,n1,b,n2,sm="RR",method= "I",studlab = paste(study),data=metareg)
> summary(metareg1)
              RR      95%-CI   %W(common) %W(random)
study1  0.8486 [0.5440; 1.3237]    3.0         7.6
study2  0.8062 [0.3669; 1.7712]    1.0         3.7
study3  0.4224 [0.2830; 0.6304]    3.7         8.3

Number of studies combined: k = 11
Number of observations: o = 13137
Number of events: e = 2040
                                        ← 메타분석 효과크기에 대한 모형 결과
                        RR      95%-CI      z  p-value
Common effect model   0.8771 [0.8122; 0.9472]  -3.34  0.0008
Random effects model  0.8126 [0.6812; 0.9692]  -2.31  0.0210    ← 랜덤효과모형 효과크기

Quantifying heterogeneity:
 tau^2 = 0.0556 [0.0118; 0.2114]; tau = 0.2358 [0.1087; 0.4598]
 I^2 = 70.4% [45.1%; 84.0%]; H = 1.84 [1.35; 2.50]
```

그림 23-41

**3** 조절효과 분석에서 QM 회귀식의 통계적 유의성을 확인한 후, 회귀계수를 확인하고, 연구 간 분산의 비율인 설명력($R^2$)을 확인합니다. QM 회귀식은 Mixed effects를 추정하는 것으로, 모집단에서 무작위로 추출한 표본의 효과크기로 모집단을 추정하는 방식입니다.

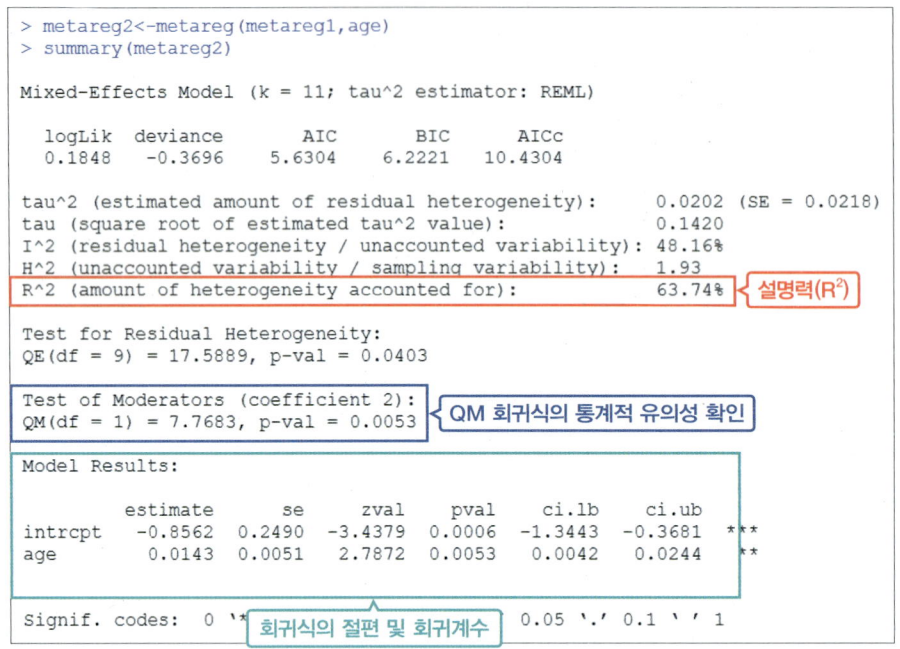

그림 23-42

분석 결과, QM=7.77($p$=.005)로 회귀모형이 유의하게 나타났습니다. 조절변수인 age의 회귀계수($\beta$)는 0.0143($p$=.005)으로 유의하게 나타났습니다. 회귀식으로 나타내면 $\hat{Y}=-0.8562+0.0143*age$입니다. 연구 간 분산 비율인 $R^2$은 63.74%로 나타났습니다.

**4** **3**단계에서 도출한 $\hat{Y}=-0.8562+0.0143*age$ 회귀식으로 새로운 백신에 대한 예측값과 기댓값을 확인할 수 있습니다.

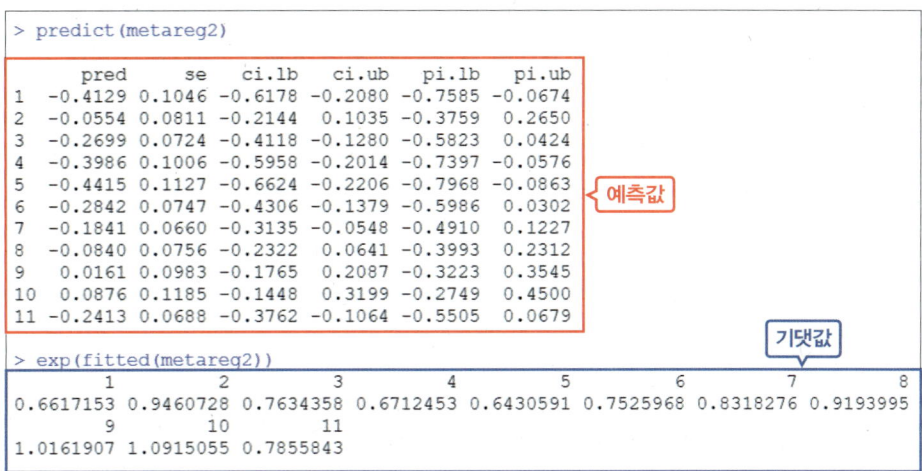

그림 23-43

첫 번째 연구의 예측값은 −0.4129이고, 기댓값은 0.662(66.2%)로 확인됩니다.

**5** 마지막으로 메타회귀분석 그래프를 확인합니다.

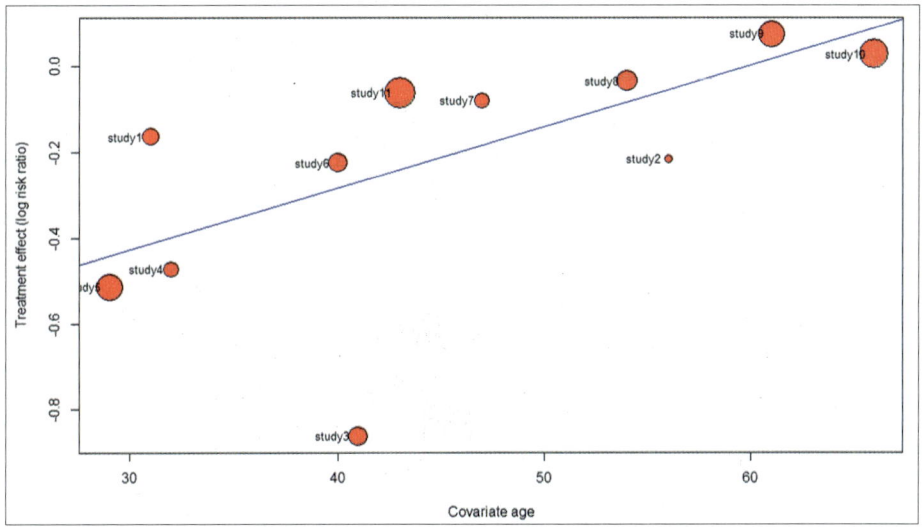

그림 23-44

그림을 보면, 평균 나이가 증가할수록 효과크기가 증가하는 것을 확인할 수 있습니다.

# 12 » 논문 결과 작성하기

조절변수 메타회귀분석 효과크기 결과표에 대한 해석은 다음 7단계로 작성합니다.

### ❶ 분석 내용과 분석법 설명
"새로운 전염병 백신과 기존 백신 치료 후 이상 반응에 대한 개별 연구의 조절변수인 평균 나이에 따른 효과크기 변화를 검증하기 위해 조절변수 메타회귀분석(분석법)을 실시하였다."

### ❷ p값(효과크기)이 유의할 경우($p<.05$), 모형의 선택과 효과크기, 효과크기의 95% 신뢰구간, 이질성 결과 설명
모형 선택 결과, 효과크기와 효과크기의 95% 신뢰구간, 이질성 결과를 제시한다.

### ❸ p값(효과크기)이 유의하지 않을 경우($p>.05$)
이번 연구에서 종합한 결과 "새로운 백신과 기존 백신 간에 유의한 차이를 보이지 않았다($p>.05$)."라고 작성한다.

### ❹ p값(조절효과에 대한 회귀모형)이 유의할 경우($p<.05$)
이질성에 따라 조절효과 분석을 실시한 결과, 유의한 차이를 보인 변수에 대해서 Q값과 유의수준을 기술하고 설명력에 대해 설명한다.

### ❺ p값(조절효과에 대한 회귀모형)이 유의하지 않을 경우($p>.05$)
이번 연구에서 종합한 결과 "이질성에 따라 조절효과 분석을 실시하였지만, 평균 나이에 따라 백신에 대한 반응 차이가 유의하지 않았다($p>.05$)."라고 작성한다.

### ❻ p값(조절변수의 회귀계수 검정)이 유의할 경우($p<.05$)
조절변수에 대한 메타회귀분석의 Q값과 유의확률로 조절변수를 설명한다.

### ❼ 회귀모형이 유의하지 않을 경우($p<.05$)
조절변수에 대해 메타회귀분석을 진행하였지만 "조절변수에 따른 유의한 회귀모형을 구할 수 없었다."라고 작성한다.

위의 7단계에 맞춰 앞에서 실습한 출력 결과 값을 작성하면 다음과 같습니다.

❶ 새로운 전염병 백신과 기존 백신 치료 후 이상 반응에 대한 개별 연구의 조절변수인 평균 나이에 따른 효과크기 변화를 검증하기 위해 조절변수 메타회귀분석을 실시하였다.

❷ 연구들 간에 차이가 존재한다고 판단하여 랜덤효과모형을 선택하였다. 랜덤효과모형의 결과로 전체 효과크기는 0.81이며 큰 효과크기를 보였다. 95% 신뢰구간에서 하한값 0.68, 상한값 0.97로 나타났다. 전체 효과크기의 이질성은 Q값이 33.79(p<.001)이고, $I^2$값이 70.4%로 이질성을 보였다.

❹ 전체효과 이질성을 통해 조절효과에 대한 회귀모형 적합성은 QM=7.77($p$=.005)로 적합한 것으로 확인할 수 있으며, 회귀모형의 설명력은 약 63.74%로 나타났다.

❻ 조절변수에 대한 회귀계수의 유의성 검증 결과, 평균 나이에 따른 효과크기에 유의한 정(+)의 영향을 미치는 것으로 나타났다($\beta$=.014, $p$=.005). 즉, 평균 나이가 증가할수록 효과크기도 그에 따라 증가하는 것으로 나타났다.

### [메타회귀분석 논문 결과표 완성 예시]

〈Table〉 새로운 전염병 백신과 기존 백신 치료 후 이상 반응에 대한 개별 연구에 따른 평균 나이의 효과크기 변화

| Control Variable | RR(95% CI) | Heterogeneity | | subgroup analysis | | Meta-regression | | |
|---|---|---|---|---|---|---|---|---|
| | | $I^2$ | p | QM | p | $\beta$ | p | $R^2$ |
| Intercept | 0.81(0.68–0.97) | 70.4*** | <.001 | 7.77** | .005 | −.856*** | <.001 | 63.74 |
| 평균 나이 | | | | | | .014** | .005 | |

RR: 사건 발생비율, CI: 신뢰구간, $I^2$: 이질성 통계치, $R^2$: 결정계수
* $p$<.05, ** $p$<.01, *** $p$<.001

새로운 전염병 백신과 기존 백신 치료 후 이상반응에 대한 개별 연구의 조절변수인 평균 나이에 따른 효과크기 변화를 검증하기 위해 조절변수 메타회귀분석을 실시하였다. 연구들 간에 차이가 존재한다고 판단하여 랜덤효과모형을 선택하였다. 랜덤효과모형의 결과로 전체 효과크기는 0.81이며 큰 효과크기를 보였다. 95% 신뢰구간에서 하한값 0.68, 상한값 0.97로 나타났다. 전체 효과크기의 이질성은 Q값이 33.79($p$<.001)이고, $I^2$값이 70.4%로 이질성을 보였다.

전체효과 이질성을 통해 조절효과에 대한 회귀모형 적합성은 QM=7.77($p$=.005)로 적합한 것으로 확인할 수 있으며, 회귀모형의 설명력은 약 63.74%로 나타났다.

조절변수에 대한 회귀계수의 유의성 검증 결과, 평균 나이에 따른 효과크기에 유의한 정(+)의 영향을 미치는 것으로 나타났다($\beta$=.014, $p$=.005). 즉, 평균 나이가 증가할수록 효과크기도 그에 따라 증가하는 것으로 나타났다.

## jamovi로 분석하기

### 13 » 분석 진행하기

**1** ❶ 메뉴 버튼(≡)을 클릭하고 ❷ Open ❸ This PC ❹ Browse 순으로 클릭하여 실습파일이 있는 경로를 찾아갑니다. ❺ `metareg.csv` 파일을 읽어들입니다.

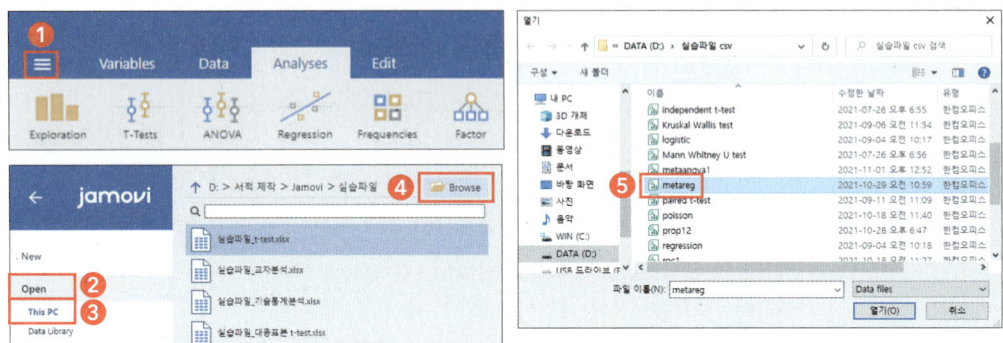

그림 23-45

**2** Analyses 탭 오른쪽의 ❶ ➕를 클릭하고 ❷ jamovi library를 클릭합니다. ❸ MAJOR – Meta-Analysis for JAMOVI 아래에 있는 INSTALL을 클릭하여 설치합니다. 설치를 완료하면 Analyses에 새로운 분석법이 나타납니다.

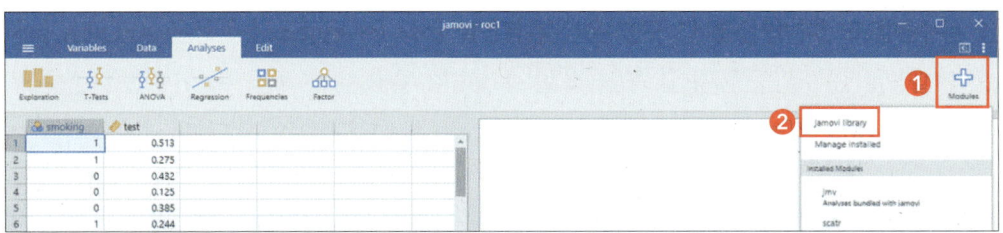

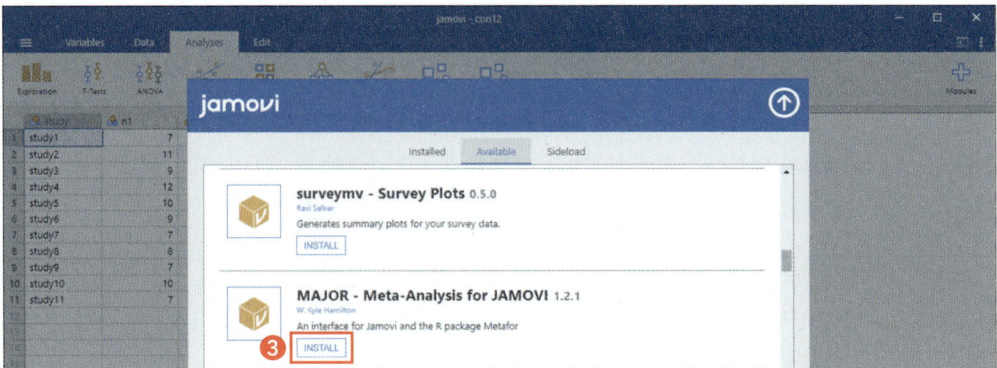

그림 23-46

**3** 메타분석을 실시하기 전에 study 변수를 제외한 범주형 데이터를 모두 연속형 데이터로 설정해야 합니다. ❶ a를 더블클릭하여 Setup 영역을 열고 ❷ 바꾸고자 하는 변수까지 드래그하거나 Shift 키를 누른 상태로 클릭하여 모두 선택합니다. ❸ Measure type의 ▼를 클릭합니다. ❹ 연속형 변수를 뜻하는 Continuous를 클릭하고 변환되었는지 확인합니다.

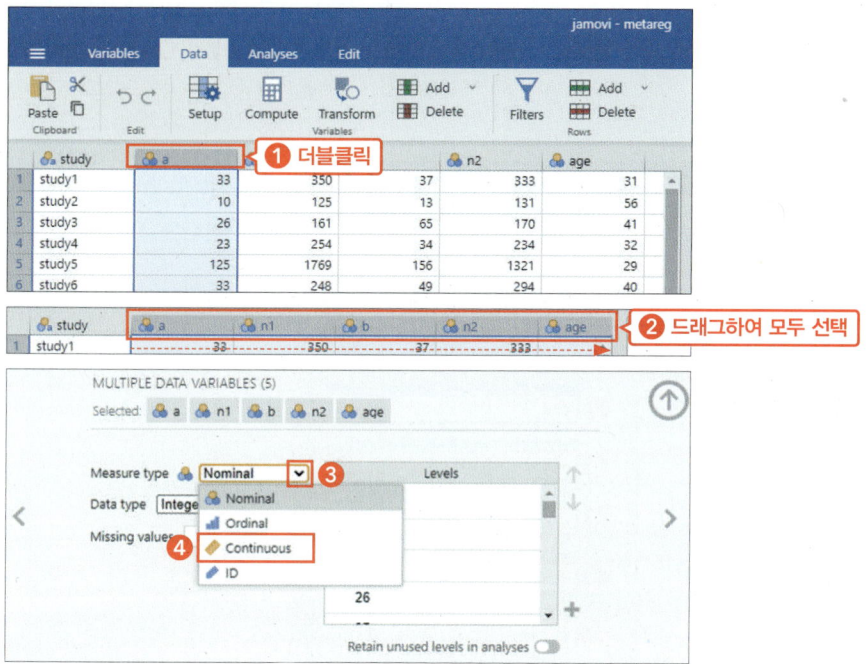

그림 23-47

**4** Analyses 메뉴에서 오른쪽에 있는 ❶ MAJOR를 클릭합니다. ❷ Dichotomous Models를 클릭합니다.

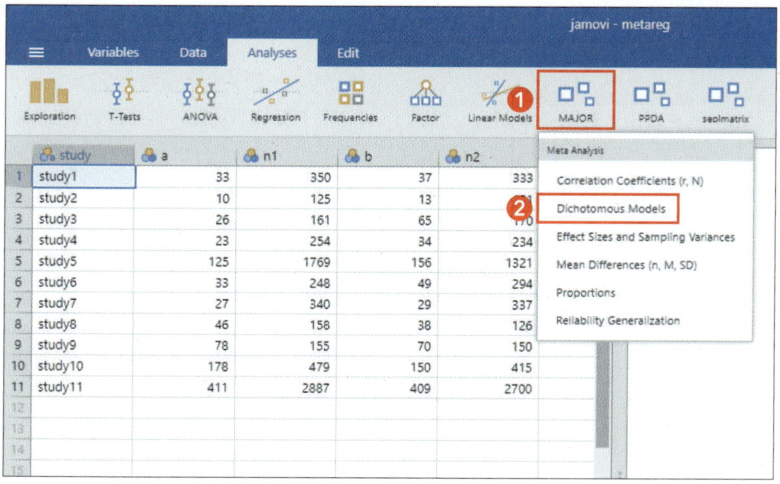

그림 23-48

**5** ❶ study를 Study Label로, ❷ a를 Number of incidents in Experimental Group으로, ❸ n1을 Total Sample Size for Experimental Group으로 이동합니다. ❹ b를 Number of incidents in Control Group으로, ❺ n2를 Total Sample Size for Control Group으로, ❻ age를 Moderator (optional)로 이동합니다. ❼ Model Options를 클릭하여 ❽ Model estimator 항목에서 DerSimonian-Laird를 선택합니다. ❾ Model measures 항목에서 Log risk ratio를 선택하고 ❿ Moderator type 항목에서 Continuous moderator를 선택합니다.

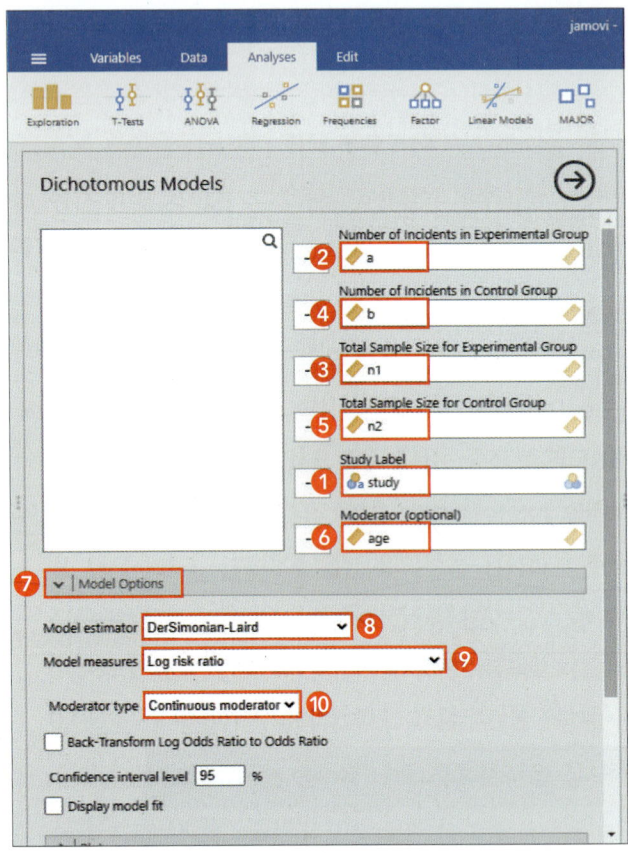

그림 23-49

**6** ❶ Plots를 클릭합니다. ❷ Model fitting weights를 추가로 체크합니다.

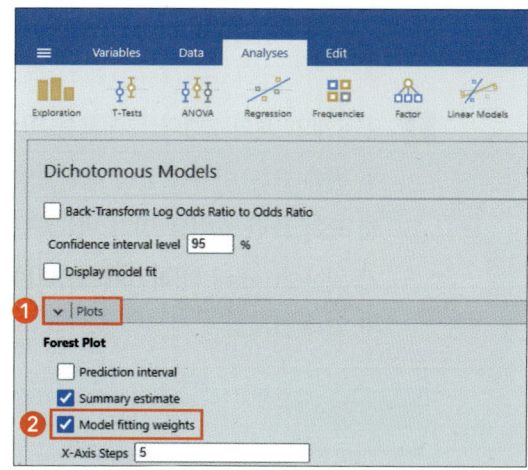

그림 23-50

**7** 결과표를 확인합니다.

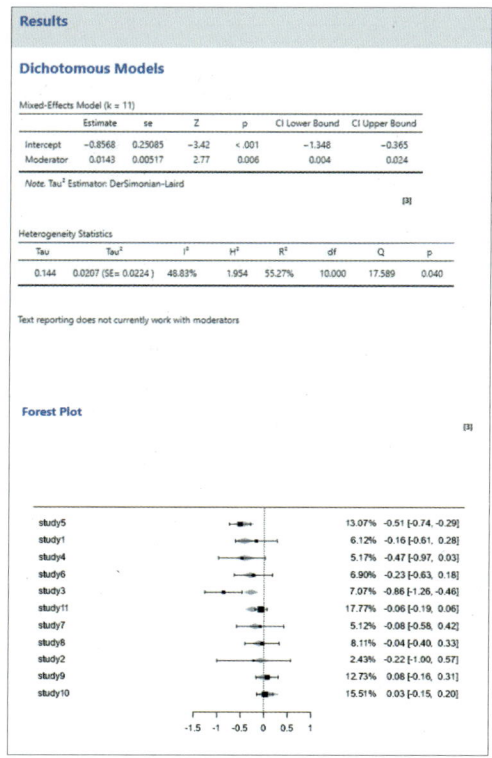
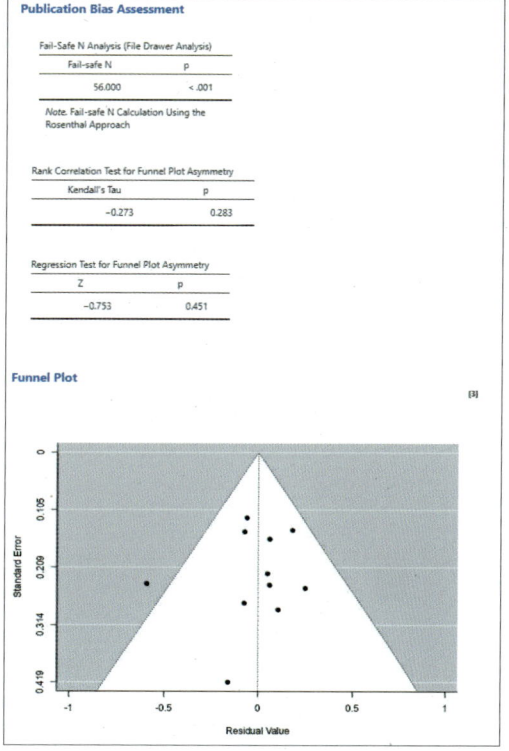

그림 23-51

# 14 » 분석 결과 해석하기

**1** 총 5개의 표와 2개의 그래프를 확인할 수 있습니다. 첫 번째 표는 종합적인 결과표이며, 두 번째 표는 이질성 검사 결과표입니다. 이어지는 첫 번째 그래프는 Forest Plot, 3~5번째 표는 출간 효과로 인한 비뚤림 결과표입니다. 두 번째 그래프는 비뚤림 효과를 확인하기 위한 Funnel Plot 그래프입니다. 여기서는 효과크기와 관련된 첫 번째 표, 두 번째 표, 첫 번째 그래프만 해석하겠습니다.

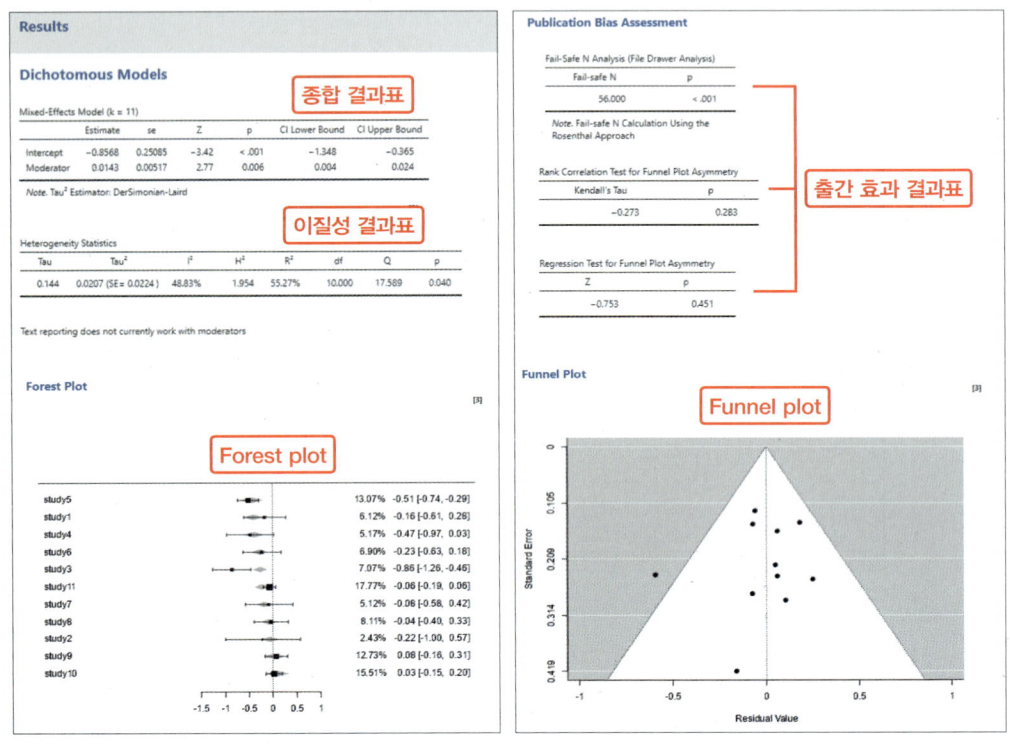

그림 23-52

**2** 종합 결과표에서 RR값과 신뢰구간, 유의확률을 확인할 수 있습니다.

### Dichotomous Models

Mixed-Effects Model (k = 11)

| | Estimate | se | Z | p | CI Lower Bound | CI Upper Bound |
|---|---|---|---|---|---|---|
| Intercept | −0.8568 | 0.25085 | −3.42 | <.001 | −1.348 | −0.365 |
| Moderator | 0.0143 | 0.00517 | 2.77 | 0.006 | 0.004 | 0.024 |

Note. Tau² Estimator: DerSimonian-Laird

그림 23-53

**3** 이질성 결과표에서 이질성 검사 결과를 확인합니다. 이질성이 중간 정도인 것을 확인할 수 있습니다.

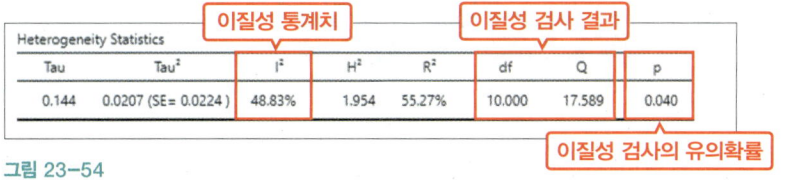

그림 23-54

**4** Forest Plot에서 RR값을 시각화한 그래프를 확인할 수 있습니다.

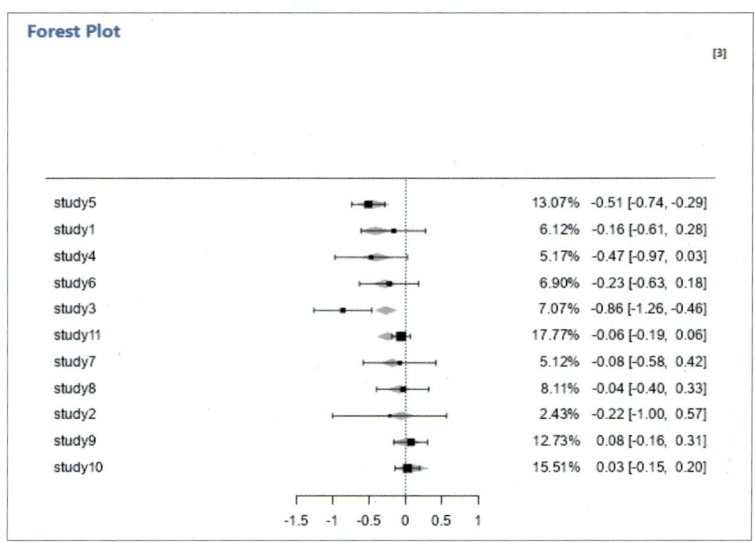

그림 23-55

# SECTION 24 출간오류 분석

## 01 » 기본 개념

### 출간오류와 small-study effects

메타분석에는 여러 종류의 오류 가능성이 있을 수 있지만, 가장 문제되는 것은 출간오류입니다. 현실적으로 통계상 유의한 결과를 도출한 연구가 출간되는 반면, 유의하지 않은 결과가 도출된 연구는 출간되지 않는 경향이 있습니다. 이러한 경향이 메타분석의 결과에 영향을 미쳐 발생하는 오류가 출간오류입니다. 출간오류로 인해 왜곡된 표본들만 포함된 연구를 모아 메타분석을 진행할 경우, 전체 효과크기가 과대 추정된 결과로 도출될 수 있습니다.

> **출간오류가 발생하는 원인**
> - **누락된 연구 문제(missing studies)** : 통계적으로 유의미한 결과를 보여주는 연구는 그렇지 않은 연구보다 출간될 가능성이 높습니다. 반면, 통계적으로 유의하지 않거나 긍정적인 결과를 도출하지 못한 연구는 출간되지 않아 메타분석에 포함되지 않을 가능성이 높습니다.
> - **표본추출 오류(sampling bias)** : 문헌에는 출간된 문헌뿐 아니라 출간되지 않은 회색문헌도 존재합니다. 만약 회색문헌이 메타분석에 포함되지 않았다면 메타분석은 표본추출 오류에서 자유로울 수 없습니다.

출간오류와 관련하여 논의되고 있는 small-study effects(표본 크기가 작은 연구로 인한 영향)는 때로 표본 크기가 작은 연구들이 표본 크기가 큰 연구들보다 오히려 더 큰 효과크기를 보이는 현상을 총칭합니다. 이러한 현상은 메타분석에서 표본 크기가 작은 연구들이 상대적으로 큰 효과크기를 보이는 경향에 기인합니다.

small-study effects를 검증하려면 표본 크기와 효과크기의 관계를 고찰해야 합니다. 이 양자 간에 의미 있는 관계가 있다면 small-study effects 가설은 사실이라고 볼 수 있습니다. 실제로 그동안 많은 검증이 이루어졌고, 출간오류가 존재한다고 여겨지고 있습니다.

### 히든그레이스 데이터분석팀 생각

**small-study effects에 대한 논리**
- 통계적 유의성과 상관없이 표본이 큰 연구는 출간될 가능성이 높습니다.
- 표본이 중간 크기 혹은 작은 크기인 경우 출간되지 않을 가능성이 있습니다.
- 표본이 작은 연구는 출간되지 않을 가능성이 가장 높지만, 표본이 작더라도 효과크기가 크다면 그 연구는 출간될 가능성이 있습니다.

## 깔때기 그림(Funnel Plot)과 Egger의 회귀분석(Egger's Regression)

깔때기 그림은 출간오류를 시각적으로 평가하는 그림으로 X축은 효과크기, Y축은 표준오차를 나타내는 측도로 표시합니다. [그림 24-1]의 Y축은 아래에서 위 방향으로 표본 수가 커질수록 표준오차가 감소하고 정밀도가 증가함을 의미합니다. 각각의 점은 개별 연구에 대한 효과크기를 나타냅니다. 또한 수직선은 통합추정치를, 양쪽 깔때기 사선은 95% 신뢰구간을 나타냅니다.

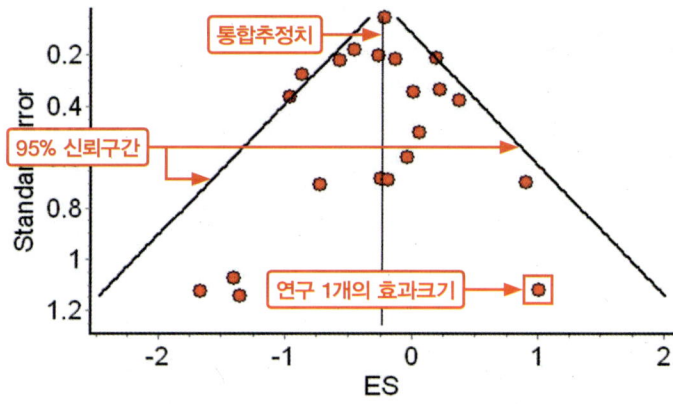

그림 24-1 깔때기 그림

### 히든그레이스 데이터분석팀 생각

- **출간오류가 없는 깔때기 그림** : 이상적으로 보면, 표본 크기가 작은 연구들은 그래프의 아랫부분에 넓게 흩어져 있을 것이며, 표본 크기가 큰 연구들은 그래프의 윗부분에 좁게 모입니다. 그러나 현실적으로 보면, 표본오차는 랜덤이므로 개별 연구들의 효과크기는 통합추정치에 대해 대칭적으로 분포되어 있으며 깔때기를 벗어나기도 합니다.
- **출간오류가 있는 깔때기 그림** : 많은 결측 연구들로 인해서 전체적으로 점들이 비대칭적으로 분포됩니다.

깔때기 그림의 점들이 통합추정치에 대해 대칭적으로 분포하면 출간 비뚤림이 없다고 판단할 수 있습니다. [그림 24-1]에서도 어느 정도 대칭적으로 분포되어 있다고 볼 수 있으므로 출간 오류가 존재하지 않는다고 판단할 수 있습니다. 그러나 깔때기 그림을 통한 출간오류 해석은 시각적인 평가이기 때문에 분석가에 따라 해석이 달라질 수 있다는 단점이 있습니다. 따라서 명확하게 평가하기 위해서는 추가적인 검정을 거쳐야 하며, 깔때기 그림은 오류에 대한 증명이 아닌 오류 가능성을 제거하기 위한 도구로 사용합니다. 깔때기 그림은 small-study effects를 포함한 출간오류들을 검토하기 위한 하나의 수단입니다.

깔때기 그림이 분석가에 따라 해석이 달라지는 단점을 통계적으로 보완하는 방법으로 Egger의 회귀분석(Egger's Regression)이 있습니다. Egger의 회귀분석은 "출간 비뚤림이 없다면, 효과크기와 표준오차 간 어떤 상관관계도 없을 것이다."를 귀무가설로 합니다. 귀무가설을 증명하기 위해 개별 연구들의 효과크기와 표준오차에 대한 관계를 회귀식으로 표현한 것입니다. 출간오류가 없다면, 개별 연구의 종속변수 y와 독립변수 x는 원점을 지나는 직선 위에 있게 됩니다. 출간오류가 있다면 회귀식의 절편은 원점에서 멀어집니다.

**히든그레이스 데이터분석팀 생각**

Egger의 회귀분석을 통해 출간오류가 없다고 통계적으로 증명되더라도 깔때기 그림을 제시하는 것이 좋습니다.

### 안전성 계수 방법(Fail-Safe N method)과 Trim-and-Fill 방법

안전성 계수 방법은 메타분석 결과의 안전성을 평가하기 위해 제안된 방법으로, 신뢰성 정도를 반영하는 값이며 이 값이 크게 나올수록 믿을 수 있음을 의미합니다. 안전성 계수가 얼마나 커야 전체 효과크기에 미치는 영향이 크지 않다고 할 수 있는지에 대한 정확한 기준은 없지만, 가장 많이 쓰는 기준은 'Rosenthal criteria : N > 5k(개별 연구 수)+10'입니다. 즉, Rosenthal의 방법은 Fail-Safe N으로 구한 수치가 '5*개별 연구 수+10'보다 크면 신뢰할 수 있다고 해석할 수 있습니다.

Trim-and-fill 방법에서 절삭 과정(Trim)은 효과크기가 먼저 대칭이 되도록 대칭이 되지 않는 연구들을 제외합니다. 그리고 중간 과정(and)에서 절삭 과정 이후 효과크기 평균을 다시 구합니다. 채우기 과정(fill)은 새로운 평균을 중심으로 제외한 연구들을 복원하되, 누락된 연구들이 대칭되도록 추가적인 연구들을 채워서 비대칭을 보정하는 방법입니다.

**히든그레이스 데이터분석팀 생각**

Trim-and-fill 방법에서는 효과크기가 비대칭으로 밝혀졌을 때 분석을 통해 비대칭을 조정한 평균효과크기를 산출하여 원래 평균효과크기와 비교해서 오류가 미치는 영향력을 평가합니다.

## 02 » 연구 문제

지금부터 실습파일을 사용하여 출간오류 분석이 포함된 메타분석을 진행합니다. R과 jamovi에서 어떻게 분석을 실시하고, 결과 해석은 어떻게 진행하는지 파악해보겠습니다. 실습파일은 실제 연구에서 추출한 데이터가 아닌 가상의 데이터입니다.

> **문제 24-1 출간오류 분석**
> 
> 실습파일 : pb1.csv
> 
> 재활치료 방법에 따른 만족도 점수의 개별 연구들을 바탕으로 출간오류를 분석해보자.
> - n1, n2 : 새로운 치료집단과 기존 치료집단의 표본 수
> - m1, m2 : 치료집단과 대조집단의 평균
> - s1, s2 : 치료집단과 대조집단의 표준편차

##  R로 분석하기

### 03 » 파일 불러오기 & 확인하기

1. 실습파일을 불러오기 위해 윈도우의 파일 탐색기에서 경로를 확인합니다. ❶ 경로 창을 클릭하여 ❷ 복사한 뒤, ❸ 메모장에 붙여넣고 ❹ 폴더 사이의 ₩ 혹은 \를 /로 수정한 후 파일명을 입력합니다.

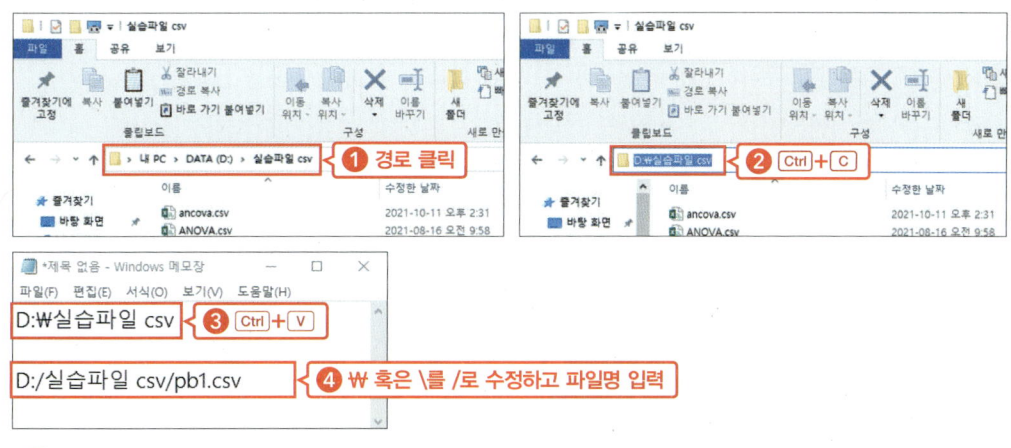

그림 24-2

**2** 출간오류 분석에 사용할 데이터 명칭은 publica로 지정하겠습니다. 수정한 전체 경로를 복사하고 publica<-read.csv("") 명령어와 함께 RStudio에 입력합니다.

```
> publica<-read.csv("D:/실습파일 csv/pb1.csv")    입력
```

그림 24-3

**3** head( ) 명령어로 처음 6행을 확인합니다.

```
> head(publica)    입력
   study n1   m1   s1 n2   m2   s2
1 study1 12 28.2 0.90 11 35.9 1.40
2 study2  8 27.9 2.00 10 33.4 1.20
3 study3 10 27.9 2.30  9 36.1 2.70
4 study4 10 43.4 5.71  5 61.8 9.41
5 study5  9 53.1 7.88  5 61.9 8.40
6 study6  9  9.7 4.11 11  9.6 4.20
```

그림 24-4

## 04 » 분석 진행하기

**1** 메타분석을 진행하는 패키지 중 하나인 meta를 사용하겠습니다. 패키지의 함수를 사용하기 위해, 먼저 패키지를 설치하고 불러오기를 진행하겠습니다. install.packages("meta") 명령어를 입력한 후 library(meta) 명령어를 입력합니다.

```
> install.packages("meta")    입력
WARNING: Rtools is required to build R packages but is not currently installed. Please downl
oad and install the appropriate version of Rtools before proceeding:

https://cran.rstudio.com/bin/windows/Rtools/
'C:/Users/GOOD/Documents/R/win-library/4.1'의 위치에 패키지(들)을 설치합니다.
 (왜냐하면 'lib'가 지정되지 않았기 때문입니다)
trying URL 'https://cran.rstudio.com/bin/windows/contrib/4.1/meta_5.0-1.zip'
Content type 'application/zip' length 1604848 bytes (1.5 MB)
downloaded 1.5 MB

package 'meta' successfully unpacked and MD5 sums checked

The downloaded binary packages are in
        C:\Users\GOOD\AppData\Local\Temp\Rtmp002ulT\downloaded_packages
> library(meta)    입력
Loading 'meta' package (version 5.0-1).
Type 'help(meta)' for a brief overview.
Readers of 'Meta-Analysis with R (Use R!)' should install
older version of 'meta' package: https://tinyurl.com/dt4y5drs
```

그림 24-5

**2** metacont() 명령어를 사용하여 분석을 진행합니다. 명령어 구성은 **결과데이터명<-metacont(n1,m1,s1,n2,m2,s2,data=데이터명,sm="SMD",method.smd="Hedges",연구명)** 입니다. 데이터는 실험집단(1)의 표본 수(n), 평균(m), 표준편차(s) 그리고 대조집단(2)의 표본 수(n), 평균(m), 표준편차(m)의 행 이름을 순서대로 입력해야 합니다. **sm**은 효과크기를 표준화한 값(SMD)으로 계산하고, **method.smd**는 표준화된 평균 차이값에 따라 Hedges' g값을 계산하라는 의미입니다. **study**는 연구명입니다. 분석 결과는 **summary()** 명령어로 출력합니다.

```
> pbmeta1<-metacont(n1,m1,s1,n2,m2,s2,sm="SMD",method.smd="Hedges",study,data=publica)
> summary(pbmeta1)
            SMD            95%-CI %W(common) %W(random)
study1  -6.3691 [-8.5405; -4.1978]       3.1        8.0
study2  -3.2734 [-4.7923; -1.7544]       6.3        9.5
study3  -3.1375 [-4.5692; -1.7058]       7.1        9.7
study4  -2.4531 [-3.9290; -0.9772]       6.7        9.6
study5  -1.0222 [-2.2015;  0.1570]      10.4       10.3
study6   0.0230 [-0.8580;  0.9040]      18.7       10.9
study7   0.3247 [-0.7170;  1.3663]      13.4       10.6
study8  -1.6855 [-2.8709; -0.5001]      10.3       10.3
study9  -1.5310 [-2.5827; -0.4794]      13.1       10.6
study10 -1.3837 [-2.5344; -0.2329]      11.0       10.4

Number of studies combined: k = 10
Number of observations: o = 175

                        SMD            95%-CI     z  p-value
Common effect model  -1.3727 [-1.7536; -0.9918] -7.06 < 0.0001
Random effects model -1.9111 [-2.9945; -0.8278] -3.46   0.0005

Quantifying heterogeneity:
 tau^2 = 2.6000 [1.0059; 11.5271]; tau = 1.6124 [1.0030; 3.3952]
 I^2 = 83.6% [71.3%; 90.6%]; H = 2.47 [1.87; 3.26]

Test of heterogeneity:
     Q d.f.  p-value
 54.79    9 < 0.0001

Details on meta-analytical method:
- Inverse variance method
- Restricted maximum-likelihood estimator for tau^2
- Q-Profile method for confidence interval of tau^2 and tau
- Hedges' g (bias corrected standardised mean difference; using exact formulae)
```

그림 24-6

**3** 메타분석에서 구한 SMD값을 교정된 표준화된 평균 차이(Hedges' g)로 환산하겠습니다. 명령어 구성은 **1-2*pnorm(SMD값, 0, 1)**이고, [그림 24-6]에서 계산된 Random effects model의 SMD값과 95%-CI값을 순서대로 넣어줍니다. 평균을 0, 표준편차를 1로 설정한 표준정규분포표로 누적밀도함수를 구한 뒤 효과크기와 신뢰구간을 계산합니다.

```
> 1-2*pnorm(-1.9111,0,1);1-2*pnorm(-2.9945,0,1);1-2*pnorm(-0.8278,0,1)
[1] 0.9440083
[1] 0.997251
[1] 0.5922162
```
〈입력〉

그림 24-7

**4** 메타분석 효과크기 결과를 그래프로 확인하기 위해 **forest(메타분석 결과데이터명)** 명령어를 사용합니다. 그래프의 기본 색상은 흑백입니다. 그래프의 가독성을 높이기 위해 색을 지정할 수 있습니다. 색 지정 명령어 구성은 **forest(메타분석 결과데이터명, col.diamond = "다이아몬드 색", col.square = "사각형 색", col.square.line = "사각형 윤곽선 색")**입니다. 사각형 윤곽선 색의 기본값이 검은색이 아니기 때문에 검은색으로 지정했습니다.

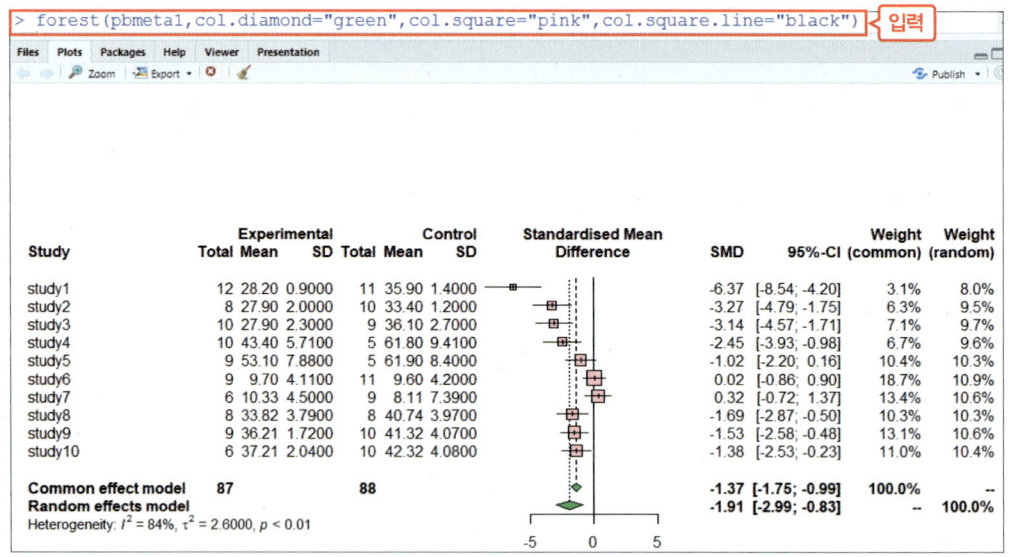

그림 24-8

**5** 메타분석의 비뚤림을 확인하기 위해 출간오류를 시각화한 깔때기 그림을 출력합니다. 사용되는 명령어는 funnel( )이며, 명령어 구성은 funnel(메타분석 데이터명,studlab = T)입니다. **studlab**은 그래프 안에서 연구명을 나타낼지 설정하는 명령어로, **T(True)**를 입력하여 나타내도록 설정하였습니다.

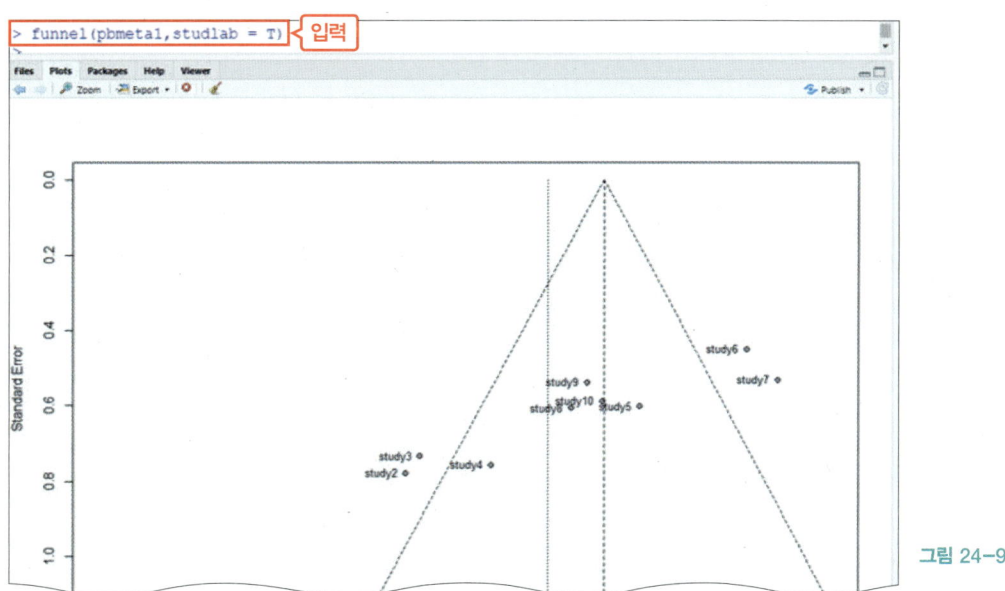

그림 24-9

**6** 깔때기 그림의 대칭성을 검정하기 위해 Egger의 회귀분석(Egger's Regression)을 진행합니다. 사용되는 명령어는 metabias( )이며, 명령어 구성은 metabias(메타분석 데이터명,method.bias="linreg")입니다. 여기서 **"linreg"**는 선형 회귀분석인지 확인하는 분석 결과를 출력합니다. **p-value**를 확인하여 검정합니다. Test result의 p-value가 <0.0001로 나타났으므로, 비뚤림이 있다고 해석할 수 있습니다.

```
> metabias(pbmeta1,method.bias="linreg")
Linear regression test of funnel plot asymmetry

Test result: t = -7.22, df = 8, p-value < 0.0001

Sample estimates:
    bias se.bias intercept se.intercept
  -9.9727  1.3807    4.6080       0.8485
```

그림 24-10

### 히든그레이스 데이터분석팀 생각

metabias( ) 명령어를 통해 나온 결과에서 제일 중요한 것은 p-value입니다. 유의도 기준은 일반적으로 0.05를 사용하는데, 0.05를 넘으면 귀무가설이 채택되어 비뚤림이 없다고 해석하고, 0.05를 넘지 못하면 가설이 성립하여 비뚤림이 있다고 해석합니다.

**7** 비뚤림이 있다고 확인했으므로 비뚤림을 교정할 명령어를 사용합니다. `metafor` 패키지에 포함된 fsn( ) 명령어를 사용하겠습니다. 먼저 패키지 설치하고 불러오기를 진행합니다. `install.packages("metafor")` 명령어를 입력한 후 `library(metafor)` 명령어를 입력합니다.

```
> install.packages("metafor")        ◁ 입력
WARNING: Rtools is required to build R packages but is not currently installed. Please downl
oad and install the appropriate version of Rtools before proceeding:

https://cran.rstudio.com/bin/windows/Rtools/
'C:/Users/GOOD/Documents/R/win-library/4.1'의 위치에 패키지(들)을 설치합니다.
(왜냐하면 'lib'가 지정되지 않았기 때문입니다)
trying URL 'https://cran.rstudio.com/bin/windows/contrib/4.1/metafor_3.0-2.zip'
Content type 'application/zip' length 4451081 bytes (4.2 MB)
downloaded 4.2 MB

package 'metafor' successfully unpacked and MD5 sums checked

The downloaded binary packages are in
        C:\Users\GOOD\AppData\Local\Temp\RtmpwXB1ZJ\downloaded_packages
> library(metafor)        ◁ 입력
필요한 패키지를 로딩중입니다: Matrix

Loading the 'metafor' package (version 3.0-2). For an
introduction to the package please type: help(metafor)
```

**그림 24-11**

**8** fsn( ) 명령어로 한 번 더 메타분석 안정성 검사를 확인하여 비뚤림을 확인합니다. 이 결과에 대한 해석은 뒤에서 설명하겠습니다. 명령어 구성은 `fsn(메타분석데이터명$효과크기변수, 메타분석데이터명$표준오차변수)`입니다.

```
> fsn(pbmeta1$TE,pbmeta1$seTE)        ◁ 입력
Fail-safe N Calculation Using the Rosenthal Approach

Observed Significance Level: <.0001
Target Significance Level:    0.05

Fail-safe N: 189
```

**그림 24-12**

**9** 메타분석에 대한 비뚤림을 확인하고, 이를 보정하는 명령어인 **trimfill( )**을 사용합니다. 이 명령어는 비뚤림이 없다면 데이터를 수정하지 않고 출력합니다. 만약 비뚤림이 존재한다면 다음과 같이 데이터를 추가하여 출력합니다. 명령어 구성은 **비뚤림을 보정한 메타분석데이터명<-trimfill(메타분석 결과데이터명)**입니다.

```
> pbmeta2<-trimfill(pbmeta1)            입력
> summary(pbmeta2)
              SMD          95%-CI    %W(random)
study1   -6.3691 [-8.5405; -4.1978]      6.9
study2   -3.2734 [-4.7923; -1.7544]      7.6
study3   -3.1375 [-4.5692; -1.7058]      7.7
study4   -2.4531 [-3.9290; -0.9772]      7.7

Number of studies combined: k = 13 (with 3 added studies)
Number of observations: o = 235

                        SMD          95%-CI       z  p-value
Random effects model -1.0047 [-2.3725; 0.3631] -1.44  0.1500

Quantifying heterogeneity:
 tau^2 = 5.7971 [2.7560; 18.7825]; tau = 2.4077 [1.6601; 4.3339]
 I^2 = 88.5% [82.1%; 92.6%]; H = 2.94 [2.36; 3.67]

Test of heterogeneity:
     Q  d.f.  p-value
 104.03   12  < 0.0001

Details on meta-analytical method:
- Inverse variance method
- Restricted maximum-likelihood estimator for tau^2
- Q-Profile method for confidence interval of tau^2 and tau
- Trim-and-fill method to adjust for funnel plot asymmetry
```

그림 24-13

### 여기서 잠깐

효과모형에는 고정효과모형(fixed effects model)과 랜덤효과모형(random effects model) 두 가지가 다 존재하지만, [그림 24-13]의 결과에서 확인할 수 있듯이 trimfill( )의 기본 옵션으로 만들어진 메타분석에서는 랜덤효과모형의 결과만 출력합니다. 여기서 고정효과모형의 결과도 출력하고 싶다면 **fixed=T** 옵션을 추가합니다.

**10** 새롭게 보정된 데이터도 결과 값으로 SMD를 출력하였기 때문에, 효과크기로 변환하기 위해서 누적밀도함수를 사용합니다. [그림 24-13]에서 계산된 Random effects model의 SMD값과 95%-CI값을 순서대로 넣어줍니다. 사용된 함수는 **pnorm( )**이며, 명령어 구성은 **1-2*pnorm(SMD값, 0, 1)**입니다. 여기서 SMD값이 양수로 나온다면 계산을 반대로 진행해야 하기 때문에, **lower.tail=F** 옵션을 추가하였습니다.

```
> 1-2*pnorm(-1.0047,0,1);1-2*pnorm(-2.3725,0,1);1-2*pnorm(0.3631,0,1,lower.tail=F)
[1] 0.6849587
[1] 0.9823318                                                        입력
[1] 0.2834698
```

그림 24-14

**11** 비뚤림을 보정한 결과에 대해 비뚤림을 검정하고, 깔때기 그림을 출력하여 확인합니다. 이전에 사용한 metabias() 명령어와 fsn() 명령어로 비뚤림을 검정합니다. 그리고 funnel() 명령어로 시각화합니다.

```
> funnel(pbmeta2,studlab=T)
> metabias(pbmeta2,method.bias="linreg")   <-- 입력
Linear regression test of funnel plot asymmetry

Test result: t = -0.48, df = 11, p-value = 0.6418

Sample estimates:
    bias se.bias intercept se.intercept
 -1.6902  3.5338    0.1696       2.2946

Details:
- multiplicative residual heterogeneity variance (tau^2 = 9.2644)
- predictor: standard error
- weight:    inverse variance
- reference: Egger et al. (1997), BMJ

> fsn(pbmeta2$TE,pbmeta2$seTE)   <-- 입력

Fail-safe N Calculation Using the Rosenthal Approach

Observed Significance Level: <.0001
Target Significance Level:    0.05

Fail-safe N: 77
```

그림 24-15

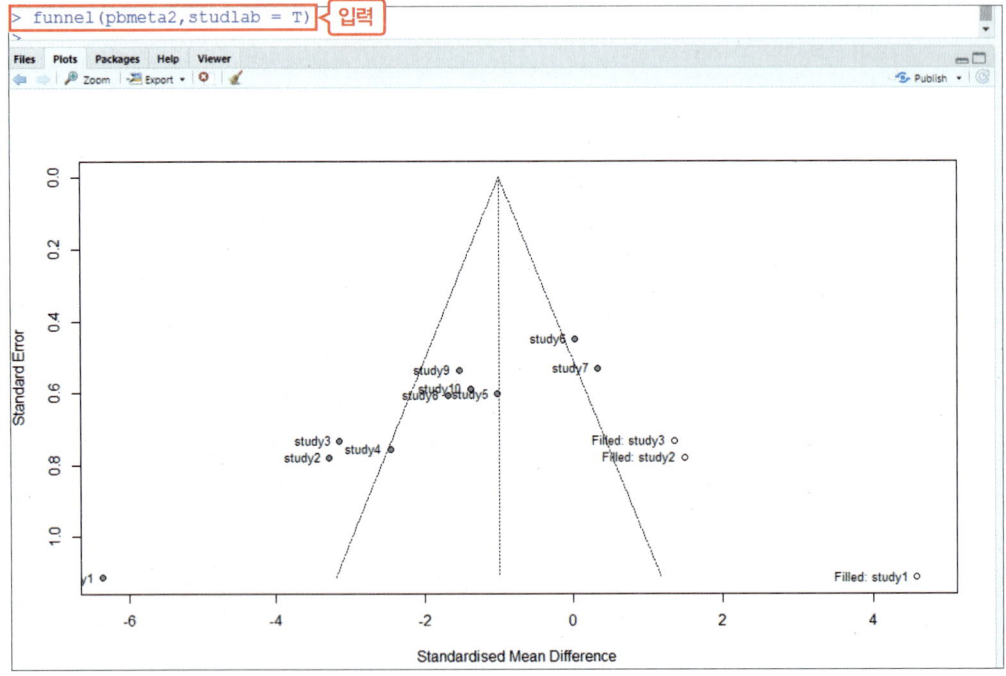

그림 24-16

**12** 그림 파일의 크기를 설정하여 그래프를 내보내기 위해 png( ) 명령어를 사용합니다. 명령어 구성은 png("저장할 위치/파일명", width=가로길이, height=세로길이, unit="px", bg="배경색깔", res=확대정도숫자)입니다. 이어서 내보낼 그래프의 명령어를 입력합니다. 마지막으로 dev.off( ) 명령어를 실행하면 png 형식으로 그래프가 저장됩니다.

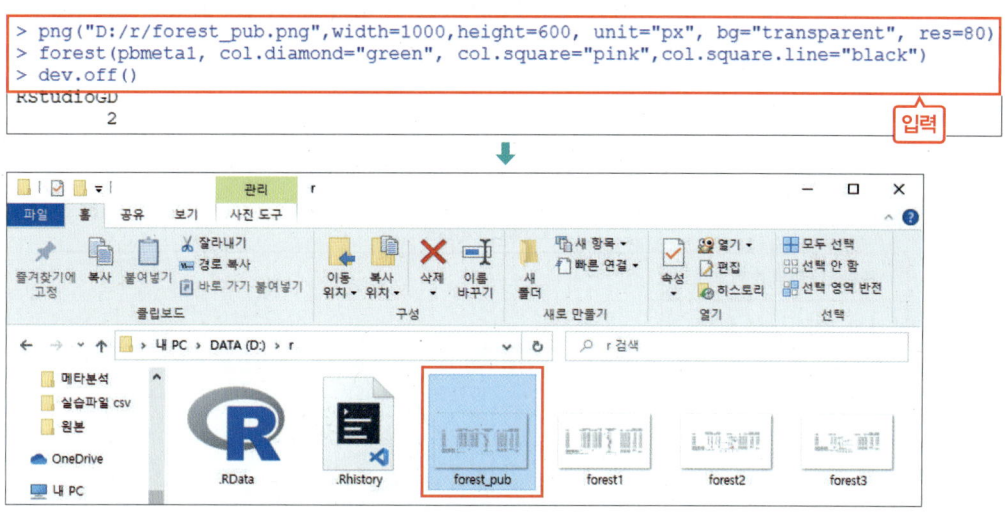

그림 24-17

**13** Funnel Plot 그래프도 **12** 단계와 동일한 방법으로 내보냅니다.

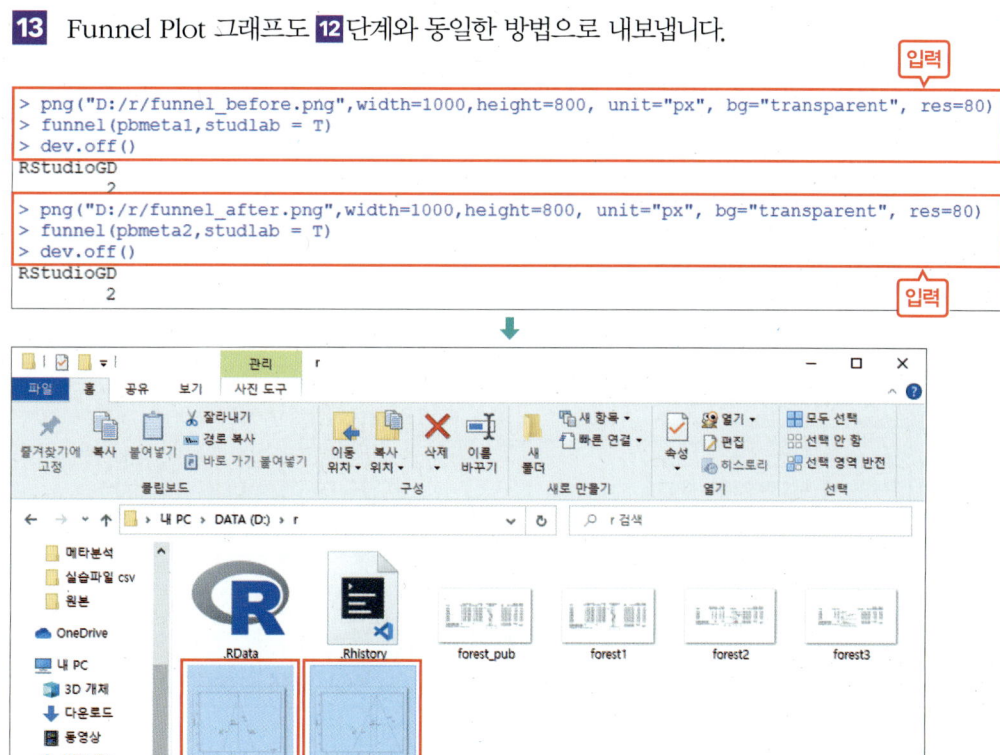

그림 24-18

SECTION 24 출간오류 분석 **449**

## 05 » 결과표 작성하기

**1** 한글에서 다음과 같이 결과표 틀을 만듭니다. 셀 제목은 순서대로 모형, 표본 수(K), 효과크기(ES, effect size), 95% 신뢰구간(95% CI), 동질성 검사 결과($Q(df)$), 이질성 통계치($I^2$), 유의도($p$), 안정성 계수(Fail-Safe N)입니다. 여기서 모형은 연구 간에 차이가 있다고 판단하여 랜덤효과모형으로 설정하였고, 비뚤림에 의해 설정된 모형과 비교하기 위해 다음과 같이 입력합니다.

| 모형 | k | ES | 95% CI Lower Upper | $Q(df)$ | $I^2$ | $p$ | Fail-Safe N |
|---|---|---|---|---|---|---|---|
| 관찰된 랜덤효과모형 | | | | | | | |
| 수정된 Trim-and fill 모형 | | | | | | | |

k: 효과크기 수, ES:효과크기, df: 자유도, CI: 신뢰구간 Q: 동질성 통계치, $I^2$: 이질성 통계치
\* $p<.05$, \*\* $p<.01$, \*\*\* $p<.001$

그림 24-19

**2** 관찰된 데이터를 통해 메타분석 결과를 출력한 [그림 24-6]을 참조하여 효과크기와 95% 신뢰구간, 그리고 안전성 계수를 제외한 모든 항목을 입력합니다.

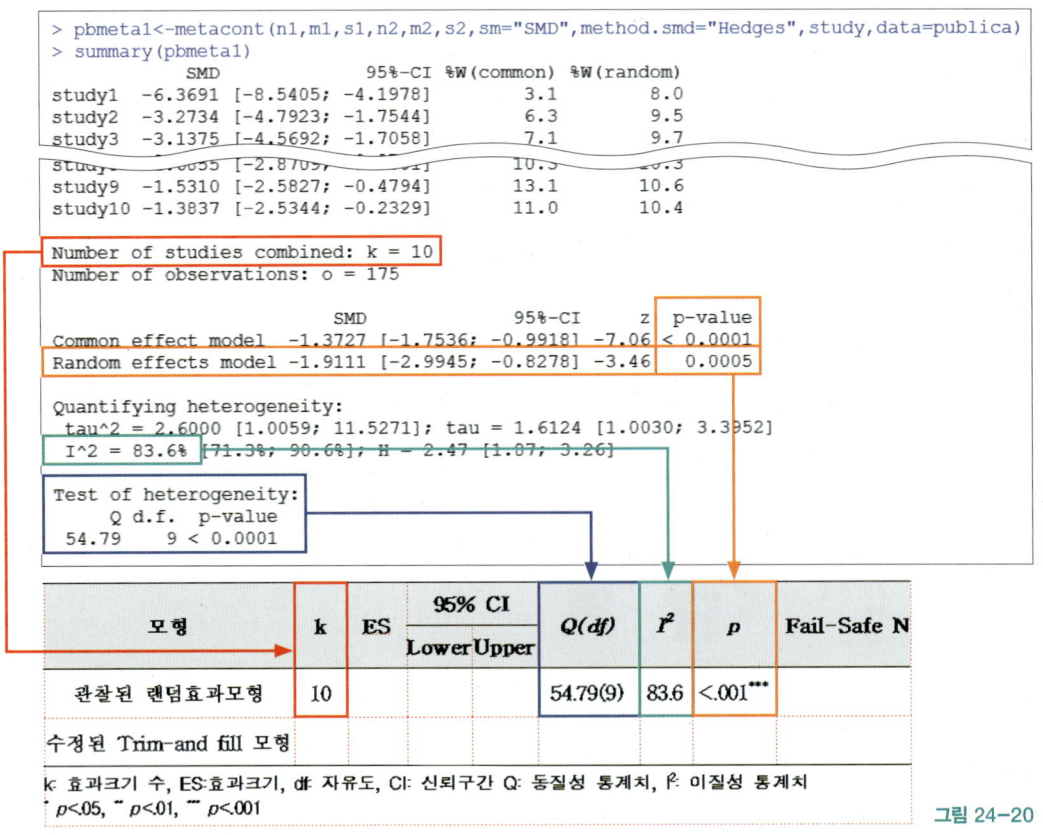

그림 24-20

**3** 메타분석의 효과크기와 95% 신뢰구간은 따로 계산한 [그림 24-7]을 참조하여 입력합니다. 이때, 표준정규분포의 누적밀도함수를 활용하여 계산하였습니다.

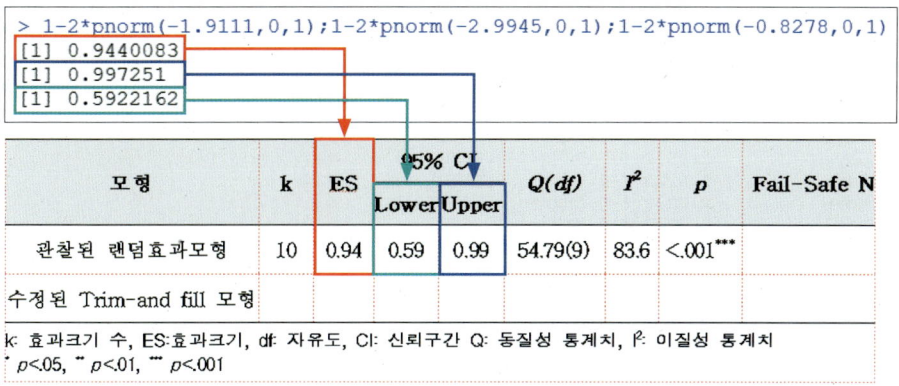

그림 24-21

**4** 메타분석 출간 비뚤림을 확인한 [그림 24-12]를 참조하여 Fain-Safe N값을 입력합니다.

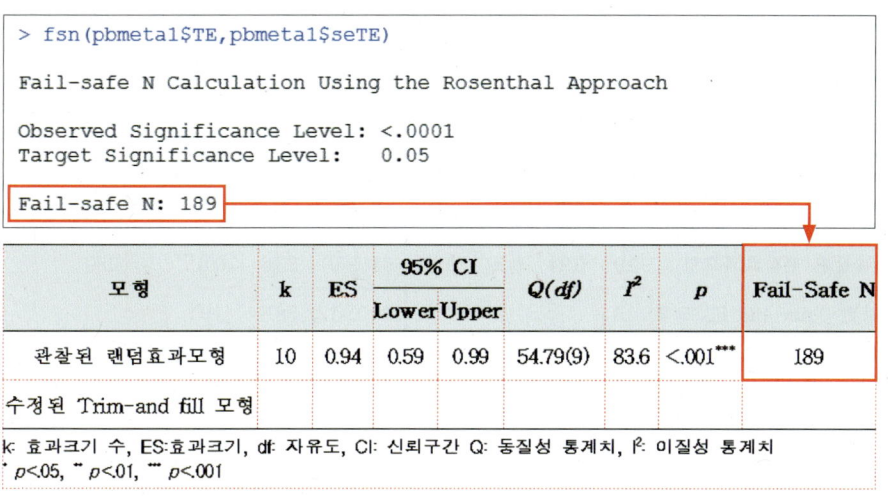

그림 24-22

**5** 보정된 데이터를 통해 메타분석 결과를 출력한 [그림 24-13]을 참조하여 효과크기와 95% 신뢰구간, 그리고 안전성 계수를 제외한 모든 항목을 입력합니다.

```
> pbmeta2<-trimfill(pbmeta1)
> summary(pbmeta2)
                      SMD              95%-CI %W(random)
study1          -6.3691 [-8.5405; -4.1978]        6.9
study2          -3.2734 [-4.7923; -1.7544]        7.6
study3          -3.1375 [-4.5692; -1.7058]        7.7
study4          -2.4531 [-3.9290; -0.9772]        7.7
study5          -1.0222 [-2.2015;  0.1570]        7.9
study6           0.0230 [-0.8580;  0.9040]        8.1
study7           0.3247 [-0.7170;  1.3663]        8.0
study8          -1.6855 [-2.8709; -0.5001]        7.9
study9          -1.5310 [-2.5827; -0.4794]        8.0
study10         -1.3837 [-2.5344; -0.2329]        7.9
Filled: study3   1.3452 [-0.0865;  2.7769]        7.7
Filled: study2   1.4811 [-0.0378;  3.0001]        7.6
Filled: study1   4.5769 [ 2.4055;  6.7483]        6.9

Number of studies combined: k = 13 (with 3 added studies)
Number of observations: o = 235

                          SMD            95%-CI     z p-value
Random effects model -1.0047 [-2.3725; 0.3631] -1.44  0.1500

Quantifying heterogeneity:
 tau^2 = 5.7971 [2.7560; 18.7825]; tau = 2.4077 [1.6601; 4.3339]
 I^2 = 88.5% [82.1%; 92.6%]; H = 2.94 [2.36; 3.67]

Test of heterogeneity:
      Q d.f.  p-value
 104.03   12 < 0.0001
```

| 모형 | k | ES | 95% CI | | Q(df) | $I^2$ | p | Fail-Safe N |
|---|---|---|---|---|---|---|---|---|
| | | | Lower | Upper | | | | |
| 관찰된 랜덤효과모형 | 10 | 0.94 | 0.59 | 0.99 | 54.79(9) | 83.6 | <.001*** | 189 |
| 수정된 Trim-and fill 모형 | 13 | | | | 104.03(12) | 88.5 | .150 | |

k: 효과크기 수, ES:효과크기, df: 자유도, CI: 신뢰구간 Q: 동질성 통계치, $I^2$: 이질성 통계치
* $p<.05$, ** $p<.01$, *** $p<.001$

그림 24-23

**6** 메타분석의 효과크기와 95% 신뢰구간은 따로 계산한 [그림 24-14]를 참조하여 입력합니다. 이때, 표준정규분포를 활용하여 계산하였습니다.

```
> 1-2*pnorm(-1.0047,0,1);1-2*pnorm(-2.3725,0,1);1-2*pnorm(0.3631,0,1,lower.tail=F)
[1] 0.6849587
[1] 0.9823318
[1] 0.2834698
```

| 모형 | k | ES | 95% CI | | Q(df) | $I^2$ | p | Fail-Safe N |
|---|---|---|---|---|---|---|---|---|
| | | | Lower | Upper | | | | |
| 관찰된 랜덤효과모형 | 10 | 0.94 | 0.59 | 0.99 | 54.79(9) | 83.6 | <.001*** | 189 |
| 수정된 Trim-and fill 모형 | 13 | 0.68 | 0.28 | 0.98 | 104.03(12) | 88.5 | .150 | |

k: 효과크기 수, ES:효과크기, df: 자유도, CI: 신뢰구간 Q: 동질성 통계치, $I^2$: 이질성 통계치
* $p<.05$, ** $p<.01$, *** $p<.001$

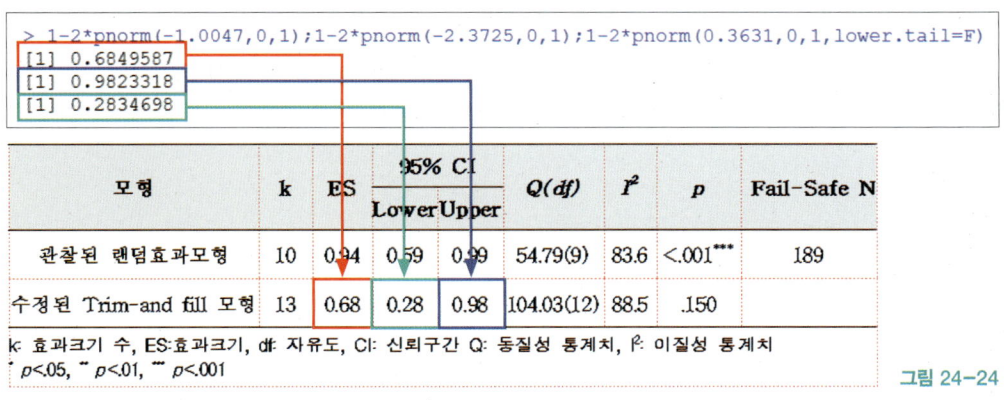

그림 24-24

**7** 메타분석 출간 비뚤림을 확인한 [그림 24-15]를 참조하여 Fail-Safe N값을 입력합니다.

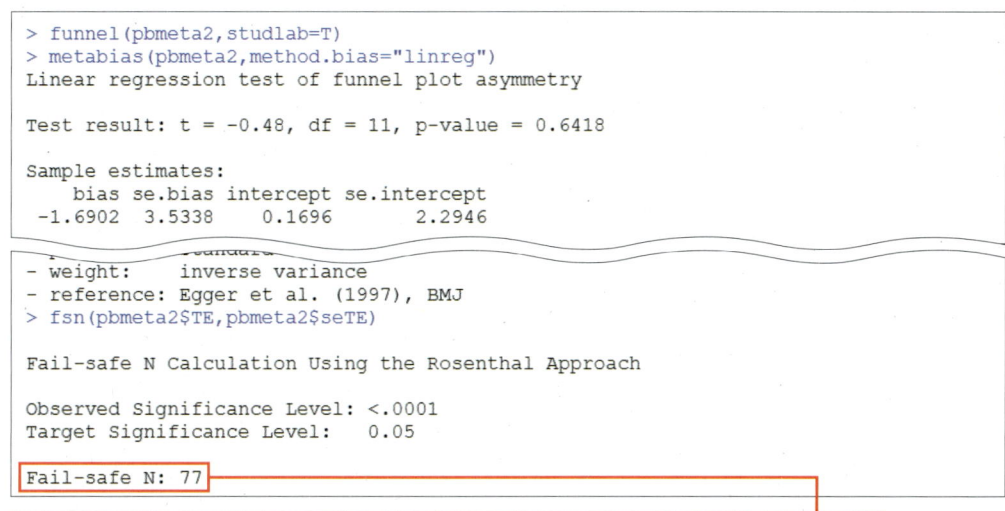

그림 24-25

## 06 » 분석 결과 해석하기

**1** 메타분석 해석의 첫 번째 과정으로 이질성 검정을 확인합니다.

```
Number of studies combined: k = 10
Number of observations: o = 175

                         SMD          95%-CI       z  p-value
Common effect model   -1.3727 [-1.7536; -0.9918] -7.06 < 0.0001
Random effects model  -1.9111 [-2.9945; -0.8278] -3.46   0.0005

Quantifying heterogeneity:
 tau^2 = 2.6000 [1.0059; 11.5271]; tau = 1.6124 [1.0030; 3.3952]
 I^2 = 83.6%  [이질성 통계치]  ; H = 2.47 [1.87; 3.26]

Test of heterogeneity:
     Q d.f.  p-value   [이질성 결과 수치 및 유의확률]
 54.79    9 < 0.0001
```

[이질성 검사 결과]

그림 24-26

이질성 검정 결과를 보면 $Q=54.79(p<.001)$로, 개별 연구간 이질성이 있다고 판단할 수 있습니다. 이질성 통계치인 $I^2$값을 보면 83.6%로 상당한 이질성이 있음을 확인할 수 있습니다.

**2** 일반적으로 연구 간 차이가 존재한다는 것을 근거로 하여 랜덤효과모형을 선택하고, 랜덤효과모형에 따른 효과크기를 확인합니다.

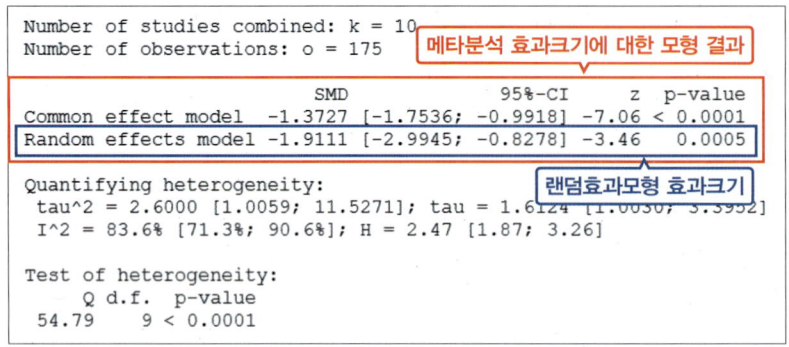

그림 24-27

**3** 다음으로, 메타분석에서 출간오류를 확인하기 위한 방법 중 하나인 깔때기 그림(Funnel Plot)을 확인합니다. 이는 시각적으로 출간오류를 탐색하는 방법입니다.

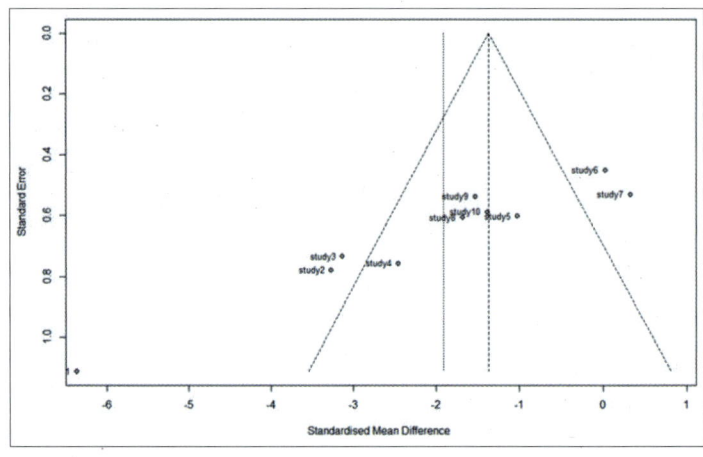

그림 24-28

깔때기 바깥 좌측에 3개, 우측에 2개의 개별 연구가 분포하고, 깔때기 안 좌측에는 4개, 우측에는 1개의 연구가 분포합니다. 따라서 시각적인 확인으로 출간오류가 있으리라 판단할 수 있습니다.

 **히든그레이스 데이터분석팀 생각**

깔때기 그림의 비대칭 및 출간오류 여부는 시각적인 판단이므로 분석가마다 다르게 해석할 수 있습니다. 따라서 통계적으로 출간오류를 분석하는 Egger의 회귀분석을 진행하여 객관성을 확보합니다.

**4** Egger의 회귀분석 결과를 통해 효과크기와 표준오차의 상관관계를 검정합니다.

```
> metabias(pbmeta1,method.bias="linreg")
Linear regression test of funnel plot asymmetry

Test result: t = -7.22, df = 8, p-value < 0.0001    ◁ 효과크기와 표준오차의 관계 검정

Sample estimates:
     bias se.bias intercept se.intercept
  -9.9727  1.3807    4.6080       0.8485

Details:
- multiplicative residual heterogeneity variance (tau^2 = 0.9105)
- predictor: standard error
- weight:    inverse variance
- reference: Egger et al. (1997), BMJ
```

그림 24-29

여기에서 효과크기와 표준오차의 관계는 통계적으로 유의하지만, p-value가 0.05 미만으로 나타나 출간오류가 존재한다는 것을 확인할 수 있습니다(t=-7.22, df=8, $p<.001$).

 **히든그레이스 데이터분석팀 생각**

Egger의 회귀분석에서 유의하지 않은 결과($p>0.05$)가 도출되어야 귀무가설이 채택되어 두 변수 간의 관계가 유의함, 다시 말해 출간 비뚤림이 없다고 판단합니다.

**5** 안정성 계수 결과를 확인하여 전체 효과크기가 유의하지 않게 만드는 데($p>0.05$) 필요한 결측 연구의 수를 확인합니다.

```
> fsn(pbmeta1$TE,pbmeta1$seTE)

Fail-safe N Calculation Using the Rosenthal Approach

Observed Significance Level: <.0001
Target Significance Level:    0.05

Fail-safe N: 189    ◁ 결측 연구가 얼마나 포함될 수 있는지를 검정
```

그림 24-30

안정성 계수(Fail-Safe N)가 충분히 크지는 않습니다. 하지만 추가로 제시하는 기준인 5k(연구 수)+10으로 계산한 55개보다는 훨씬 크므로, 전체 효과크기가 출간 비뚤림에 의해 영향을 받지 않는다는 주장을 더욱 신뢰할 수 있습니다. 또한 이후에 진행할 출간 비뚤림 보정 분석을 한다 하더라도 전체 효과크기에 영향을 받지 않는다는 것도 보여줍니다.

**6** 출간 비뚤림을 확인했기 때문에, 이를 보정한 결과를 확인합니다. Trim-and-fill 방법은 출간오류로 인해 발생하는 깔때기 그림의 비대칭을 식별하고 수정하는 것을 목표로 합니다.

```
> pbmeta2<-trimfill(pbmeta1)
> summary(pbmeta2)
                SMD            95%-CI  %W(random)
study1       -6.3691  [-8.5405; -4.1978]    6.9
study2       -3.2734  [-4.7923; -1.7544]    7.6
study3       -3.1375  [-4.5692; -1.7058]    7.7
study4       -2.4531  [-3.9290; -0.9772]    7.7
study5       -1.0222  [-2.2015;  0.1570]    7.9
study6        0.0230  [-0.8580;  0.9040]    8.1
study7        0.3247  [-0.7170;  1.3663]    8.0
study8       -1.6855  [-2.8709; -0.5001]    7.9
study9       -1.5310  [-2.5827; -0.4794]    8.0
study10      -1.3837  [-2.5344; -0.2329]    7.9
Filled: study3  1.3452  [-0.0865;  2.7769]    7.7
Filled: study2  1.4811  [-0.0378;  3.0001]    7.6
Filled: study1                           ?83]    6.9

Number of studies combined: k = 13 (with 3 added studies)
Number of observations: o = 235

                         SMD            95%-CI      z  p-value
Random effects model -1.0047  [-2.3725; 0.3631]  -1.44   0.1500

Quantifying hetero
 tau^2 = 5.7971 [2.7560; 18.7825]; tau = 2.4077 [1.6601; 4.3339]
 I^2 = 88.5% [82.1%; 92.6%]; H = 2.94 [2.36; 3.67]

Test of heterogeneity:
      Q d.f.  p-value
 104.03  12  < 0.0001

Details on meta-analytical method:
- Inverse variance method
- Restricted maximum-likelihood estimator for tau^2
- Q-Profile method for confidence interval of tau^2 and tau
- Trim-and-fill method to adjust for funnel plot asymmetry
```

그림 24-31

### 히든그레이스 데이터분석팀 생각

**Number of studies combined: k = 13 (with 3 added studies)**에서 3개의 연구가 추가되었음을 확인할 수 있습니다. 보정 전 통합추정치는 [그림 24-6]에서 확인했듯이 -1.91이었지만, Trim-and-fill 방법을 이용하여 보정했더니 -1.0으로 바뀌었습니다.

Trim-and-fill 방법의 기본은 '비대칭을 유발하는 더 작은 연구를 제거하고, 깔때기 그림을 사용하여 깔때기의 중심을 추정한 다음, 제거한 연구를 복원하면서 비대칭 부분을 대체하는 것'입니다. 즉 연구 및 센터 주변의 누락된 연구의 수에 대한 추정치를 제공할 뿐만 아니라 채워진 연구를 포함하는 메타분석을 수행하여 수정된 효과크기의 통합수정치를 산출합니다. 또한 결측 연구들이 관찰된 경우 그 영향을 추정하여 보정하는 방법으로도 사용할 수 있습니다.

**7** 보정 후 Egger의 회귀분석 결과를 확인합니다.

```
> metabias(pbmeta2, method.bias="linreg")
Linear regression test of funnel plot asymmetry 보정된 결과에서 효과크기와 표준오차의 관계 검정

Test result: t = -0.48, df = 11, p-value = 0.6418

Sample estimates:
      bias se.bias intercept se.intercept
- reference: Egger et al. (1997), BMJ
> fsn(pbmeta2$TE,pbmeta2$seTE)

Fail-safe N Calculation Using the Rosenthal Approach

Observed Significance Level: <.0001
Target Significance Level:    0.05

Fail-safe N: 77    보정에 의한 안정성 계수
```

그림 24-32

효과크기와 표준오차는 통계적으로 유의하지 않은 관계이며, 출간 비뚤림이 존재하지 않는다는 것을 확인할 수 있습니다($t = -0.48$, $df = 11$, $p = 0.6418$).

**8** 보정된 결과의 깔때기 그림을 확인합니다.

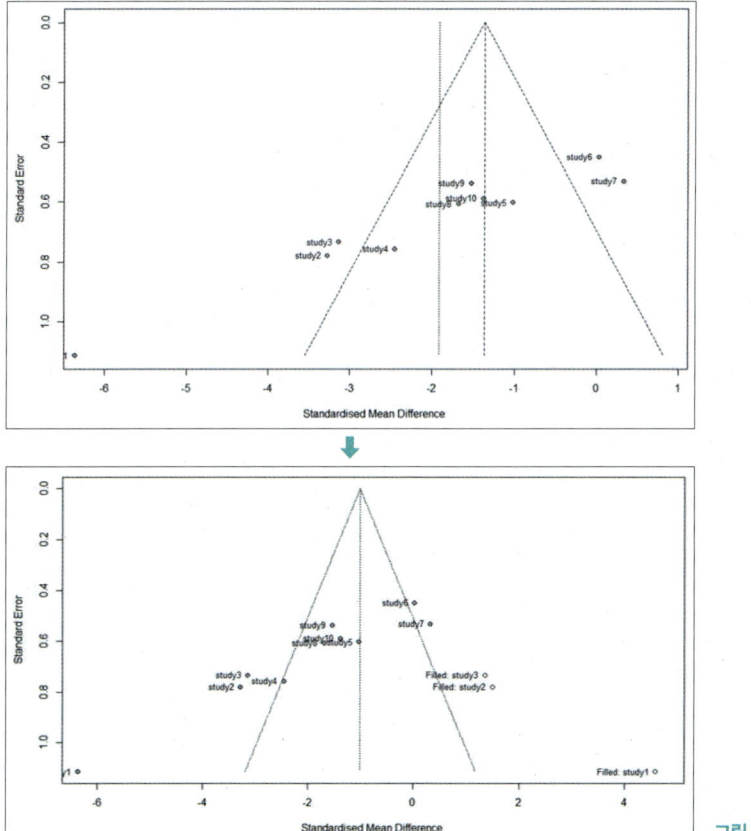

그림 24-33

대칭적으로 보정되었고, 효과크기의 통합추정치도 이동한 것을 확인할 수 있습니다.

## 07 » 논문 결과 작성하기

메타분석 출간오류에 대한 해석은 다음 6단계로 작성합니다.

> **❶ 분석 내용과 분석법 설명**
> "재활치료 방법에 따른 만족도 점수의 개별 연구들을 바탕으로 메타분석과 그에 따른 출간오류를 검증하기 위해 메타분석을 실시하였다."

> **❷ p값이 유의할 경우(p<.05) 모형의 선택과 효과크기, 효과크기의 95% 신뢰구간, 이질성 결과 설명**
> 모형 선택 결과, 효과크기와 효과크기의 95% 신뢰구간, 이질성 결과를 제시한다.

> **❸ p값이 유의하지 않을 경우(p>.05)**
> 이번 메타분석에서 연구를 종합한 결과 "재활치료 방법에 따른 유의한 차이를 보이지 않았다 (p>.05)."라고 작성한다.

> **❹ 깔때기 그림과 Egger의 회귀분석 결과 출간 비뚤림이 있는 경우**
> 깔때기 그림의 비대칭성을 설명하고, Egger의 회귀분석 결과에서 출간 비뚤림이 관찰되었다고 설명한 후 보정이 필요하다는 내용을 작성한다.

> **❺ 깔때기 그림과 Egger의 회귀분석 결과 출간 비뚤림이 없는 경우**
> 깔때기 그림의 대칭성을 설명하고, Egger의 회귀분석 결과에서 "출간 비뚤림은 관찰되지 않았다."라고 기술한다.

> **❻ Trim-and-fill 보정 후 메타분석 결과와 Egger의 회귀분석, Fail-Safe N, 깔때기 그림 설명**
> Tril-and-fill 수행 후의 변화에 대해 설명하고 Egger의 회귀분석 결과와 Fail-Safe N, 깔때기 그림의 변화를 설명한다.

위의 6단계에 맞춰 앞에서 실습한 출력 결과 값을 작성하면 다음과 같습니다.

❶ 재활치료 방법에 따른 만족도 점수의 개별 연구들을 바탕으로 메타분석과 그에 따른 출간오류를 검증하기 위해 메타분석을 실시하였다.

❷ 연구 간의 차이가 존재한다고 판단하여 랜덤효과모형을 선택하였고, 효과크기는 0.94 (0.59~0.99)로 나타났다($p<.001$). 이질성 검사에서 83.6%로 높은 이질성을 보였다.

❹ Egger의 회귀 검정이 출간오류를 평가하는 데도 사용되었으며, 그 결과 유의성을 보였다(t = -7.22, df = 8, p<.001). 즉, 깔때기 그림에 비대칭성, 출간오류가 존재한다고 결론지었다.

❺ 따라서 출간오류를 보정하기 위해 Trim-and-fill을 통해 깔때기 그림 오른쪽에 3개의 가상 연구를 추가하였다. 보정한 결과 수정된 SMD는 -1.00(95% CI: -2.37~0.36)으로 출간오류가 없는 것으로 판단되었다. 보정된 결과에 대해 Egger의 회귀 검정은 깔때기 그림에 대칭이 존재한다는 결론을 내렸다(t = -0.48, df = 11, p = .64). 본 연구의 메타분석 결과를 기각하는 데 필요한 연구 수는 Fail-Safe N(안정성계수)에 따라 보정 전 188건에서 보정 후 77건으로 하락하였다. 보정 후 깔때기 그림은 통합추정치(수정된 SMD)가 이동하였고, 대칭적으로 변화되었다.

### [출간오류 분석이 포함된 메타분석 논문 결과표 완성 예시]

〈Table〉 재활치료 방법에 따른 만족도 점수의 메타분석 출간오류

| 모형 | k | ES | 95% CI Lower | 95% CI Upper | Q(df) | $I^2$ | p | Fail-Safe N |
|---|---|---|---|---|---|---|---|---|
| 관찰된 랜덤효과모형 | 10 | 0.94 | 0.59 | 0.99 | 54.79(9) | 83.6 | <.001*** | 189 |
| 수정된 Trim-and fill 모형 | 13 | 0.68 | 0.28 | 0.98 | 104.03(12) | 88.5 | .150 | 77 |

k: 효과크기 수, ES:효과크기, df: 자유도, CI: 신뢰구간 Q: 동질성 통계치, $I^2$: 이질성 통계치
* $p<.05$, ** $p<.01$, *** $p<.001$

재활치료 방법에 따른 만족도 점수의 개별 연구들을 바탕으로 메타분석과 그에 따른 출간오류를 검증하기 위해 메타분석을 실시하였다. 메타분석 결과를 해석하면, 연구 간의 차이가 존재한다고 판단하여 랜덤효과모형을 선택하였고, 효과크기는 0.94(0.59~0.99)로 나타났다($p<.001$). 이질성 검사에서 83.6%로 높은 이질성을 보였다.

Egger의 회귀 검정이 출간오류를 평가하는 데도 사용되었으며, 그 결과 유의성을 보였다(t = -7.22, df = 8, $p<.001$). 즉, 깔때기 그림에 비대칭성, 출간오류가 존재한다고 결론지었다.

따라서 출간오류를 보정하기 위해 Trim-and-fill을 통해 깔때기 그림 오른쪽에 3개의 가상 연구를 추가하였다. 보정한 결과 수정된 SMD는 -1.00(95% CI: -2.37~0.36)으로 유의수준 15% 기준으로 통계적으로 유의했다. 보정된 결과에 대해 Egger의 회귀 검정은 깔때기 그림에 대칭이 존재한다는 결론을 내렸다(t = -0.48, df = 11, $p=.64$). 본 연구의 메타분석 결과를 기각하는 데 필요한 연구 수는 Fail-Safe N(안정성계수)에 따라 보정 전 188건에서 보정 후 77건으로 하락하였다. 깔때기 그림은 통합추정치(수정된 SMD)가 이동하였고, 대칭적으로 변화되었다.

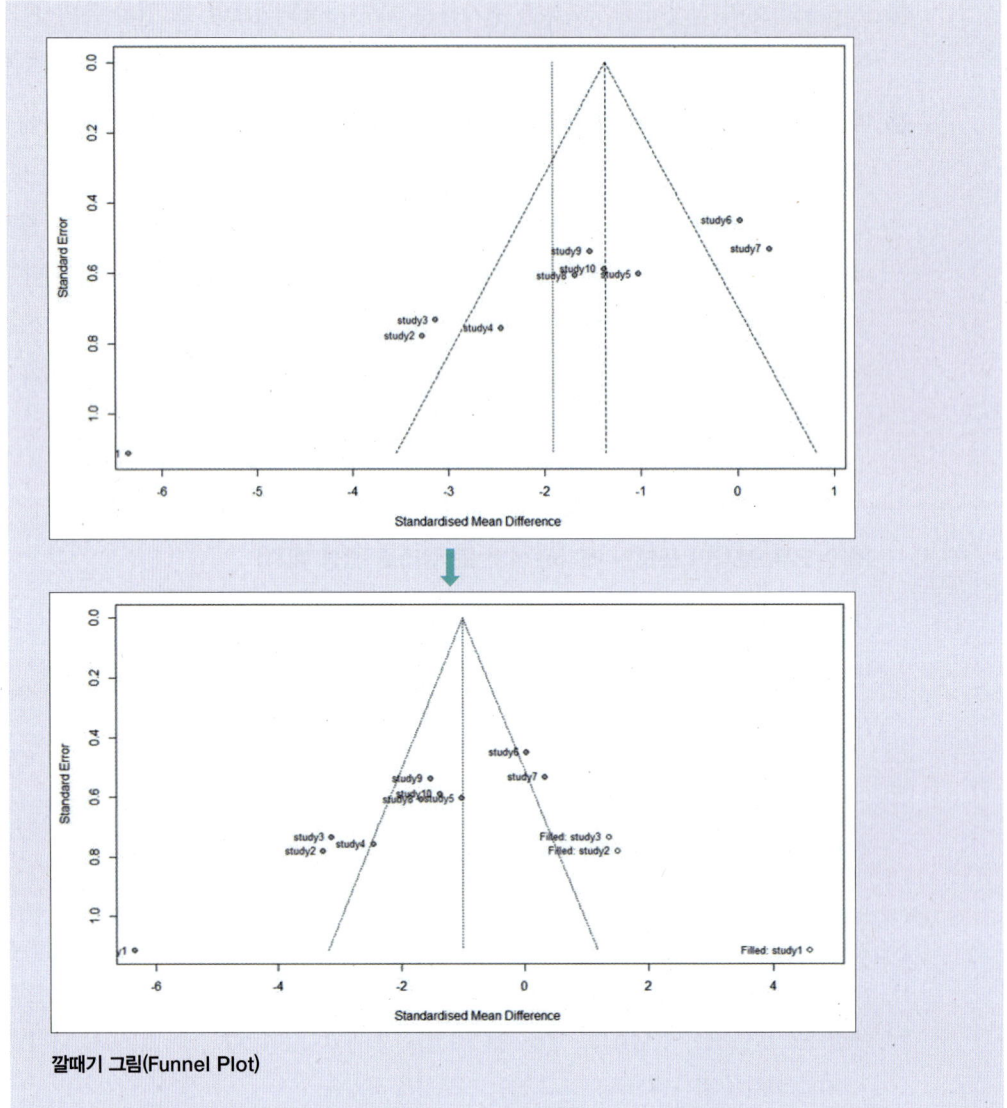

깔때기 그림(Funnel Plot)

## ⓥ jamovi로 분석하기

### 08 » 분석 진행하기

**1**   ❶ 메뉴 버튼(≡)을 클릭하고 ❷ Open ❸ This PC ❹ Browse 순으로 클릭하여 실습파일이 있는 경로를 찾아갑니다. ❺ pb1.csv 파일을 읽어들입니다.

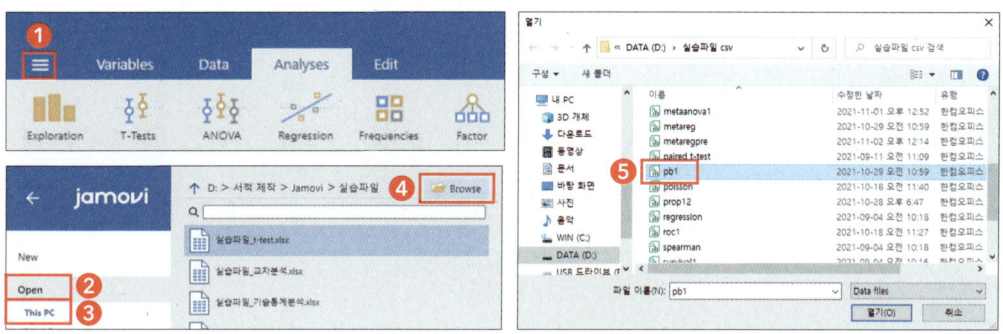

그림 24-34

**2**   Analyses 탭 오른쪽의 ❶ ⊕를 클릭하고 ❷ jamovi library를 클릭합니다. ❸ MAJOR - Meta-Analysis for JAMOVI 아래에 있는 INSTALL을 클릭하여 설치합니다. 설치를 완료하면 Analyses에 새로운 분석법이 나타납니다.

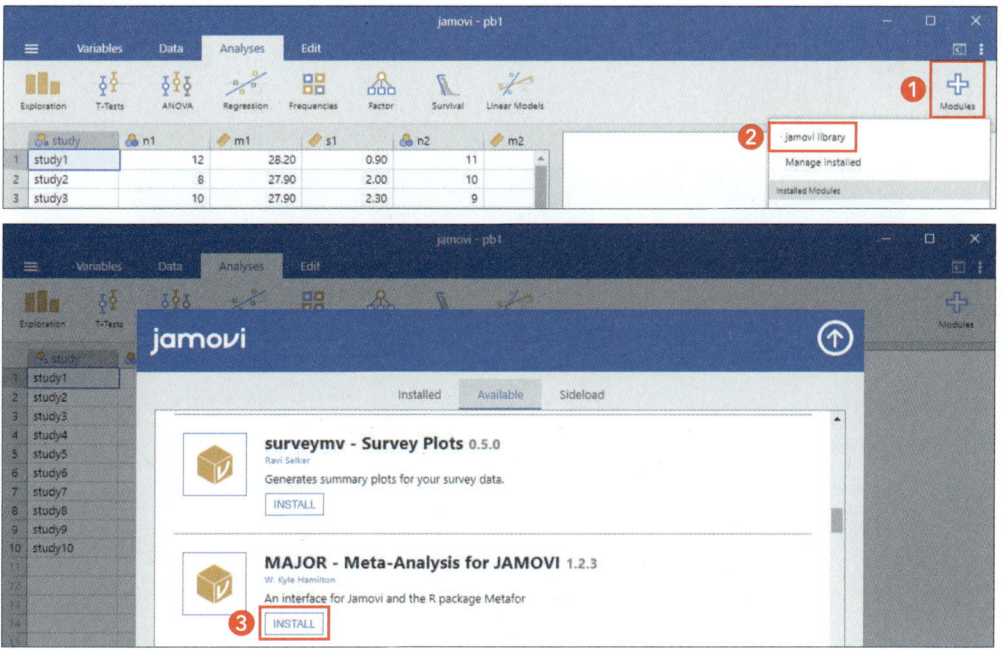

그림 24-35

3  메타분석을 실시하기 전에 study 변수를 제외한 범주형 데이터를 모두 연속형 데이터로 설정해야 합니다. ❶ n1을 더블클릭하여 Setup 영역을 열고 ❷ 바꾸고자 하는 변수를 드래그하거나 Shift 키를 누른 상태로 클릭하여 모두 선택합니다. ❸ Measure type의 ⌄를 클릭합니다. ❹ 연속형 변수를 뜻하는 Continuous를 클릭하고 변환되었는지 확인합니다.

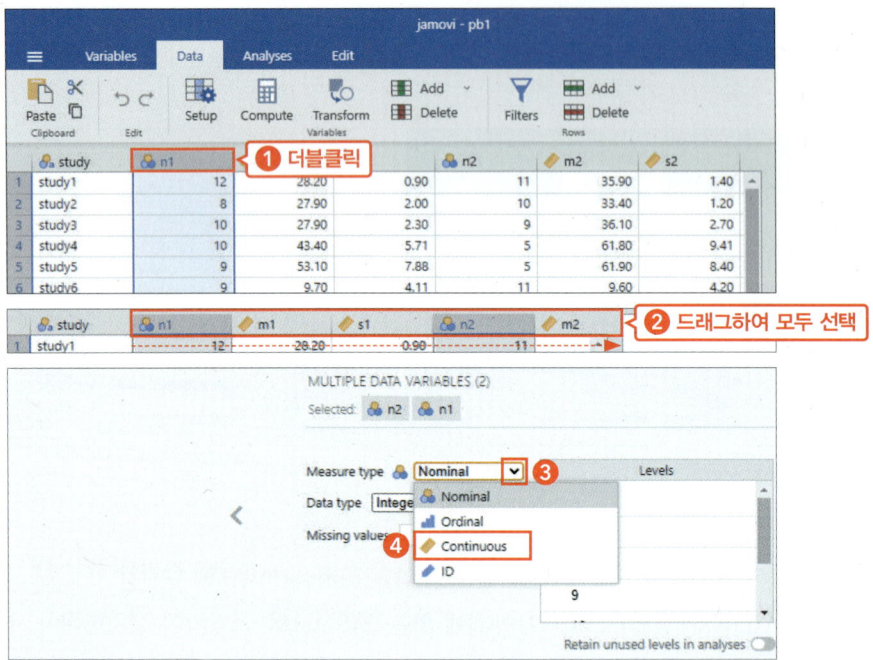

그림 24-36

4  Analyses 메뉴에서 오른쪽에 있는 ❶ MAJOR를 클릭합니다. ❷ Mean Differences(n, M, SD)를 클릭합니다.

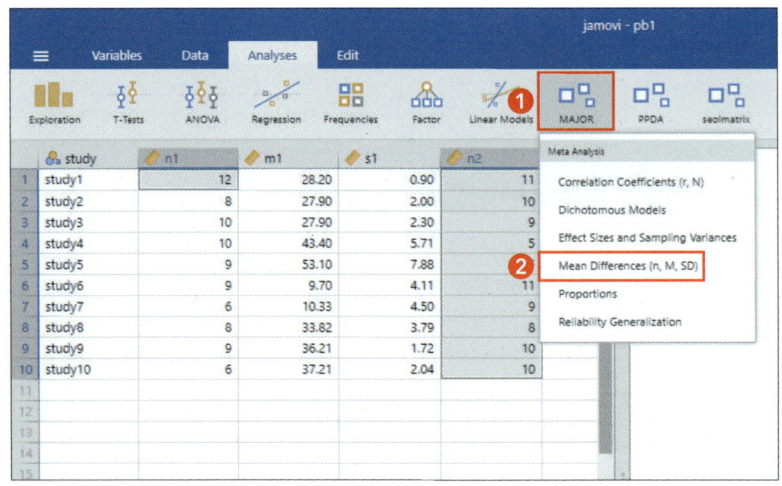

그림 24-37

5 ❶ study를 Study Label로 이동합니다. ❷ n1을 Group One Sample Size로, ❸ m1을 Group One Mean으로, ❹ s1을 Group One Standard Deviation으로 이동합니다. ❺ n2, m2, s2는 Group Two로 이동합니다. ❻ Model Options를 선택하고 ❼ Model estimator 항목에서 Hedges를 선택합니다.

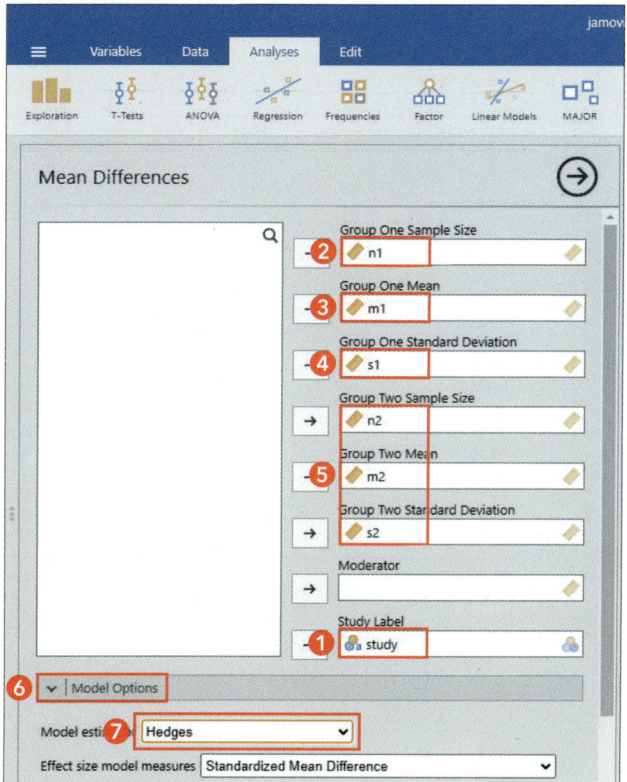

그림 24-38

6 ❶ Plots를 클릭합니다. ❷ Model fitting weights를 추가로 체크합니다.

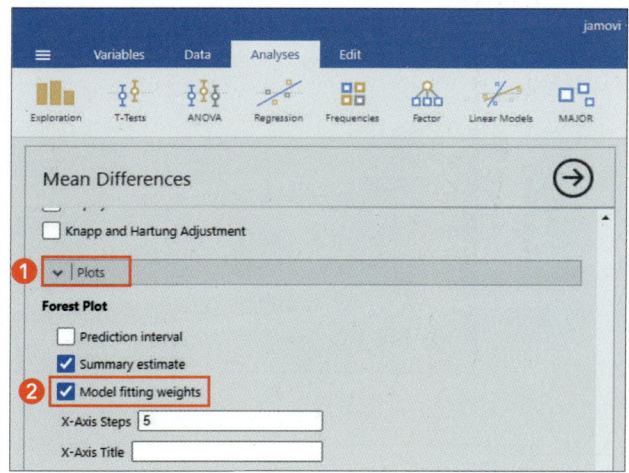

그림 24-39

**7** 결과표를 확인합니다.

## Results

### Mean Differences (n, M, SD)

Random-Effects Model (k = 10)

|  | Estimate | se | Z | p | CI Lower Bound | CI Upper Bound |
|---|---|---|---|---|---|---|
| Intercept | −1.95 | 0.608 | −3.21 | 0.001 | −3.143 | −0.762 |

*Note.* Tau² Estimator: Hedges

Heterogeneity Statistics

| Tau | Tau² | I² | H² | R² | df | Q | p |
|---|---|---|---|---|---|---|---|
| 1.809 | 3.272 (SE= 1.7491) | 90.03% | 10.027 |  | 9.000 | 60.000 | < .001 |

### Forest Plot

| Study | Weight | SMD [95% CI] |
|---|---|---|
| study1 | 8.53% | −6.37 [−8.38, −4.35] |
| study2 | 9.73% | −3.27 [−4.69, −1.86] |
| study3 | 9.86% | −3.14 [−4.48, −1.79] |
| study4 | 9.78% | −2.45 [−3.84, −1.07] |
| study5 | 10.19% | −1.02 [−2.18, 0.13] |
| study6 | 10.62% | 0.02 [−0.86, 0.90] |
| study7 | 10.39% | 0.32 [−0.71, 1.36] |
| study8 | 10.22% | −1.69 [−2.83, −0.54] |
| study9 | 10.41% | −1.53 [−2.55, −0.51] |
| study10 | 10.26% | −1.38 [−2.50, −0.26] |
| RE Model | 100.00% | −1.95 [−3.14, −0.76] |

### Publication Bias Assessment

| Test Name | value | p |
|---|---|---|
| Fail-Safe N | 282.000 | < .001 |
| Begg and Mazumdar Rank Correlation | −0.733 | 0.002 |
| Egger's Regression | −7.138 | < .001 |
| Trim and Fill Number of Studies | 0.000 |  |

*Note.* Fail-safe N Calculation Using the Rosenthal Approach

### Funnel Plot

그림 24–40

## 09 » 분석 결과 해석하기

**1** 총 3개의 표와 2개의 그래프를 확인할 수 있습니다. 첫 번째 표는 종합적인 결과표이고, 두 번째 표는 이질성 검사 결과표입니다. 이어지는 첫 번째 그래프는 Forest Plot입니다. 세 번째 표는 출간 효과로 인한 비뚤림 결과표입니다. 두 번째 그래프는 비뚤림을 확인하기 위한 Funnel Plot 그래프입니다. 효과크기와 관련된 첫 번째 표, 두 번째 표, 첫 번째 그래프는 간단히 해석하고, 세 번째 표와 두 번째 그래프는 보다 자세히 다루겠습니다.

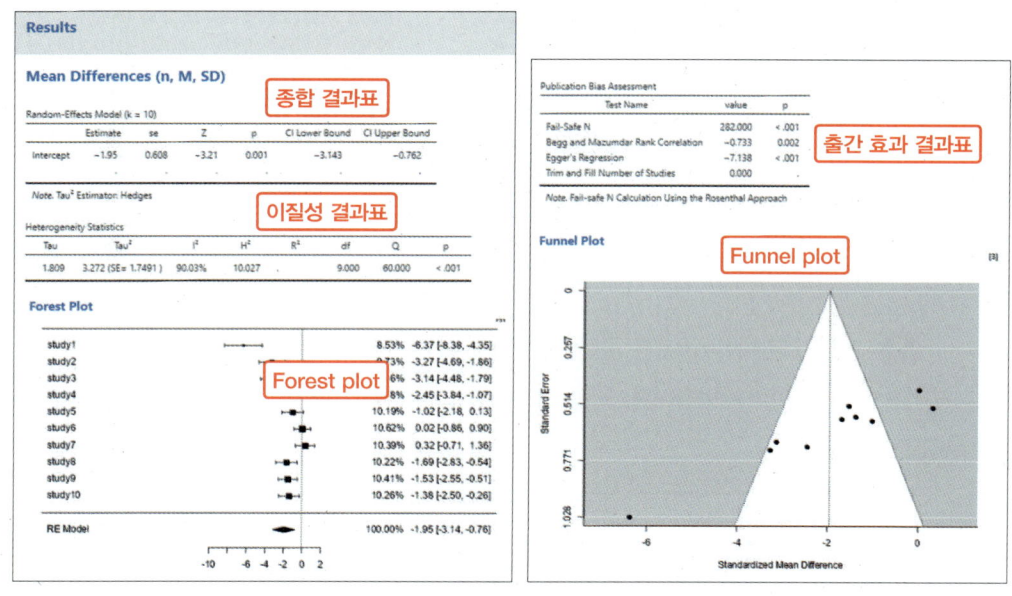

그림 24-41

**2** 종합 결과표에서 SMD값과 신뢰구간, 유의확률을 확인할 수 있습니다.

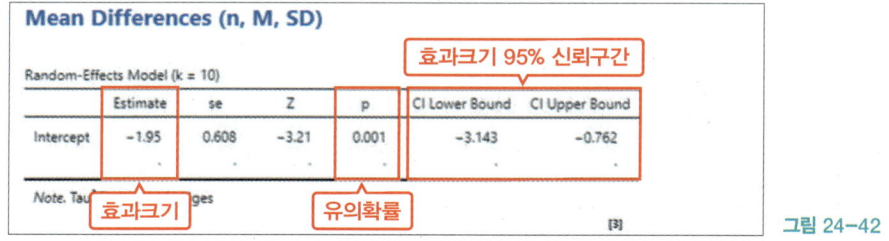

그림 24-42

**3** 이질성 결과표에서 이질성 검사 결과를 확인합니다. 이질성이 높음을 확인할 수 있습니다.

| Heterogeneity Statistics | | | | | | | |
|---|---|---|---|---|---|---|---|
| Tau | Tau² | I² | H² | R² | df | Q | p |
| 1.809 | 3.272 (SE= 1.7491) | 90.03% | 10.027 | . | 9.000 | 60.000 | < .001 |

그림 24-43

**4** Forest Plot에서 SMD값을 시각화한 그래프를 확인할 수 있습니다.

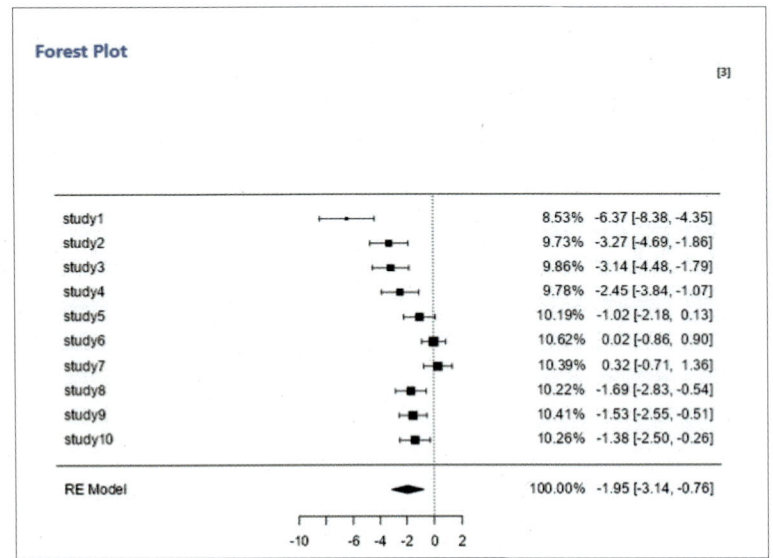

그림 24-44

**5** 출간 효과 결과표에서 출간 비뚤림에 대한 결과인 안정성 계수, Egger의 회귀분석 결과를 확인할 수 있습니다. 또한 시각화한 그래프인 깔때기 그림을 확인할 수 있습니다.

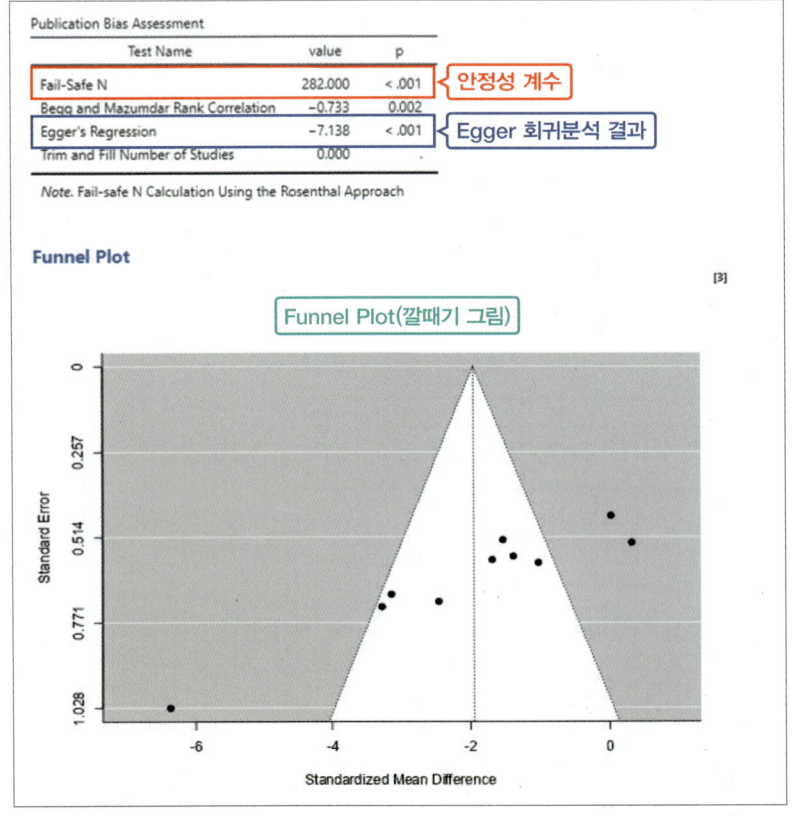

그림 24-45

**6** 출간 효과 결과표를 R 결과와 비교해봅시다. Egger 회귀분석 결과는 큰 차이를 보이지 않았지만, 안정성 계수(Fail-Safe N)는 R에서 189, jamovi에서 282로 나타나 100 정도 차이가 나타났습니다.

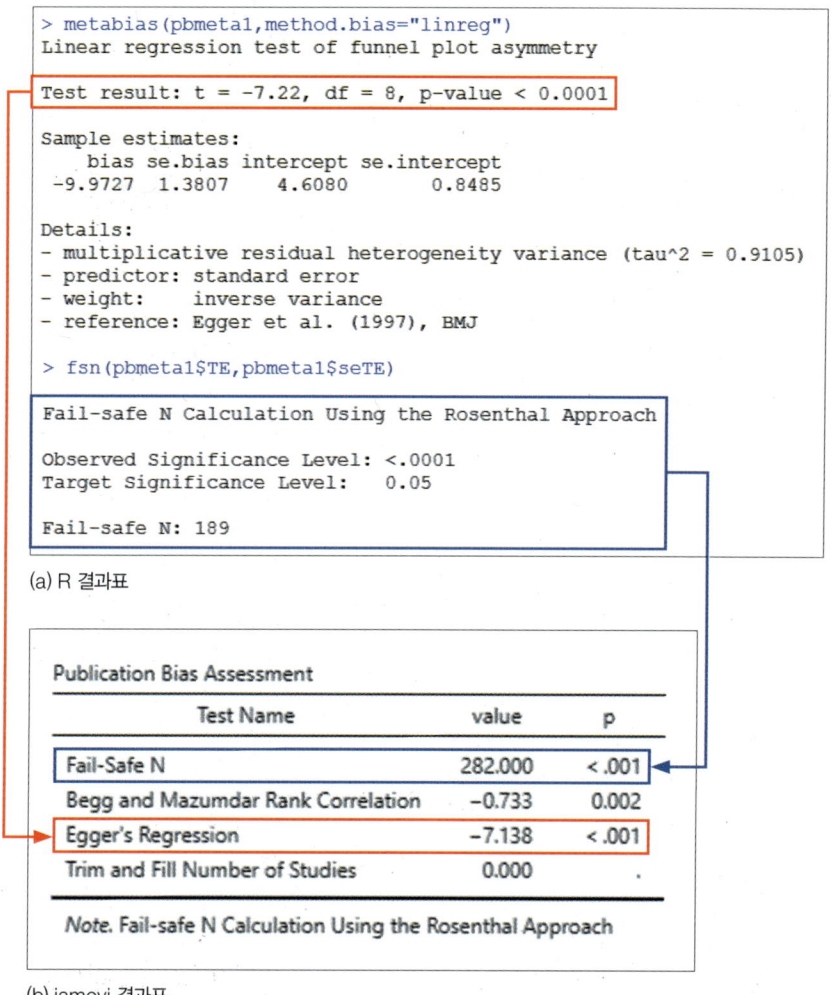

(a) R 결과표

(b) jamovi 결과표

그림 24-46

**7** 깔때기 그림을 R 결과와 비교해봅시다. jamovi의 깔때기 그림에서 study2와 study3이 깔때기 안으로 들어오게 되어 R보다 결과가 더 좋게 나타났습니다.

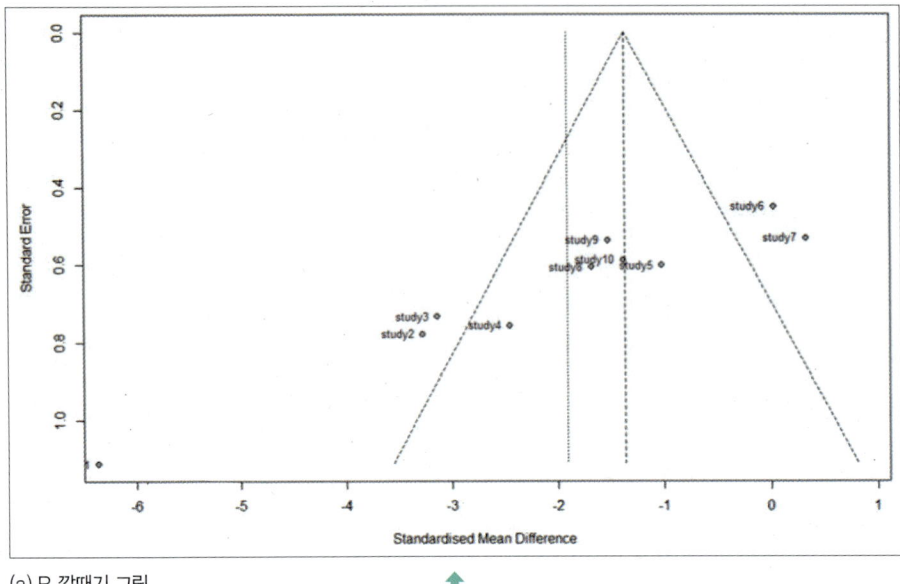

(a) R 깔때기 그림

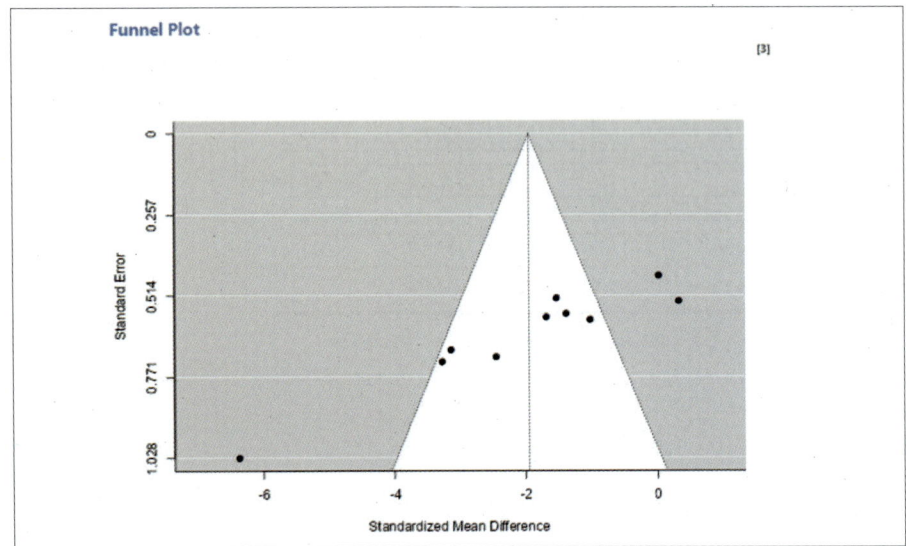

(b) jamovi 깔때기 그림

그림 24-47

# SECTION 25 누적 메타분석과 민감도 분석

## 01 » 기본 개념

누적 메타분석은 특정 순서 또는 시간의 흐름에 따라 순차적으로 연구 결과와 요약 추정치를 더하여 어떻게 변하는지 추적하는 방법입니다. 주된 분석 목적은 연구들을 출판 연도별로 정렬하여 효과크기의 변화 추이를 파악하기 위함입니다. 표본이 큰 연구부터 차례로 투입하여 효과크기가 어떻게 변하는지 관찰하려는 목적도 있습니다. 이때 표본 크기가 작은 연구들이 투입되어도 효과크기가 거의 변하지 않는다면 small-study effects가 거의 없는 것으로 해석할 수 있습니다. 누적 메타분석은 [표 25-1]과 같이 두 유형으로 나누어 살펴볼 수 있습니다.

표 25-1 누적 메타분석의 유형

| 시간적 순서에 따른 누적 메타분석 | 표본 크기에 따른 누적 메타분석 |
| --- | --- |
| • 시간의 흐름에 따라 결과가 어떻게 축적되어 나타나는지를 검증하는 방법<br>• 시간의 경과에 따라 효과크기가 어떻게 변화하는지를 분석할 수 있음 | 표본 크기의 영향을 살펴보기 위해 표본이 큰 연구부터 작은 연구의 순서로 정렬하여 누적 효과크기를 검증하는 방법 |

민감도 분석은 분석의 기준이나 내용에 따라 효과크기가 어떻게 변하는지 검토하는 방법입니다. 분석된 결과가 얼마나 일관성이 있는지 확인하기 위한 목적으로 시행하며, 서로 다른 조건에서 도출된 분석 결과를 통해서 일관성을 검증합니다. 민감도 분석은 출간오류가 있다고 평가된 비대칭 깔때기 그림의 원인을 파악하기 위해서 여러 가정을 적용하여, 그에 따른 메타분석 결과에 미치는 영향을 파악합니다.

결과적으로, 누적 메타분석과 민감도 분석 모두 이질성을 갖게 하는 원인을 찾는 데 도움을 주는 도구로 사용할 수 있습니다. 특히 민감도 분석은 크게 두 가지 상황에서 실행합니다. 최종적으로 검토하거나 출간오류가 심한 경우에 민감도 분석을 진행합니다. 또는 특정 연구가 메타분석에 큰 영향을 주는 것으로 의심될 때 진행할 수 있습니다. 민감도 분석은 메타분석을 진행하는 동안 어느 때라도 시행할 수 있으며, 분석에서 문제가 생긴다면 가장 먼저 시행하는 오류 찾기 과정이라고도 말할 수 있습니다.

# 시간적 순서에 따른 누적 메타분석

## 02 » 연구 문제

지금부터 실습파일을 사용하여 시간적 순서에 따른 누적 메타분석을 진행합니다. R에서 어떻게 분석을 실시하고, 결과 해석은 어떻게 진행하는지 파악해보겠습니다. 실습파일은 실제 연구에서 추출한 데이터가 아닌 가상의 데이터입니다.

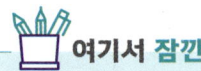 **여기서 잠깐**

jamovi의 경우 누적 메타분석에 관한 모듈이 아직까지는 활성화되지 않았습니다. 추후 jamovi에 누적 메타분석 모듈이 업데이트되면 개정판에서 추가할 예정입니다.

 **시간적 순서에 따른 누적 메타분석**

실습파일 : tcm.csv

Aspirin 사용이 심근경색 환자의 사망에 미치는 연구 결과가 시간에 따라 어떻게 변하였는가를 확인하기 위해 누적 메타분석을 실시해보자.

- **year** : 출간년도
- **event.e, event.c** : Aspirin 사용 그룹, Aspirin 미사용 그룹의 사망자 수
- **n1, n2** : Aspirin 사용 그룹, Aspirin 미사용 그룹의 표본 수

## 03 » 파일 불러오기 & 확인하기

**1** 실습파일을 불러오기 위해 윈도우의 파일 탐색기에서 경로를 확인합니다. ❶ 경로 창을 클릭하여 ❷ 복사한 뒤, ❸ 메모장에 붙여넣고 ❹ 폴더 사이의 ₩ 혹은 \를 /로 수정한 후 파일명을 입력합니다.

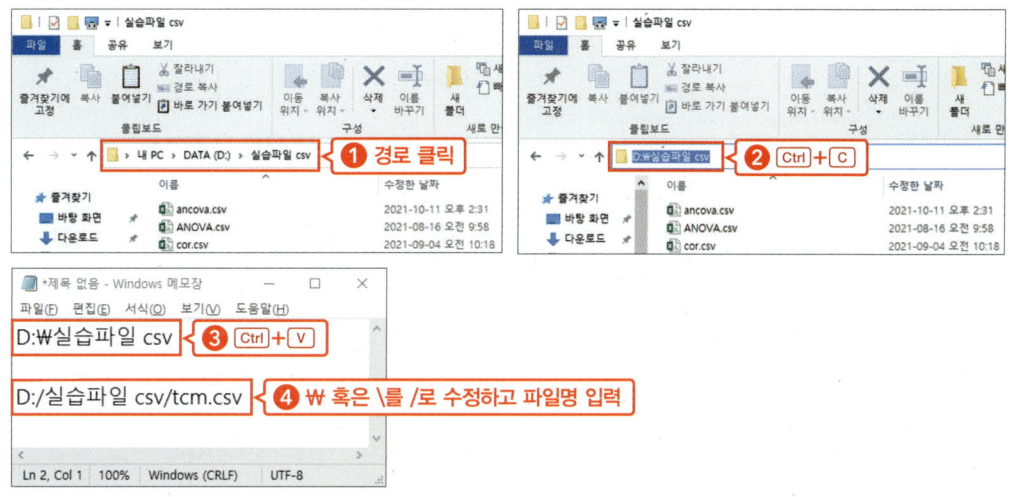

그림 25-1

**2** 시간에 따른 누적 메타분석에 사용할 데이터 명칭은 timemeta로 지정하겠습니다. 수정한 전체 경로를 복사하고 `timemeta<-read.csv("")` 명령어와 함께 RStudio에 입력합니다.

```
> timemeta<-read.csv("D:/실습파일 csv/tcm.csv ")
```
⟵ 입력

그림 25-2

**3** head( ) 명령어로 처음 6행을 확인합니다.

```
> head(timemeta)        ⟵ 입력
        study year event.e   n1 event.c   n2
1 study1 (1975) 1975      50  650      68  578
2 study2 (1977) 1977      85  901      56  403
3 study3 (1980) 1980      43  789      53  737
4 study4 (1982) 1982     101  834     127  832
5 study5 (1984) 1984      32  317      37  307
6 study6 (1991) 1991    1570 8347    1720 8600
```

그림 25-3

## 04 » 분석 진행하기

**1** 메타분석을 진행하는 패키지 중 하나인 `meta`를 사용하겠습니다. 패키지의 함수를 사용하기 위해, 먼저 패키지를 설치하고 불러오기를 진행하겠습니다. `install.packages("meta")` 명령어를 입력한 후 `library(meta)` 명령어를 입력합니다.

```
> install.packages("meta")   ◁ 입력
WARNING: Rtools is required to build R packages but is not currently installed. Please downl
oad and install the appropriate version of Rtools before proceeding:

The downloaded binary packages are in
        C:\Users\GOOD\AppData\Local\Temp\RtmpW40t2A\downloaded_packages
> library(meta)   ◁ 입력
Loading 'meta' package (version 5.0-1).
Type 'help(meta)' for a brief overview.
Readers of 'Meta-Analysis with R (Use R!)' should install
older version of 'meta' package: https://tinyurl.com/dt4y5drs
```

그림 25-4

**2** `metabin()` 명령어를 사용하여 분석을 진행합니다. 명령어 구성은 **결과데이터명 <-metabin(실험군 사건 발생 변수,실험군 표본 수 변수,대조군 사건 발생 변수, 대조군 표본 수 변수,data=데이터명,studlab=연구명,sm="RR",method="Inverse")**입니다. 실험군 사건 발생 변수~대조군 표본 수 변수는 반드시 순서대로 입력해야 합니다. sm에는 상대위험도의 약어인 **"RR"**을 입력합니다. method에는 효과추정치 분산의 역수를 개별 연구의 가중치로 사용하는 방법인 **"Inverse"**를 입력합니다.

```
> timemeta1<-metabin(event.e,n1,event.c,n2,data=timemeta,studlab=study,
sm="RR",method="Inverse")                                               ◁ 입력
> summary(timemeta1)
                 RR            95%-CI  %W(common)  %W(random)
study1 (1975) 0.6538 [0.4619; 0.9255]         2.4        10.5
study2 (1977) 0.6789 [0.4949; 0.9314]         2.9        11.8

Number of studies combined: k = 7
Number of observations: o = 27788
Number of events: e = 4424

                          RR            95%-CI      z  p-value
Common effect model   0.9226 [0.8744; 0.9735]  -2.94   0.0033
Random effects model  0.8460 [0.7323; 0.9774]  -2.27   0.0232

Quantifying heterogeneity:
 tau^2 = 0.0200 [0.0000; 0.1313]; tau = 0.1414 [0.0000; 0.3624]
 I^2 = 55.0% [0.0%; 80.7%]; H = 1.49 [1.00; 2.28]

Test of heterogeneity:
     Q d.f. p-value
 13.34    6  0.0379

Details on meta-analytical method:
- Inverse variance method
- Restricted maximum-likelihood estimator for tau^2
- Q-Profile method for confidence interval of tau^2 and tau
```

그림 25-5

**3** 메타분석을 시각화하기 위해 forest() 명령어를 사용합니다. 색 지정 명령어 구성은 forest(메타분석 데이터명, col.diamond="다이아몬드 색",col.square="사각형 색",col.square.line="사각형 윤곽선 색")입니다. 윤곽선 색을 지정하지 않으면 윤곽선이 표시되지 않기 때문에 검은색으로 지정하였습니다.

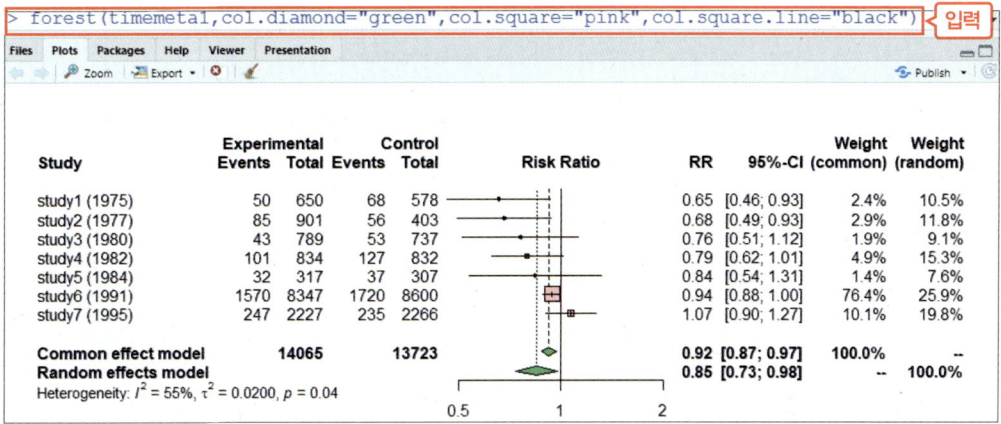

그림 25-6

**4** 누적 메타분석을 진행하기 위해 metacum() 명령어를 사용합니다. 명령어 구성은 결과데이터명<- metacum(메타분석 결과데이터명,sortvar=분류할 데이터가 담긴 행 이름)입니다.

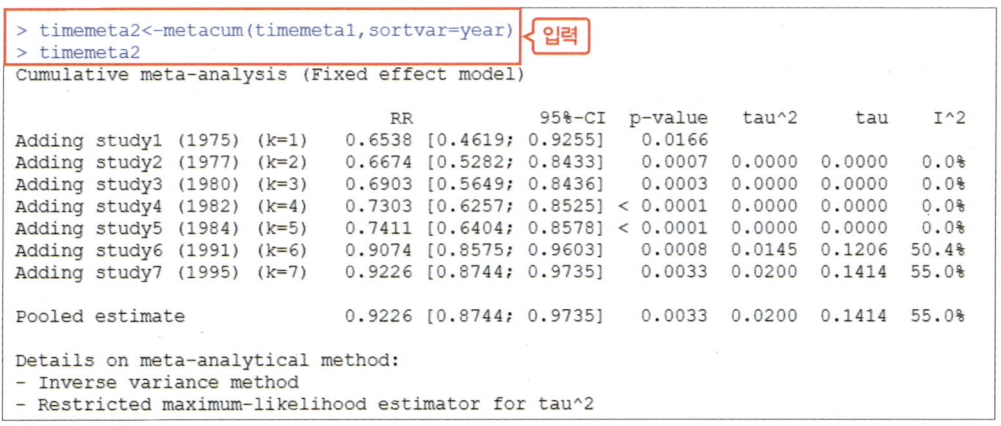

그림 25-7

**5** 누적 메타분석 효과크기 결과를 시각화하기 위해 forest( ) 명령어를 사용합니다. 색 지정 명령어 구성은 forest(메타분석 데이터명,col.diamond="다이아몬드 색",col.square="사각형 색", col.square.line="사각형 윤곽선 색")입니다. 윤곽선 색을 지정하지 않으면 윤곽선이 표시되지 않기 때문에 검은색으로 지정하였습니다.

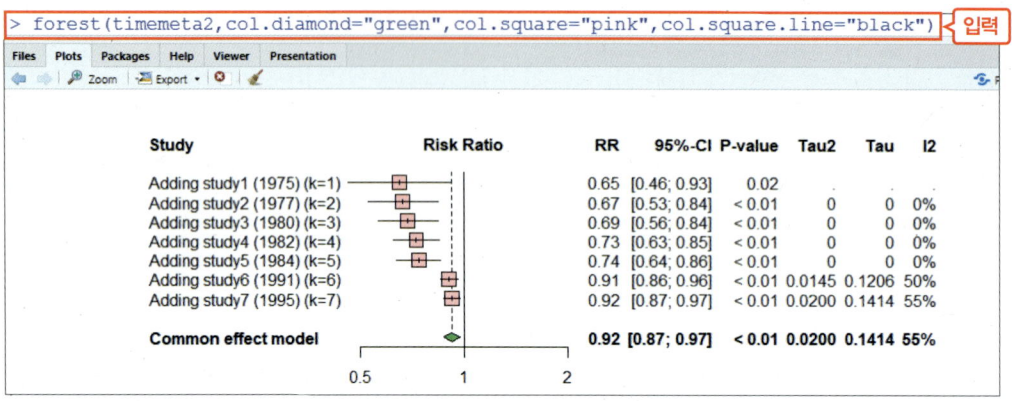

그림 25-8

**6** 메타분석 효과크기 결과를 시각화한 그래프를 그림 파일로 저장하기 위해 png( ) 명령어를 사용합니다. png("위치",width=가로길이,height=세로길이,unit="px",bg="배경색깔",res=확대정도숫자)를 실행하여 그림 파일의 크기를 설정합니다. 이어서 저장할 그래프를 입력합니다. 마지막으로 dev.off( ) 명령어를 실행하면 png 형식으로 그래프가 저장됩니다.

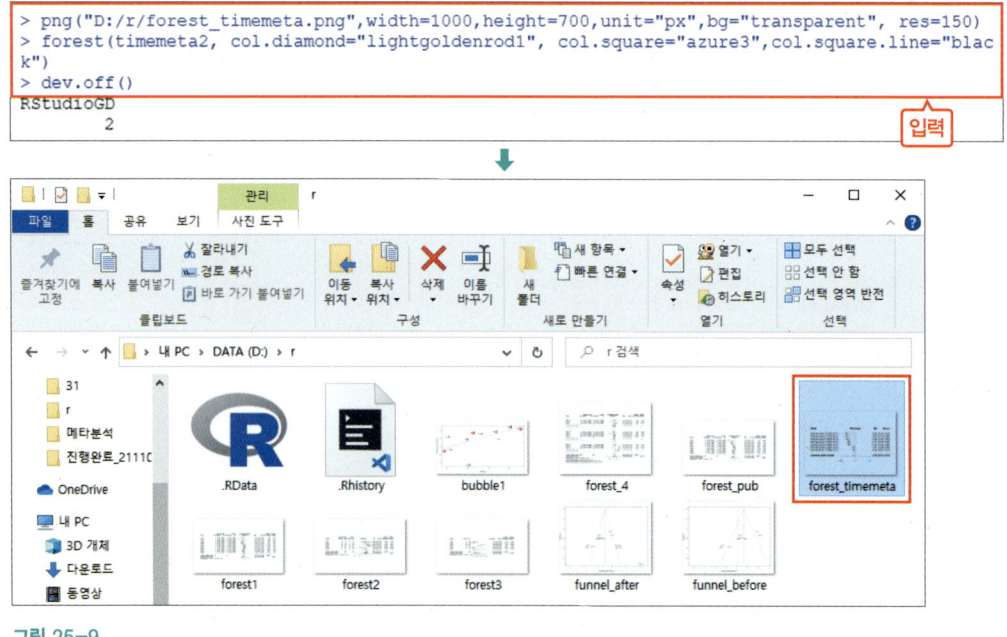

그림 25-9

## 05 » 결과표 작성하기

**1** 한글에서 다음과 같이 결과표 틀을 만듭니다. 셀 제목은 순서대로 연도(year), 사건 발생 비율(RR), RR의 95% 신뢰구간(95% CI), 이질성 결과($I^2$), 유의수준($p$)입니다. 여기서 시간 순서에 따른 누적 메타분석으로 결과를 정리하기 위하여 첫 열에 'year'를 입력하였습니다.

| year | RR | 95% CI | | $I^2$(%) | $p$ |
|---|---|---|---|---|---|
| | | Lower | Upper | | |
| | | | | | |
| | | | | | |

그림 25-10

**2** 누적 메타분석 결과를 출력한 [그림 25-7]을 참조하여 모든 항목을 입력합니다.

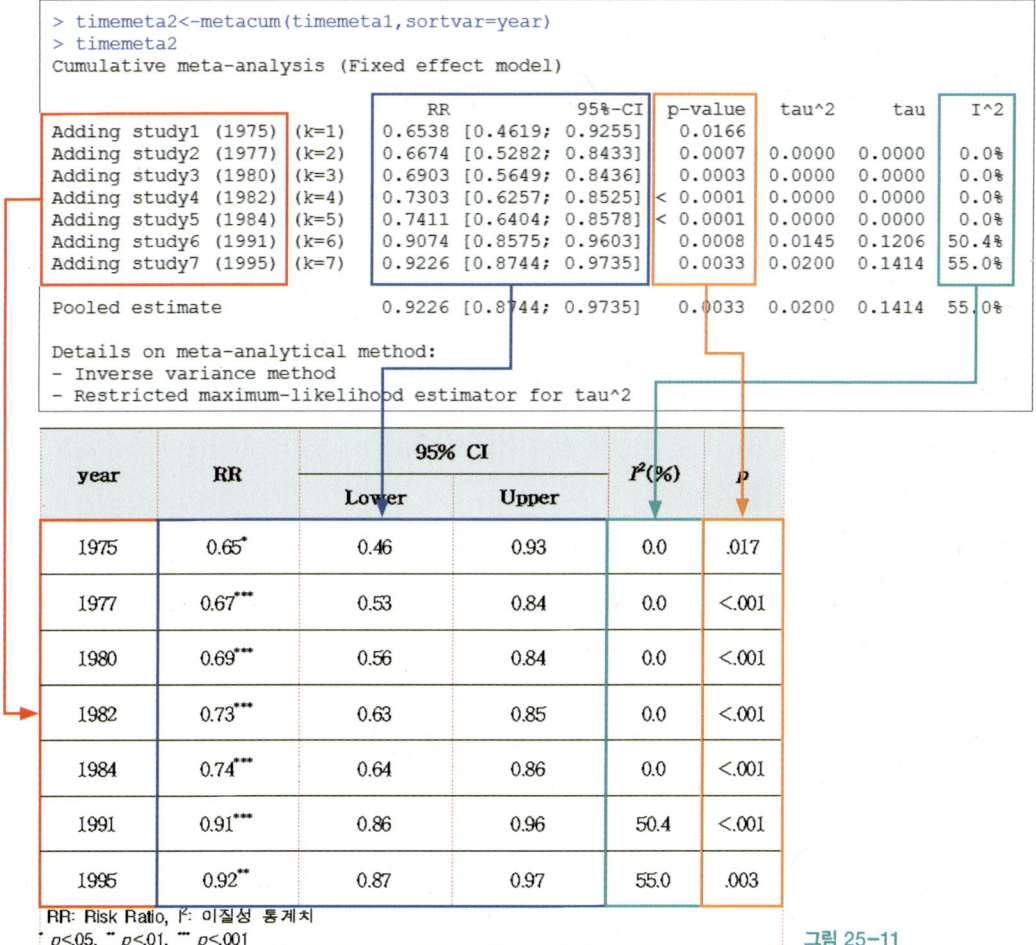

그림 25-11

## 06 » 분석 결과 해석하기

**1** 먼저 메타분석 결과를 해석하겠습니다.

```
> timemeta1<-metabin(event.e,n1,event.c,n2,data=timemeta,studlab=study,
sm="RR",method="Inverse")
> summary(timemeta1)
                   RR        95%-CI  %W(common)  %W(random)
study1 (1975)  0.6538 [0.4619; 0.9255]     2.4        10.5
study2 (1977)  0.6789 [0.4949; 0.9314]     2.9        11.8
study3 (1980)  0.7578 [0.5133; 1.1188]     1.9         9.1
study4 (1982)  0.7934 [0.6222; 1.0116]     4.9        15.3
study5 (1984)  0.8376 [0.5360; 1.3088]     1.4         7.6
study6 (1991)  0.9405 [0.8844; 1.0000]    76.4        25.9
study7 (1995)  1.0695 [0.9034; 1.2661]    10.1        19.8

Number of studies combined: k = 7
Number of observations: 27788

                       RR       95%-CI       z  p-value
Common effect model  0.9226 [0.8744; 0.9735] -2.94  0.0033
Random effects model 0.8460 [0.7323; 0.9774] -2.27  0.0232

Quantifying heterogeneity:
 tau^2 = 0.0200 [0.0000; 0.1313]; tau = 0.1414 [0.0000; 0.3624]
 I^2 = 55.0%; H = 1.49 [1.00; 2.28]

Test of heterogeneity:
     Q d.f. p-value
 13.34   6  0.0379

Details on meta-analytical method:
- Inverse variance method
- Restricted maximum-likelihood estimator for tau^2
- Q-Profile method for confidence interval of tau^2 and tau
```

- 메타분석 효과크기에 대한 모형 결과
- 고정효과모형 효과크기
- 이질성 통계치
- 이질성 검사 결과
- 이질성 결과 수치 및 유의확률

그림 25-12

메타분석 효과크기에 대한 모형 결과에서 고정효과모형 효과크기를 살펴보면, Aspirin 사용이 심근경색 환자의 사망에 미치는 유의한 효과가 있다는 것을 확인할 수 있습니다 (RR=0.92, p=.003). 이질성 검사 결과 이질성($I^2$)이 55.0%로 나타나 중간 정도 이질성이 있다고 해석할 수 있습니다.

2 누적 메타분석을 시각화한 다음 그림을 참조하여 결과를 해석합니다. 해석하는 방법은 크게 두 가지로, 메타분석 결과에서 효과크기를 비교하는 방법과 시각화된 Forest Plot 에서 확인하는 방법이 있습니다.

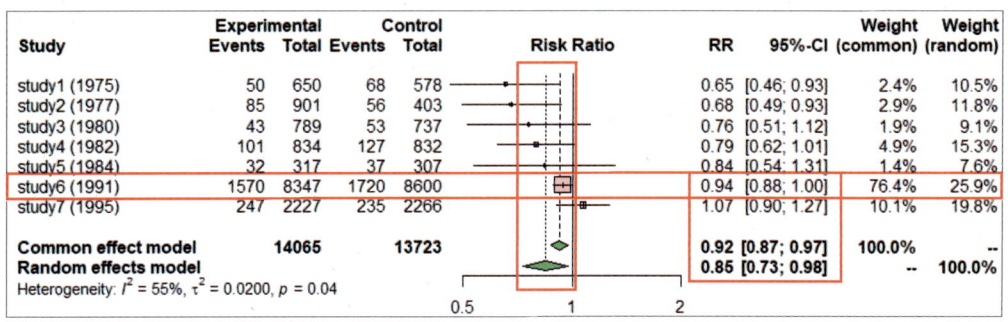

그림 25-13

먼저 효과크기로 확인해보겠습니다. 전체 효과크기가 0.92인데, 이와 가깝게 변하는 연도가 1991년인 것을 확인할 수 있습니다. 다음으로 Forest Plot에서 확인해보겠습니다. 전체 효과크기를 기준으로 한 점선에서 가깝게 변하는 연도를 확인합니다. 마찬가지로 1991년이 그 시기임을 확인할 수 있습니다. 결과를 해석하면, 1991년 이후 Aspirin 사용이 Aspirin 미사용 방법과 비교하여 심근경색 환자에게 사망 위험에 있어 매우 긍정적인 결과(0.91)를 보여주고 있습니다.

## 07 » 논문 결과 작성하기

시간적 순서에 따른 누적 메타분석 결과표에 대한 해석은 다음 4단계로 작성합니다.

### ❶ 분석 내용과 분석법 설명
"심근경색 환자들을 대상으로 Aspirin 사용에 따른 사망에 미치는 영향이 시기에 따라 차이가 있는지(분석 내용)를 알기 위해 누적 메타분석(분석법)을 실시하였다."

### ❷ p값이 유의할 경우
모형 선택, 효과크기와 효과크기의 95% 신뢰구간, 효과크기 이질성을 제시한다.

### ❸ p값이 유의하지 않을 경우

"심근경색 환자들을 대상으로 한 Aspirin 사용이 사망에 미치는 영향은 Aspirin 미사용과 차이 나지 않았다($p>.05$)."라고 기술한다.

### ❹ 누적 메타분석 결과 해석

누적 메타분석에 따라 변한 시기를 언급하며, 그 시기까지 누적된 효과크기와 전체 효과크기를 비교한다.

위의 4단계에 맞춰 앞에서 실습한 출력 결과 값을 작성하면 다음과 같습니다.

❶ 심근경색 환자들을 대상으로 Aspirin 사용에 따른 사망에 미치는 영향이 시기에 따라 차이가 있는지를 알기 위해 누적 메타분석을 실시하였다.

❷ 메타분석에서 연구 간에 집단과 방법에 큰 차이가 존재하지 않아 고정효과모형을 선택하였다. 고정효과모형의 결과를 해석하면, Aspirin 사용이 심근경색 환자의 사망에 미치는 유의한 효과가 있었다(RR=0.92, 95% CI:0.87−0.97, $p=.003$, $I^2=55.0\%$).

❹ 누적 메타분석 결과에 따르면 1991년부터 실시한 Aspirin 사용이 심근경색 환자의 사망에 미치는 유의한 효과가 있었다(1991년 기준: RR=0.91, 95% CI:0.86−0.96).

**[시간적 순서에 따른 누적 메타분석 논문 결과표 완성 예시]**

⟨Table⟩ Aspirin 사용이 심근경색 환자의 사망에 미치는 연구 누적 메타분석

| year | RR | 95% CI | | $I^2(\%)$ | p |
| --- | --- | --- | --- | --- | --- |
| | | Lower | Upper | | |
| 1975 | 0.65* | 0.46 | 0.93 | 0.0 | .017 |
| 1977 | 0.67*** | 0.53 | 0.84 | 0.0 | <.001 |
| 1980 | 0.69*** | 0.56 | 0.84 | 0.0 | <.001 |
| 1982 | 0.73*** | 0.63 | 0.85 | 0.0 | <.001 |
| 1984 | 0.74*** | 0.64 | 0.86 | 0.0 | <.001 |
| 1991 | 0.91*** | 0.86 | 0.96 | 50.4 | <.001 |
| 1995 | 0.92** | 0.87 | 0.97 | 55.0 | .003 |

RR: Risk Ratio, $I^2$: 이질성 통계치
\* $p<.05$, \*\* $p<.01$, \*\*\* $p<.001$

심근경색 환자들을 대상으로 Aspirin 사용에 따라 사망에 미치는 영향이 시기에 따라 차이가 있는지를 알기 위해 누적 메타분석을 실시하였다.

메타분석에서 연구 간에 집단과 방법에 큰 차이가 존재하지 않아 고정효과모형을 선택하였다. 고정효과모형의 결과를 해석하면, Aspirin 사용이 심근경색 환자의 사망에 미치는 유의한 효과가 있었다(RR=0.92, 95% CI:0.87-0.97, $p$=.003, $I^2$=55.0%).

누적 메타분석 결과에 따르면 1991년부터 실시한 Aspirin 사용이 심근경색 환자의 사망에 미치는 유의한 효과가 있었다(1991년 기준: RR=0.91, 95% CI:0.86-0.96)

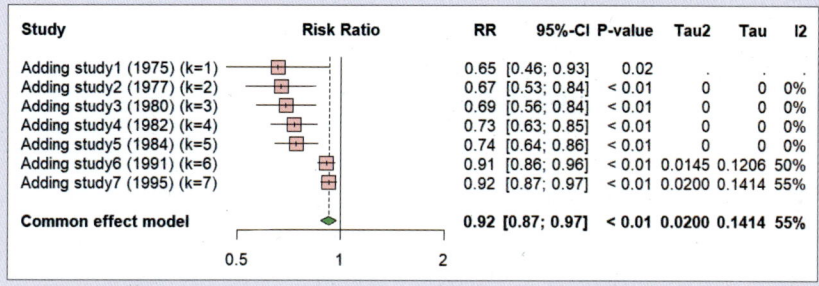

누적 메타분석 효과크기 시각화

# 표본 크기에 따른 누적 메타분석

## 08 » 연구 문제

지금부터 실습파일을 사용하여 표본 크기에 따른 누적 메타분석을 진행합니다. R에서 어떻게 분석을 실시하고, 결과 해석은 어떻게 진행하는지 파악해보겠습니다. 실습파일은 실제 연구에서 추출한 데이터가 아닌 가상의 데이터입니다.

 **여기서 잠깐**

jamovi의 경우는 누적 메타분석에 관한 모듈이 아직까지는 활성화되지 않았습니다. 추후 jamovi에 누적 메타분석 모듈이 업데이트되면 개정판에서 추가할 예정입니다.

**문제 25-2** 표본 크기에 따른 누적 메타분석

실습파일 : ncm.csv

Aspirin 사용이 심근경색 환자의 사망에 미치는 연구가 표본 크기에 따라 차이가 있는지 확인하기 위해 누적 메타분석을 진행해보자.

- k : 연구 수
- event.e, event.c : Aspirin 사용 그룹, Aspirin 미사용 그룹의 사망자 수
- n1, n2 : Aspirin 사용 그룹, Aspirin 미사용 그룹의 표본 수

## 09 » 파일 불러오기 & 확인하기

1. 실습파일을 불러오기 위해 윈도우의 파일 탐색기에서 경로를 확인합니다. ❶ 경로 창을 클릭하여 ❷ 복사한 뒤, ❸ 메모장에 붙여넣고 ❹ 폴더 사이의 ₩ 혹은 \를 /로 수정한 후 파일명을 입력합니다.

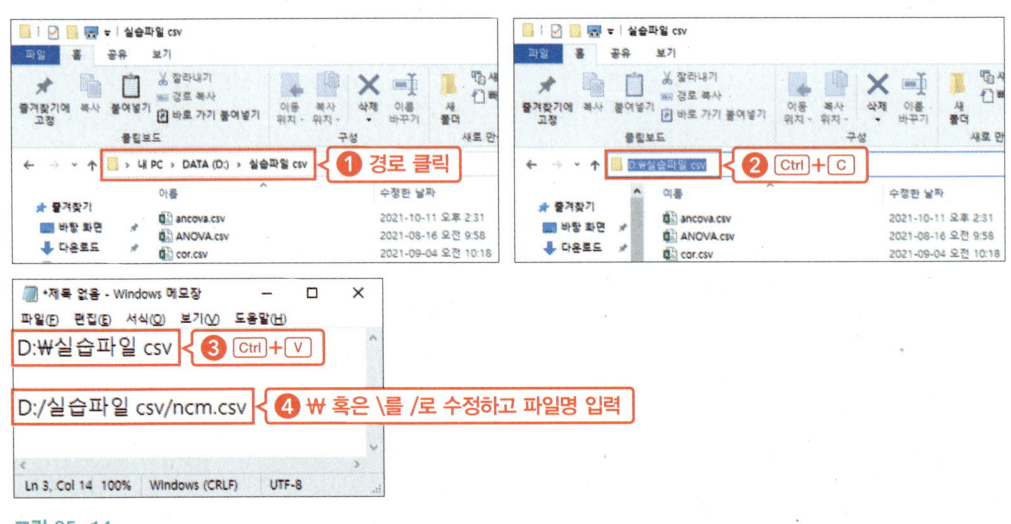

그림 25-14

2. 표본 크기에 따른 누적 메타분석에 사용할 데이터 명칭은 sizemeta로 지정하겠습니다. 수정한 전체 경로를 복사하고 sizemeta<-read.csv("") 명령어와 함께 RStudio에 입력합니다.

```
> sizemeta<-read.csv("D:/실습파일 csv/ncm.csv ")
```
입력

그림 25-15

**3** head( ) 명령어로 처음 6행을 확인합니다.

```
> head(sizemeta)
    study    k event.e  n1 event.c  n2
1 study1 (1) 1      51 650      68 578
2 study2 (3) 3      85 901      56 403
3 study3 (2) 2      43 789      53 737
4 study4 (4) 4     101 834     127 832
5 study5 (5) 5      32 317      37 307
6 study6 (6) 6    1570 8347   1720 8600
```

그림 25-16

## 10 » 분석 진행하기

**1** 메타분석을 진행하는 패키지 중 하나인 meta를 사용하겠습니다. 패키지의 함수를 사용하기 위해, 먼저 패키지를 설치하고 불러오기를 진행하겠습니다. install.packages ("meta") 명령어를 입력한 후 library(meta) 명령어를 입력합니다.

```
> install.packages("meta")    ◁ 입력
WARNING: Rtools is required to build R packages but is not currently installed. Please downl
oad and install the appropriate version of Rtools before proceeding:

https://cran.rstudio.com/bin/windows/Rtools/
'C:/Users/GOOD/Documents/R/win-library/4.1'의 위치에 패키지(들)을 설치합니다.
(왜냐하면 'lib'가 지정되지 않았기 때문입니다)
trying URL 'https://cran.rstudio.com/bin/windows/contrib/4.1/meta_5.0-1.zip'
Content type 'application/zip' length 1604848 bytes (1.5 MB)
downloaded 1.5 MB

package 'meta' successfully unpacked and MD5 sums checked

The downloaded binary packages are in
        C:\Users\GOOD\AppData\Local\Temp\RtmpWYoVK4\downloaded_packages
> library(meta)    ◁ 입력
Loading 'meta' package (version 5.0-1).
Type 'help(meta)' for a brief overview.
Readers of 'Meta-Analysis with R (Use R!)' should install
older version of 'meta' package: https://tinyurl.com/dt4y5drs
```

그림 25-17

**2** `metabin()` 명령어를 사용하여 분석을 진행합니다. 명령어 구성은 **결과데이터명 <-metabin(실험군 사건 발생 변수, 실험군 전체 표본 수 변수, 대조군 사건 발생 변수, 대조군 전체 표본 수 변수, data=데이터명, studlab = 연구명, sm="RR", method="Inverse")**입니다. 여기서 실험군 사건 발생 변수~대조군 전체 표본 수 변수는 반드시 순서대로 입력해야 합니다. sm에는 상대위험도의 약어인 "**RR**"을 입력합니다. method에는 효과추정치 분산의 역수를 개별 연구의 가중치로 사용하는 방법인 "**Inverse**"를 입력합니다.

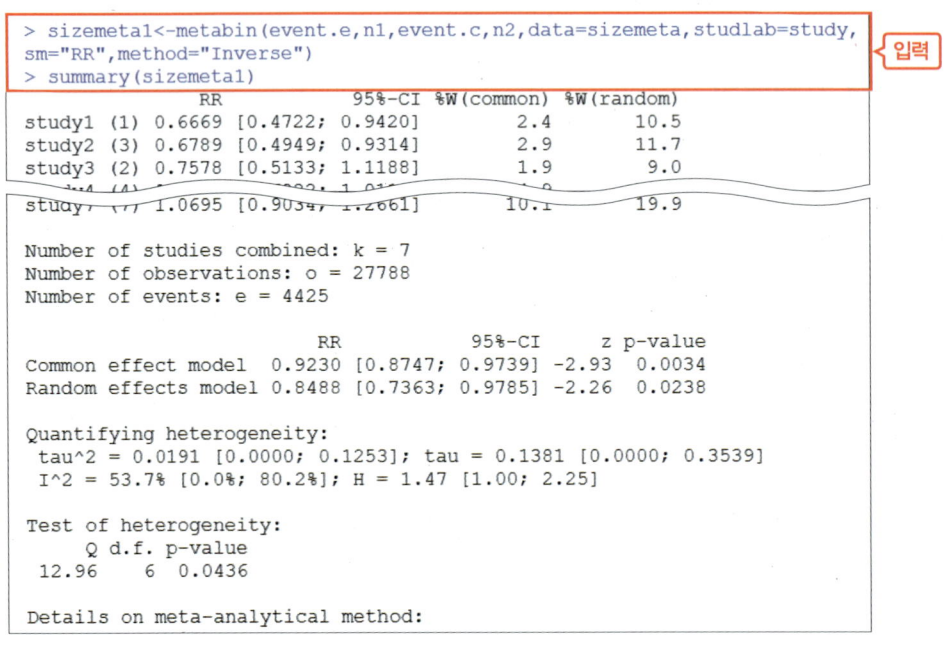

그림 25-18

**3** 메타분석 효과크기 결과를 시각화하기 위해 `forest()` 명령어를 사용합니다.

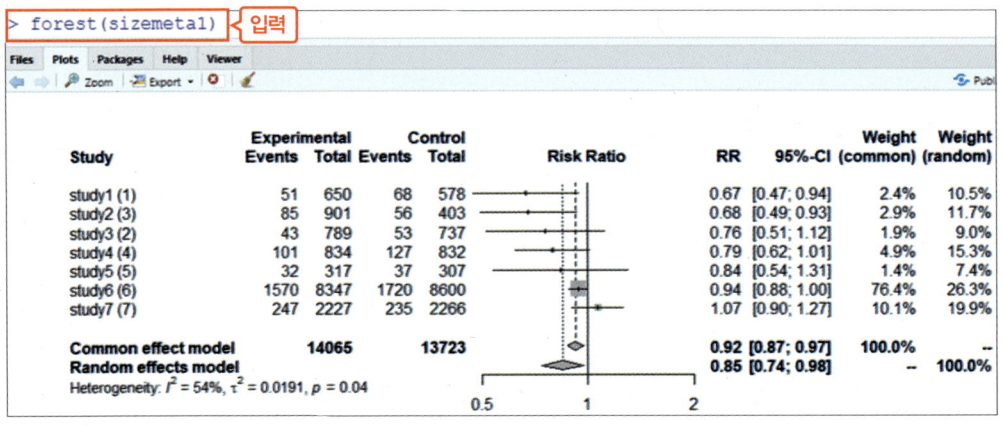

그림 25-19

**4** 누적 메타분석을 진행하기 위해 metacum( ) 명령어를 사용합니다. 명령어 구성은 **결과데이터명<-metacum(메타분석 결과데이터명, sortvar=분류할 데이터가 담긴 행 이름)** 입니다.

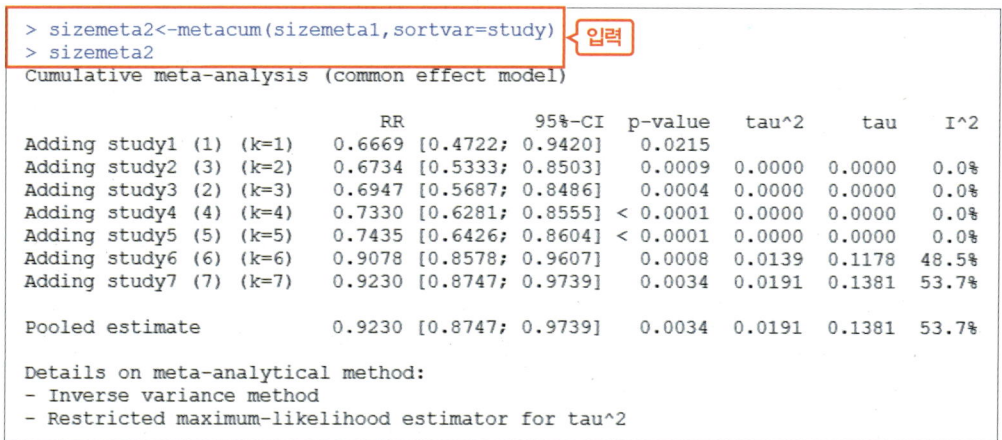

그림 25-20

**5** 누적 메타분석 결과를 시각화하기 위해 forest( ) 명령어를 사용합니다. 색 지정 명령어 구성은 forest(메타분석 데이터명, col.diamond = "다이아몬드 색", col.square = "사각형 색", col.square.line = "사각형 윤곽선 색")입니다. 윤곽선 색을 지정하지 않으면 투명으로 표시되어 가독성이 떨어지기 때문에 검은색으로 지정하였습니다.

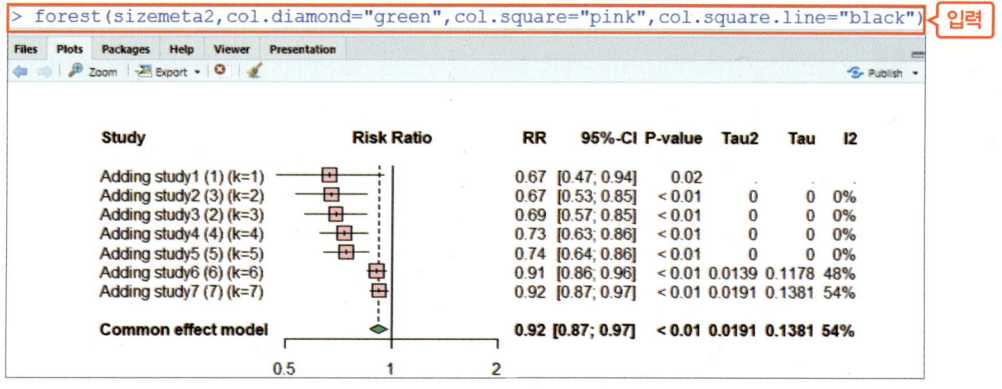

그림 25-21

SECTION 25 누적 메타분석과 민감도 분석

**6** 메타분석 효과크기 그래프를 내보내기 위해 png() 명령어를 사용합니다. **png("저장할 위치/파일명", width=가로길이, height=세로길이, unit="px", bg="배경색깔", res=확대정도숫자)**를 실행하여 먼저 그림 파일의 크기를 설정합니다. 이어서 **내보낼 그래프**를 입력합니다. 마지막으로 **dev.off()** 명령어를 실행하면 png 형식으로 그래프가 저장됩니다.

```
> png("D:/r/forest_sizemeta.png",width=1000,height=700,unit="px",bg="transparent", res=150)
> forest(sizemeta2, col.diamond="green", col.square="pink",col.square.line="black")
> dev.off()
RStudioGD
       2
```

입력

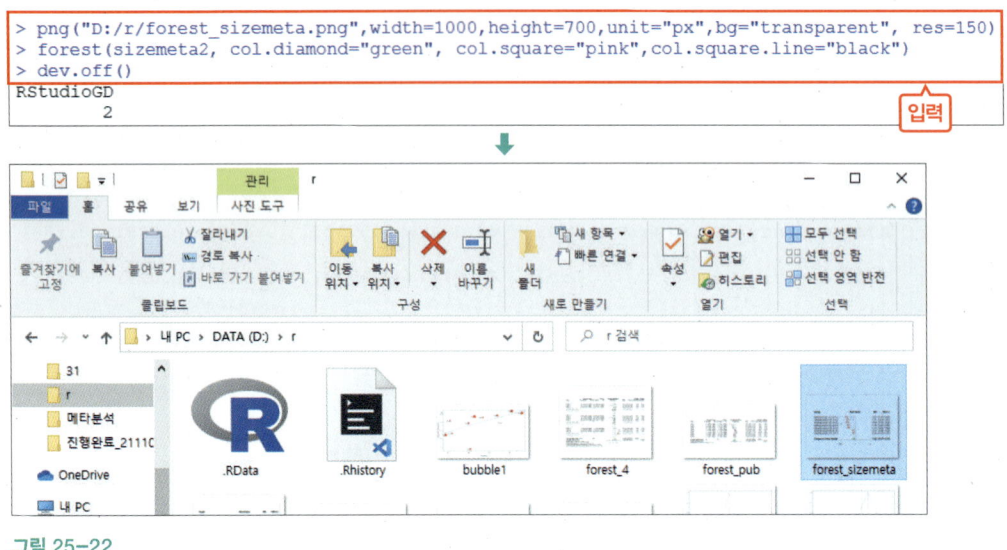

그림 25-22

## 11 » 결과표 작성하기

**1** 한글에서 다음과 같이 결과표 틀을 만듭니다. 셀 제목은 순서대로 연구 수(k), 사건 발생 비율(RR), RR의 95% 신뢰구간(95% CI), 이질성 결과($I^2$), 유의도($p$)입니다. 여기서 표본 크기에 따른 누적 메타분석으로 결과를 정리하기 위해 첫 열에 'k'를 입력하였습니다.

| k | RR | 95% CI | | $I^2$(%) | $p$ |
|---|---|---|---|---|---|
| | | Lower | Upper | | |

RR: Risk Ratio, $I^2$: 이질성 통계치
* $p<.05$, ** $p<.01$, *** $p<.001$

그림 25-23

**2** 누적 메타분석 결과를 출력한 [그림 25-20]을 참조하여 모든 항목을 입력합니다.

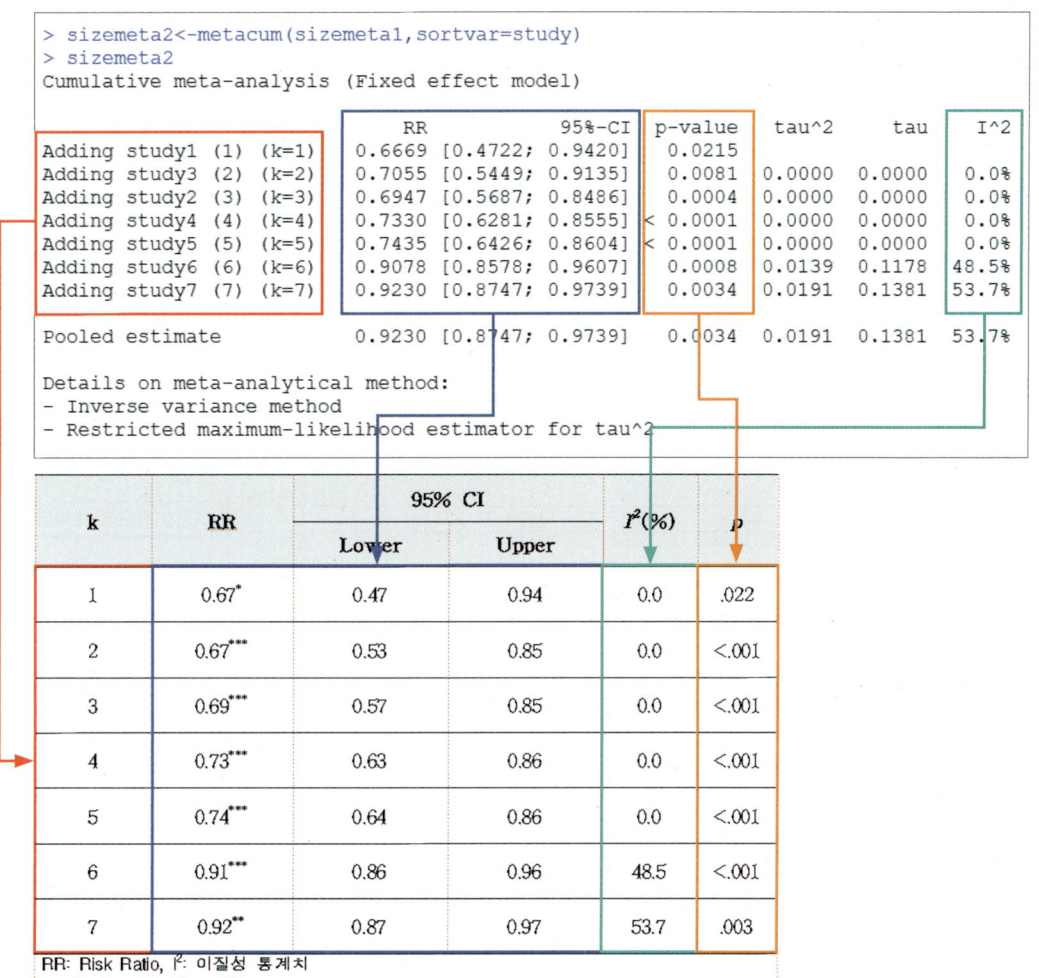

그림 25-24

## 12 » 분석 결과 해석하기

**1** 먼저 메타분석 결과를 해석하겠습니다.

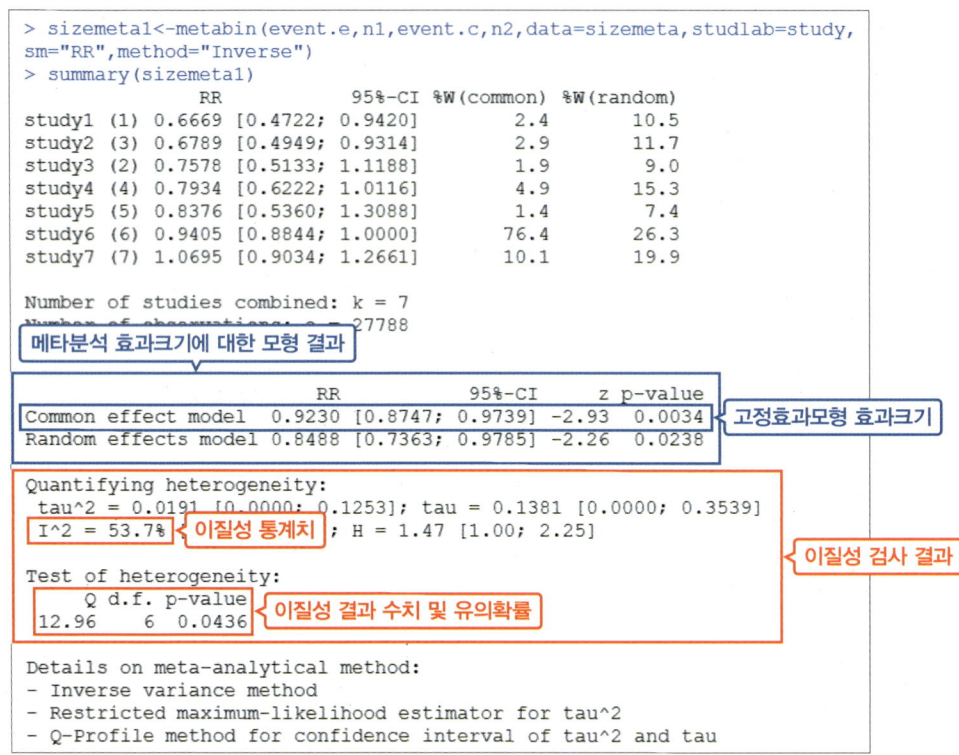

그림 25-25

이번 분석에서는 분석한 연구들이 동일한 방법을 사용하였고, 유사 집단인 것을 고려하여 고정효과모형으로 선택하였습니다. 이질성 검사 결과 이질성($I^2$)이 53.7%로 나타나 중간 정도 이질성이 있다고 해석할 수 있습니다.

**2** 누적 메타분석을 시각화한 다음 그림을 참조하여 결과를 해석합니다. 해석하는 방법은 크게 두 가지로, 메타분석 결과에서 효과크기를 비교하는 방법과 시각화된 Forest Plot 에서 확인하는 방법이 있습니다.

그림 25-26

먼저 효과크기로 확인해보겠습니다. 전체 효과크기가 0.92인데, 이와 가깝게 변하는 연구 수가 6개인 것을 확인할 수 있습니다. 다음으로 Forest Plot에서 확인해보겠습니다. 전체 효과크기를 기준으로 한 점선에서 가깝게 변하는 연구 수를 확인합니다. 마찬가지로 연구 수 6개가 그 기준임을 확인할 수 있습니다. 결과를 해석하면, 연구 수 6개 이후에 Aspirin 사용이 Aspirin 미사용 방법과 비교하여 심근경색 환자에게 사망 위험에 있어 매우 긍정적인 결과(0.91)를 보여주고 있습니다.

## 13 » 논문 결과 작성하기

표본 크기에 따른 누적 메타분석 결과표에 대한 해석은 다음 4단계로 작성합니다.

**❶ 분석 내용과 분석법 설명**
"심근경색 환자들을 대상으로 Aspirin 사용에 따른 사망에 미치는 영향이 표본 크기에 따라 차이가 있는지(분석 내용)를 알기 위해 누적 메타분석(분석법)을 실시한다."

**❷ p값이 유의할 경우**
모형 선택, 효과크기와 효과크기의 95% 신뢰구간, 효과크기 이질성을 제시한다.

**❸ p값이 유의하지 않을 경우**
"심근경색 환자들을 대상으로 한 Aspirin 사용이 사망에 미치는 영향은 Aspirin 미사용과 차이 나지 않았다($p>.05$)."라고 기술한다.

**❹ 누적 메타분석 결과 해석**
누적 메타분석에 따라 변한 숫자를 언급하며, 누적된 효과크기와 전체 효과크기를 비교한다.

위의 4단계에 맞춰 앞에서 실습한 출력 결과 값을 작성하면 다음과 같습니다.

❶ 심근경색 환자들을 대상으로 Aspirin 사용에 따른 사망에 미치는 영향이 표본 크기에 따라 차이가 있는지를 알기 위해 누적 메타분석을 실시하였다.

❷ 메타분석에서 연구 간에 집단과 방법에 큰 차이가 존재하지 않아 고정효과모형을 선택하였다. 고정효과모형의 결과를 해석하면, Aspirin 사용이 미사용과 비교하여 심근경색 환자의 사망에 미치는 유의한 효과가 있었다(RR=0.92, 95% CI:0.87−0.97, $p=.003$, $I^2=53.7\%$).

❹ 누적 메타분석 결과에 따르면, 표본 크기 순서로 6번째인 study6을 투입한 이후 효과크기가 0.91-0.92로 안정되었다. 이후의 표본 크기가 작고 상대적으로 효과크기의 변동이 심한 연구들이 추가되더라도 전체 결과에 영향을 미치지 못하는 것으로 나타났다(6개 기준: RR = 0.91, 95% CI: 0.86-0.96).

**[표본 크기에 따른 누적 메타분석 논문 결과표 완성 예시]**

⟨Table⟩ Aspirin 사용이 심근경색 환자의 사망에 미치는 연구 누적 메타분석

| k | RR | 95% CI | | $I^2$(%) | p |
|---|---|---|---|---|---|
| | | Lower | Upper | | |
| 1 | 0.65* | 0.47 | 0.94 | 0.0 | .022 |
| 2 | 0.67*** | 0.53 | 0.85 | 0.0 | <.001 |
| 3 | 0.69*** | 0.57 | 0.85 | 0.0 | <.001 |
| 4 | 0.73*** | 0.63 | 0.86 | 0.0 | <.001 |
| 5 | 0.74*** | 0.64 | 0.86 | 0.0 | <.001 |
| 6 | 0.91*** | 0.86 | 0.96 | 48.5 | <.001 |
| 7 | 0.92** | 0.87 | 0.97 | 53.7 | .003 |

RR: Risk Ratio, $I^2$: 이질성 통계치
* $p<.05$, ** $p<.01$, *** $p<.001$

심근경색 환자들을 대상으로 Aspirin 사용에 따른 사망에 미치는 영향이 표본 크기에 따라 차이가 있는지를 알기 위해 누적 메타분석을 실시하였다.

메타분석에서 연구 간에 집단과 방법에 큰 차이가 존재하지 않아 고정효과모형을 선택하였다. 고정효과모형의 결과를 해석하면, Aspirin 사용이 미사용과 비교하여 심근경색 환자의 사망에 미치는 유의한 효과가 있었다(RR=0.92, 95% CI: 0.87-0.97, $p=.003$, $I^2=53.7\%$).

누적 메타분석 결과에 따르면 표본 크기 순서로 6번째인 study6을 투입한 이후 효과크기가 0.91-0.92로 안정되었다. 이후의 표본 크기가 작고 상대적으로 효과크기의 변동이 심한 연구들이 추가되더라도 전체 효과크기에 영향을 미치지 못하는 것으로 나타났다(6개 기준: RR= 0.91, 95% CI: 0.86-0.96).

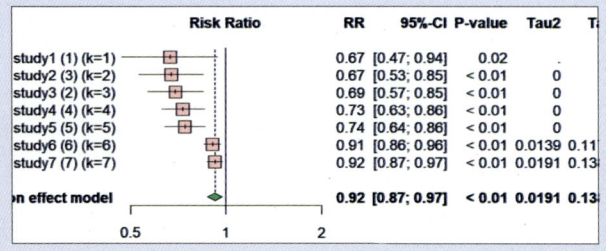

누적 메타분석 결과 시각화

# 민감도 분석

## 14 » 연구 문제

**민감도 분석은 여러 연구를 종합하여 도출한 효과크기에 가장 큰 영향을 미치는 연구를 확인하는 분석 방법**입니다. 어떠한 연구를 제외했을 때 효과크기가 어떻게 변하는가를 통해 이를 확인합니다. 다양한 분석 방법에 대한 민감도 분석을 진행한다면 특정 중재 방법에 대한 효과를 짐작할 수 있습니다.

지금부터 실습파일을 사용하여 민감도 분석을 진행합니다. R에서 어떻게 분석을 실시하고, 결과 해석은 어떻게 진행하는지 파악해보겠습니다. 실습파일은 실제 연구에서 추출한 데이터가 아닌 가상의 데이터입니다.

> **여기서 잠깐**
>
> jamovi의 경우, 현재 민감도 분석 모듈이 개발되지 않았습니다. 추후 jamovi에 민감도 분석 모듈이 개발되면 개정판에서 추가할 예정입니다.

### 문제 25-3 민감도 분석

📁 실습파일 : sm.csv

성인 ADHD에 대한 인지행동 치료의 효과를 연구한 자료들을 활용해 민감도 분석을 진행해보자.

- **study** : 개별 연구
- **g** : 추정치
- **se** : 추정치의 표준오차

## 15 » 파일 불러오기 & 확인하기

**1** 실습파일을 불러오기 위해 윈도우의 파일 탐색기에서 경로를 확인합니다. ❶ 경로 창을 클릭하여 ❷ 복사한 뒤, ❸ 메모장에 붙여넣고 ❹ 폴더 사이의 ₩ 혹은 \를 /로 수정한 후 파일명을 입력합니다.

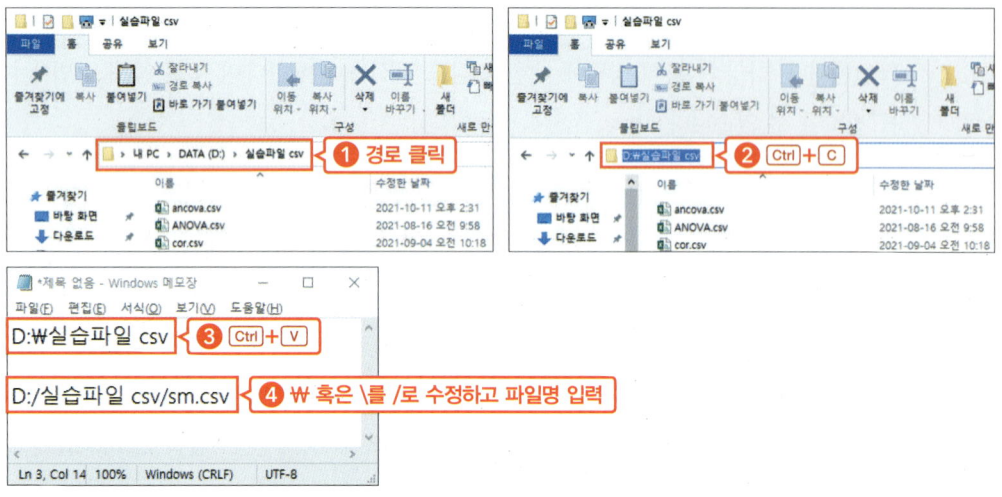

그림 25-27

**2** 민감도 분석에 사용할 데이터 명칭은 sensit로 지정하겠습니다. 수정한 전체 경로를 복사하고 sensit<-read.csv("") 명령어와 함께 RStudio에 입력합니다.

```
> sensit<-read.csv("D:/실습파일 csv/sm.csv ")
```

그림 25-28

**3** head( ) 명령어로 처음 6행을 확인합니다.

```
> head(sensit)
   study     g    se
1 study1 1.074 0.475
2 study2 0.710 0.473
3 study3 0.627 0.457
4 study4 1.098 0.472
5 study5 1.235 0.476
6 study6 0.147 0.272
```

그림 25-29

## 16 » 분석 진행하기

**1** 메타분석을 진행하는 패키지 중 하나인 `meta`를 사용하겠습니다. 패키지의 함수를 사용하기 위해, 먼저 패키지를 설치하고 불러오기를 진행하겠습니다. `install.packages("meta")` 명령어를 입력한 후 `library(meta)` 명령어를 입력합니다.

```
> install.packages("meta")    [입력]
WARNING: Rtools is required to build R packages but is not currently installed. Please downl
oad and install the appropriate version of Rtools before proceeding:

The downloaded binary packages are in
        C:\Users\GOOD\AppData\Local\Temp\RtmpOSlHza\downloaded_packages
> library(meta)    [입력]
Loading 'meta' package (version 5.0-1).
Type 'help(meta)' for a brief overview.
Readers of 'Meta-Analysis with R (Use R!)' should install
older version of 'meta' package: https://tinyurl.com/dt4y5drs
```

그림 25-30

**2** `metagen()` 명령어를 사용하여 분석을 진행합니다. 명령어 구성은 **메타분석 결과데이터명<- metagen(추정치 변수, 추정치의 표준오차 변수, sm="SMD", 연구명, data=데이터명)** 입니다. 여기서 추정치 변수와 추정치의 표준오차 변수는 반드시 순서대로 입력해야 합니다. 이어지는 `sm`에는 출력 데이터 종류로 표준화된 평균 크기의 약자인 **"SMD"**를 입력합니다. 마지막으로 연구명과 데이터명을 입력합니다.

```
> sensitmeta1<-metagen(g,se,sm="SMD",study,data=sensit)    [입력]
> summary(sensitmeta1)
              SMD              95%-CI %W(common) %W(random)
study1   1.0740 [ 0.1430; 2.0050]        10.1       11.3

Number of studies combined: k = 7

                         SMD            95%-CI    z  p-value
Common effect model   0.6416 [0.3465; 0.9368] 4.26 < 0.0001
Random effects model  0.6890 [0.3423; 1.0358] 3.89 < 0.0001

Quantifying heterogeneity:
 tau^2 = 0.0515 [0.0000; 0.5410]; tau = 0.2270 [0.0000; 0.7355]
 I^2 = 9.8% [0.0%; 73.7%]; H = 1.05 [1.00; 1.95]

Test of heterogeneity:
    Q d.f. p-value
 6.65    6  0.3546

Details on meta-analytical method:
- Inverse variance method
```

그림 25-31

 **히든그레이스 데이터분석팀 생각**

변수 이외의 항목인 data, 연구명, 데이터 종류를 입력하는 순서는 달라져도 큰 상관이 없습니다.

**3** 메타분석 데이터를 시각화하기 위해 forest( ) 명령어를 사용합니다. 명령어 구성은 **forest(메타분석 결과데이터명)**입니다.

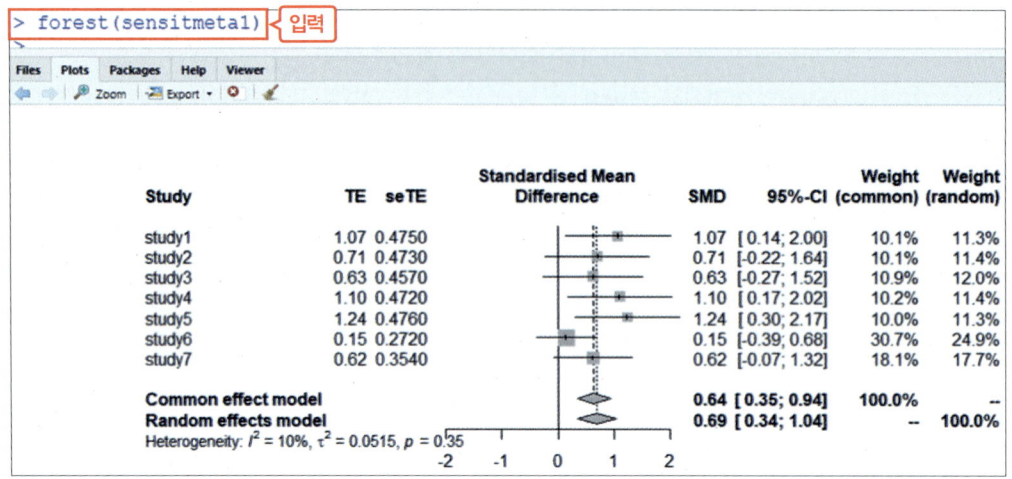

그림 25-32

**4** 첫 번째 민감도 분석을 진행하기 위해 metainf( ) 명령어를 사용합니다. 명령어 구성은 **민감도 분석 결과데이터명<-metainf(메타분석 결과데이터명)**입니다. 명령어를 입력한 후 다시 **민감도 분석 결과 데이터**를 입력하여 출력합니다.

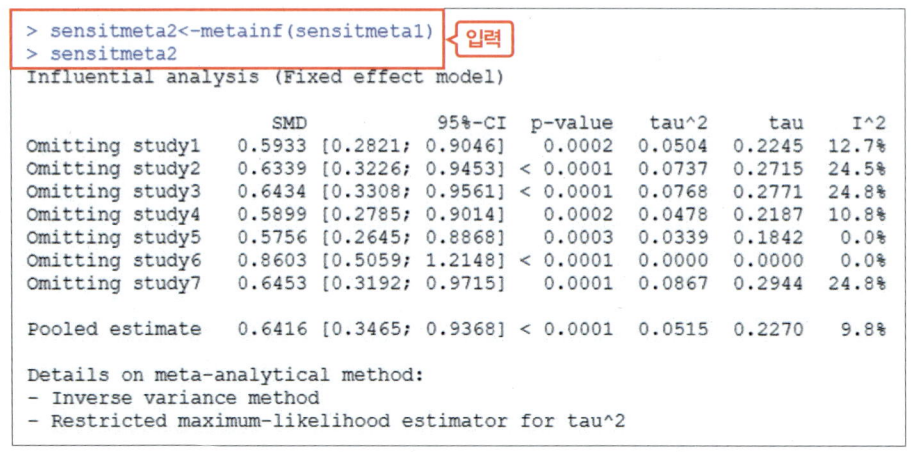

그림 25-33

**5** 민감도 분석 결과 데이터를 시각화하기 위해 forest() 명령어를 사용합니다. 명령어 구성은 forest(민감도 분석 결과데이터명, col.diamond = "다이아몬드 색", col.square = "사각형 색", col.square.line = "사각형 윤곽선 색")입니다. 각각의 연구에 대한 SMD값과 전체 SMD값에 색 차이를 주면 가독성이 좋아집니다.

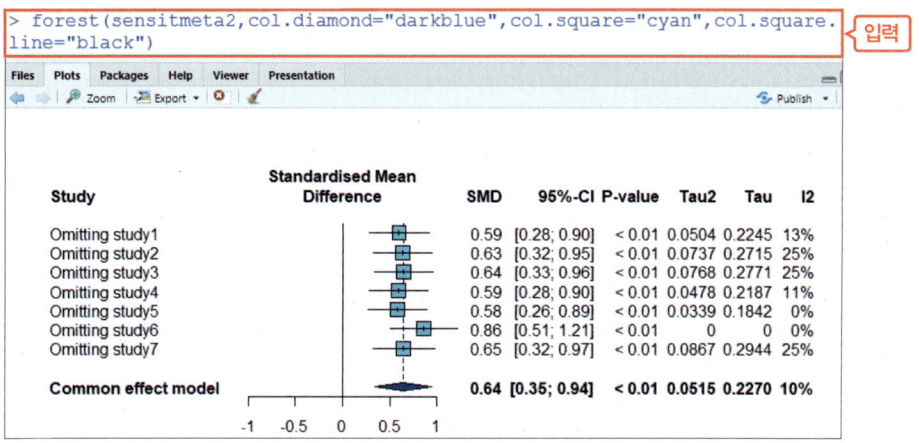

그림 25-34

**6** 상대적인 비교를 하기 위해, 두 번째 민감도 분석 방법으로 baujat plot을 사용합니다. 명령어 구성은 baujat(메타분석 결과데이터)입니다. 여기서는 다른 민감도 분석을 처음부터 시작하는 것이기 때문에, 메타분석 결과 데이터를 가져옵니다.

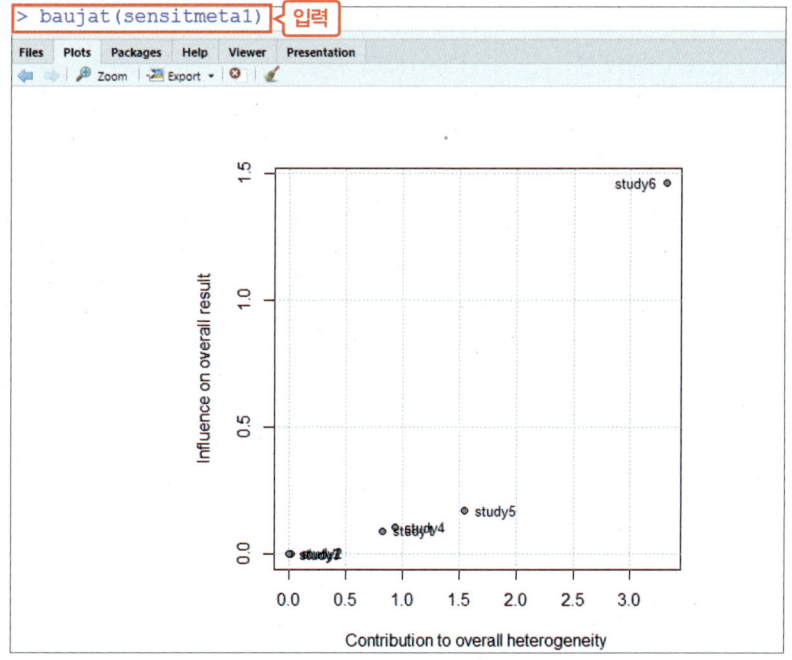

그림 25-35

**7** 세 번째 민감도 분석에 필요한 함수를 사용하기 위해, 메타분석 패키지인 **metafor**를 설치하고 불러오기를 진행하겠습니다. **install.packages("metafor")** 명령어를 입력한 후 **library(metafor)** 명령어를 입력합니다.

```
> install.packages("metafor")   ◀ 입력
WARNING: Rtools is required to build R packages but is not currently installed. Please downl
oad and install the appropriate version of Rtools before proceeding:

The downloaded binary packages are in
         C:\Users\GOOD\AppData\Local\Temp\RtmpCogvk8\downloaded_packages
> library(metafor)   ◀ 입력
필요한 패키지를 로딩중입니다: Matrix

Loading the 'metafor' package (version 3.0-2). For an
introduction to the package please type: help(metafor)
```

그림 25-36

**8** 세 번째 민감도 분석 방법으로 통합추정치를 계산한 후, 통합추정치에서 각 연구가 미치는 영향력을 확인하겠습니다. 먼저 **rma( )** 명령어를 사용합니다. 명령어 구성은 **통합추정치데이터<-rma(추정치데이터 변수, 추정치데이터의 표준오차 변수^2, measure="SMD", method="DL", slab=past(study), data=데이터명)**입니다. 이 명령어를 입력하고 **통합추정치 데이터**를 입력하여 출력합니다. 다음으로 **influence( )** 명령어를 사용합니다. 명령어 구성은 **민감도 분석 결과데이터명<- influence(통합추정치데이터)**입니다. 이 명령어를 입력한 후 **결과 데이터**를 입력하여 출력합니다.

```
> res<-rma(g,se^2,measure="SMD",method="DL",slab = paste(study),data=sensit)   ◀ 입력
> res
Random-Effects Model (k = 7; tau^2 estimator: DL)

tau^2 (estimated amount of total heterogeneity): 0.0179 (SE = 0.1062)
tau (square root of estimated tau^2 value):      0.1339
I^2 (total heterogeneity / total variability):   9.75%
H^2 (total variability / sampling variability):  1.11

Test for Heterogeneity:
Q(df = 6) = 6.6484, p-val = 0.3546

---
Signif. codes:  0 '***' 0.001 '**' 0.01 '*' 0.05 '.' 0.1 ' ' 1

> inf<-influence(res)   ◀ 입력
> inf
        rstudent  dffits cook.d  cov.r tau2.del QE.del    hat  weight    dfbs inf
study1    0.8619  0.2695 0.0742 1.1587   0.0232 5.7273 0.1059 10.5932  0.2678
study2    0.0420 -0.1390 0.0220 1.3716   0.0519 6.6252 0.1068 10.6763 -0.1347
study3   -0.1313 -0.2079 0.0499 1.3907   0.0531 6.6473 0.1138 11.3769 -0.2020
study4    0.9330  0.3154 0.1001 1.1315   0.0194 5.6077 0.1072 10.7182  0.3148
study5    1.3140  0.5633 0.2941 0.9770   0.0000 4.9217 0.1055 10.5520  0.5784
study6   -2.1839 -1.3711 1.5134 1.2679   0.0000 1.8791 0.2807 28.0718 -1.3120   *
study7   -0.1749 -0.2466 0.0780 1.5238   0.0583 6.6457 0.1801 18.0116 -0.2493
```

그림 25-37

**9** 세 번째 방법인 민감도 분석 결과 데이터를 시각화합니다. R에 내장된 기본 함수인 plot( ) 을 사용합니다. 명령어 구성은 plot(민감도 분석 결과데이터명)입니다.

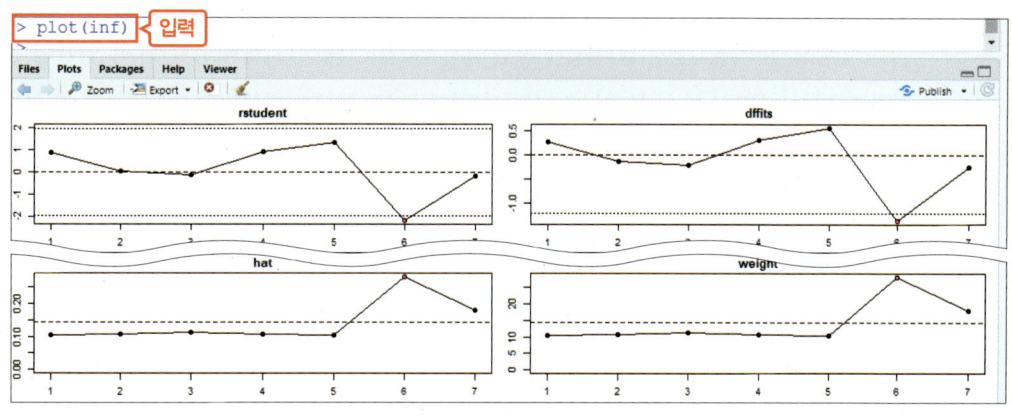

그림 25-38

**10** 메타분석 효과크기 결과를 시각화한 그래프를 그림 파일로 저장하기 위해 png( ) 명령 어를 사용합니다. png("저장할 위치/파일명", width=가로길이, height=세로길이, unit="px", bg="배경색깔", res=확대정도숫자)를 실행하여 그림 파일의 크기를 설정 합니다. 이어서 **저장할 그래프**를 입력합니다. 마지막으로 dev.off( ) 명령어를 실행하면 png 형식으로 그래프가 저장됩니다. 각각의 그래프를 모두 저장해줍니다.

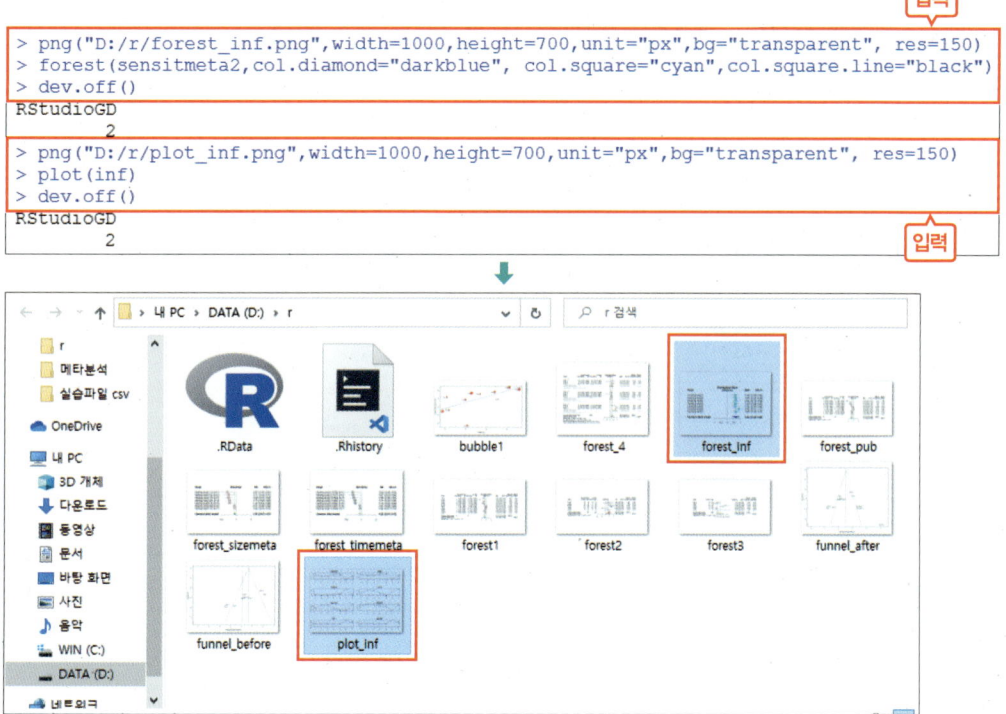

그림 23-39

## 17 » 분석 결과 해석하기

다른 분석과 달리 민감도 분석에서는 결과표를 작성하지 않습니다. 기본적으로 메타분석 논문에는 민감도 분석에 관한 결과표가 포함되지 않으며, 텍스트 형태로 간단히 언급합니다. 좋은 평가를 받는 메타분석 논문을 보면, 민감도 분석 그래프를 제시하면서 "민감도 분석을 확인한 결과, 특정 지점에서 치우침이 보이지만 전체 효과크기에는 큰 영향을 미치지 않았다."라고 작성하기도 합니다. 또는 민감도 그래프를 전혀 제시하지 않는 경우도 있습니다.

>  **히든그레이스 데이터분석팀 생각**
>
> 일반적으로 민감도 분석 결과는 논문에 포함하지 않습니다. 그러나 민감도 분석을 통해 나온 연구가 매우 중요한 경우에는 이러한 민감도를 가진다고 언급하고 논문에 포함하는 경우도 있습니다.

**1** 메타분석에 대해서는 간단히 해석하겠습니다.

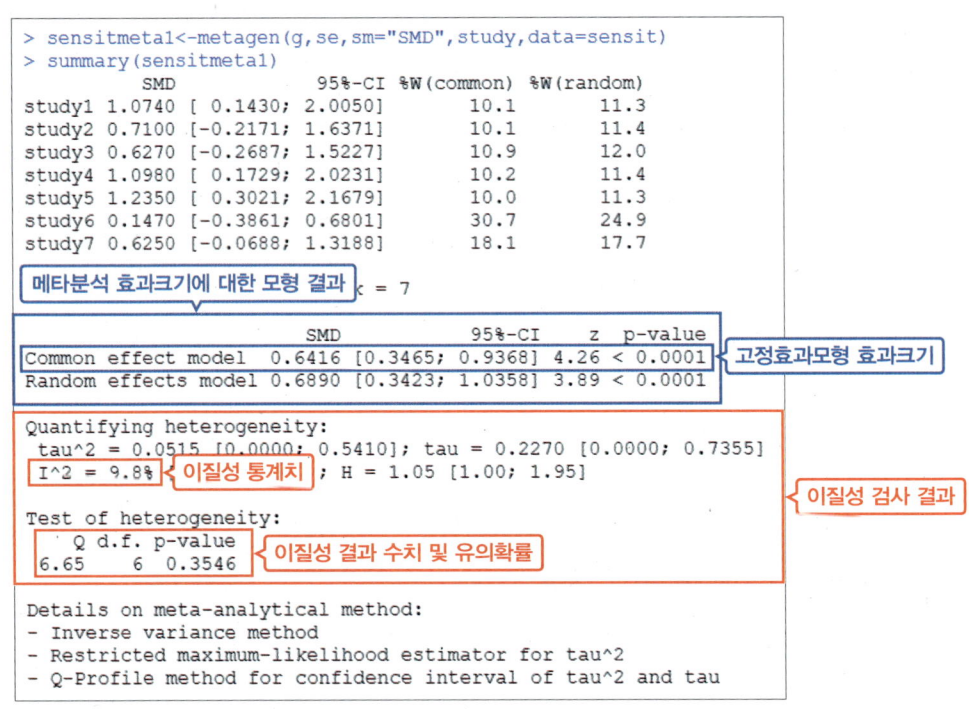

그림 25-40

이번 분석에서는 각각의 연구에서 동일한 방법을 사용하였고, 유사 집단인 것을 고려하여 고정효과모형을 선택하였습니다. 이질성 검사 결과 이질성($I^2$)이 9.8%로 나타나 낮은 이질성이 있다고 해석할 수 있습니다.

**2** 세 가지 민감도 분석 결과를 차례로 해석하겠습니다. 첫 번째 분석 결과를 다음 그림을 참조하여 해석합니다.

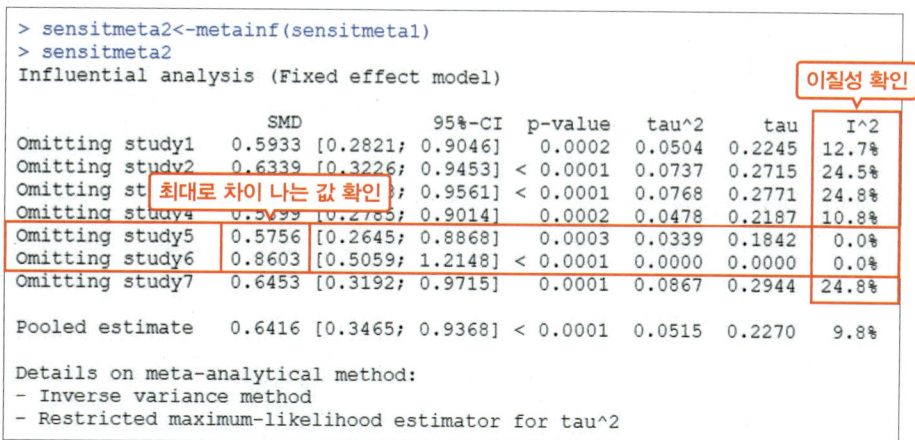

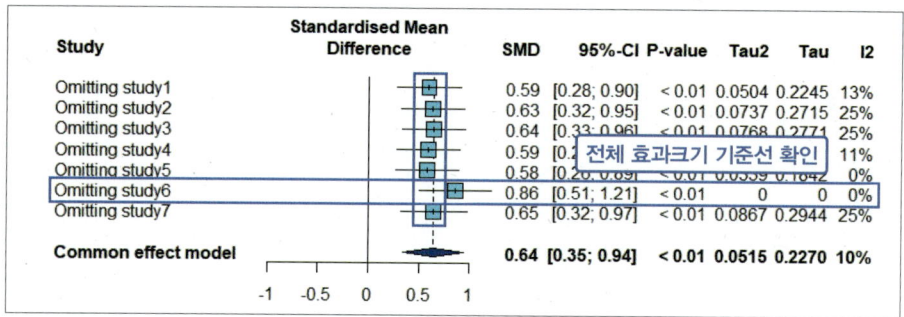

그림 25-41

먼저, 출력 결과에서 효과크기 값이 최대로 차이 나는 2개의 연구를 확인합니다. 그런 다음 그 두 연구를 제외한 연구에서 이질성이 전체와 차이가 나는지를 확인합니다. 만약 특정 연구를 제외한 결과에서 이질성이 0%일 경우, 특정 연구를 메타분석에 영향을 줄 수 있는 후보로 넣을 수 있습니다. 이후에 forest를 통해 시각화하여 전체 효과크기 기준선으로부터 특정 연구를 제외한 결과에 큰 차이가 나는지 확인합니다. 그림을 보면, study6을 제외했을 때 효과크기가 큰 차이로 변화한 것을 확인할 수 있습니다. 정리하면, study6을 제외한 경우 전체 효과크기인 0.6416과 큰 차이를 가지는 0.8603으로 변화하고, 이질성은 9.8%에서 0%로 변화합니다. 그러나 나머지 경우에서는 효과크기가 0.1 이내로 변화한 것을 확인할 수 있습니다.

**3** 두 번째 민감도 분석 결과를 오른쪽 그림을 참조하여 해석합니다.

이번 그래프는 전체 결과에 대한 영향력과 이질성에 대한 영향력을 시각화한 그래프입니다. 마찬가지로 study6은 다른 연구들과 큰 차이를 보이는 것을 확인할 수 있습니다.

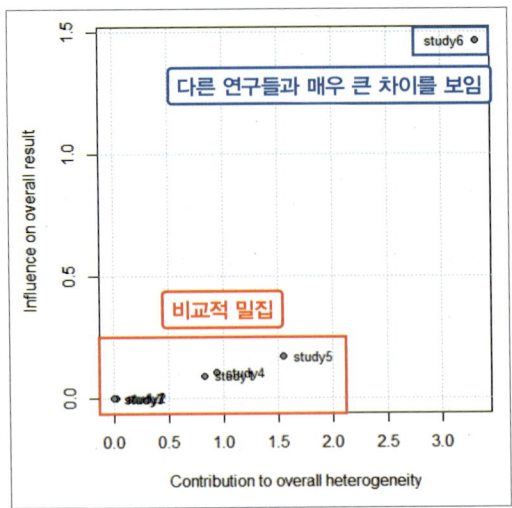

그림 25-42

**4** 세 번째 민감도 분석 결과를 다음 그림을 참조하여 해석합니다. 이번 출력 결과와 그래프는 각 연구의 영향력에 관한 것으로 두 번째 민감도 그래프와 유사하지만, 더 자세히 출력합니다.

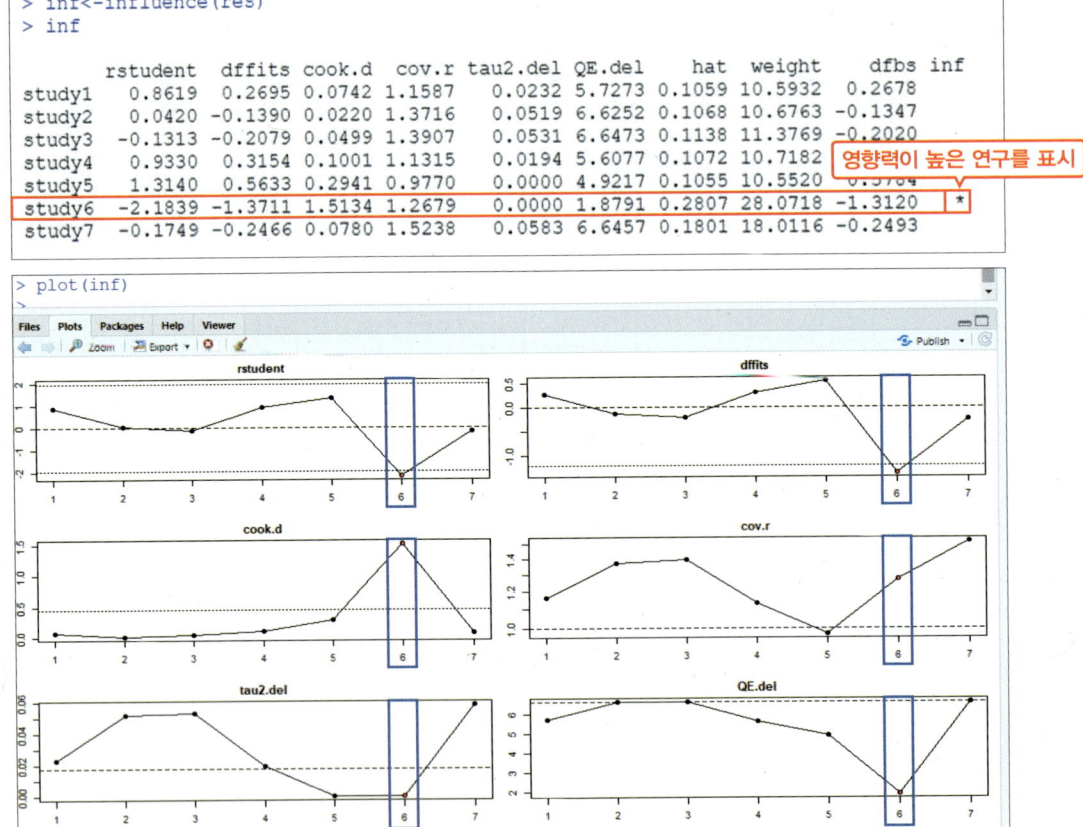

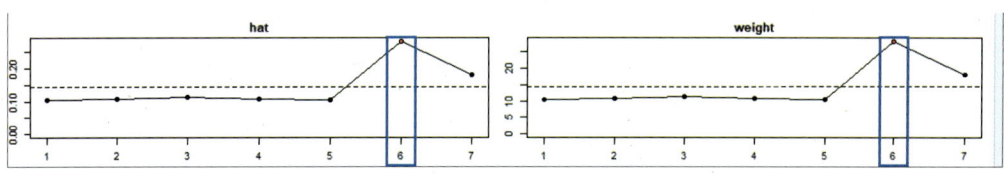

그림 25-43

출력 결과는 가장 영향력이 높은 연구를 명확하게 보여줍니다. 그래프에서도 다른 연구와 비교하여 큰 차이를 보이는 연구를 확인할 수 있습니다. study6이 전체 효과크기와 이질성에 가장 큰 영향을 주고 있음을 알 수 있습니다.

> **히든그레이스 데이터분석팀 생각**
>
> 민감도 분석은 특정한 연구를 제외하거나 포함할 경우 전체의 평균효과크기가 어떻게 변화하는지를 검증하는 데 목적이 있습니다.

## 18 » 논문 결과 작성하기

민감도 분석에 대한 해석은 다음 4단계로 작성합니다.

**❶ 분석 내용과 분석법 설명**
"성인 ADHD에 대한 인지행동치료의 효과를 연구한 자료의 변화(분석 내용)를 검증하기 위해 민감도 분석(분석법)을 실시하였다."

**❷ p값이 유의한 경우(효과모형)**
모형 선택, 효과크기와 95% 신뢰구간, 이질성을 설명한다.

**❸ p값이 유의하지 않은 경우(효과모형)**
연구를 종합한 결과 "성인 ADHD에 대한 인지행동치료의 효과를 연구한 자료의 변화는 유의하지 않았다($p>.05$)."라고 기술한다.

**❹ 민감도 분석 설명**
개별 연구 제외로 인한 민감도와 baujat plot의 상대적인 영향력을 비교하여 설명한다.

위의 4단계에 맞춰 앞에서 실습한 출력 결과 값을 작성하면 다음과 같습니다.

❶ 성인 ADHD에 대한 인지행동치료의 효과를 연구한 자료의 변화를 검증하기 위해 민감도 분석을 실시하였다.

❷ 개별 연구에서 동일한 방법을 사용하고 유사 집단인 것을 고려하여 고정효과모형을 선택하였다. 메타분석 결과, 효과크기는 0.64(0.35−0.94)로 유의한 결과를 보였으며(p<.001), 이질성은 9.8%로 나타나서 큰 이질성이 없었다.

❹ 총 3개의 민감도 분석을 실시하였다. 개별 연구를 제외한 효과크기 비교, baujat plot, 상대적인 영향력 비교를 실시하였다. 개별 연구를 제외한 효과크기를 출력한 깔때기 그림에서 study6을 제외한 경우 다소 큰 차이를 확인할 수가 있었다. baujat plot 그림과 상대적인 영향력을 비교한 분석에서도 변화에 가장 큰 영향력이 있는 연구는 study6임을 확인할 수 있었다.

**[메타분석 민감도 분석 논문 결과표 완성 예시]**

성인 ADHD에 대한 인지행동치료의 효과를 연구한 자료의 변화를 검증하기 위해 민감도 분석을 실시하였다. 그 결과 study6을 제외한 경우에 큰 차이를 확인할 수가 있었다[그림 1]. 이를 명확하게 확인하기 위해서 민감도 분석을 추가로 실시하였다. 결과적으로 변화에 가장 큰 영향력이 있는 연구는 study6인 것을 최종적으로 확인하였다[그림 2][그림 3].

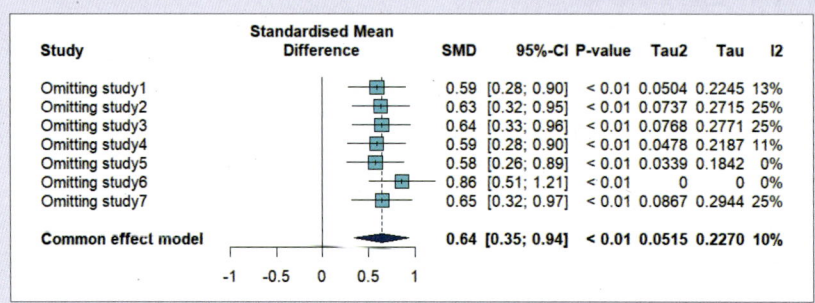

[그림 1] 민감도 분석 결과

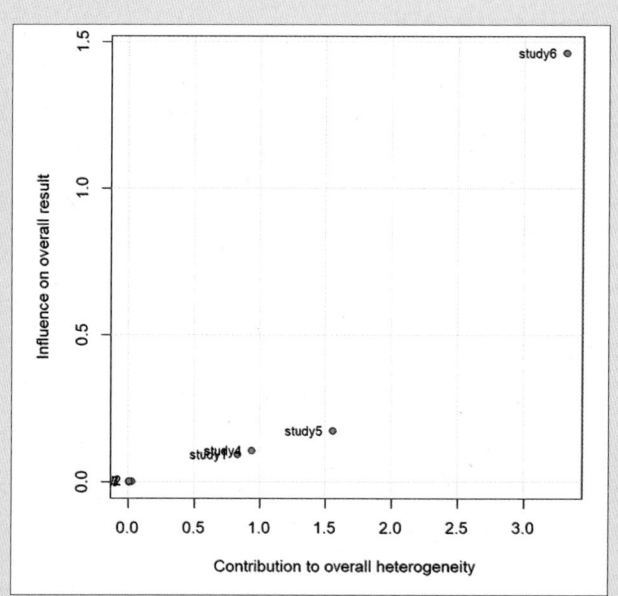

[그림 2] 전체 결과에 대한 영향력 및 이질성에 대한 영향력 시각화

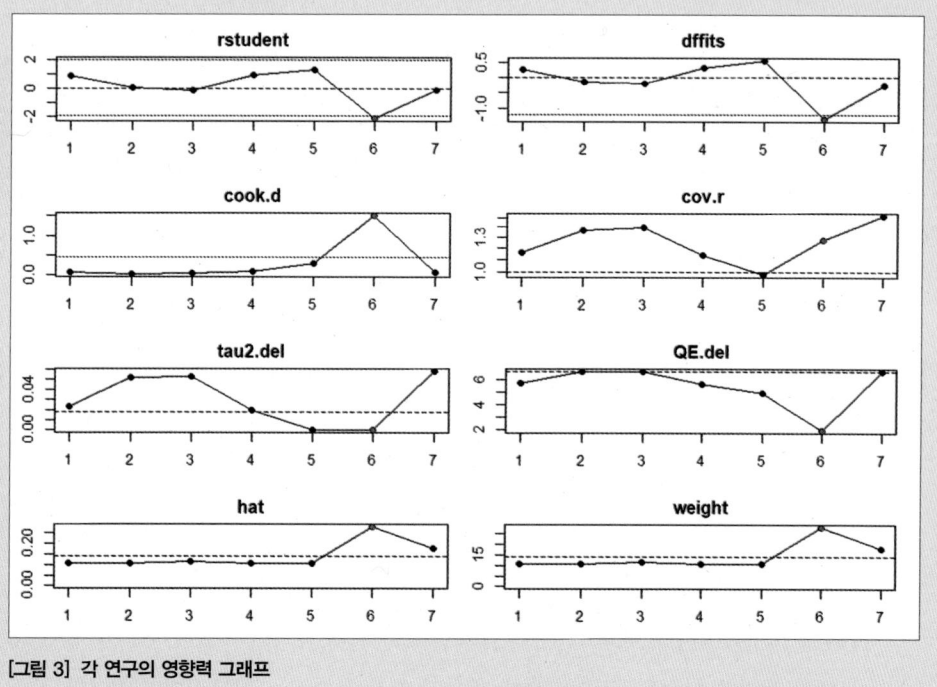

[그림 3] 각 연구의 영향력 그래프

# SECTION 26
# 메타분석 출력 결과 해석과 결과 보고 방법

지금까지 여러 분석 방법을 사용하여 메타분석을 진행했습니다. 즉, 메타분석을 진행할 때는 데이터 유형과 연구 목적에 맞는 분석 방법을 사용해야 합니다. 여기서는 그동안 진행한 메타분석 방법을 간단히 따라가면서 출력 결과를 해석하는 방법과 결과 보고 방법을 정리해보겠습니다.

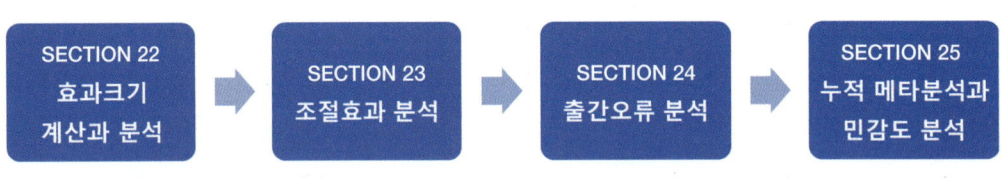

그림 26-1 메타분석 방법

## 01 » 효과크기 계산과 분석 : Forest plot 결과 확인과 평균효과크기 산출

메타분석에서 Forest plot과 결과 출력을 통해 효과크기와 신뢰구간을 확인할 수 있습니다. 이때 효과크기 통계치를 이해하는 것이 중요합니다. 개별 효과크기, 전체 효과크기, 이질성, 효과크기의 일관성 여부를 Forest plot을 통해 파악할 수 있습니다.

Forest plot을 바탕으로 각 연구의 효과크기와 전체 효과크기를 보여줄 수 있습니다. 효과크기에 대한 설명과 서술은 [표 26-1]에 제시된 기준에 따르는 것이 일반적입니다.

표 26-1 효과크기에 대한 서술의 일반적 기준

| 만약 | 연구자는 |
| --- | --- |
| 효과크기에 일관성이 있다면 | 평균효과크기 제시에 초점을 둡니다. |
| 효과크기가 연구 간 다소 차이가 있다면 | 평균효과크기를 보고하면서도 효과크기의 분포에 주의를 기울입니다. |
| 효과크기가 서로 매우 상이하다면 | 평균효과크기의 중요성은 상대적으로 덜 강조하고 오히려 효과크기의 이질성에 초점을 맞춥니다. |

* 출처: Borenstein et al., 2009

메타분석 결과를 바탕으로 전체 효과크기를 설명하면서 동시에 어떤 모형(고정 또는 랜덤)을 사용했는지 설명합니다. 많이 범하는 실수는 동질성 검증 결과와 효과크기의 이질성에 대한 통계치를 기준으로 모형을 선택한다는 점입니다. 모형 결정은 이질성에 기초하는 것이 아니라, 연구자 본인의 판단에 기초합니다. 어떤 모형을 결정해야 할지 확신이 서지 않는 경우, 두 모형을 모두 제시하여 연구자와 독자들의 판단으로 연구의 완성도를 올릴 수 있습니다.

 **히든그레이스 데이터분석팀 생각**

모형 결정 시 이질성이 높다 해서 랜덤효과모형을 선택하고 이질성이 낮다 해서 고정효과모형을 선택하기도 합니다. 그러나 모형을 선택할 때는 데이터 수집 과정부터 확인한 연구자의 판단에 따라야 하며, 그렇게 선택한 근거로 연구 방법과 연구 집단에 대해 간단히 서술하면 됩니다.

힌트를 드리면, 유사한 집단에 대해 완전히 동일한 연구 방법들로 진행한 연구들 혹은 매우 적은 수의 연구를 대상으로 메타분석을 하는 경우에만 고정효과모형을 선택합니다. 이런 예외적인 경우를 제외하면 연구 간의 차이가 있다고 판단하여 모두 랜덤효과모형을 선택하는 것이 합당합니다.

먼저, 연속형 데이터의 효과크기와 그에 따른 논문 기술을 살펴보겠습니다.

그림 26-2

❶ 분석 내용과 분석법 언급
❷ 효과크기의 유의도를 확인하여 유의할 경우에 이후 단계 진행
❸ 모형 선택과 그 이유 기술
❹ 전체 효과크기와 95% 신뢰구간, 유의도 기술
❺ 이질성 결과 서술 및 해석
❻ 종합 결과 해석

❶ 항우울제에 따른 우울증 점수 효과크기를 알기 위해 메타분석을 실시하였다. ❸ 모형은 모든 연구에서 연구 방법의 차이가 존재하여 랜덤효과모형으로 선택하였다. 랜덤효과모형의 결과, 전체 효과크기는 0.94로 큰 효과크기를 보였다. ❹ 95% 신뢰구간에서 하한값은 0.64, 상한값은 0.99를 가지며, p값은 0.001 미만으로 통계적으로 유의하게 나타났다. ❺ 전체 효과크기의 이질성은 Q값이 54.2($p<.001$)이고, $I^2$값이 81.6%로 큰 이질성을 보였다. ❻ 연구를 종합한 결과, 항우울제를 처방한 집단의의 우울증 점수가 대조집단 대비 감소하였다.

다음으로, 이분형 데이터의 효과크기와 그에 따른 논문 기술을 살펴보겠습니다.

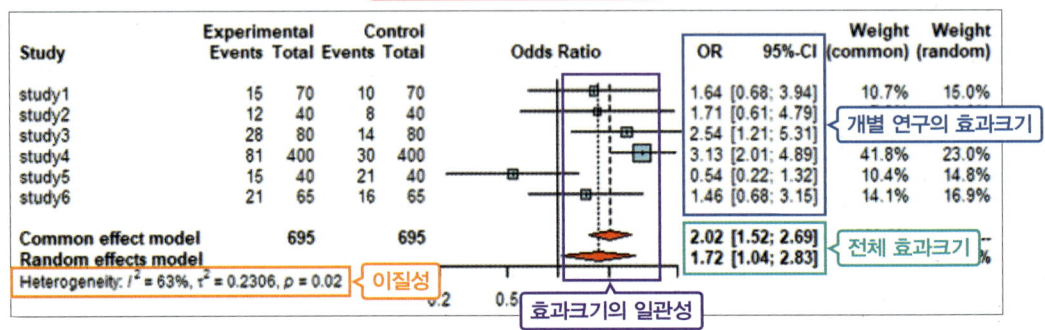

그림 26-3

❶ 분석 내용과 분석법 언급
❷ 효과크기의 유의도를 확인하여 유의할 경우에 이후 단계 진행
❸ 모형 선택과 그 이유 기술
❹ 전체 효과크기와 95% 신뢰구간, 유의도 기술
❺ 이질성 결과 서술 및 해석
❻ 종합 결과 해석

❶ 흡연에 따른 고혈압 여부 효과크기를 알기 위해 메타분석을 실시하였다. ❸ 분석한 연구들에서 집단과 사용된 방법 간에 차이가 존재한다고 판단하여 랜덤효과모형을 선택하였다. ❹ 랜덤모형의 결과, 전체 효과크기는 0.54이며 중간 효과크기를 보였다. 95% 신뢰구간에서 하한값 0.04, 상한값 1.04로 통계적으로 유의하게 나타났다($p<.05$). ❺ 전체 효과크기의 이질성은 Q 값이 13.45($p=.020$)이고, $I^2$값이 62.8%로 중간 이질성을 보였다. ❻ 연구를 종합한 결과, 흡연을 하지 않을 경우에 고혈압이 아닐 확률이 0.5배이므로, 흡연을 할 경우에 고혈압일 경우가 2배 더 높다고 설명할 수 있다.

## 02 » 조절효과 분석 : 메타 ANOVA 분석과 메타회귀분석

일반적인 효과크기를 확인하는 과정까지는 앞의 효과크기 분석 과정과 동일합니다. 그 후에 이질성을 확인하여 이질성이 70% 이상으로 크게 나타난다면 조절효과 분석을 거칩니다. 여기서 중요한 과정 중 하나는 조절변수를 설정하는 것입니다. 일반적으로 연구를 모으는 과정에서 하위 집단으로 분류할 수 있거나 공통적인 변수가 존재한다면 그것을 조절변수로 설정하여 이 변수가 실제로 조절변수인지 확인하는 과정을 통해 이질성의 이유를 확인할 수 있습니다.

SECTION 23에서 사용한 조절효과 분석 과정을 간단히 살펴보고 논문에 어떻게 기술하는지 알아보겠습니다. 조절변수의 종류에 따라 조절효과 분석 방법도 달라집니다.

1단계로, 기본적인 메타분석 과정을 거치며 이질성 검사 부분을 확인합니다.

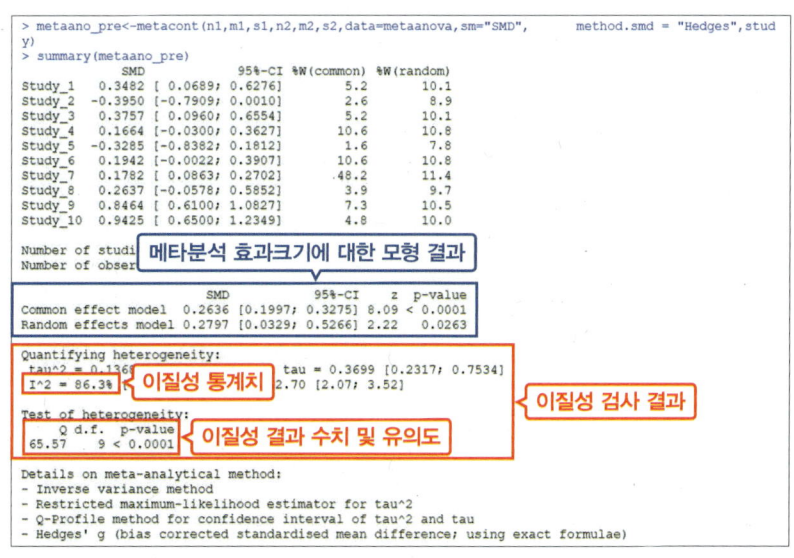

그림 26-4

2단계로, 조절변수를 설정한 뒤 그 조절변수의 종류에 맞추어 이후 분석을 진행합니다.

 **히든그레이스 데이터분석팀 생각**

조절효과 분석은 효과크기를 설명하는 조절변수의 유형에 따라 다음과 같이 분석합니다.

- **조절변수가 범주형 변수일 경우** : 메타 ANOVA 분석
- **조절변수가 연속형 변수일 경우** : 메타회귀분석(최소 10개의 연구가 필요함)

앞에서 분석한 데이터는 치료 기간에 따른 차이가 있을 것으로 가정하여 범주형 변수인 2주, 4주, 6주를 조절변수로 놓고 분석하였는데, 이를 위해 메타 ANOVA 분석을 실시합니다. 특히 메타 ANOVA 분석 과정은 복잡하므로, 자세한 내용은 SECTION 23을 참고하기 바랍니다. 간단히 설명하면 다음과 같습니다.

❶ 범주형 변수에 따라서 하위 집단으로 나눕니다.
❷ 하위 집단 간 분석을 통해서 하위 집단 사이의 효과크기 차이를 확인합니다.
❸ 하위 집단의 분산이 동일하다고 가정하여 조절변수의 설명력(쉽게 말하면 영향력)을 확인합니다.
❹ 실제로 하위 집단 간의 차이를 직접적으로 비교하는 사후검정을 진행합니다.

특히 메타 ANOVA 분석은 분산이 같다는 가정 아래 진행하는 것이 간단합니다. 중요한 과정 중 하나인 분산을 동일하게 가정하여 메타분석한 결과를 보여드리면 다음과 같습니다.

```
Results for subgroups (common effect model):
              k   SMD         95%-CI       Q     I^2
group = 2주   3  0.2110 [0.0342; 0.3878] 11.26  82.2%
group = 4주   4  0.1676 [0.0918; 0.2435]  3.76  20.2%
group = 6주   3  0.7314 [0.5718; 0.8910] 11.04  81.9%

Test for subgroup differences (
                Q  d.f.   p-va
Between groups 39.50    2  < 0.0001
Within groups  26.06    7    0.0005

Results for subgroups (random effects mo
              k   SMD         95%-CI       tau^2    tau
group = 2주   3  0.1419 [-0.2146; 0.4983]  0.0729  0.2700
group = 4주   4  0.0984 [-0.1953; 0.3921]  0.0729  0.2700
group = 6주   3  0.6953 [ 0.3486; 1.0420]  0.0729  0.2700

Test for subgroup differences (random effects model):
                Q  d.f. p-value
Between groups 7.55    2   0.0230
Within groups 26.06    7   0.0005
```

그림 26-5

메타 ANOVA 분석 과정을 포함한 메타분석을 실제로 논문에 쓰는 과정은 다음과 같습니다.

> ❶ 분석 내용과 분석법 언급
> ❷ 효과크기의 유의도를 확인하여 유의할 경우에 이후 단계 진행
> ❸ 모형 선택과 그 이유 기술
> ❹ 전체 효과크기와 95% 신뢰구간, 유의도, 이질성 기술
> ❺ 이질성 결과에 따라 메타 ANOVA 분석 진행 서술 및 결과 해석
> ❻ 조절변수에 대한 자세한 결과 해석
> ❼ 사후검정 결과 해석

> ❶ 성인을 대상으로 치료기간에 따라 ADHD에 대한 행동치료 방법의 개별 연구에 대한 치료효과 차이를 검증하기 위해 메타 ANOVA 분석을 실시하였다. ❸ 연구 간에 차이가 존재하는 일반적인 경우라고 판단하여, 랜덤효과 모형을 선택하였다. ❹ 그 모형에 따른 효과크기는 0.28(0.03−0.53)이며($p=.026$), 이질성은 86.3%로 나타났다. ❺ 높은 이질성에 따라 메타 ANOVA 분석을 실시하였다.
>
> ❻ 치료기간에 따라 치료방법 효과크기에 유의한 차이를 보이는 것으로 나타났다($Q=65.57$, $df=9$, $p<.001$). 그러므로 치료기간에 따른 효과성이 집단별로 구분되었다고 할 수 있다. 치료기간에 따른 효과크기는 2주(0.14), 4주(0.10), 6주(0.70)로 나타났다. 해석 기준에 의해 2주와 4주에서는 작은 효과크기를 보였고, 6주에서는 중간 효과크기를 보였다. 조절변수(설명력, $R^2$)가 얼마나 영향을 미치는지를 확인하기 위해서 분산을 동일하다고 가정하여 분석을 실시하였다. 설명력에 대한 유의성을 검사하기 위해 회귀계수가 모두 0인지에 대한 가설을 검증하여 유의하다고 확인하였다($Q_b=7.55$, $p=.023$). 유의한 결과에 따라 설명력($R^2$)은 46.7%이며, 하위집단의 회귀계수에 따라 효과크기를 구하면 앞의 결과와 유사하게 2주는 0.13, 4주는 0.17, 6주는 0.69라는 효과크기를 확인할 수 있다.
>
> ❼ 유의한 차이를 보이는 변수에 대해서 사후분석을 실시한 결과 4주와 6주는 유의한 차이를 보였다($p=.001$).

조절변수가 연속형 데이터일 때는 메타회귀분석을 진행합니다. 동일한 메타분석 과정을 거친 뒤에 연속형 조절변수를 결정한 이후의 과정은 다음과 같습니다.

❶ 메타회귀분석 결과를 출력하여, 회귀식을 구합니다.

❷ 예측값과 기댓값을 구합니다. 특히 여기서 예측값은 지수함수로 표현되므로, 지수함수를 활용하여 기댓값을 구할 수 있습니다.

❸ 메타회귀분석 그래프를 통해 결과를 시각화합니다.

최종적으로 다음과 같은 시각화된 그래프를 얻을 수 있으며, 회귀식에 따른 직선도 표현됩니다.

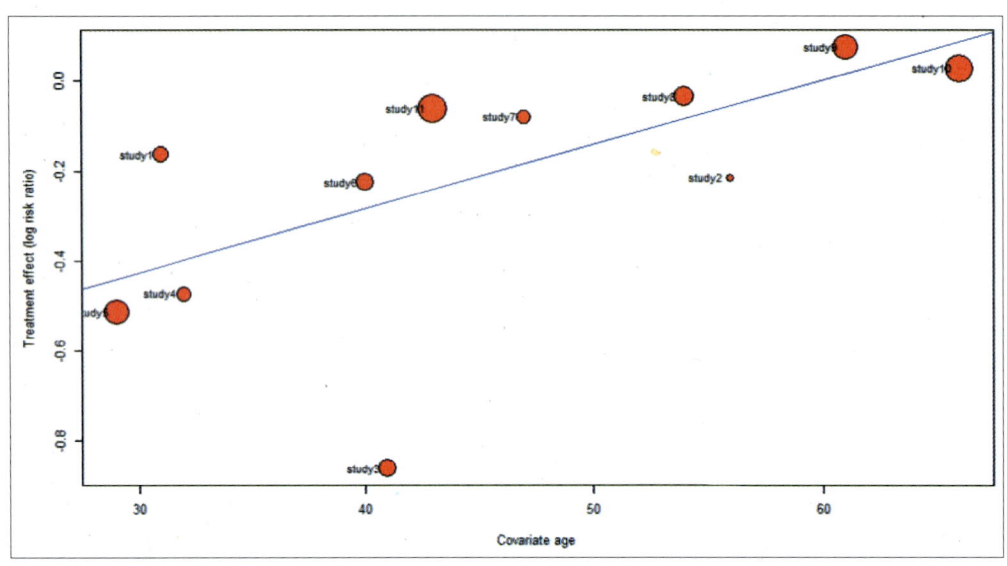

그림 26-6

마찬가지로, 메타회귀분석을 포함한 논문 기술 과정은 다음과 같습니다.

❶ 분석 내용과 분석법을 언급
❷ 효과크기의 유의도를 확인하여 유의할 경우에 이후 단계 진행
❸ 모형 선택과 그 이유 기술
❹ 전체 효과크기와 95% 신뢰구간, 유의도, 이질성 기술
❺ 이질성 결과에 따라 메타 ANOVA 분석 진행 서술 및 결과 해석
❻ 조절변수에 대한 자세한 결과 해석

❶ 새로운 전염병 백신과 기존 백신 치료 후 이상 반응에 대한 개별 연구의 조절변수인 평균 나이에 따른 효과크기 변화를 검증하기 위해 조절변수 메타회귀분석을 실시하였다.

❸ 연구들 간에 차이가 존재한다고 판단하여 랜덤효과모형을 선택하였다. ❹ 그 결과 전체 효과크기는 0.81이며 큰 효과크기를 보였다. 95% 신뢰구간에서 하한값 0.68, 상한값 0.97로 나타났다($p<.05$). 전체 효과크기의 이질성은 Q값이 33.79($p<.001$)이고, $I^2$값이 70.4%로 이질성을 보였다.

❺ 전체효과 이질성을 통해 높은 이질성에 따라 조절효과 분석을 실시하였다. 조절효과에 대한 회귀모형 적합성은 QM=7.77($p$=.005)로 적합한 것으로 확인할 수 있으며, 회귀모형의 설명력은 약 63.74%로 나타났다($R^2$=63.74).

❻ 조절변수의 회귀계수의 유의성 검증 결과, 나이에 따른 효과크기에 유의한 정(+)의 영향을 미치는 것으로 나타났다($\beta$=.014, $p$<.01). 즉, 평균 나이가 증가할수록 효과크기도 그에 따라 증가하는 것으로 나타났다.

## 03 » 출간오류 분석 & 민감도 분석 : 전체 결과의 타당성 검증

메타분석 결과의 진실을 확인하기 위해 전체 연구 결과의 오류를 검증하는 작업이 필요합니다. 대부분 모든 연구에는 오류나 왜곡이 있기 마련이어서 왜곡된 표본 또는 누락된 연구에 대한 검토가 진행되어야 합니다. 또한 표본 수가 적은 연구의 효과크기(small study effects)에 대해 결과 해석을 할 때는 신중해야 합니다.

출간오류를 나타내고자 할 때, 깔때기 그림(funnel plot)을 사용하여 연구 분포의 비대칭성을 시각적으로 보여줄 수 있습니다. 이에 대해, 누적 메타분석을 포함한 민감도 분석을 활용하여 통계적인 분석을 진행합니다.

사실, 메타분석 논문에서 출간오류나 민감도 분석을 자세히 서술하지는 않습니다. 출간오류가 있거나 민감도 분석을 실행할 이유가 존재한다면, 해당 분석을 논문 내용으로 사용할 수 없기 때문입니다. 따라서 여기서는 출간오류 분석과 민감도 분석 과정을 자세히 설명하되, 실제 논문에 실리는 문구에 대해서는 간단히 언급하도록 하겠습니다.

출간오류를 검증하는 과정은 다음과 같습니다.

❶ 메타분석을 실시합니다.
❷ 특정 연구가 결측 연구로 의심될 때, 메타분석을 마무리 짓고 논문을 쓰고자 할 때 출간오류를 확인합니다.
❸ funnel plot과 Egger의 회귀분석(Egger's Regression)을 통해 출간오류 여부를 확인합니다.
❹ 추가 확인이 필요하다면, 안정성 계수(Fail-safe N)까지 확인합니다.
❺ 출간오류를 확인했다면, Trim-and-fill 방법을 통해 보정하여 그 결과를 확인합니다.

출간오류가 확인되는 경우 두 단계 수정을 거칩니다. 우선, 출간오류를 발생시킨 연구를 제외하고, 제외한 이유를 출간오류로 서술합니다. 다음으로, 보정 과정을 통해 얻은 결과를 메타분석 결과로 제시합니다.

이에 대해, 논문에서는 다음과 같이 서술합니다.

> 출간오류 분석을 한 결과, (특정 연구의 편향성이 있지만) 메타분석 결과에서 출간오류가 확인되지 않았다.

만약 출간오류를 발생시킨 연구가 매우 중요한 연구라서 제외할 수 없다면, 다음과 같은 과정을 통해 출간오류를 보여주고 보정을 거칩니다.

1. 분석 내용과 분석법 언급
2. 효과크기의 유의도를 확인하여 유의할 경우에 이후 단계 진행
3. 모형 선택과 그 이유 기술
4. 전체 효과크기와 95% 신뢰구간, 유의도, 이질성 기술
5. 깔때기 그림과 Egger의 회귀분석 결과 기술
6. Trim-and-fill 보정 후 메타분석 결과와 Egger의 회귀분석, Fail-safe N, 깔때기 그림 설명

❶ 재활치료 방법에 따른 만족도 점수의 개별 연구들을 바탕으로 메타분석과 그에 따른 출간오류를 검증하기 위해 메타분석을 실시하였다. ❸ 연구 간의 차이가 존재한다고 판단하여 랜덤효과모형을 선택하였고, ❹ 효과크기는 0.94(0.59~0.99)로 나타났다($p<.001$). 이질성 검사에서 83.6%로 높은 이질성을 보였다. ❺ Egger의 회귀 검정이 출간오류를 평가하는 데도 사용되었으며, 그 결과 유의성을 보였다($t=-7.22$, $df=8$, $p<.001$). 즉, 깔때기 그림에 비대칭성, 출간오류가 존재한다고 결론지었다. ❻ 따라서 출간오류를 보정하기 위해 Trim-and-fill을 통해 깔때기 그림 오른쪽에 3개의 가상 연구를 추가하였다. 보정한 결과 수정된 SMD는 −1.00(95% CI: −2.3~0.36)으로 유의수준 15% 기준으로 통계적으로 유의했다. 보정된 결과에 대해 Egger의 회귀 검정은 깔때기 그림에 대칭이 존재한다는 결론을 내렸다($t=-0.48$, $df=11$, $p=.64$). 본 연구의 메타분석 결과를 기각하는 데 필요한 연구 수는 Fail-safe N(안정성계수)에 따라 보정 전 188건에서 보정 후 77건으로 하락하였다. 깔때기 그림은 통합추정치(수정된 SMD)가 이동하였고, 대칭적으로 변화되었다.

민감도 분석은 메타분석의 오류 찾기 과정이라고 말할 수 있습니다. 결측 연구가 의심된다면 언제든 시행하여 결측 연구를 제외하는 방법입니다. 시간적 순서에 따른 누적 메타분석, 표본 크기에 따른 누적 메타분석, 일반적인 민감도 분석을 사용하여 대부분 결측 연구를 확인할 수 있습니다.

출간오류 분석과 마찬가지로, 실제 논문에서는 다음과 같이 민감도 분석에 관한 사실을 간단히 언급합니다. 특히 민감도 분석에서 문제가 있다면, 출간오류와 달리 문제가 발생한 민감도 분석 내용을 논문에 실을 수 없습니다. 따라서 결측 연구를 반드시 제외하고 메타분석을 진행해야 합니다.

> 민감도 분석을 한 결과, (특정 연구의 편향성이 있지만) 메타분석 결과에서 결측 연구가 확인되지 않았다.

# 참고문헌

[1] 한빛아카데미(2018). 한번에 통과하는 논문: SPSS 결과표 작성과 해석 방법

[2] 한나래아카데미(2012). 그림으로 이해하는 닥터 배의 술술 보건의학통계

[3] 대한의학서적(2020). 한눈에 쏙쏙 의학통계 배우기

[4] 한빛아카데미(2021). 한번에 적용하는 분석: jamovi와 패널 데이터를 활용한 기관 연구 보고서 및 학술논문 작성 방법

[5] 학지사(2019). 누구나 할 수 있는 jamovi 통계분석

[6] 학지사(2020). jamovi 통계프로그램의 이해와 활용(2판)

[7] 한나래아카데미(2011). R을 이용한 누구나 하는 통계분석

[8] 한나래아카데미(2015). 의학논문 작성을 위한 R 통계와 그래프

[9] 전북대학교출판문화원(2019). SAS를 활용한 생물 통계

[10] 21세기사(2011). SAS 데이터분석(통계분석 방법의 새로운 접근서 마케팅 조사와 통계분석)

[11] 학지사(2020). R을 이용한 메타분석(2판)

[12] 경북대학교출판부(2016). Free software를 활용한 메타분석: OpenMeta, R, RevMan을 중심으로

[13] 황소걸음 아카데미(2019). R 메타분석 쉽게 배우기: 프로그램 효과 검증과 구조방정식모형 분석

[14] 한나래아카데미(2019). 의학·보건학 연구자를 위한 R 메타분석

[15] 한빛아카데미(2022). R과 jamovi를 활용한 한번에 적용하는 의학보건통계

[16] 이지스퍼블리싱(2021). Do it! 쉽게 배우는 R 텍스트 마이닝

[17] 김현호, Sang Mi Ro, Ji Hyun Yang, Joon Won Jeong, Ji Eun Lee, Sang Young Roh and In-Ho Kim. (2018). The neutrophil-to-lymphocyte ratio prechemotherapy and postchemotherapy as a prognostic marker in metastatic gastric cancer. The Korean Journal of Internal Medicine, 33(5), 990-999.

[18] Werner, M. U., Petersen, K. L., Rowbotham, M. C., & Dahl, J. B. (2013). Healthy volunteers can be phenotyped using cutaneous sensitization pain models. PloS one, 8(5), e62733. https://doi.org/10.1371/journal.pone.0062733

[19] 박진 & 김태호. (2018). 만성 뇌졸중 환자에서 스마트폰을 이용한 보행변수 평가의 신뢰도와 타당도. 대한물리의학회지, 13(3), 19-25.

[20] Gadalla, A., Rahman, S.A., Anis, S.E., & Khalil, M.E. (2015). Value of ultrasound elastography versus transrectal prostatic biopsy in prostatic cancer detection. The Egyptian Journal of Radiology and Nuclear medicine, 46, 761-768.

[21] 식품의약품안전처. (2016). 의약품 임상시험 통계 가이드라인. 청주: 식품의약품안전평가원 의약품심사부 종양약품과

[22] Cohen, J. (1992). A power primer. Psychological Bulletin, 112, 155-159.

[23] Harrington, R. (1990). Adult Outcomes of Childhood and Adolescent Depression. Archives of General Psychiatry, 47(5), 465-473.

[24] Hong, S., Malik, M. L., & Lee, M. K. (2003). Testing configural, metric, scalar, and latent mean invariance across genders in sociotropy and autonomy using a non-Western sample. Educational and psychological measurement, 63(4), 636-654.

[25] West, S. G., Finch, J. F., & Curran, P. J. (1995). Structural equation models with nonnormal variables: Problems and remedies. In R. H. Hoyle (Ed.), Structural equation modeling: Concepts, issues, and applications (pp. 56-75). Sage Publications, Inc.

[26] 조정환, 송금주. (2015). 체계적 문헌고찰 연구의 개요 및 체육학 분야의 적용사례. 한국체육측정평가학회지, 17(3), 1-12.

[27] 한국보건의료연구원. (2020). 의료기술평가방법론: 체계적 문헌고찰. 서울: 한국보건의료연구원

[28] Davis, J., Mengersen, K., Bennett, S., & Mazerolle, L. (2014). Viewing systematic reviews and meta-analysis in social research through different lenses. SpringerPlus, [511]. https://doi.org/10.1186/2193-1801-3-511

[29] SAS코리아. https://www.sas.com

## 찾아보기

### ㄱ ㄴ

| 용어 | 페이지 |
|---|---|
| 공변량 | 213 |
| 공분산분석 | 213 |
| 구형성 가정 | 129 |
| 깔때기 그림 | 439 |
| 내림차순 | 189 |
| 누적 메타분석 | 469 |

### ㄷ

| 용어 | 페이지 |
|---|---|
| 다변량 분석 | 282 |
| 다중회귀분석 | 174 |
| 단계선택법 | 272 |
| 단순회귀분석 | 162 |
| 대응표본 t-검정 | 102 |
| 독립성 | 66 |
| 독립표본 t-검정 | 57 |
| 동등성 가설 형태 | 318 |
| 동등성 검정 | 318 |
| 등분산 | 58, 66 |

### ㄹ ㅁ

| 용어 | 페이지 |
|---|---|
| 로그순위법 | 262 |
| 로지스틱 회귀분석 | 186 |
| 메타 ANOVA 분석 | 400, 506 |
| 메타분석 | 330 |
| 메타분석의 단계 | 338 |
| 메타회귀분석 | 400, 420, 506 |
| 멘텔-헨젤 추정법 | 369 |
| 모수 추정치 | 183 |
| 문헌 검색 | 339 |
| 민감도 | 288 |
| 민감도 분석 | 469, 489, 511 |

### ㅂ

| 용어 | 페이지 |
|---|---|
| 반복측정 분산분석 | 119 |
| 범주형 변수 | 277, 506 |
| 범주형 조절변수 | 400 |
| 본페로니 사후검정 | 124 |
| 분산의 동질성 검정 | 324 |
| 분위수대조도 | 109 |
| 비뚤림 | 333 |
| 비모수 검정 | 69 |
| 비열등성 가설 형태 | 319 |
| 비열등성 검정 | 318 |
| 비열등성 마진 | 326 |
| 비율 데이터에서 비율변환 방법 | 386 |
| 비표준화 계수 | 170, 173 |

### ㅅ

| 용어 | 페이지 |
|---|---|
| 사전-사후 값의 변화 | 108 |
| 산점도 | 156 |
| 산점도 그래프 | 144 |
| 상관계수 | 144 |
| 생존분석 | 252 |
| 선형성 | 171 |
| 선형 예측 관련 그래프 | 171 |
| 설명력 | 183, 189 |
| 수정된 R제곱 | 180 |
| 신뢰구간 | 386 |

### ㅇ

| 용어 | 페이지 |
|---|---|
| 안전성 계수 방법 | 440 |
| 양성 | 287 |
| 양성 예측도 | 288 |
| 역분산 추정법 | 369 |
| 연구 선정 기준 | 338 |
| 연속형 데이터 | 346 |
| 연속형 데이터의 효과크기 | 503 |
| 연속형 변수 | 280, 506 |
| 연속형 이원적 데이터 | 345 |
| 연속형 일원적 데이터 | 345 |
| 연속형 조절변수 | 420 |
| 오즈비 | 197 |
| 오즈비 그래프 | 189 |
| 왜도 | 62 |
| 위양성 | 287 |
| 위음성 | 287 |
| 위험률 | 270 |
| 위험비 | 270 |
| 유병률 데이터 | 384 |
| 음성 | 287 |
| 음성 예측도 | 288 |
| 이분산 | 58 |
| 이분형 데이터 | 345, 366 |
| 이분형 데이터의 효과크기 | 504 |
| 이원배치 분산분석 | 234 |
| 이질성 | 399 |
| 이질성 정도 | 355 |
| 일원배치 분산분석 | 77 |
| 일치도 | 310 |

### ㅈ

| 용어 | 페이지 |
|---|---|
| 잔차의 독립성 | 168 |
| 잔차의 등분산성 | 169 |
| 잔차의 정규성 | 169 |
| 잔차(표준오차) 그래프 | 171, 182 |
| 재현성 검사 | 310 |
| 정규분포 기준 | 62 |
| 정규성 | 66, 107, 220 |
| 정규성 기준 | 221 |
| 정확도 | 288 |
| 제1유형 제곱합 | 239 |
| 제2유형 제곱합 | 239 |
| 제3유형 제곱합 | 239 |
| 조절효과 모형 | 399 |
| 조절효과 분석 | 399, 505 |
| 중위수 | 75 |
| 증거기반실천 | 331 |

# 찾아보기

| 진단검사 | 287 |
|---|---|

## ㅊ ㅋ ㅌ

| 첨도 | 62 |
|---|---|
| 체계적 문헌 고찰 | 336 |
| 최적의 모델 | 272 |
| 출간오류 | 333, 438 |
| 출간오류 분석 | 509 |
| 카이제곱 검정 | 36 |
| 카파 계수 | 231 |
| 카플란 마이어 생존분석 | 262 |
| 코크란 | 330 |
| 타당성 검증 | 509 |
| 통계 프로그램 | 26 |
| 특이도 | 288 |

## ㅍ ㅎ

| 평균순위 | 75 |
|---|---|
| 포아송 회귀분석 | 201 |
| 표준오차 | 173 |
| 표준화 계수 | 173 |
| 피어슨 상관분석 | 144 |
| 피토 추정법 | 369 |
| 하위그룹 분석 | 399 |
| 회귀계수 | 189 |
| 회귀분석 | 162 |
| 효과모형 | 447 |
| 효과크기 | 345, 346, 366, 384, 502 |

## A

| Accuracy | 288 |
|---|---|
| adjusted $R^2$ | 180 |
| Agreement | 310 |
| ANCOVA | 213 |
| Area Under Curve | 288 |
| AUC | 288 |

## B

| baujat plot | 493 |
|---|---|
| bias | 333 |
| Bonferroni 사후검정 | 124, 130 |
| bubble( ) | 424 |
| BY 독립변수 | 61 |

## C

| CHISQ | 41 |
|---|---|
| CLASS | 124 |
| CLASS 독립변수 | 62 |
| CMA | 335 |
| Cochrane | 330 |
| Cohen's Kappa 상관계수 | 310 |
| Core | 339 |
| Cox 비례위험 회귀분석 | 264 |
| Cut-off point | 305 |

## D

| DESCENDING | 189 |
|---|---|
| dev.off( ) | 351, 370, 388 |
| DIFF 변수 | 113 |
| Durbin-Watson D | 168 |

## E

| effect1<-read.csv("") | 347 |
|---|---|
| effect2<-read.csv("") | 367 |
| effect3<-read.csv("") | 385 |
| Egger의 회귀분석 | 440 |
| Equivalence test | 318 |
| event | 267 |
| Evidence-Based Practice, EBP | 331 |
| EXACT MCNEM | 227 |

## F

| Fail-Safe N method | 440 |
|---|---|
| FISHER | 51 |
| Fisher's Exact Test | 48 |
| FN | 287 |
| forest | 350, 369, 387 |
| Forest plot | 502 |
| FP | 287 |
| Friedman Test | 133 |
| fsn( ) | 446 |
| Funnel Plot | 439 |

## H

| Hazard Rate | 270 |
|---|---|
| Hazard Ratio | 270, 278 |
| head( ) | 347, 367, 385 |
| heterogeneity | 399 |
| Hosmer & Lemeshow Test | 196 |

## I J

| $I^2$값 | 355 |
|---|---|
| ICC | 310 |
| Ideal | 339 |
| influence( ) | 494 |
| Intraclass Correlation Coefficient | 310 |
| jamovi | 239, 335 |

## K L

| Kaplan-Meier | 254 |
|---|---|
| Kaplan-Meier & Log-Rank Test | 252 |
| KAPPA | 313 |
| Kruskal Wallis Test | 90 |
| Leverage | 169, 182 |
| Log-Rank Test | 254 |
| long | 123 |

## M

| Mann-Whitney U Test | 69 |
|---|---|

# 찾아보기

| | | |
|---|---|---|
| McNemar's Test 225 | PROC NPAR1WAY 72, 93 | Summary estimate 362 |
| meta 348, 368, 386 | PROC PHREG 267, 271 | |
| meta-analysis 330 | PROC REG 165, 177 | **T** |
| metabin( ) 368 | PROC SGSCATTER 148 | TABLE 295 |
| metacont( ) 348, 349, 403 | PROC TABULATE 124, 237 | TABLE 독립변수 61 |
| metacum( ) 483 | PROC TTEST 62, 104, 322 | tau.common( ) 405 |
| metainf( ) 492 | PROC UNIVARIATE 114, 203 | time 267 |
| metaprop( ) 386 | Proportion Less 169, 182 | Trim-and-Fill 방법 440 |
| metareg( ) 407 | | trimfill( ) 447 |
| Model fitting weights 362 | **Q** | Tukey 사후검정 239 |
| | QM 회귀식 428 | Type Ⅰ SS 239 |
| **N O** | Q-Q plot 109 | Type Ⅱ SS 239 |
| Negative 287 | Quantile 169, 182 | Type Ⅲ SS 239 |
| Non-inferiority test 318 | | |
| NPV, Negative Predictive Value 288 | **R** | **V** |
| Observation 169, 182 | R 239, 335 | VAR 124 |
| ODS GRAPHICS 156 | $R^2$값 170 | VAR 변수 61 |
| | Residual 169, 182 | VAR 종속변수 62 |
| **P** | RevMan 335 | VIF(Variance Inflation) 181 |
| PICOS 338 | rma( ) 494 | |
| PIO 333 | ROC Curve 288 | **W Y** |
| png( ) 351, 370, 388 | R-Square 170 | Welch's t-test 58 |
| Positive 287 | R제곱($R^2$) 180 | wide 123 |
| PPV, Positive Predictive Value 288 | | Wilcoxon Rank Sum Test 72 |
| Predicted Value 169, 181 | **S** | Wilcoxon Signed-Rank Test 111 |
| prob 305 | SAS 26 | Youden index 293 |
| PROC ANOVA 81, 238 | SAS OnDemand for Academics 27 | |
| PROC CONTENTS 60 | SAS 기본 단축키 34 | **숫 자** |
| PROC CORR 147 | SAS 명령문 형식 33 | 1종 오류 78, 287 |
| PROC FREQ 40, 61 | Sensitivity 288 | 1차 선별검사 343 |
| PROC GENMOD 204 | small-study effects 438 | 2종 오류 287 |
| PROC GLM 82, 121, 216, 238, 247 | Spearman's correlation 154 | 2차 선별검사 343 |
| PROC IMPORT OUT 38 | Specificity 288 | |
| PROC LIFETEST 254 | SR, Systematic Review 336 | |
| PROC LOGISTIC 189, 291 | Standard 339 | |
| PROC MEANS 61, 322 | Stata 335 | |